INFLUENCE

DE LA

PRESSION DE L'AIR

SUR LA VIE DE L'HOMME

PUBLICATIONS ANTÉRIEURES DE L'AUTEUR

1° Les Altitudes de l'Amérique tropicale comparées au niveau des mers, au point de vue de la constitution médicale. In-8, 1861.

2° L'Air raréfié dans ses rapports avec l'homme sain et avec l'homme malade Brochure in-8, 80 pages. 1862.

3° Aérothérapie. Application artificielle de l'air des montagnes au traitement des maladies chroniques. Brochure in-18, 80 pages. 1863.

4° Le Mexique et l'Amérique tropicale. Climats, hygiène et maladies. Volume in-18. 1864.

Nota. Ce dernier ouvrage n'est autre que le premier refondu dans une 2e édition.

5° La Statistique du Mexique, in-8°. *Bulletin de la Société mexicaine de géographie et de statistique.* 1865,

Typographie Lahure, rue de Fleurus, 9, à Paris.

INFLUENCE

DE LA

PRESSION DE L'AIR

SUR LA VIE DE L'HOMME

CLIMATS D'ALTITUDE ET CLIMATS DE MONTAGNE

PAR D. JOURDANET

Docteur en Médecine, Chevalier de la Légion d'honneur

GRAVURES PAR BOETZEL

CARTES EN COULEUR DESSINÉES ET GRAVÉES CHEZ ERHARD

TOME PREMIER

PARIS

G. MASSON, ÉDITEUR

LIBRAIRE DE L'ACADÉMIE DE MÉDECINE

1875

PRÉFACE

J'ai formé le dessein d'étudier les effets de la pression de l'air sur la vie de l'homme et sur la marche des maladies dont il est atteint le plus communément. Mes convictions à cet égard ont déjà pu se lire dans mon étude sur le Mexique. Mais les méditations auxquelles je n'ai cessé de me livrer depuis la publication de ce premier travail, m'ont fait comprendre que le sujet est digne de considérations d'une portée plus étendue et plus générale. J'ai cru, dès lors, qu'il était de mon devoir de sortir de mes premières limites, pour compléter l'expression de ma pensée sur ce point intéressant de la science. Je dois d'ailleurs avouer que des circonstances d'un caractère très-intime me rattachent aux expériences que M. le professeur Paul Bert vient de faire dans son laboratoire de la Sorbonne. L'intérêt considérable qui en découle m'a paru donner à mes travaux antérieurs une sanction qui les honore. Il résulte, d'ailleurs, aujourd'hui, de l'ensemble agrandi de cette intéressante étude, la possibilité du juger la pression de l'air aux deux points de vue de l'observation et de la physiologie expérimentale. Je n'ai pas besoin de dire que le livre qu'on va lire ne saurait embrasser ce double caractère. La part qui m'est réservée, dans l'expression des idées qui s'y rattachent, découle de la nature d'occupations qui ont absorbé ma vie entière. Elle est logiquement désignée par les résultats d'une longue pratique médicale au milieu de conditions exceptionnelles de pressions barométriques qui ont eu pour base des niveaux variés, la plupart d'une hauteur considérable.

Ce travail va donc s'occuper particulièrement des conditions qui sont faites à l'habitant des altitudes par une atmosphère raréfiée. Il s'est inspiré surtout de la conviction que *la vraie nature des influences extérieures se juge bien mieux par les maladies qu'elles causent à l'homme, que par la santé dont elles le favorisent.* Je veux dire que je me suis efforcé de mettre les observations cliniques au service de la physiologie et de l'hygiène. Si je pouvais croire qu'il y eût dans ce livre une pensée dominante, digne par ses développements de fixer l'attention, c'est pour l'axiome dont je viens de donner l'énoncé que je demanderais les faveurs du lecteur; parce que, profondément pénétré moi-même de la vérité générale qu'il proclame, j'en ai fait la base spéciale de mes études et de mes croyances sur les climats que je me propose de décrire[1].

A ce peu de paroles, je n'ajouterai qu'un éclaircissement. L'intitulé de mon livre contient ces mots, en sous-titre : *Climats d'altitude et climats de montagne*. L'esprit y pourrait trouver l'occasion de douter; il est de mon devoir de dissiper ce motif de confusion avant d'entrer en matière.

J'appelle « climats d'altitude » ceux qu'une élévation suffisante,

1. M. le professeur Paul Bert, envisageant la question au point de vue principal de la physiologie expérimentale, termine en ce moment un volumineux manuscrit d'un intérêt tout à fait exceptionnel. Il sera livré à l'impression sous peu de jours. Je puis donc annoncer l'apparition de cet important ouvrage, qui doit être à la fois la base et le complément du livre dont je suis l'auteur.

combinée avec la distance à l'Équateur, caractérise par les signes certains d'une altération respiratoire, comme conséquence de la diminution de densité de l'air ambiant.

Au-dessous de cette limite physiologique, la dépression barométrique n'agissant pas dans un sens nuisible par elle-même et pouvant au contraire produire des résultats heureux sur la santé, je désigne par la dénomination de « climats de montagne » les conditions qui se rattachent à des hauteurs modérées et aux basses ondulations du sol des pays montueux.

Paris, janvier 1875.

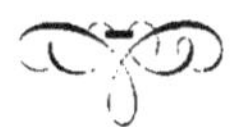

PREMIÈRE PARTIE

ETUDES BAROMÉTRIQUES PRÉLIMINAIRES

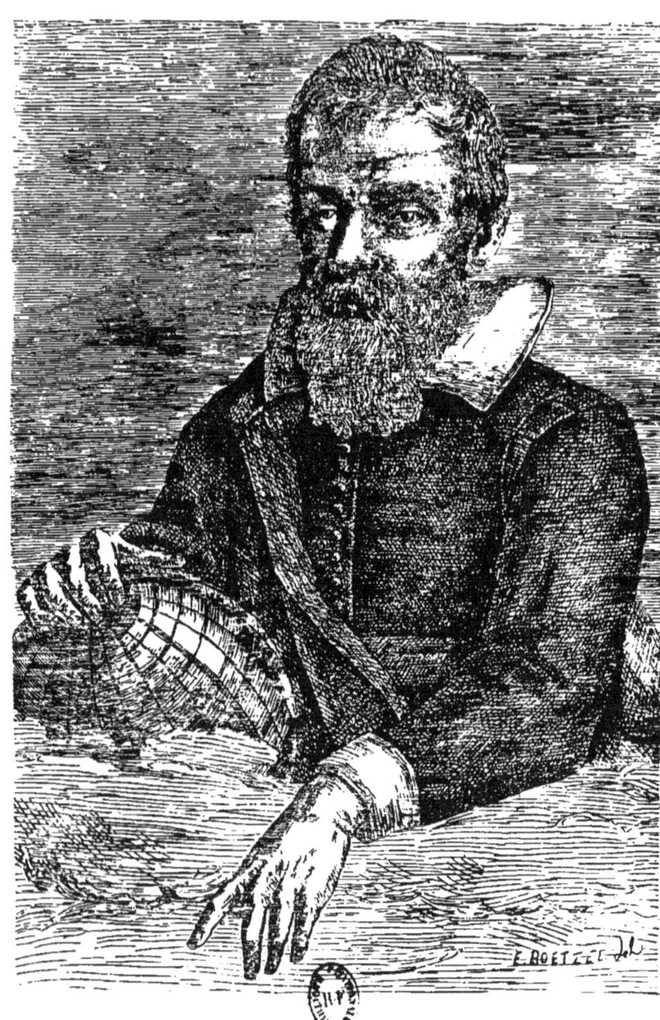

GALILÉE.

DE

LA PRESSION DE L'AIR

CHAPITRE PREMIER

APPRÉCIATIONS HISTORIQUES

ARTICLE PREMIER. — PÉRIODE D'OBSERVATION.

ARISTOTE. ÉPICURE. LUCRÈCE.

L'idée de la pesanteur de l'air paraît aujourd'hui si naturelle, que nous ne comprenons plus les doutes qu'elle inspirait, en d'autres temps, aux esprits cultivés. Il est certain, néanmoins, qu'elle donna lieu dans l'Antiquité, parmi les grands hommes, aux débats les plus animés. Personne n'ignore qu'Aristote avait d'abord soupçonné la vérité sur ce fait en apparence si simple, et qu'il retomba dans l'erreur commune en faussant, par une manœuvre vicieuse, le résultat d'une expérience qui ne fut redressée et ramenée à la vérité que vingt siècles plus tard, par Otto de Guéricke. L'illustre philosophe grec, vers l'an 350 avant notre ère, après avoir pesé très-exactement une outre vide, la gonfla et la soumit à l'épreuve d'une balance, pour apprécier le poids de l'air qui s'y trouvait contenu. Naturellement, le résultat de cette expérience fut négatif: l'outre donna le même chiffre que dans la première pesée, et Aristote crut pouvoir en conclure que l'air n'est nullement pesant. Cette étrange défaillance d'un des plus grands esprits dont l'antiquité s'honore, aurait lieu de nous surprendre sans doute, si nous ne savions à quel point tous les progrès sont solidaires et s'enchaînent l'un à l'autre dans un ordre parfait. Or, ce ne fut que cent ans après Aristote qu'Archimède découvrit la loi féconde à laquelle les siècles reconnaissants ont appliqué le nom de son auteur : « Un corps plongeant dans l'eau perd de son poids une quantité égale au poids du liquide qu'il déplace. » Mais nous savons aujourd'hui que cette vérité, d'abord établie pour l'eau seulement, n'est pas moins incontestable à propos de substances gazéiformes, et comme, d'ailleurs, elle était inconnue au temps d'Aristote, ce grand homme ne put comprendre que son outre, d'abord pesée vide, augmentât de volume par l'accès de l'air, de manière à déplacer, en plongeant dans l'atmosphère, précisément cette même quantité de fluide qui la pénétrait en la gonflant. Incontestablement son poids avait augmenté ; mais elle était soutenue dans l'air pour tout le surcroît qu'elle venait d'en acquérir, de façon à ne laisser pour l'appréciation de la balance que le résultat de la première pesée.

Le philosophe Épicure ne fut pas convaincu. A la vérité, les moyens expérimentaux et les principes connus de son temps ne lui permirent pas de redresser l'erreur de son illustre devancier ; mais, à défaut de démonstration expérimentale plus directe, son esprit observateur reconnaissait dans la force des mouvements de l'air des phénomènes aussi probants que les pesées d'une balance. Les vents impétueux étaient pour lui comparables aux vagues d'une mer courroucée. Flots invisibles d'un fluide indubitablement matériel, ils gonflaient les voiles des navigateurs sur les eaux des océans, et déracinaient, dans des moments de tourmente, les chênes les plus superbes. C'est pour cela que le poëte Lucrèce, organe aussi complaisant que convaincu de la philosophie d'Épicure, nous dépeint l'atmosphère comme composée de molécules matérielles, échappant à la vue la plus pénétrante.

« Sunt igitur venti nimirùm corpora cœca,
Quæ mare, quæ terras, quæ denique nubila cœli
Verrunt, ac subito vexantia turbine raptant. »

Le poëme romain attesterait donc que la passion n'était pas éteinte, 300 ans après Épicure, sur cette question toujours controversée. Mais, s'il en fut encore plusieurs fois traité, depuis, à différentes époques, sans rien changer aux raisonnements déjà mis en avant par les Grecs, il ne paraît pas qu'il se soit produit à ce sujet une émotion bien sérieuse des esprits, jusqu'au milieu du dix-septième siècle, c'est-à-dire presque de notre temps.

ARTICLE II. — PÉRIODE EXPÉRIMENTALE. LE BAROMÈTRE ET LA MACHINE PNEUMATIQUE.

GALILÉE. TORRICELLI. PASCAL. OTTO DE GUÉRICKE.

A cette époque mémorable, déjà célèbre par l'idée féconde de Galilée sur le mouvement diurne de la terre, deux grands esprits s'arrêtèrent presque en même temps sur cette question non encore jugée du poids de l'atmosphère. Ce furent Torricelli, en Italie, et Otto de Guéricke, à Magdebourg; noms célèbres, qui représentent deux des plus heureuses inventions dont s'honorent les sciences physiques : la machine pneumatique et le baromètre.

Retirer, au moyen d'une pompe aspirante, l'air contenu dans un récipient hermétiquement clos, cela nous paraît aujourd'hui une pratique si simple, si naturelle, que nous répugnons, tout d'abord, à la pensée d'attribuer le moindre génie à l'homme qui en fit la première découverte. Notre esprit s'égare avec non moins d'injustice, lorsque nous considérons sans nulle surprise admirative la vraie raison qui fut enfin donnée de l'ascension de l'eau dans les pompes aspirantes. Il est, en effet, incontestable que les siècles avaient vu passer ce fait d'aspiration sans s'en émouvoir autrement que pour proclamer l'horreur que la Nature avait pour le vide. *Natura abhorret à vacuo*, disait-on, et voilà pourquoi l'eau s'empressait d'occuper l'espace laissé libre, à la suite du piston en mouvement. Pour qu'un homme, après tant d'époques vraiment éclairées, pensât tout à coup plus juste que ses devanciers sur un fait d'une importance si capitale, il fallait un esprit organisé pour les inspirations exceptionnelles, doué de cette originalité de vues qui a constitué le génie dans tous les siècles. Est-ce Torricelli, est-ce Otto de Guéricke qui en eut le premier mérite? Le fait est si capital dans l'histoire des sciences, qu'on trouve un intérêt réel à en rechercher la véritable origine, dans le but d'établir à qui doit en remonter le principal honneur. Il ne paraît pas douteux qu'aucun des deux n'en a la première gloire. C'est à Galilée qu'elle est due. Un fontainier de Florence lui fit observer que l'eau ne pouvait monter, quoi qu'on fît, plus haut que trente-deux pieds dans les pompes aspirantes. Au delà de cette limite, il restait invariablement un espace libre entre le piston et le sommet de la colonne de liquide. La Nature n'avait donc *horreur du vide* que jusqu'à la hauteur de trente-deux pieds! L'esprit investigateur du grand physicien qui avait déjà rendu tant de signalés services aux sciences expérimentales, n'était pas fait pour rester indifférent en présence de l'observation du fontainier de Florence.

Il y vit la cause réelle de l'ascension de l'eau dans les pompes et il s'en expliqua dans le sens d'une pression de l'atmosphère s'exerçant à la surface extérieure du liquide et l'obligeant à s'élever pour occuper l'espace resté vide par le retrait du piston. La mort de ce grand homme laissa dans l'esprit fécond de son disciple Torricelli la semence de cette heureuse et tardive inspiration. Elle y germa, du reste, de la manière la plus fructueuse pour les sciences physiques.

Torricelli se trouva, donc, en présence de cette explication de Galilée : que l'eau montait dans les pompes en obéissant à la pression de l'atmosphère. Si elle ne s'élevait pas au delà de trente-deux pieds, c'est qu'apparemment la force qui l'y poussait n'en avait pas la puissance. La vérité du phénomène se faisait jour dans son esprit et s'y gravait par la conviction qu'une colonne d'eau de trente-deux pieds de hauteur représente le poids d'une colonne d'air d'une base identique. C'était donc là une double occasion de prouver à la fois que l'air était pesant et que ce poids pouvait se représenter par un chiffre désormais connu.

Torricelli ne s'arrêta pas là ; car il se dit : Si notre explication est juste, un liquide treize fois plus lourd que l'eau ne devra monter dans les tubes que la valeur d'un treizième de trente-deux pieds. Obéissant à cette conviction, il prit un tube de verre soudé par un bout, d'une longueur dépassant vingt-huit pouces, le remplit de mercure et le renversa soigneusement de manière à faire plonger le bout ouvert dans un vase plein de ce liquide. La colonne mercurielle, faisant le vide après elle, descendit par son propre poids, oscilla quelques instants et se maintint enfin invariable à la hauteur qui indiquait un treizième de trente-deux pieds, de même que la densité de l'eau est le treizième de la densité du mercure [1].

Du même coup, le poids de l'air était prouvé et le baromètre découvert.

Cette expérience célèbre, à laquelle nous devons un de nos plus utiles instruments de physique, eut lieu en 1643, avant que rien eût été publié encore, ni à Magdebourg, ni ailleurs, sur cette matière. Ce n'est que sept années plus tard, en 1650, que la machine pneumatique fut inventée par Otto de Guéricke. Il est donc présumable que l'émotion qui se produisit dans le monde européen, à la suite des travaux de Torricelli, non moins que l'émulation dont on se sentit partout animé, fut l'origine véritable des expériences de Magdebourg. Ainsi comprises, elles doivent céder le pas, dans notre récit, aux travaux qui se firent en France, d'une manière moins éclatante, il est vrai, mais non sans utilité pour les progrès et les applications de la découverte nouvelle.

Dès l'année 1647, le grand Pascal publiait son traité sur le vide et, à la

1. Cette densité comparative est vraie approximativement. Le rapport exact est $\frac{1}{13,6}$.

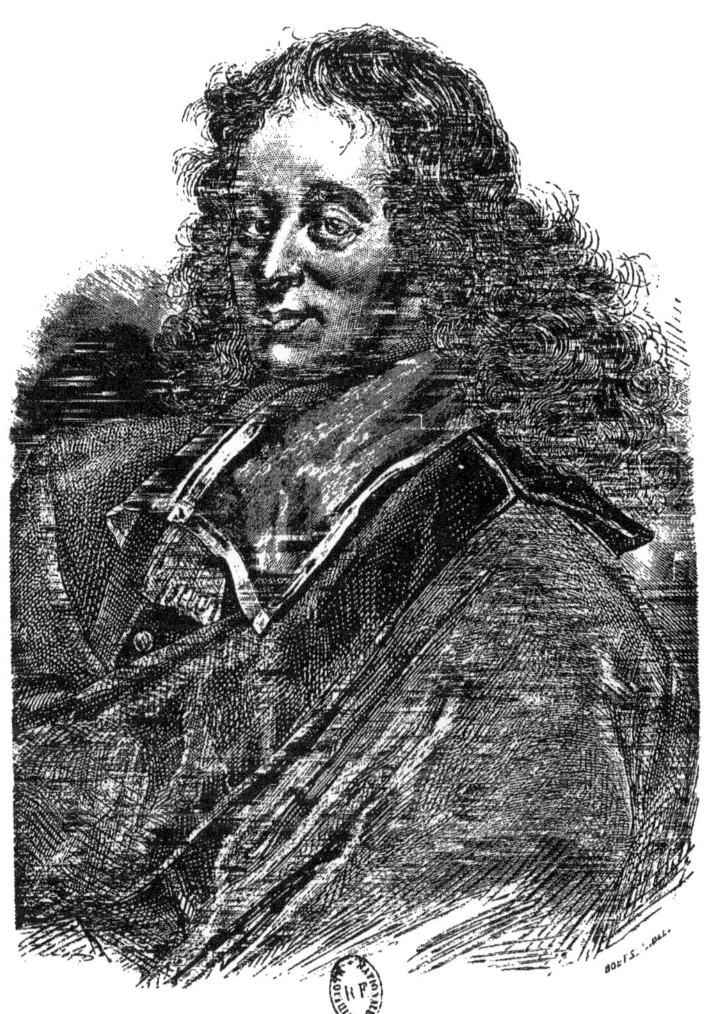

PASCAL

date de novembre de cette même année, il écrivait à son beau-frère, M. Périer, conseiller en la Cour des Aides d'Auvergne, une lettre dont nous détachons le fragment plein d'intérêt qu'on va lire[1].

Copie de la lettre de M. Pascal, le jeune, à M. Périer, du 15 *novembre* 1647.

Monsieur,

Je n'interromprois pas le travail continuel où vos emplois vous engagent, pour vous entretenir de méditations physiques, si je ne savois qu'elles serviront à vous délasser en vos heures de relâche, et qu'au lieu que d'autres en seroient embarrassés, vous en aurez du divertissement. J'en fais d'autant moins de difficulté, que je sais le plaisir que vous recevez en cette sorte d'entretien. Celui-ci ne sera qu'une continuation de ceux que nous avons eus ensemble touchant le vide. Vous savez quel sentiment les philosophes ont eu sur ce sujet : tous ont tenu pour maxime, que la nature abhorre le vide ; et presque tous, passant plus avant, ont soutenu qu'elle ne peut l'admettre, et qu'elle se détruiroit elle-même plutôt que de le souffrir. Ainsi les opinions ont été divisées ; les uns se sont contentés de dire qu'elle l'abhorroit seulement, les autres ont maintenu qu'elle ne pouvoit le souffrir. J'ai travaillé, dans mon Abrégé du Traité du vide, à détruire cette dernière opinion, et je crois que les expériences que j'y ai rapportées suffisent pour faire voir manifestement que la nature peut souffrir et souffre en effet un espace, si grand que l'on voudra, vide de toutes les matières qui sont en notre connoissance et qui tombent sous nos sens. Je travaille maintenant à examiner la vérité de la première ; savoir, que la nature abhorre le vide, et à chercher des expériences qui fassent voir si les effets que l'on attribue à l'horreur du vide, doivent être véritablement attribués à cette horreur du vide, ou s'ils doivent l'être à la pesanteur et pression de l'air ; car, pour vous ouvrir franchement ma pensée, j'ai peine à croire que la nature, qui n'est point animée, ni sensible, soit susceptible d'horreur, puisque les passions présupposent une âme capable de les ressentir, et j'incline bien plus à imputer tous ces effets à la pesanteur et pression de l'air, parce que je ne les considère que comme des cas particuliers d'une proposition universelle de l'équilibre des liqueurs, qui doit faire la plus grande partie du traité que j'ai promis. Ce n'est pas que je n'eusse ces mêmes pensées lors de la production de mon Abrégé ; et toutefois, faute d'expériences convaincantes, je n'osai pas alors (et je n'ose pas encore) me départir de la maxime de l'horreur du vide, et je l'ai même employée pour maxime dans mon Abrégé : n'ayant alors d'autre dessein que de combattre l'opinion de ceux qui soutiennent que le vide est absolument impossible, et que la nature souffriroit plutôt sa destruction que le moindre espace vide. En effet, je n'estime pas qu'il nous soit permis de nous départir légèrement des maximes que nous tenons de l'antiquité, si nous n'y sommes obligés par des preuves indubitables et invincibles. Mais, en ce cas, je tiens que ce seroit une extrême foiblesse d'en faire le moindre scrupule, et qu'enfin nous devons avoir plus de vénération pour les vérités évidentes, que d'obstination pour ces opinions reçues. Je ne saurois mieux vous témoigner la circonspection que j'apporte avant que de m'éloigner des anciennes maximes, que de vous remettre dans la mémoire l'expérience que je fis ces jours passés en votre présence avec deux tuyaux, l'un dans l'autre, qui montre apparemment le vide dans le vide. Vous vîtes que le vif-argent du tuyau intérieur demeura

1. Pascal, t. III, p. 138. (Édition Hachette, 1866.)

suspendu à la hauteur où il se tient par l'expérience ordinaire, quand il étoit contre-balancé et pressé par la pesanteur de la masse entière de l'air, et qu'au contraire, il tomba entièrement, sans qu'il lui restât aucune hauteur ni suspension, lorsque, par le moyen du vide dont il fut environné, il ne fut plus du tout pressé ni contre-balancé d'aucun air, en ayant été destitué de tous côtés. Vous vîtes ensuite que cette hauteur ou suspension du vif-argent augmentoit ou diminuoit à mesure que la pression de l'air augmentoit ou diminuoit, et qu'enfin toutes ces diverses hauteurs ou suspensions du vif-argent se trouvoient toujours proportionnées à la pression de l'air.

Certainement, après cette expérience, il y avoit lieu de se persuader que ce n'est pas l'horreur du vide, comme nous estimons, qui cause la suspension du vif-argent dans l'expérience ordinaire, mais bien la pesanteur et pression de l'air, qui contre-balance la pesanteur du vif-argent. Mais parce que tous les effets de cette dernière expérience des deux tuyaux, qui s'expliquent si naturellement par la seule pression et pesanteur de l'air, peuvent encore être expliqués assez probablement par l'horreur du vide, je me tiens dans cette ancienne maxime : résolu néanmoins de chercher l'éclaircissement entier de cette difficulté par une expérience décisive.

J'en ai imaginé une qui pourra seule suffire pour nous donner la lumière que nous cherchons, si elle peut être exécutée avec justesse. C'est de faire l'expérience ordinaire du vide plusieurs fois en même jour, dans un même tuyau, avec le même vif-argent, tantôt en bas et tantôt au sommet d'une montagne, élevée pour le moins de cinq ou six cents toises, pour éprouver si la hauteur du vif-argent suspendu dans le tuyau se trouvera pareille ou différente dans ces deux situations. Vous voyez déjà, sans doute, que cette expérience est décisive de la question, et que, s'il arrive que la hauteur du vif-argent soit moindre au haut qu'au bas de la montagne (comme j'ai beaucoup de raisons pour le croire, quoique tous ceux qui ont médité sur cette matière soient contraires à ce sentiment), il s'ensuivra nécessairement que la pesanteur et pression de l'air est la seule cause de cette suspension du vif-argent, et non pas l'horreur du vide, puisqu'il est bien certain qu'il y a beaucoup plus d'air qui pèse sur le pied de la montagne, que non pas sur son sommet; au lieu qu'on ne sauroit dire que la nature abhorre le vide au pied de la montagne plus que sur son sommet.

Mais comme la difficulté se trouve d'ordinaire jointe aux grandes choses, j'en vois beaucoup dans l'exécution de ce dessein, puisqu'il faut pour cela choisir une montagne excessivement haute, proche d'une ville dans laquelle se trouve une personne capable d'apporter à cette épreuve toute l'exactitude nécessaire; car si la montagne étoit éloignée, il seroit difficile d'y porter des vaisseaux, le vif-argent, les tuyaux et beaucoup d'autres choses nécessaires, et d'entreprendre ces voyages pénibles autant de fois qu'il faudroit pour rencontrer au haut de ces montagnes le temps serein et commode, qui ne s'y voit que peu souvent; et comme il est aussi rare de trouver des personnes hors de Paris qui aient ces qualités, que des lieux qui aient ces conditions, j'ai beaucoup estimé mon bonheur, d'avoir, en cette occasion, rencontré l'un et l'autre, puisque notre ville de Clermont est au pied de la haute montagne du Puy-de-Dôme, et que j'espère de votre bonté que vous m'accorderez la grâce de vouloir y faire vous-même cette expérience; et sur cette assurance, je l'ai fait espérer à tous nos curieux de Paris, et entre autres au R. P. Mersenne, qui s'est déjà engagé, par les lettres qu'il en a écrites en Italie, en Pologne, en Suède, en Hollande, etc.

M. Périer, absent de Clermont pour l'accomplissement des devoirs de sa charge, ne put faire cette expérience que le 19 septembre de l'année suivante, 1648. Le récit en est si digne d'attention qu'il nous a paru intéressant de le reproduire en entier dans ce livre.

Copie de la lettre de M. Périer à M. Pascal le jeune, du 22 septembre 1648.

Monsieur,

Enfin j'ai fait l'expérience que vous avez si longtemps souhaitée. Je vous aurois plus tôt donné cette satisfaction; mais j'en ai été empêché, autant par les emplois que j'ai eus en Bourbonnois, qu'à cause que, depuis mon arrivée, les neiges ou les brouillards ont tellement couvert la montagne du Puy de Dôme, où je devois la faire, que, même en cette saison qui est ici la plus belle de l'année, j'ai eu peine de rencontrer un jour où l'on pût voir le sommet de cette montagne, qui se trouve d'ordinaire au dedans des nuées, et quelquefois au-dessus, quoiqu'au même temps il fasse beau dans la campagne : de sorte que je n'ai pu joindre ma commodité avec celle de la saison, avant le 19 de ce mois. Mais le bonheur avec lequel je la fis ce jour-là m'a pleinement consolé du petit déplaisir que m'avoient donné tant de retardemens que je n'avois pu éviter.

Je vous en donne ici une ample et fidèle relation, où vous verrez la précision et les soins que j'y ai apportés, auxquels j'ai estimé à propos de joindre encore la présence de personnes aussi savantes qu'irréprochables, afin que la sincérité de leur témoignage ne laissât aucun doute de la certitude de l'expérience.

Copie de la relation de l'expérience faite par M. Périer.

La journée de samedi dernier, 19 de ce mois, fut fort inconstante; néanmoins le temps paroissant assez beau sur les cinq heures du matin, et le sommet du Puy de Dôme se montrant à découvert, je me résolus d'y aller pour y faire l'expérience. Pour cet effet, j'en donnai avis à plusieurs personnes de condition de cette ville de Clermont, qui m'avoient prié de les avertir du jour que j'irois, dont quelques-uns sont ecclésiatiques et les autres séculiers : entre les ecclésiastiques étoient le T. R. P. Bannier, l'un des pères minimes de cette ville, qui a été plusieurs fois correcteur (c'est-à-dire supérieur), et M. Mosnier, chanoine de l'église cathédrale de cette ville; et entre les séculiers, MM. La Ville et Begon, conseillers en la cour des aides, et M. La Porte, docteur en médecine, et la professant ici; toutes personnes très-capables, non-seulement en leurs charges, mais encore dans toutes les belles connoissances, avec lesquels je fus ravi d'exécuter cette belle partie. Nous fûmes donc ce jour-là tous ensemble sur les huit heures du matin dans le jardin des pères minimes, qui est presque le lieu le plus bas de la ville, où fut commencée l'expérience en cette sorte.

Premièrement, je versai dans un vaisseau seize livres de vif-argent, que j'avois rectifié durant les trois jours précédents; et ayant pris deux tuyaux de verre de pareille grosseur, et longs de quatre pieds chacun, scellés hermétiquement par un bout et ouverts par l'autre, je fis, en chacun d'iceux, l'expérience ordinaire du vide dans ce même vaisseau, et ayant approché et joint les deux tuyaux l'un contre l'autre, sans les tirer hors de leur vaisseau, il se trouva que le vif-argent qui étoit resté en chacun d'eux, étoit à même niveau, et qu'il y en avoit en chacun d'eux, au-dessus de la superficie de celui du vaisseau, vingt-six pouces trois lignes et demie. Je refis cette expérience dans ce même lieu, dans les deux mêmes tuyaux, avec le même vif-argent et dans le même vaisseau deux autres fois, et il se trouva toujours que le vif-argent des deux tuyaux étoit à même niveau et en la même hauteur que la première fois.

Cela fait, j'arrêtai à demeure l'un de ces deux tuyaux sur son vaisseau en expérience continuelle : je marquai au verre la hauteur du vif-argent, et, ayant laissé ce tuyau en sa même place, je priai le R. P. Chastin, l'un des religieux de la maison, homme aussi pieux que capable, et qui raisonne très-bien en ces matières, de prendre la peine d'y observer, de moment en moment, pendant toute la journée, s'il y arriveroit du changement. Et avec l'autre tuyau, et une partie de ce même vif-argent, je fus, avec tous ces messieurs, au haut du Puy de Dôme, élevé au-dessus des Minimes d'environ cinq cents toises, où, ayant fait les mêmes expériences de la même façon que je les avois faites aux Minimes, il se trouva qu'il ne resta plus dans ce tuyau que la hauteur de vingt-trois pouces deux lignes de vif-argent; au lieu qu'il s'en étoit trouvé aux Minimes, dans ce même tuyau, la hauteur de vingt-six pouces trois lignes et demie, et qu'ainsi, entre les hauteurs du vif-argent de ces deux expériences, il y eut trois pouces une ligne et demie de différence : ce qui nous ravit tous d'admiration et d'étonnement, et nous surprit de telle sorte, que, pour notre satisfaction propre, nous voulûmes la répéter. C'est pourquoi je la fis encore cinq autres fois très-exactement en divers endroits du sommet de la montagne, tantôt à couvert dans la petite chapelle qui y est, tantôt à découvert, tantôt à l'abri, tantôt au vent, tantôt en beau temps, tantôt pendant la pluie et les brouillards qui venoient nous y voir parfois, ayant à chaque fois purgé très-soigneusement d'air le tuyau; et il s'est toujours trouvé à toutes ces expériences la même hauteur de vif-argent de vingt-trois pouces deux lignes, qui font les trois pouces une ligne et demie de différence d'avec les vingt-six pouces trois lignes et demie qui s'étoient trouvés aux Minimes; ce qui nous satisfit pleinement.

Après, en descendant la montagne, je refis en chemin la même expérience, toujours avec le même tuyau, le même vif-argent et le même vaisseau, en un lieu appelé *Lafon de l'Arbre*, beaucoup au-dessus des Minimes, mais beaucoup plus au-dessous du sommet de la montagne; et là je trouvai que la hauteur du vif-argent resté dans le tuyau étoit de vingt-cinq pouces. Je la refis une seconde fois en ce même lieu, et M. Mosnier, un des ci-devant nommés, eut la curiosité de la faire lui-même : il la fit donc aussi en ce même lieu, et il se trouva toujours la même hauteur de vingt-cinq pouces, qui est moindre que celle qui s'étoit trouvée aux Minimes, d'un pouce trois lignes et demie, et plus grande que celle que nous venions de trouver au haut du Puy de Dôme d'un pouce dix lignes, ce qui n'augmenta pas peu notre satisfaction, voyant la hauteur du vif-argent se diminuer suivant la hauteur des lieux.

Enfin étant revenu aux Minimes, j'y trouvai le vaisseau que j'avois laissé en expérience continuelle, en la même hauteur où je l'avois laissé, de vingt-six pouces trois lignes et demie, à laquelle hauteur le R. P. Chastin, qui y étoit demeuré pour l'observation, nous rapporta n'être arrivé aucun changement pendant toute la journée, quoique le temps eût été fort inconstant, tantôt serein, tantôt pluvieux, tantôt plein de brouillards, et tantôt venteux.

J'y refis l'expérience avec le tuyau que j'avois porté au Puy de Dôme, et dans le vaisseau où était le tuyau en expérience continuelle; je trouvai que le vif-argent étoit en même niveau dans ces deux tuyaux, et à la même hauteur de vingt-six pouces rois lignes et demie, comme il s'étoit trouvé le matin dans ce même tuyau, et omme il étoit demeuré durant tout le jour dans le tuyau en expérience continuelle.

Je la répétai encore pour la dernière fois, non-seulement dans le même tuyau où je l'avois faite sur le Puy de Dôme, mais encore avec le même vif-argent et dans le même vaisseau que j'y avois porté, et je trouvai toujours le vif-argent à la même hauteur de vingt-six pouces trois lignes et demie, qui s'y étoit trouvée le matin : ce qui acheva de nous confirmer dans la certitude de l'expérience.

Le lendemain, le T. R. P. de La Mare, prêtre de l'Oratoire et théologal de l'église cathédrale, qui avoit été présent à ce qui s'étoit passé le matin du jour précédent dans le jardin des Minimes, et à qui j'avois rapporté ce qui étoit arrivé au Puy de Dôme, me proposa de faire la même expérience au pied et sur le haut de la plus haute des tours Notre-Dame de Clermont pour éprouver s'il y arriveroit de la différence. Pour satisfaire à la curiosité d'un homme de si grand mérite, et qui a donné à toute la France des preuves de sa capacité, je fis le même jour l'expérience ordinaire du vide, en une maison particulière qui est au plus haut lieu de la ville, élevée par-dessus le jardin des Minimes de six ou sept toises, et à niveau du pied de la tour : nous y trouvâmes le vif-argent à la hauteur d'environ vingt-six pouces trois lignes, qui est moindre que celle qui s'étoit trouvée aux Minimes d'environ demi-ligne.

Ensuite je la fis sur le haut de la même tour, élevé par-dessus son pied de vingt toises, et par-dessus le jardin des Minimes d'environ vingt-six ou vingt-sept toises; j'y trouvai le vif-argent à la hauteur d'environ vingt-six pouces une ligne, qui est moindre que celle qui s'étoit trouvée au pied de la tour d'environ deux lignes, et que celle qui s'étoit trouvée aux Minimes d'environ deux lignes et demie.

De sorte que, pour reprendre et comparer ensemble les différentes élévations des lieux où les expériences ont été faites, avec les diverses hauteurs du vif-argent qui est resté dans les tuyaux, il se trouve :

Qu'en l'expérience faite au plus bas lieu, le vif-argent restoit à la hauteur de vingt-six pouces trois lignes et demie.

En celle qui a été faite en un lieu élevé au-dessus du plus bas d'environ sept toises, le vif-argent est resté à la hauteur de vingt-six pouces trois lignes.

En celle qui a été faite en un lieu élevé au-dessus du plus bas d'environ vingt-sept toises, le vif-argent s'est trouvé à la hauteur de vingt-six pouces une ligne.

En celle qui a été faite en un lieu élevé au-dessus du plus bas d'environ cent cinquante toises, le vif-argent s'est trouvé à la hauteur de vingt-cinq pouces.

En celle qui a été faite en un lieu élevé au-dessus du plus bas d'environ cinq cents toises, le vif-argent s'est trouvé à la hauteur de vingt-trois pouces deux lignes.

Et partant il se trouve qu'environ sept toises d'élévation donnent de différence en la hauteur du vif-argent une demi-ligne.

Environ vingt-sept toises, deux lignes et demie.

Environ cent cinquante toises, quinze lignes et demie, qui font un pouce trois lignes et demie.

Et environ cinq cents toises, trente-sept lignes et demie, qui font trois pouces une ligne et demie.

Voilà, au vrai, tout ce qui s'est passé en cette expérience, dont tous ces messieurs qui y ont assisté vous signeront la relation quand vous le désirerez.

Ainsi que Pascal l'avait prévu, la colonne mercurielle du baromètre s'éleva donc à des hauteurs différentes, selon que l'altitude de l'observation était elle-même plus ou moins considérable. Ce grand physicien en conçut une grande joie, et il s'empressa de répéter l'expérience, à Paris, au haut et au bas de la tour Saint-Jacques-de-la-Boucherie. Il écrivit, à la suite de ce nouvel examen : « De cette expérience se tirent beaucoup de conséquences, comme : le moyen de connaître si deux lieux sont au même niveau, c'est-à-dire égalemant distants du centre de la terre, ou lequel des deux est le plus élevé... »

Il n'est donc pas douteux que la pensée d'appliquer le baromètre à la mesure des hauteurs et la première expérience qui en fut pratiquée appartiennent absolument à Pascal. Quelque simple et naturelle que nous paraisse aujourd'hui l'idée de cette application du nouvel instrument, l'émotion qu'elle produisit à son époque doit nous faire comprendre combien les esprits y étaient alors peu préparés. Pascal nous le dit lui-même dans le passage de son écrit que nous avons déjà cité : « .... S'il arrive que la hauteur du vif-argent soit moindre au haut qu'au bas de la montagne (j'ai beaucoup de raisons pour le croire, *quoique tous ceux qui ont médité sur cette matière soient contraires à ce sentiment*). » Ainsi, c'était bien une inspiration personnelle, devançant les croyances de son temps, même quatre ans après l'expérience de Torricelli.

Nous ne saurions, du reste, perdre l'occasion qui nous est ici offerte de rappeler une objection qui fut adressée à Pascal par le Père jésuite Noël, dans une lettre confuse en son ensemble, mais dont la conclusion est bien remarquable. Portant la pensée sur l'espace qui reste libre à la partie supérieure du baromètre, le contradicteur revient à l'idée de l'*horreur du vide* et prétend qu'un espace ne se vide jamais d'une manière absolue. « La lumière, dit-il, ou plutôt l'illumination, est un mouvement luminaire des rayons composés des corps lucides qui remplissent les corps transparents, et ne sont mus luminairement que par d'autres corps lucides.... Or, cette illumination se trouve dans l'intervalle abandonné du vif-argent; il est donc nécessaire que cet intervalle soit un corps transparent. En effet, c'en est un, puisqu'il est un air raréfié [1]. »

Ne dirait-on pas que, sauf la confusion du langage, c'est là un raisonnement fait à notre époque? Car nous professons, à notre tour, l'horreur du vide, ainsi que l'atteste notre croyance en cet *éther*, à l'aide duquel nous imaginons les ondes lumineuses qui nous éclairent, au milieu duquel aussi nous faisons graviter, dans une éternelle solidarité, tous les mondes de l'Univers.

Quoi qu'il en soit, il est bien démontré que Pascal a tout le mérite de l'application du baromètre à la mesure des hauteurs [2]. Ce progrès se lie si étroitement au sujet que nous traitons dans ce livre que nous ne saurions poursuivre notre tâche sans en faire les honneurs au savant illustre qui nous a dotés de ce bienfait. Les travaux de Pascal sur la pression barométrique ont donc, indubitablement, précédé les expériences de Magdebourg, que l'histoire des sciences a placées dans l'année 1650. Pour

1. Loc. cit., t. III, p. 11.
2. Voir la note n° 1, à la fin du livre, au sujet des procédés modernes de cette application.

être juste, néanmoins, nous nous empresserons d'avouer que, si les travaux de ses deux devanciers enlèvent à Otto de Guéricke le mérite de la première initiative, le physicien célèbre de Magdebourg n'en a pas moins l'honneur d'avoir démontré le poids de l'air par l'unique méthode susceptible de mettre fin à toutes les objections et de dissiper tous les doutes. Que fit-il en effet? Il prit un ballon de verre d'une capacité connue, le pesa bien exactement sur le plateau d'une balance et, par une ouverture munie d'un robinet, il le vissa à l'extrémité d'une pompe aspirante fabriquée avec le plus grand soin. Le jeu d'un piston faisant le vide retira la plus grande partie de l'air du ballon. Après cette aspiration, l'appareil, bien fermé par le robinet dont il était muni, fut placé de nouveau sur le plateau de la balance. Cette seconde pesée donna un résultat différent de la première et prouva, par cela même, que l'air qu'on avait extrait devait se représenter par le poids dont l'appareil se trouvait actuellement diminué.

Pour se confirmer dans cette conviction, on ouvrit le robinet du ballon pendant qu'il était sur la balance. L'air s'y précipita en sifflant et rétablit l'équilibre de la première pesée. Cette démonstration directe, celle qui devait venir le plus naturellement à l'esprit, dès l'instant que les pompes aspirantes étaient connues et la matérialité de l'air soupçonnée, ne fut cependant mise au jour que sept ans après l'expérience de Torricelli. Le temps ne manqua donc pas à Otto de Guéricke pour appliquer ses pensées aux leçons données par le baromètre et pour faire son profit des déductions que Pascal sut y puiser. Il put ainsi arriver à se convaincre que le mercure en descendant dans le tube, d'abord plein, faisait le vide à sa partie supérieure, absolument comme un piston, et que le même résultat pourrait se produire par une pompe bien faite, mise en action sur un récipient approprié. Le vrai mérite d'Otto de Guéricke consista donc à imiter, par un artifice ingénieux, ce que le baromètre pratiquait d'une manière naturelle. Il a des droits à notre éternelle reconnaissance pour nous avoir légué l'instrument qui devait lui garantir cette judicieuse imitation.

De sorte que ce grand fait du poids de l'air atmosphérique, si simple aujourd'hui pour nous tous, n'a pu parvenir à une démonstration décisive que par le concours d'un grand nombre d'intelligences d'élite. Il a fallu les illusions expérimentales d'Aristote et les preuves qu'Épicure tirait de l'observation ; le génie d'Archimède ramenant au vrai les vices de l'expérience d'Aristote; l'esprit pénétrant de Galilée entrevoyant la cause de l'ascension de l'eau dans les pompes aspirantes ; l'ingénieuse invention de Torricelli démontrant la vérité des conceptions de son illustre maître; la puissance de génie du célèbre Pascal appliquant le nouvel instrument à la mesure des hauteurs ; Otto de Guéricke enfin, le dernier de tous, mais le juge suprême et désormais sans conteste de cette question si longtemps débattue. En somme : vingt siècles employés à la démonstration d'une vérité qui frappe aujourd'hui notre esprit avec toute la clarté d'une vulgaire évidence.

Mais, enfin, après tant de doutes, nous fûmes en possession définitive de la réalité ; la balance d'Otto de Guéricke démontra qu'un litre d'air pèse un gramme vingt-neuf centigrammes. L'expérience de Torricelli nous permit d'ailleurs d'affirmer que, si par la pensée nous imaginions une colonne d'air isolée du reste de l'atmosphère, elle aurait le poids d'une colonne de mercure ayant même base et une hauteur de soixante-seize centimètres. Comme, au surplus, une pareille hauteur de mercure pèserait mille trente-trois grammes sur une surface d'un centimètre carré, nous avons pu constater que l'atmosphère, appréciée au niveau des mers, exerce cette même pression pour une surface identique. Cette affirmation, d'une justesse irrécusable, permit à Pascal d'exercer son amour du calcul jusqu'à déterminer très-approximativement le poids total de l'atmosphère, ce qui est, en effet, très-praticable en s'appuyant sur les bases que nous venons d'expliquer. Le célèbre physicien de Clermont put arriver, de la sorte, à établir que le poids entier de la masse d'air qui entoure la terre est de 8,283,889,440,000,000,000 livres ; « c'est-à-dire : huit millions de millions de millions deux cent quatre-vingt-trois mille huit cent quatre-vingt-neuf millions de millions quatre cent quarante mille millions de livres[1]. »

Nous resterons davantage dans les limites d'une appréciation mathématique en disant que l'air atmosphérique fait une pression de dix mille trois cent trente grammes sur un mètre carré de surface, dans toutes les localités où le baromètre marque une hauteur de sept cent soixante millimètres.

ARTICLE III. — PÉRIODE DE TRANSITION.

LOI DE MARIOTTE.

Voilà donc un corps pesant, saisissable, susceptible d'obéir aux calculs qui s'exercent sur la matière. C'est à ce titre que le physicien Mariotte s'en empara pour le présenter à l'attention des hommes d'étude comme une substance matérielle élastique, augmentant et diminuant de volume d'après une loi dont il nous a légué la formule et qui peut s'énoncer par cette simple proposition : « L'espace occupé par l'air atmosphérique est en raison inverse des poids qui le compriment. » Il en résulte que, pour

1. T. III, p. 135.

un poids double, le volume devient la moitié de ce qu'il était auparavant ; et dans un ordre inverse, si la compression diminue d'un tiers, d'un quart, le volume devient trois et quatre fois plus considérable. Cette formule, si elle est absolument vraie, indiquerait que la dilatation de l'air n'a pas de limites; car on peut comprendre que les obstacles qui lui sont opposés, soient susceptibles d'une diminution indéfinie. Il s'ensuivrait que l'atmosphère comprimée partout par les couches qui lui sont superposées, serait d'autant plus dense qu'elle serait considérée dans des parties plus inférieures, et que sa raréfaction infinie rendrait incalculable la hauteur qui lui sert de limite. Il n'en est pas ainsi, cependant, pour ce dernier point. C'est qu'en réalité, la force qui agit sur les gaz pour les dilater, est toujours moindre à mesure que le volume augmente. On conçoit, dès-lors, qu'il y ait un point de diminution où la force expansive soit assez faible pour être en équilibre avec la pesanteur qui appelle vers le centre de la terre toute substance matérielle, quelque déliée qu'elle puisse être. La hauteur difficile à calculer où s'établirait cet équilibre, serait le point culminant de notre atmosphère et il y a des raisons pour croire qu'il doit être placé à quatre-vingt-dix kilomètres environ de la surface de la terre.

Quoi qu'il en soit, constatons ici que, dans le développement successif de nos connaissances sur l'air dont nous sommes entourés, nous devons à Mariotte la découverte qui nous permet de calculer la décroissance graduelle de sa densité, à mesure que nous nous élevons vers ses couches supérieures.

Nous ne devons pas aller plus loin, sans honorer d'un souvenir l'idée, malheureusement sans écho, de Jean Rey, à la suite de l'observation de Brun, pharmacien de Bergerac. Celui-ci remarqua que l'étain, en brûlant, acquérait un poids supérieur à celui qu'il possédait avant la combustion. Jean Rey proclama que cet excès de poids provenait de l'air qui s'y trouvait absorbé. Cette intelligente révélation fut faite en 1630, treize ans par conséquent avant l'invention du baromètre. N'est-il pas regrettable que la sympathie des hommes d'étude ait fait défaut à cette pensée si juste, qui eût pu mettre son auteur à même d'isoler le gaz oxygène et de donner en même temps la preuve de la pesanteur atmosphérique?

Toujours est-il que, par la longue succession de pensées et d'expériences qui reçurent leur couronnement à Magdebourg, en 1650, l'esprit investigateur de l'homme fut mis définitivement en rapport avec une atmosphère dont la matérialité ne pouvait plus être l'objet de ses doutes. C'est à reconnaître ses propriétés que son attention devait s'appliquer désormais. En attendant qu'il se livrât à ce soin, la curiosité se concentra longtemps encore sur les expériences auxquelles donnait lieu la découverte de la pesanteur de l'atmosphère. Pascal fit plus : il observa le premier que la colonne barométrique variait de hauteur, sans déplacement de l'instrument, et il signala un rapport constant entre ces variations et certains changements mal définis de l'atmosphère. Il y fut aidé par son beau-frère, ce même M. Périer qui fit sur le Puy-de-Dôme l'expérience dont nous avons précédemment rendu compte.

ARTICLE IV. — ÉPOQUE MODERNE.

PRIESTLEY ET L'OXYGÈNE. — LAVOISIER ET L'ANALYSE DE L'AIR.

Mais il faut arriver à l'année 1774 pour assister au grand événement de la découverte de l'oxygène. C'est à Priestley, aidé de Scheele, qu'en revient l'impérissable honneur. Nous nous écarterions de notre sujet en traitant longuement la question chimique qui s'y rattache. Nous devons nous limiter à constater la révolution immense qui s'opéra dans l'étude des sciences physiques par l'analyse de l'air et la connaissance exacte des gaz dont il est composé. C'est Lavoisier qui en a la principale gloire. S'il est incontestable, en effet, que Priestley nous avait déjà démontré la présence dans l'air d'un de ses éléments les plus importants, il n'est pas moins réel que le grand physicien français, par une analyse qui approcha beaucoup de la vérité, mit au jour, pour la première fois, la nature et la proportion des gaz dont l'atmosphère est composée. Il fit plus : il démontra que l'oxygène est l'élément des combustions et de toute oxydation lente; que la respiration est un phénomène en tout comparable aux combustions des corps inorganiques, et par là, il jeta les bases de la chimie moderne. Les analyses plus récentes de Humboldt et Gay-Lussac, de Dumas et Boussingault, de Regnault, etc. ont confirmé les travaux de leur illustre devancier et, par des procédés plus précis, nous ont signalé l'exacte proportion des gaz qui concourent à former l'air atmosphérique. Leur mélange, dégagé de toute combinaison de nature chimique, contient, pour cent parties, vingt-un d'oxygène, soixante-dix-neuf d'azote, une quantité variable de vapeur d'eau et une proportion faible d'acide carbonique ne dépassant pas d'ordinaire un fort petit nombre de millièmes.

Il est donc hors de doute que cet air, où notre existence s'alimente, sans lequel la vie organique serait impossible sur la terre, nous en ignorions absolument la composition jusqu'à la fin du dernier siècle. L'esprit humain a pu se développer jusqu'aux perfections élégantes des grandes époques de Périclès, d'Auguste, de Léon X, de Louis XIV, sans pouvoir pénétrer le fondement tout à fait élémentaire de nos connaissances scientifiques modernes. Quel juste sujet de méditation ! Dans le mouvement merveilleux des idées au milieu desquelles l'intelligence est ballottée d'une manière incessante, l'instinct du beau, la contemplation de l'idéal, l'expression poétique, se sont souvent manifestés sous les formes les plus séduisantes et ont honoré l'humanité dans tous les temps de sa brillante histoire. Mais la puissance de l'esprit s'exerçant à sonder les secrets de la nature, a semblé procéder en hésitant, et toujours avec une extrême lenteur. Il a côtoyé les vérités sans les atteindre, voguant longtemps en aveugle au milieu des mystères que le temps seul éclairait insensiblement de ses lumières. Dans ce travail progressif d'enfantement, chaque époque apportait son tribut de découvertes; mais, bien souvent, notre intelligence en éprouvait une telle surprise, que l'on a pu se demander avec justice, à l'apparition de chacune de ses victoires, s'il n'eût pas été plus raisonnable de se prosterner et de rendre grâces, que de célébrer avec orgueil ce que l'on appelait un nouveau triomphe.

Mais la sagesse qui préside à nos destinées a versé avec plus de profusion sur l'époque moderne les trésors de sa libéralité. L'intelligence humaine tournant tout à coup ses ressources agrandies vers l'observation des phénomènes de la nature, s'est obstinée à en dévoiler les secrets jusque là mystérieux. Une ère nouvelle s'est dès lors levée pour l'esprit humain et pour la puissance dont il dispose; telle est l'importance des progrès matériels dont ses prérogatives se sont accrues, que l'homme du dix-neuvième siècle apparaît, en réalité, dans l'univers, comme une création nouvelle, justifiant enfin le titre de roi de la Nature jusque là peu mérité.

ARTICLE V. — CONCLUSIONS.

Quoi qu'il en soit, nous savons désormais que l'atmosphère est constituée par deux gaz. A d'autres le soin de démontrer le rôle que joue chacun d'eux dans les transformations incessantes de la matière inorganique et du monde organisé. Quant à nous, le sujet que nous traitons nous retient dans des limites plus modestes. Mais en bornant notre étude à la pression de l'air, nous n'en avons pas moins le devoir d'envisager séparément ses éléments; car ce n'est pas toujours dans leur ensemble que nous pourrions trouver l'explication des faits dont nous aurons à démontrer le grand intérêt.

Nous avons appris, en effet, que lorsque deux ou plusieurs gaz entrent dans un mélange, chacun d'eux exerce les actions qui lui sont propres, en rapport avec la densité qu'il représente lui-même, sans égard à l'état de concentration de ceux qui l'accompagnent. Il s'ensuit que, dans l'air atmosphérique, l'oxygène et l'azote, non moins que la vapeur d'eau et l'acide carbonique, exercent chacun sa pression indépendante sur les corps avec lesquels ils se trouvent en contact. C'est ici le moment de faire observer que les termes de poids et de pression doivent se distinguer l'un de l'autre, de manière à ne laisser aucune confusion dans notre esprit. Les poids des gaz résultant, comme pour les corps solides, du produit du volume par la densité, sont toujours la conséquence de l'attraction vers le centre de la terre; tandis que la pression, s'exerçant dans tous les sens, est non seulement le résultat du poids, mais de l'effort que font les gaz pour se répandre dans toutes les directions, à la manière des liquides, ou pour acquérir un volume plus grand que celui sous lequel ils se trouvent au moment de l'observation. Ainsi, par exemple, si nous remplissons d'air un grand cylindre ouvert à sa partie supérieure, et si, au moyen d'un piston, nous le comprimons jusqu'à le réduire à la moitié de son volume antérieur, le poids de l'air contenu sera toujours le même, tandis que sa pression sur les parois du cylindre sera double de ce qu'elle était avant l'action du piston.

Comme, d'ailleurs, l'atmosphère est composée de plusieurs gaz, l'effort que fait chacun d'eux pour acquérir un plus grand volume, est en rapport avec la densité qu'il présente dans le mélange. Il en résulte que, si nous comprimons de l'air jusqu'à le réduire à un espace cinq fois plus petit que celui qu'il occupe naturellement au niveau de la mer, l'oxygène qui ne figure que pour un cinquième dans l'ensemble, aura acquis juste la même densité, c'est-à-dire la même tension qu'il aurait, s'il se trouvait absolument isolé, à la pression normale. Nous pouvons donc résumer notre pensée par ces deux propositions importantes : 1° la pression de l'air est principalement le résultat de son effort pour acquérir un plus grand volume; 2° la pression de chacun des gaz qui le composent, est en rapport avec la densité qu'il a lui-même dans le mélange.

Insister sur ces vérités si communes, ce n'est pas de notre part une prétention déplacée de les enseigner à ceux qui nous lisent, mais indiquer d'avance l'importance que nous aurons à leur donner dans les démonstrations ultérieures de ce livre.

Il est d'autant plus facile d'en faire comprendre, dès à présent, tout l'intérêt, que notre existence même s'y trouve liée par les rapports les plus essentiels. Les couches d'air qui nous sont superposées, pèsent, en effet, sur notre corps, comme sur toutes les autres surfaces, en raison de mille trente-trois grammes par centimètre carré; c'est un poids total de seize mille kilogrammes pour un homme de taille moyenne. A ne considérer, tout d'abord, que les conséquences qui doivent en résulter, dans l'ordre des phénomènes physiques, il paraît indifférent que cette pression énorme s'exerce par un ou plusieurs gaz de n'importe quelle nature. Mais nous sommes des êtres vivants et, à ce titre, l'air qui nous presse de toutes parts, alimente et menace à la fois notre frêle existence. Nous résistons à ses puissantes étreintes en lui livrant passage au milieu des tissus et des liquides qui constituent nos divers organes ou président à leurs fonctions. Cet air qui nous pénètre devient alors doublement solidaire des efforts qui nous font vivre, en nous alimentant, d'abord, et en mettant ensuite à profit son élasticité, pour réagir contre le poids atmosphérique dont nous serions écrasés, si nous étions privés de ce puissant concours. Grâce à cette admirable intervention, l'atmosphère en nous comprimant ne pèse que sur elle-même, et comme d'ailleurs elle est douée d'une grande mobilité, elle se déplace aisément au moindre de nos efforts, n'opposant aucun obstacle à nos mouvements et à la liberté de nos relations extérieures.

Mais, si nous oublions un moment les considérations d'un ordre purement physique, pour envisager les gaz qui nous pénètrent, dans leurs rapports avec les lois matérielles de la vie, la composition de l'air et la nature de ses éléments deviennent le fait capital de notre étude. Là se présente, alors, l'acte colossal de la respiration, comme conséquence des lois qui nous unissent à l'atmosphère, et l'oxygène nous apparaît comme l'agent primordial de cette merveilleuse fonction, seul, isolé de toute solidarité avec les autres éléments dont l'air est constitué. Or, si nous voulons bien nous rappeler qu'il représente lui-même la cinquième partie seulement du mélange atmosphérique, il nous sera facile de comprendre que ce gaz ne puisse contribuer que dans cette proportion à la pression totale que l'atmosphère exerce sur les corps qui s'y trouvent plongés. La densité affaiblie qui en est pour lui la conséquence, devient ainsi la mesure des actions qu'il est appelé à exercer dans l'ordre des phénomènes qui constituent la vie sur la terre. Ce n'est pas autrement que nous devons envisager ici ses rapports avec l'acte respiratoire. Quelles que soient les forces dont l'organisme des animaux puisse faire usage pour éluder à son profit les lois qui appartiennent à l'ordre physique, nous pouvons affirmer qu'il ne saurait jamais s'y soustraire d'une manière absolue. Avant, donc, d'arriver au point de physiologie qui traite de la respiration considérée dans son ensemble, il nous appartient de dire ici que l'oxygène se dissout dans le sang. Peu nous importe, dès à présent, que d'autres moyens soient employés par la vie, pour l'y concentrer et l'y retenir; ce que nous devons constater dans cette partie de notre étude, c'est que l'oxygène se trouve physiquement en rapport avec le liquide sanguin, qu'une dissolution doit en être la conséquence et que, pour l'accomplissement de celle-ci, la pression ne saurait perdre ses droits dans leur totalité. Or, ces droits découlent de la propriété que possèdent tous les gaz de se dissoudre dans les liquides, à la surface desquels ils se trouvent, placés. Le phénomène varie en intensité avec la nature des substances qui lui servent d'éléments; mais il est régi par un principe général formulé par Dalton : c'est que « la quantité absolue qui s'en dissout est toujours en rapport avec la pression que le gaz exerce à la surface du liquide dissolvant. »

L'oxygène, en présence du sang dans les voies pulmonaires, impose-t-il cette loi d'une manière absolue aux phénomènes de la respiration; ou bien, les efforts de la vie s'exercent-ils de façon à éluder son influence? Tel est le problème dont nous ne devons présenter ici que les termes sans chercher encore à les résoudre. Disons dès à présent qu'il n'est pas naturel de croire que les conséquences d'une fonction aussi importante aient été abandonnées aux hasards de la météorologie ou aux capices de tentatives artificielles extérieures. Sans nul doute, la vie s'en est garantie par des lois protectrices inhérentes à l'organisme. C'est à reconnaître leur puissance et à déterminer leurs limites, que nous destinerons, en son lieu, le chapitre le plus important de ce livre.

Nous n'avons pas besoin d'aller plus loin, cependant, pour proclamer que cette réduction de densité de l'oxygène de l'air, résultant du mélange, est un bienfait pour les êtres qui le respirent. C'est bien à cette pression mitigée du gaz vital que nous devons la continuité de notre être. Et, chose digne de remarque : cette raréfaction n'est pas moins indispensable à la durée de l'oxygène lui-même. Il est incontestable, en effet, que sa densité, je veux dire sa pression sur les corps les plus susceptibles de contracter avec lui des combinaisons stables, est généralement en rapport avec la force d'action de leur affinité. Le pouvoir de celle-ci serait donc accru par une densité extérieure plus considérable et l'oxygène y courrait le risque d'un épuisement plus rapide. On peut donc affirmer que la faiblesse de sa condensation dans l'air n'est pas moins une garantie de stabilité pour lui-même, qu'une assurance de continuité pour les êtres qui y alimentent leur durée.

Ne fût-ce, par conséquent, qu'au point de vue d'un dosage nécessaire, l'azote de l'air serait un bienfait inappréciable pour l'accomplissement durable des phénomènes qui s'observent sur la terre. Il y peut d'autant mieux concourir, pour une proportion considérable dans le mélange, qu'il s'y trouve lui-même protégé par la faiblesse de ses affinités, et d'ailleurs, sa pression ne fait courir aucun risque aux existences qui en sont entourées. Sa présence contribue, donc, à donner à l'ensemble de l'atmosphère une pression très-élevée tout en y étant par lui-même un élément inoffensif, sans qu'il soit nécessaire de dire tout d'abord quelle est son utilité directe. Mais s'il était prouvé que le poids total de l'air qui entoure la terre est indispensable à la continuité des événements qui se perpétuent à sa surface, l'azote serait l'élément principal de cette action salutaire. Sa présence ferait alors l'office d'un bouclier providentiel protégeant tous les êtres et ménageant un abri tutélaire aux innombrables manifestations de la vie sur le globe.

Nous allons nous mettre en mesure de démontrer que telle est, en effet, sa destinée.

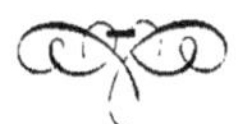

CHAPITRE II

DE LA MÉTÉOROLOGIE DANS SES RAPPORTS AVEC LA PRESSION DE L'AIR

ARTICLE PREMIER. — DE LA TEMPÉRATURE DES HAUTS NIVEAUX, APPRÉCIÉE PAR LES AÉROSTATS.

Personne n'ignore aujourd'hui qu'en s'élevant en ballon, ou en gravissant les flancs escarpés d'une montagne, on traverse des couches d'air successivement plus refroidies. Le phénomène, également sensible dans ces deux genres de voyage, a été observé avec la plus grande attention par des hommes justement estimés, auxquels l'amour de la science inspira la courageuse pensée de s'élever à des hauteurs qu'on ne saurait atteindre sans de graves périls. Le voyageur de montagnes trouve la récompense de sa hardiesse dans la grandeur même du spectacle qui frappe ses regards, à de lointaines distances, et dans la variété prodigieuse des détails naturels dont il est immédiatement entouré. Il peut lire avec délices les changements rapides de la chaleur dans le tableau riant et merveilleux de la nature animée; il s'inspire des arbustes et des fleurs qui changent à sa vue; il a les vives senteurs du sol que ses pas ont foulé et les silhouettes pittoresquement groupées des montagnes, pour se distraire ou se consoler par les sens, des fatigues de la marche et des dangers du précipice; mais l'homme intrépide qui a confié sa vie aux caprices du vent, l'aéronaute se détache en quelque sorte du théâtre habituel de la vie réelle, pour courir des hasards inconnus. Il n'a, d'ailleurs, que l'aridité de ses instruments pour lire la réalité des changements de l'air dans lequel il s'aventure. Sans doute, le grandiose et la magnificence ne manquent pas non plus à cette situation hasardeuse; mais combien il faut de puissance sur soi-même pour étouffer l'émotion inséparable d'un tel isolement et

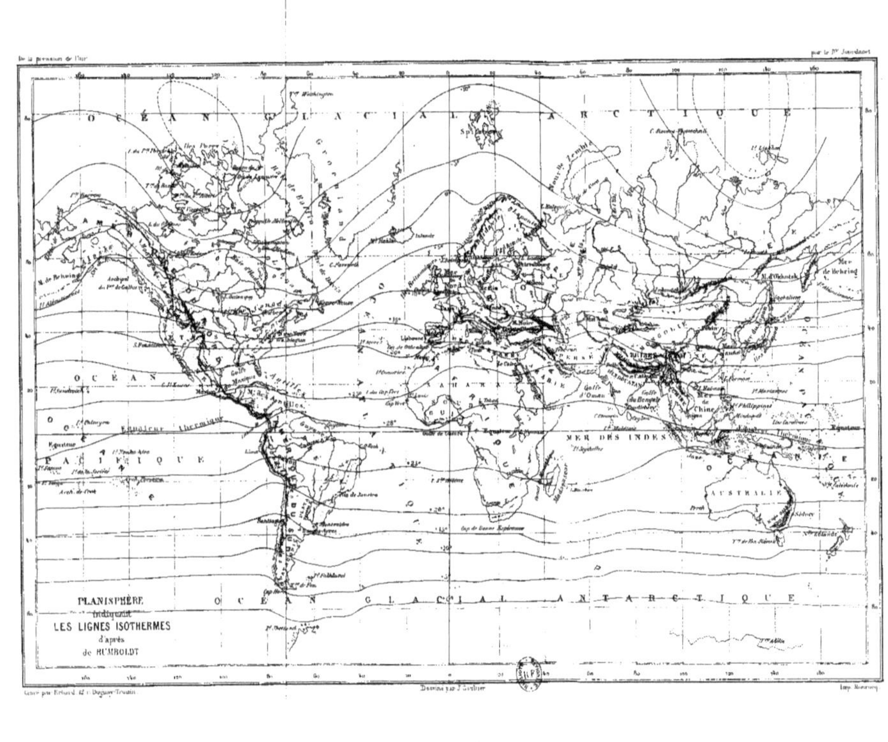

Gravé par Erhard, 12 r. Duguay-Trouin. Dessiné par J. Gaultier. Imp. Monrocq.

De la pression de l'air — Dr Jourdanet

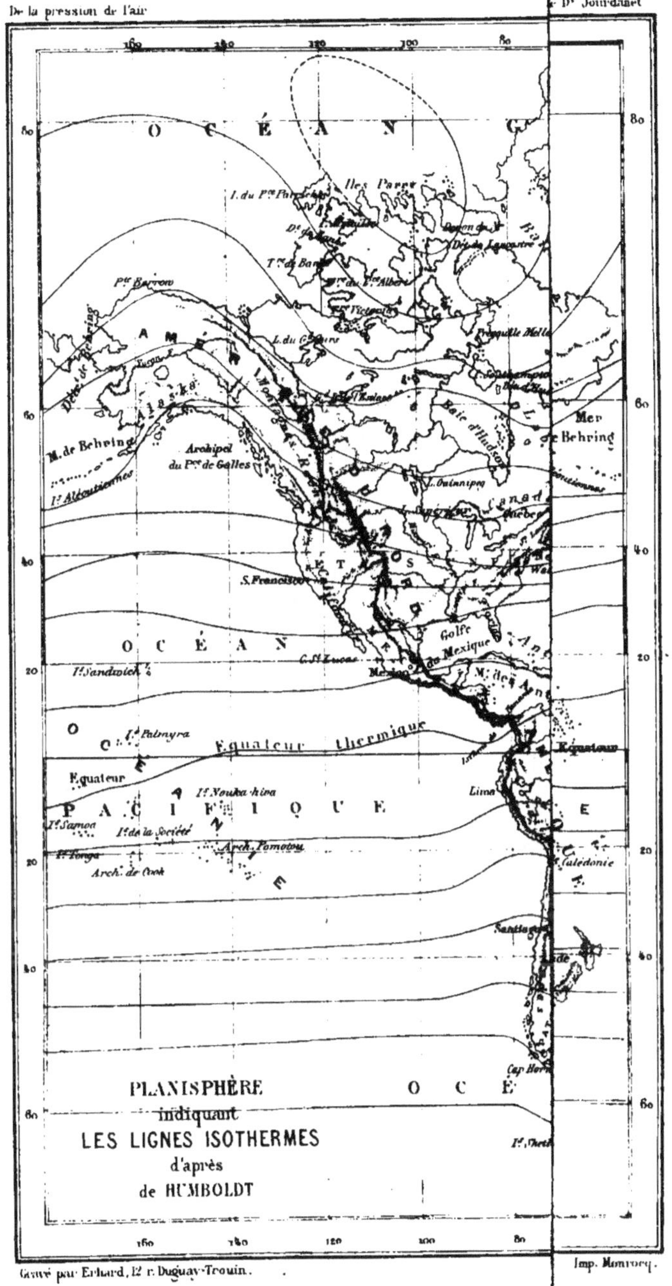

Gravé par Erhard, 12 r. Duguay-Trouin. — Imp. Monrocq.

pour juger avec sérénité les scènes naturelles qu'on domine ou dont on est alors environné !

Il est des gens qui ne s'enivrent que par le danger et les hasards des situations inconnues. Il en est aussi qui ont l'âme assez solidement trempée pour ne voir que le but à travers les péripéties émouvantes de l'action. Les récits pleins d'animation et de calme que chacun a pu lire dans les voyages pleins d'intérêt de MM. Glaisher, Flammarion, W. de Fonvielle et G. Tissandier, prouvent surabondamment que des hommes de ce caractère vivent près de nous et que cette spécialité du courage est une actualité à laquelle nous devons tous adresser nos applaudissements. Nous nous y sentirons d'autant plus portés, que nous penserons davantage aux entreprises courageuses dont la France fut témoin, pendant les jours calamiteux du siége de Paris.

D'ailleurs, depuis quelque temps, un élan nouveau se produit vers les études dont la navigation aérienne peut être la base. L'atmosphère est abordée dans tous ses mystères, et l'on peut espérer que, grâce à la courageuse initiative des aéronautes et aux soins savants des sociétés qui s'organisent dans le but de servir de guide à ce genre d'entreprise, bien des secrets que la météorologie nous voilait encore, vont s'évanouir et faire place à des connaissances nouvelles d'un intérêt exceptionnel[1].

Nous sommes loin sans doute d'avoir atteint le degré de progrès qui puisse rendre réalisable par l'aéronautie tout ce que nos désirs nous portent à espérer. Mais, malgré les défauts qui mettent encore tant d'entraves aux applications qu'on est en droit d'en attendre pour l'avenir, nous avons déjà la consolation de reconnaître que de grands résultats se sont réalisés, depuis les premières tentatives des frères Montgolfier, en 1783. Je n'ai pas l'intention de suivre pas à pas les espérances déçues et les essais répétés à différentes époques, pour réaliser le rêve de la navigation aérienne; cela nous écarterait du but auquel nous aspirons dans ce livre. Notre étude ici ne doit avoir pour objet que la série de vérités qui se rattachent surtout aux phénomènes de chaleur, en rapport avec l'altitude des lieux fréquentés par les hommes. La revue que nous en ferons sera courte; elle se limitera à l'historique d'un très-petit nombre de tentatives.

1. Je veux surtout parler de la Société française de Navigation Aérienne dont le bureau est ainsi constitué : Président, M. Janssen, membre de l'Institut; vice-présidents, MM. Crocé-Spinelli, ingénieur des arts et manufactures, et Motard, ancien élève de l'École polytechnique; secrétaire général, M. le docteur Hureau de Villeneuve; secrétaires, MM. O. Frion, chimiste, A. Saco, Donato Tommasi, docteur ès sciences, et Ch. Hauvel, ingénieur des arts et manufactures; archiviste, M. A. Pénaud, ancien élève de l'École navale; trésorier, M. Félix Caron; membres du comité, MM. Joubert, mécanicien, J. Armengaud, ancien élève de l'École polytechnique, Sivel, ancien capitaine au long cours, et Renoir, chef de station des lignes télégraphiques.

En inventant le premier *globe* qui s'éleva dans les airs, les frères Montgolfier obéirent à une inspiration découlant de la loi d'Archimède. Dans un grand ballon à enveloppe légère, ils dilatèrent l'air contenu, par le moyen de la chaleur. Cette densité nouvelle donnait à ce corps isolé un poids spécifique moindre que la part déplacée de l'atmosphère. L'ascension du ballon devenait ainsi une conséquence naturelle de son échauffement, et le point de départ réel de l'invention nouvelle n'était, peut-on dire, que la création d'un gaz plus léger que l'air.

C'est sur ces vérités que les successeurs de Montgolfier se fondèrent pour appliquer le gaz hydrogène au gonflement des ballons. La première application des aérostats à gaz, dans un but réellement scientifique, fut faite à Hambourg, le 18 juillet 1803, par Robertson et Lhoëst. Ces intrépides aéronautes s'étant élevés à la hauteur de 3675 mètres, virent le thermomètre Réaumur descendre à 5 degrés et demi au-dessous de zéro, tandis qu'il marquait 16 degrés au départ. Plusieurs observations furent faites, dans ce célèbre voyage, sur l'électricité, sur les oscillations de l'aiguille aimantée, et même sur quelques phénomènes physiologiques. Robertson et Lhoëst rapportèrent que ces grandes élévations causent un grand assoupissement. Un des oiseaux qu'on avait emportés mourut en route. Un autre s'endormit et tomba comme un poids inerte, lorsqu'on le lança hors de la cage.

Le 30 juin 1804, Robertson, accompagné de l'académicien Sacharoff, obéissant au désir de l'académie des sciences de Saint-Pétersbourg, fit une troisième ascension dans la capitale même de la Russie. Les voyageurs montèrent à une hauteur de 2700 mètres. Je n'ai aucune raison pour croire que cette ascension ait été réellement fructueuse, sauf quelques observations sur les inclinaisons de l'aiguille aimantée.

L'Institut de France se montra jaloux de ces tentatives faites à l'étranger. A l'instigation de Laplace et Berthollet, il fut résolu qu'on organiserait un voyage aérostatique, et que Biot et Gay-Lussac seraient chargés de son exécution. Les deux jeunes académiciens manquèrent d'abord une première ascension au Jardin du Luxembourg. Mais ils furent plus heureux, le 24 août 1804. Partis du Conservatoire des arts et métiers, ils s'élevèrent à la hauteur de 4000 mètres. Ce premier voyage resta sans résultat à cause de la rotation considérable du ballon, qui empêcha les observations méditées sur l'aiguille aimantée.

Gay-Lussac seul fit une ascension nouvelle à 9 heures 40 minutes du matin, le 16 septembre 1804. Ce physicien intrépide atteignit la hauteur extraordinaire de 7016 mètres. Le thermomètre descendit à 9°,5 au-dessous de zéro, tandis qu'il marquait 27°,75 au moment du départ. Le résultat le plus sérieux de ce voyage resté célèbre, c'est que l'analyse de l'air recueilli à différentes hauteurs, témoigna de l'uniformité de sa composition.

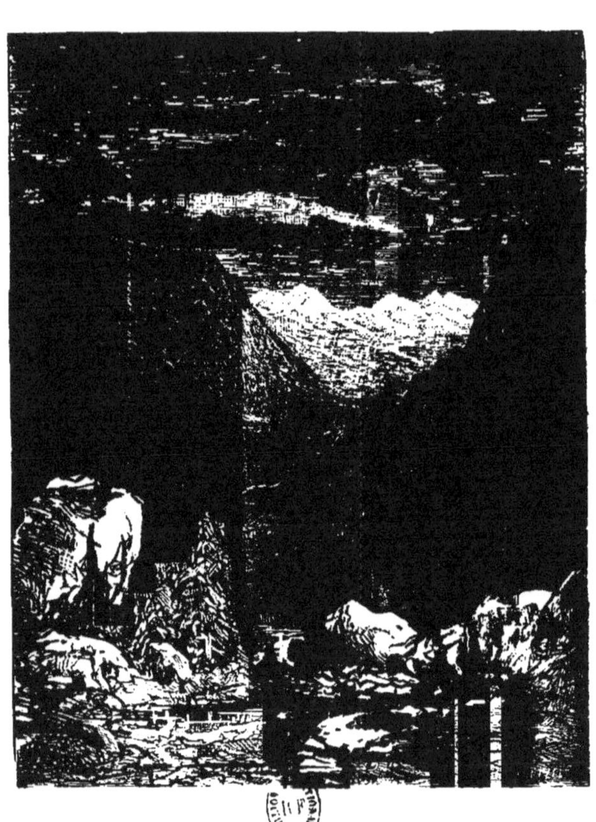

Après une période de 46 ans, restée sans fruit pour les progrès aéronautiques, MM. Barral et Bixio tentèrent une ascension nouvelle, en 1850. Parmi leurs projets, comptait celui de s'élever à 10 000 ou 12 000 mètres d'altitude. Ce rêve étrange prouve bien l'idée fausse, dans laquelle ils étaient, de trouver encore des éléments de vie au milieu de la raréfaction atmosphérique que cette hauteur suppose. Quoi qu'il en soit, les voyageurs partirent, décidés à entreprendre une longue série d'expériences intéressantes, dont le détail serait ici inutile, puisque l'événement les rendit impraticables. Des incidents dramatiques terminèrent en effet, d'une manière violente, cette excursion malheureuse, entreprise avec une trop grande témérité. Le ballon n'était pas dans toutes les conditions de solidité désirables. Une pluie torrentielle tombait d'ailleurs au moment du départ, et l'aérostat insuffisamment lesté s'éleva avec la rapidité d'une flèche. Il atteignit ainsi en quelques instants une région de rafales, qui projeta le globe sur la nacelle, beaucoup trop rapprochée, et enveloppa les voyageurs dans ses replis. Le malheur voulut, au surplus, qu'une fissure considérable se formât, donnant passage au gaz, dont les aéronautes se trouvèrent un moment asphyxiés. La position était d'autant plus critique que le ballon dégonflé descendait avec une rapidité vertigineuse. MM. Barral et Bixio, ne songeant qu'à la conservation de leur existence, jetèrent non-seulement leur lest, mais tous les objets qui encombraient leur nacelle. Grâce au sang-froid avec lequel ils manœuvrèrent, ils eurent la chance de tomber sains et saufs dans les environs de Lagny, à 11 heures et quart du matin, tandis qu'ils étaient partis de Paris à 10 heures 27 minutes.

Il fallait du courage pour songer à une expédition nouvelle, après avoir couru les dangers extraordinaires que je viens de raconter. MM. Barral et Bixio, cependant, ne perdirent pas un seul instant la confiance. Aussitôt échappés au péril, ils ne songèrent qu'à se procurer les moyens de réaliser leur projet pour la seconde fois. Arago les seconda avec le plus grand zèle. Grâce à ses soins, ils réunirent tous les moyens propres à assurer les résultats scientifiques du voyage. Ils s'élevèrent, en un jour de pluie, le 27 juillet 1850, partant du jardin de l'Observatoire, et dépassèrent la hauteur atteinte par Gay-Lussac. Ils virent le thermomètre descendre à 39 degrés centigrades au-dessous de zéro. Dans ce voyage, quelques observations curieuses furent faites sur la loi de décroissement de la température et de l'humidité, sur la composition chimique de l'atmosphère, sur la force des rayons solaires, sur l'influence thermométrique des nuages, sur les glaçons que quelquefois on traverse dans ce genre d'ascensions. L'ensemble de cette excursion est sans nul doute supérieur à tout ce qui avait été réalisé jusque là par des tentatives analogues. Le souvenir qui en résulta excita l'émulation en Angleterre où, deux ans après, l'Observatoire de Kew se mit en mesure de faire exécuter plusieurs ascensions dans le but de les rendre profitables à la météorologie.

L'Association britannique chargea M. John Welsh, directeur de son établissement, de l'organisation de cette entreprise, en mettant à profit l'expérience du célèbre aréonaute Green, qui lui fut adjoint. La première ascension d'un caractère réellement scientifique fut faite au moyen du ballon le *Nassau*, le 17 août 1852. Je ne m'arrêterai pas à en décrire les résultats, pas plus que les voyages qui en furent la conséquence, et dont la relation est donnée dans les *Transactions philosophiques*. Le nom de Green se trouve attaché à toutes les tentatives qui se firent dans les années suivantes. Le nombre d'ascensions exécutées par cet intrépide voyageur s'éleva au chiffre extraordinaire de 1400. La plupart sont sans intérêt pour le sujet que nous traitons. Quoique Green ne fût pas étranger aux connaissances élémentaires pouvant permettre des observations d'un caractère sérieux, ce célèbre aréonaute donna rarement une tournure utile à ses nombreuses aventures. Nous devons arriver à l'année 1862 pour assister à une reprise réellement scientifique des tentatives aéronautiques. M. Glaisher, de l'observatoire de Greenwich, en est l'animateur et le principal instrument. Ce physicien infatigable, auquel la météorologie doit tant d'observations fructueuses, nous a donné le récit très-vivant de ses principales ascensions dans le recueil des *Voyages aériens*, publié par Hachette en 1870. Je me limiterai ici à signaler leurs dates[1], en témoignant le regret de ne pouvoir les décrire longuement, sans sortir des devoirs de ce livre. Je n'y dois voir d'autre résultat que celui qui met en évidence la décroissance de la température, à mesure qu'on s'élève vers les couches supérieures de l'atmosphère.

A ce point de vue, les ascensions de M. Glaisher ont un intérêt exceptionnel, en ce qu'elles donnent le détail très-minutieux du phénomène, et qu'elles contribuent à mettre en évidence son caractère à peu près constant d'irrégularité. Nous y lisons la preuve manifeste de la vérité, devenue vulgaire, du changement de température, à mesure qu'on s'élève vers les couches supérieures de l'air. Le refroidissement est progressif et constant; mais il ne procède pas avec une uniformité qui permette de représenter sa marche par des chiffres invariables. Le sens habituel en est, néanmoins, assez nettement accusé, pour pouvoir s'énoncer en règle générale. Les nuances qui s'y rattachent, dépendent de circonstances dont l'éclaircissement demande encore l'étude.

1. M. Glaisher a fait 30 ascensions aérostatiques. Il classe dans son livre, dans l'ordre suivant, celles dont il a spécialement rendu compte : 30 juin 1862, 18 août 1862, 5 septembre 1862, (On trouvera plus loin le récit de ce voyage extraordinaire.) 18 avril 1863, 11 juillet 1863, 26 juin 1863, 21 juillet 1863, 29 mai 1866, 31 mars 1863, 2 octobre 1865.

Mais on peut déjà asseoir, comme vérités bien établies, que la température baisse constamment des couches inférieures, aux régions plus élevées de l'air, et que cette diminution est d'autant moins rapide, que les points où l'on en fait l'observation, sont eux-mêmes plus éloignés de la terre. Je veux que, dès à présent, mes lecteurs puissent apprécier les particularités les plus intéressantes qui se rattachent au phénomène, en portant les yeux sur les tableaux que M. Glaisher en a tracés.

Cet habile physicien nous a dit que, d'après ses observations, on est obligé d'abandonner complétement la théorie, en vertu de laquelle il se perdrait un degré de température toutes les fois qu'on s'élève de 300 pieds anglais (91 mètres). Ses voyages ont prouvé, que cette régularité idéale, est tout à fait inadmissible. Il va jusqu'à dire que, par un temps clair, les résultats peuvent varier, et ont varié, en effet, lors de ses ascensions, dans le rapport de 1 à 6. Dans le voisinage de la terre, il suffit quelquefois de s'élever de 30 mètres, pour obtenir une diminution d'un degré Fahrenheit; tandis que, par une altitude de 5000 mètres, il faut un déplacement de 300 mètres, pour obtenir un égal résultat thermométrique.

M. Flammarion, dont le zèle pour ce genre de recherches est connu de mes lecteurs, formule sa pensée sur les variations de température, par les résultats suivants :

« Dans un ciel pur, l'abaissement moyen a été trouvé, pour les 500 premiers mètres, de 4 degrés ;

Pour	1000 mètres	7°
—	1500 —	10°,5
—	2000 —	13°
—	2500 —	15°
—	3000 —	17°

Une Moyenne de 1 degré pour 180 mètres d'ascension. »

Je n'ai pas besoin, pour le moment, de présenter le phénomène avec plus de précision, ni de mentionner les circonstances qui pourraient lui imposer des variations sensibles. Je veux seulement, dès à présent, faire entrevoir que cet abaissement progressif de la température est une réalité rendue également évidente par l'ascension des hautes montagnes. Personne n'ignore, en effet, qu'il est un point d'élévation terrestre, observé à toutes les latitudes, où les neiges s'amoncellent sur le sol en donnant, par leur éternelle durée, le témoignagne le plus irrécusable d'un degré de chaleur bien inférieur à celui qu'on observe à la base de la montagne. Peu nous importe, au début de cette étude, de savoir quelles sont les raisons physiques qui président à la constance de ce phénomène. Il nous suffit aujourd'hui de le présenter au lecteur comme étant un fait avéré, afin qu'aucun doute ne puisse plus exister dans son esprit, au sujet de la diminution de température de l'atmosphère, par l'ascension vers ses régions supérieures. De cette première notion, en effet, se déduit logiquement la pensée que la chaleur de l'air est partout en rapport direct avec la densité qui lui vient de la pression de ses couches superposées, et il est prouvé, par cela même, que le poids total de l'atmosphère est nécessaire à l'accomplissement des phénomènes qui se passent à la surface de notre globe. Nous ne saurions comprendre, en effet, qu'ils pussent s'y perpétuer dans l'ordre que nous leur connaissons, si la chaleur qui en est le principal élément venait à être modifiée d'une manière très-sensible.

N'oublions donc pas que ce livre s'est proposé de mettre en lumière les effets de la pression de l'air sur la vie, et empressons-nous de faire remarquer cette première loi imposée par la nature : c'est que, privée du poids de l'atmosphère, la surface de la terre serait impuissante à retenir les émanations du soleil, au bénéfice des êtres vivants dont elle est peuplée. Si la vie devait s'y manifester encore, ce ne pourrait plus être que sous des formes qui nous sont inconnues et dont les faits existants ne nous permettent pas de nous former la moindre idée. Le sujet que nous allons traiter, se présente ainsi de lui-même avec tout l'attrait de curiosité qui se rattache à l'étude des choses dont notre existence ne saurait être privée sans périr. Cette considération suffira, je l'espère, à retenir les sympathies du lecteur sur les détails qui vont être soumis à son attention dans la suite de ce livre.

Voici un graphique et deux tableaux de M. Glaisher, publiés par le livre intéressant : *les Voyages aériens :*

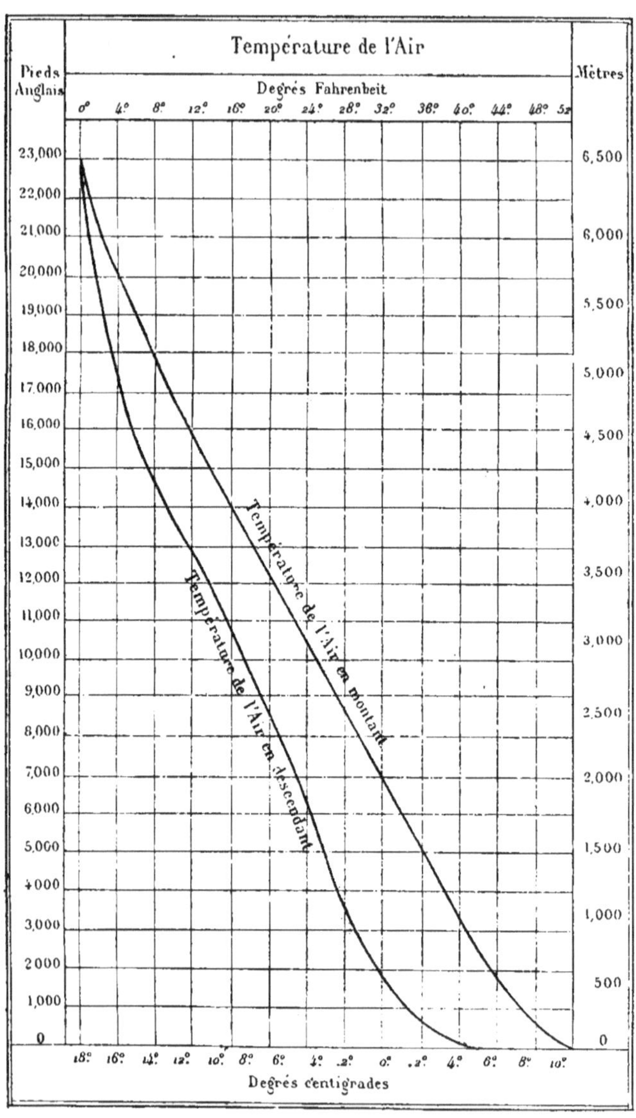

Graphique indiquant les variations thermométriques dans un voyage aérostatique de M. Glaisher.

VOYAGE DU 5 SEPTEMBRE 1862.

HEURES.	BAROMÈTRE.	HAUTEUR.	THERMOMÈTRE.			HEURES.	BAROMÈTRE.	HAUTEUR.	THERMOMÈTRE.		
			Sec.	Humide.	Point de rosée.				Sec.	Humide.	Point de rosée.
h. m. s.	mill.	mètr.	0	0	0	h. m. s.	mill.	mètr.	0	0	0
0, 0, 0	746.8	149	+15 3	+12,3	+ 9,7	1,50, 0	284,6	7736	....	....	....
1, 5, 0	740,9	219	15,0	12,5	10,3	1,51, 0	274,3	8031	—20,6	....	....
1, 5,10	735,8	277	....	....	....	1,53,±	246,5	8839	....	....	....
1, 5,20	.....	277	14,0	11,9	10.1	2, 7, 0	.....	7117	—18,9	....	....
1, 5,30	725.7	393	....	....	....	2, 8, 0	312,5	7017	....	....	....
1, 5,50	.....	....	13,6	11,4	8,8	2, 8,30	317,6	6905	....	....	....
1, 6, 0	720,8	451	13,1	10,6	8,3	2, 8,45	332,9	6599	....	....	....
1,10, 0	665,2	1116	7,5	6,4	5,1	2, 9, 0	355,7	6102	— 8,3	—17,7	—37,1
1,11, 0	.....	1255	6,8	5,8	4,7	2, 9,30	414,2	4909	....	....	....
1,11,30	647,4	1337	....	....	....	2, 9,40	432.0	4553	....	....	....
1,12, 0	634,7	1500	5,6	4,7	3,7	2,10, 0	.....	. ..	— 5,3	9,0	—32,8
1,12,30	632,2	1527	5,0	4,3	3,5	2,11, 0	449,6	4271	....	....	....
1,13, 0	617,2	1730	4,2	3,4	2,5	2,14, 0	457,3	4121	....	....	....
1,13,30	615,9	1744	3,3	2,9	2,3	2,15, 0	467,5	3952	+....	+..	+....
1,14,30	602,0	1929	2,5	2,5	2,4	2,16, 0	.....	3734	— 3,1	— 7,7	30,2
1,16, 0	593,1	2051	....	....	....	2,16,10	501,6	3398	....	....	....
1,16,30	.....	.. .	2,4	2,4	2.4	2,16 20	509,3	3285	....	....	....
1,17, 0	589,3	2107	....	...	....	2,16,50	524,5	3069	— 0 5	— 4,9	—16,4
1,17,20	.....	....	3,4	2,3	0,7	2,17,30	511,8	2856	....	....	....
1,17,40	575,6	2309	3,9	1,8	— 1,0	2,18, 0	.....	....	+ 0,6	— 3,9	—12,6
1,21, 0	526,3	3025	0,8	— 0,5	— 3,0	2,19, 0	.....	....	1,2	— 3,4	—11,5
1,22, 0	509,8	3283	— 0,5	— 0,8	— 1,7	2,19,30	555,0	2600	....	....	....
1,24, 0	475,0	3837	....	....	...	2,20, 0	.....	....	1,8	— 2,8	—10,1
1,25,30	454,7	4180	— 3,6	— 3,9	— 5,4	2,20,20	559,8	2533	....	....	....
1,27, 0	429,3	4628	....	....	....	2,20,40	564,9	2466	4,5	— 1,6	— 9 3
1,28, 0	421,8	4727	....	....	....	2,22, 0	.....	....	5,7	— 0,6	— 8 2
1,29, 0	406,5	5035	— 8,6	— 8,3	....	2,23,20	575,1	2324	5,6	....	....
1,30,15	.....	....	- 8,9	—10,5	—22,9	2,23,50	582,4	2213	....	....	....
1,32, 0	388,8	5361	— 9,4	—11,1	—23,5	2,24, 0	585,0	2179	....	....	....
1,35, 0	370,9	5758	....	....	....	2,25, 0	592,6	2076	5,6	....	....
1,36, 0	368,4	5811	+....	....	....	2,26, 0	595,1	2024	....	....	....
1,37, 0	368,4	5811	....	+....	+....	2,26,15	.....	....	7,3	+ 1,2	— 5,8
1,37,10	.....	....	— 9,4	—11,6	—27,8	2,29,30	622 5	1676	9,6	2,2	— 5,7
1,37 30	365,9	5859	....	....	....	2,31,30	.....	....	9,6	7,1	— 6,8
1,37,50	.....	....	— 9,7	—12,1	—25,0	2,32, 0	645,2	1378	....	....	....
1,38,10	.....	....	—10,4	—12,2	—26,0	2,32,30	.....	....	10,3	2,2	— 6,2
1,38,20	378,6	6084	....	....	....	2,33, 0	655,3	1250	....	....	....
1,38,25	.....	6161	....	....	....	2 33,30	.....	....	10,6	2,8	— 5,4
1,39, 0	348,1	6215	—13,3	—15,3	....	2,38, 0	670,6	1092	11,7	7,2	+ 2,8
1,40,15	.....	....	—12,1	—13,3	—22,3	2,39, 0	701,0	708	....	....	....
1,41,20	337,9	6486	....	....	....	2,39,20	.....	....	12,2	8,9	5,6
1,44, 0	322,7	6821	—13,3	—15,4	—32,2	2,39,40	.....	....	....	...	....
1,48,50	302,3	7308	—17,8	—20,0	—37,3	3, 6, 0	.....	....	14,0	11,6	8,9

VOYAGE DU 26 JUIN 1863.

HEURES.	BAROMÈTRE.	HAUTEUR.	THERMOMÈTRE. Sec.	THERMOMÈTRE. Humide.	THERMOMÈTRE. Point de rosée.	HEURES.	BAROMÈTRE.	HAUTEUR.	THERMOMÈTRE. Sec.	THERMOMÈTRE. Humide.	THERMOMÈTRE. Point de rosée.
h. m. s.	mill.	mètr.	0	0	0	h. m. s.	mill.	metr.	0	0	0
1, 2, 0	754,4	....	+....	+....	+....	1,36,20	386,2	5619	— 1,6	— 6,0	—22,1
1, 4, 0	740,4	269	18,3	13,3	9,3	1,36,30	386,2	5619	....	....	....
1, 4,30	725,7	440	16,7	12,2	8,4	1,36,45	383,6	5655	— 3,2	— 6,1	—20,6
1, 6, 0	.....	....	16,6	11,9	8,0	1,37, 0	.....	5657	— 3,9	— 7,2	—25,6
1, 6,15	720,3	506	16,4	11,7	7,7	1,38, 0	.....	(5737)	— 3,9	— 7,5	— 8,1
1, 6,30	707,6	655	15 3	10,8	6,9	1,39, 0	376,0	5796	— 5,7	....	....
1, 7, 0	694,9	808	14,0	10,7	7 6	1,40, 0	373,5	5845	— 6,3	— 8,8	—25,9
1, 8 50	641,9	1441	9,2	....	....	1 40,40	....	(5919)	— 6,4	— 8,9	— 9,2
1, 9, 0	631,7	1604	8,3	4,4	0,1	1,41, 0	368,4	5957	....	....	....
1,13, 0	.....	2225	5,1	— 0,6	— 7,7	1,41,10	368,4	5957	— 6,7	— 8,9	—24,7
1,13,30	579,1	2289	3,9	— 1,6	— 8,7	1,41,45	363,3	6068	— 6.4	— 8,9	— 9,2
1,14, 0	.....	(2420)	2,9	— 3,3	—12,0	1,42, 0	360,7	6147	— 6,1	— 8,9	—28,3
1,15, 0	554,2	2681	...	....	....	1,42,30	360,8	6147	— 6,1	— 8 9	—28,3
1,15,20	.....	(2690)	2,2	— 3,3	11,5	1,43, 0	.....	6293	— 6,1	— 8,9	—28,3
1,16,30	.....	2834	— 0,4	0,0	....	1,44, 0	353,2	6293	— 6,7	— 8,9	—24,7
1,17,45	506,2	3415	— 1,1	— 0,6	....	1,45, 0	350,6	6355	...	....	....
1,18,20	503,7	3457	— 0,5	— 0,6	....	1,46, 0	345,5	6482	— 5,6	— 8,8	—30,4
1,19, 0	488,4	3711	....	....	....	1,47, 0	343,1	6509	— 5,6	— 8,9	—30,9
1,20, 0	477,5	3884	— 0,8	— 0,8	....	1,48, 0	337,9	6699	....	....	....
1,20,10	469,9	4015	....	....	....	1,49, 0	335,4	6722	....	....	....
1.21, 0	459,8	4195	....	....	....	1,50, 0	335,5	6722	— 5.6	— 8,9	—30,8
1,21,10	457,3	4240	— 0,6	— 0,6	....	1 51, 0	.....	6727	— 5,7	— 8,9	—30,1
1,23, 0	447,1	4429	0,0	— 1,7	....	1,53, 0	332,3	6737	....	....	....
1,24, 0	434,4	4662	....	....	....	1,53,30	332,8	6737	— 7,1	— 8.8	—21,4
1,25, 0	429,3	5056	— 1,1	— 1,7	....	1,54, 0	332,5	6908	— 7,5	— 8,9	—19,2
1,25,20	426.8	5107	— 1,1	— 1,7	....	1,54,30	.....	(7017)	— 7,5	— 8,9	—19,2
1,26, 0	424,3	4857	— 1,7	— 3,3	— 9,3	1,54,40	320,2	7044	— 7,8	....	....
1,27, 0	421,7	4701	— 1,1	— 3,3	—10,3	1,54,50	.....	(7071)	— 8,8	— 8,8	—12,1
1,28, 0	421,7	4901	0,0	— 2,4	— 8,3	1,55, 0	330,3	6999	....	....	....
1.29, 0	419,2	4960	0,0	— 2,8	— 9,2	1,58, 0	332,8	6757	— 7,2	....	...
1,29,20	.....	(4960)	+ 0 6	— 1,9	— 8,4	1,58,30	343,0	6540	....	....	....
1,29,45	.....	5025	— 1,7	— 1,1	— 5,6	1,59, 0	345,6	6493	....	....	....
1,30, 0	.....	(5044)	1,7	— 1,2	— 5,8	2, 0, 0	350,6	6381	— 3,5	— 5,7	—17,8
1,31, 0	411,6	5119	....	....	....	2, 1, 0	360 8	6147	....	....	....
1.31,30	.....	5142	1,4	— 1,6	— 8,1	2, 2, 0	360,8	6147	— 3,3	— 5,6	—17,1
1,32, 0	406,5	5225	....	....	....	2, 2,30	360,8	6147	....	....	....
1,32,10	406,5	5225	....	....	....	2, 2,45	360,8	6147	....	....	....
1,32 30	406,5	5125	....	....	....	2, 3, 0	365,9	6066	— 3 3	— 4,4	—10,1
1,33, 0	403 9	5253	....	....	....	2, 4,30	370,9	5904	— 5,0	....	....
1,33,30	401.5	5284	....	....	....	2, 4,45	.....	....	— 4,9	— 4,9	— 4,9
1,34, 0	401,4	5327	1,2	— 2,2	— 8,1	2, 5, 0	365,9	6066	— 5,0	— 5,6	— 9,0
1,35,30	391,4	5503	0,6	— 4,9	—15,9	2, 6,45	.....	....	— 3,9	— 5,0	—11,1
1,36, 0	388,6	5575	....	....	....	2, 7, 0	355,7	6288	— 1,7	— 5,0	—16,9

HEURES.	BAROMÈTRE.	HAUTEUR.	THERMOMÈTRE. Sec.	THERMOMÈTRE. Humide.	THERMOMÈTRE. Point de rosée.	HEURES.	BAROMÈTRE.	HAUTEUR.	THERMOMÈTRE. Sec.	THERMOMÈTRE. Humide.	THERMOMÈTRE. Point de rosée.
h. m. s.	mill.	mètr.	0	0	0	h. m. s.	mill.	mètr.	0	0	0
2, 7,30	363,3	6103	— 2.2	— 4,6	—14,1	2,15,45	.....	....	0,6	— 1,4	— 5,3
2, 8, 0	370,9	5913	— 2,5	— 4,7	—14,9	2,16, 0	502,2	3478	....	....	....
2, 9, 0	382,0	5714	— 2,2	— 4,4	—13,6	2,16,30	.....	....	0,6	— 2,5	— 8 7
2, 9,30	.....	....	— 1,6	— 4,9	—17,2	2,17, 0	519,2	3203	0,6	— 2,8	— 9,5
2,10 ,0	388,7	5558	....	....	....	2,18, 0	527,6	3051	0,6	— 3,1	—10,3
2,10,45	393,8	5452	— 1,4	— 4,2	—13,6	2,19, 0	527,6	3051	0,8	— 3,3	—11,2
2,11, 0	406,5	5280	— 1,4	— 4,2	—13,6	2,19,30	530,6	3023	....	....	....
2,11,15	411,6	5116	....	....	....	2,19,45	540,8	2866	....	....	....
2,11,45	.....	....	— 0,3	— 3,3	—11,0	2,20,20	545,8	2788	+ 0,8	— 3,3	—11,2
2,12, 0	416,7	500,2	0,0	— 3,3	—11,1	2,20,30	567,2	2471	1,3	— 2,7	— 9,5
2,12 30	.....	....	+ 0,3	— 3,2	—10,8	2,21, 0	.....	(1789)	3,3	....	....
2.13, 0	426,8	4804	0,0	— 2,9	— 9,2	2,22, 0	627,9	1621	4,0	+ 0,6	— 4,0
2,13,30	429,5	4731	....	...	....	2,25,30	675,6	1034	7,9	6,2	+ 4,2
2,14, 0	439,6	4519	....	...	....	2,26, 0	678,2	1004	+ 8,3	+ 6,1	+ 8,3
2,14,30	447,1	4420	...	....	....	2,27, 0	715,0	552	....	....	....
2,14,45	452,2	4327	....	....	....	2,27,30	730,5	384	....	...	....
2,14,50	457,3	4235	+ 0,5	— 1,6	— 5,8	2,28, 0	743,2	237	....	....	....
2,15, 0	.....	....	0,5	— 1,6	— 5,8	2,28, 0	764,5	à terre	19,2	15,6	12,6

ARTICLE II. — ÉTUDES THERMOMÉTRIQUES PAR LES ASCENSIONS DE MONTAGNES.

D'une manière générale, ainsi que je viens de le dire, les couches d'air se maintiennent à une température d'autant plus élevée qu'elles sont elles-mêmes situées plus bas dans l'atmosphère dont elles font partie. Les localités diverses que les ondulations du sol terrestre élèvent ou abaissent dans les profondeurs de l'air, se trouvent par conséquent placées dans des conditions très-variées de calorification. Le fait est rendu très-sensible par le changement qui s'opère dans la végétation, selon qu'on s'élève ou qu'on descend sur le penchant d'une montagne. Le phénomène n'est pas extrêmement remarqué dans nos latitudes européennes trop septentrionales; car, en partant de localités déjà très-refroidies, les voyageurs arrivent trop subitement à des hauteurs arides, pour que le spectacle se développe avec tous les attraits qui lui sont naturels. Il n'en est pas de même dans les régions tropicales du globe. Là, l'habitude de vivre au milieu d'une atmosphère fortement échauffée ménage aux habitants des niveaux inférieurs une série plus longue et plus variée d'émotions, pour le jour où ils se décident à gravir les élévations de leurs montagnes. L'influence naturelle de la latitude leur assure, d'ailleurs, une température des plus douces, à des hauteurs qui sont inhabitables en Europe. Mes pensées ne se portent jamais sur ce sujet, sans éveiller dans mon âme tout un monde de souvenirs émus. Je ne puis oublier que je fus, pendant six ans, l'hôte favorisé des bords du golfe du Mexique et qu'un jour, abandonnant ces lieux que ma mémoire me dépeint encore si vivants, je partis vers le Haut Plateau du centre de cet admirable pays. J'ai déjà dit mes impressions dans mon premier opuscule. J'imposerai silence à mes désirs, pour ne pas agrandir aujourd'hui la peinture que j'en fis alors et que la vivacité de mes souvenirs demanderait à voir plus animée. Mais le plan de ce livre m'impose des limites; je ne les franchirai pas.

Arrivé d'ailleurs à ce point de mon travail, j'éprouve réellement un très-grand embarras. J'ai déjà traité succinctement la météorologie des altitudes, dans mon premier livre sur l'Amérique tropicale, et c'est un sujet, au surplus, qui se trouve excellemment soumis à l'attention des hommes studieux, dans des traités spéciaux. Je ne saurais donc, ici, que me répéter moi-même, ou me faire l'écho de ce que les autres ont déjà décrit. En réalité, je ne dois nullement chercher à me soustraire à cette double difficulté; car il m'importe autant de dire ce que j'ai moi-même observé au Mexique, que de compléter le développement de mon sujet par le détail des observations d'autrui. Je remplirai ainsi doublement mon but, qui est de me présenter à ceux qui me lisent avec une compétence personnellement acquise sur place, et de ne rien omettre de ce qui peut contribuer à corroborer les vérités dont je m'occupe et que j'ai apprises par moi-même. Mon intention d'ailleurs, je le répète, n'est pas d'instruire mes lecteurs que je suppose suffisamment initiés déjà à ces sortes de connaissances météorologiques élémentaires, mais de grouper devant leurs yeux les principales vérités qui doivent servir de base aux développements ultérieurs de ce travail.

§ 1. — *Météorologie du plateau de l'Anahuac. — Lois de décroissance de la température avec la hauteur. Neiges éternelles.*

Pour le voyageur qui arrive tout à coup sur le plateau de l'Anahuac, l'arbre, l'oiseau, la fleur, l'aspect des hommes; tout est changé. L'air est frais, le ciel pur, la lumière resplendissante. L'œil semble acquérir le don de pénétration à des distances dont il n'avait pas auparavant l'habitude; il y double ses impressions par des panoramas étendus dont la surprenante grandeur se renouvelle à chaque pas sous l'influence de la riche variété des sites les plus imposants.

Mais il faut bien l'avouer : notre esprit est plus frappé que nos sens par la contemplation de cette grande nature. Partout où la magnificence domine, la gentillesse du détail n'existe pas ou elle disparaît dans les lignes trop agrandies de l'ensemble. Elles sont bien rares les scènes de la nature, qui éveillent de grandes émotions dans notre âme, en même temps qu'elles tiennent nos regards sous le charme de leurs gracieux aspects. Je n'ai pu, pour ma part, les admirer que deux fois, dans mes voyages : au Mont-Blanc et au Niagara.

C'est, en effet, un spectacle bien digne de nos contemplations, que celui qui nous est offert en arrivant, vers les dernières heures du jour, au haut tournant de la route qui nous ouvre subitement la petite vallée de Chamounix. Les rayons du soleil ont déjà disparu pour la plaine et brillent encore aux sommets du colosse couvert de neige. Leur éclat nous éblouit d'autant plus, que l'ombre s'est déjà épaissie vers la base, mais pas assez, cependant, pour nous cacher les petits détails ravissants du fond de ce tableau où mille fleurs brillent encore.

Il en est de même de la grande cataracte du Niagara. Le blanc éclatant de l'immense nappe qui tombe, le riant îlot qui la partage, la forme gracieusement contournée qui l'unit à la rive canadienne, les lueurs de l'arc-en-ciel, qui jaillissent de la poussière aqueuse; tout cela captive le regard malgré la magnificence dont l'imposante étendue de la scène revêt l'ensemble de ce surprenant tableau.

Peu de localités du haut plateau mexicain procurent aux visiteurs cette double émotion. Mais on y trouve presque partout de justes sujets de méditation, à la vue de ses nombreux paysages plus grandioses que gracieux. La contemplation, du reste, en paraît d'autant plus saisissante, que la clarté transparente de l'atmosphère permet aux regards de pénétrer à des distances qui doublent la perspective. Et ce n'est pas une vulgaire surprise de voir que ce même soleil qui éclaire les objets avec une si grande puissance, vous donne en même temps des ombres séduisantes par la douceur de leur température. Ce contraste de la brillante lumière et de l'adoucissement de la chaleur n'est pas un des moindres attraits qui vous attachent tout d'abord à ce nouveau climat. On se laisse aisément séduire et l'on a peine à comprendre qu'aucune influence mauvaise puisse en être la conséquence. Faisons donc un effort pour détacher nos sens de cette douce sympathie, imposons silence à l'imagination, détruisons le charme et cherchons la réalité dans une étude sans illusions.

Le plateau du centre du Mexique, sur lequel portent nos observations, s'étend de Perote à Durango, sur un parcours de 900 kilomètres compris tout entiers dans la région intertropicale, pour une altitude moyenne d'environ 2000 mètres. Mexico qui en est la ville principale, en même temps que la capitale de tout le pays, est située à 2277 mètres de hauteur et à 19° de latitude. Sa température moyenne annuelle est de 17° centigrades, tandis qu'elle est à Veracruz de 26° pour une latitude identique. Le volcan du Popocatepetl, dont la hauteur totale est de 5400 mètres s'élève, à 50 kilomètres au S. E. de Mexico et domine cette capitale de toute l'élégante majesté de son énorme masse, dont le sommet est toujours couvert de neige. La ligne inférieure qui est le point de départ de ces neiges jamais fondues, est située à l'altitude de 4500 mètres; de sorte que la capitale est séparée de ce point éternel de congélation par une distance verticale de 2223 mètres, correspondant à un abaissement progressif de 15° de température, en supposant que l'air ambiant de la ligne des neiges soit à + 2°, — ce qui est approximativement exact —, 2277 mètres de hauteur séparent cette ville de la côte voisine, pour une différence moyenne de température annuelle de 9°. D'où nous pouvons conclure que du niveau de la mer aux neiges du Popocatepetl (4500 mètres), 24° de température donnent un abaissement moyen de 1° pour 187 mètres; tandis que jusqu'à la hauteur de Mexico (2277 mètres), l'abaissement a été de 1° pour 253 mètres et qu'il n'a fallu que 148 mètres, de Mexico aux Neiges, pour un abaissement moyen de 1°. Ces chiffres vont devenir la base de réflexions importantes. On remarquera tout d'abord qu'ils sont peut-être peu d'accord avec les tableaux de M. Glaisher, relatifs aux degrés thermométriques observés dans les voyages en ballon. C'est que ceux-ci se sont effectués en dehors de toute influence, l'isolement de la terre étant absolu et progressif, dès les premiers moments de l'ascension.

C'est cet abandon subit et définitif du foyer conservateur du calorique, qui permet au phénomène de l'abaissement de température de se manifester avec ses tendances les plus naturelles, dans les voyages aérostatiques; tandis que les ascensions dans les pays montagneux obligent à traverser des couches d'air qui, se trouvant placées sur le sol, reçoivent l'influence des terrains avec lesquels elles sont en communication immédiate. Si ces terrains s'allongent en plateaux considérables, l'action qu'ils exercent sur la température de l'air devient plus marquée. C'est à cette circonstance que sont dus les résultats thermométriques observés dans la République Mexicaine, où nous venons de voir le thermomètre baisser fort lentement sur le penchant de la Cordillère et sur le plateau célèbre qui se trouve entre deux divisions de sa chaîne centrale; tandis que cet abaissement devient considérable, aussitôt que le niveau s'éloigne de l'influence refroidissante du sol.

Du reste, le fait de l'abaissement de la chaleur vers les couches supérieures de l'air est tellement naturel, qu'il est partout observé. Mais la présence des neiges éternelles, dans les pays qui possèdent de grandes altitudes, nous indique, en même temps, que les circonstances auxquelles elles doivent leur formation et leur persistance n'existent pas en tous lieux sous l'influence de niveaux identiques. Nous venons de voir que sur le Popocatepetl, par 19° de latitude, ce niveau inférieur des neiges éternelles est situé à 4500 mètres d'altitude. Les mesures prises par de Humboldt nous ont donné :

HAUTEUR DE LA LIMITE DES NEIGES PERPÉTUELLES

DANS LES DEUX HÉMISPHÈRES, DÉTERMINÉE PAR DES MESURES DIRECTES.

CHAÎNES DE MONTAGNES.	LATITUDES.	LIMITES inférieures des neiges perpétuelles	TEMPÉRATURES MOYENNES des plaines aux mêmes latitudes. Année entière.	Été seul.
I. — *Hémisphère boréal.*		m	°	°
Norvége, littoral, île Mageroe..........	71° 15′ N.	720	0,2	6,4
Norvége intérieure..................	70°-70° 15′	1072	3,0	11,2
Norvége intérieure..................	66°-67° 30′	1266	»	»
Islande, Oosterjoekull................	65°	936	4,5	12,0
Norvége intérieure..................	60° 62′	1560	4,2	16,3
Sibérie, chaine d'Aldan...............	60° 55′	1364	»	»
Oural septentrional..................	59° 40′	1460	1,2	16,7
Kamtchatka, volcan de Chevelutch.....	56° 40′	1600	2,0	12,6
Ounalaschka...........	53° 44′	1070	4,1	10,5
Altaï..............................	49° 15′-51°	2144	2,8	17,8
Alpes..............................	45° 45′-46°	2708	11,2	18,4
Caucase, Elbrouz....................	43° 21′	3372	13,8	21,6
Caucase, Kasbek.....................	»	3235	»	»
Pyrénées...........................	42° 30′-43°	2728	15,7	24,0
Ararat	39° 42′	4318?	17,4	25,6
Asie Mineure, mont Argæus...........	38° 33′	3262	»	»
Bolor.............................	37° 30′	5185	»	»
Sicile, Etna........................	37° 30′	2905	18,8	25,1
Espagne, Sierra Nevada de Grenade....	37° 10′	3410?	»	»
Hindou-Kho.........................	34° 30′	3956	»	»
Himalaya, versant septentrional........	30° 15′-31°	5067	»	»
Versant méridional..................	»	3956	20,2	25,7
Mexique	19°-19° 15′	4500	25,0	27,8
Abyssinie..........................	13° 10′	4287	»	»
Amérique méridionale, Sierra Nevada de Merida..........................	8° 5′	4550	27,2	28,3
Amérique méridionale, volcan de Polima.	4° 46′	4670	»	»
Amérique méridionale, volcan de Puracé.	2° 18′	4688	»	»
II. — *Équateur.*				
Quito..............................	0° 0′	4818	27,7	28,6
III. — *Hémisphère austral.*				
Andes de Quito......................	1°- 1° 30′ S.	4812	»	»
Chili..............................	14° 30′-18°	»	»	»
Cordillère orientale..................	»	4853	»	»
Chili, Portillo et volcan de Peuquenes.	33°	4483	»	»
Chili, Andes du littoral...............	41°-44°	1832	»	»
Détroit de Magellan..................	53° 54°	1130	»	»

On voit par ce tableau que l'Himalaya, eu égard à la latitude, se distingue de toutes les autres parties du globe par le soutien marqué de la chaleur jusqu'à des hauteurs extraordinaires (5067 mètres).

Les observations de Pentland nous ont fait connaître, cependant, une particularité presque analogue, sur quelques montagnes célèbres de la Bolivie. On en trouvera la preuve dans le tableau suivant :

HAUTEUR DES NEIGES SUR LA CORDILLÈRE, A L'EST DU LAC TITICACA.

	Latitude.	Hauteur des neiges.
Nevado de Guaracolta (*mois de juillet*)......	14°30'......	4951 mètres.
— Ilimani (*en novembre*)......................		4755
Cerro de Potosi....................................		4808

HAUTEUR DES NEIGES A L'OUEST DU LAC TITICACA.

Volcan d'Inchocayo.......................	15°58'......	5133
— d'Arequipa.......................	16°20'......	5400
— de Chipicani ou Tacora (*en octobre*)...	17°46'......	5592
— de Sacama.......................................		5925
— de Paachata (*en septembre*)..........................		6120
Versant nord-nord-est de l'Ilimani..........................		5050

(HUMBOLDT; *Asie centrale*, page 275).

Les monts Himalaya ne présentent donc qu'un double phénomène qui les distingue de toutes les autres hauteurs connues : c'est que le niveau des neiges est très-différent selon qu'on le considère sur le versant sud ou nord de sa grande masse. Du côté septentrional, l'immense étendue du plateau central de l'Asie et l'énormité de la chaîne elle-même ont soutenu la température de l'air jusqu'à des altitudes tellement considérables que les neiges ne commencent qu'à 5067 mètres de hauteur. Les montagnes, sur cette face et les plateaux qui s'en approchent, conservent une végétation assez puissante pour permettre la culture à des élévations que les hommes n'habitent que difficilement dans d'autres pays, même dans les régions tropicales des Andes. Mais le versant méridional de l'Himalaya recevant directement les vents de la mer et privé de la chaleur du plateau central se trouve assez refroidi pour que la ligne des neiges y descende à 3956 mètres, ce qui présente une différence de 1111 mètres avec le versant opposé[1].

Nous pouvons donc résumer ce premier aperçu en disant que, si la diminution progressive de la température est un fait incontestable en pro-

1. De nouvelles observations permettent de croire que la ligne des neiges sur l'Himalaya et le Karakorum, se soutient à des niveaux beaucoup plus élevés, sans que pour cela, disparaisse le

cédant des couches inférieures aux couches supérieures de l'air, il n'est pas moins certain que la latitude, d'une part, et, d'un autre côté, la forme et la masse des montagnes, aussi bien que la vaste étendue des plateaux, modifient d'une manière très-sensible la marche et l'intensité du phénomène.

§ 2. — *État hygrométrique des altitudes.*

Avant d'abandonner le sujet des neiges persistantes, je dois mentionner leur intervention pour diminuer l'état hygrométrique de l'air des grandes altitudes. L'atmosphère se refroidit à leur contact et devient, par cela même, moins apte à contenir de l'eau à l'état de vapeur. Celle-ci se condense et devient l'origine des nuages qui couvrent fréquemment les sommets neigeux. Elle s'absorbe aussi et contribue à alimenter les courants liquides cachés sous les flancs des montagnes.

L'air desséché et refroidi par cette action continue attire naturellement un air plus chaud et plus humide, et c'est ainsi que les hauts sommets couverts de neige deviennent l'occasion d'un courant atmosphérique et d'un afflux constant de vapeurs. Je ne veux pas dire que ce soit là l'unique cause de la sécheresse des lieux élevés; mais c'en est, à coup sûr, une des plus puissantes. L'air, par son secours, s'épuise de vapeur d'eau au delà de toute mesure et ne présente plus aux besoins des hommes qui le respirent qu'une atmosphère nuisible par sa trop grande siccité. Cette action des hauts sommets neigeux s'exerce parfois avec une assez grande intensité, pour que des nuages en soient la conséquence naturelle tout autour des pics où l'attraction se produit sans cesse. Mais il ne faut pas croire que la présence des neiges soit toujours nécessaire pour que cette condensation de la vapeur d'eau devienne un fait incontestable. Les pics élevés, quoique se tenant au-dessous du niveau de congélation, présentent à l'air des surfaces assez refroidies pour que la formation des nuages en soit une suite obligée. Le phénomène est alors moins sensible que lorsqu'il est produit par les neiges, mais il n'est pas, pour cela, moins constant.

Outre que c'est là, comme je l'ai déjà dit, la raison principale qui explique l'état hygrométrique des grandes hauteurs, il y faut voir aussi la cause de la condensation abondante des vapeurs qui viennent de la mer. Une grande élévation n'est même pas indispensable, en certains cas,

phénomène bien surprenant qui établit la grande différence entre les versants sud et nord. Nous lisons dans l'ouvrage de MM. de Schlagintweit :

« Himalaya, versant méridional ou côté indien de la chaîne (latitude de Boutan à Kachemire, 27 1/2° à 34 1/2 N.)........................ limites des neiges. 3924m

Versant septentrional, côté tibétain, temp. 27° F........................ 5654

Chaîne du Karakorum, latitude 28° à 30°, temp., 25° F........................ 6776

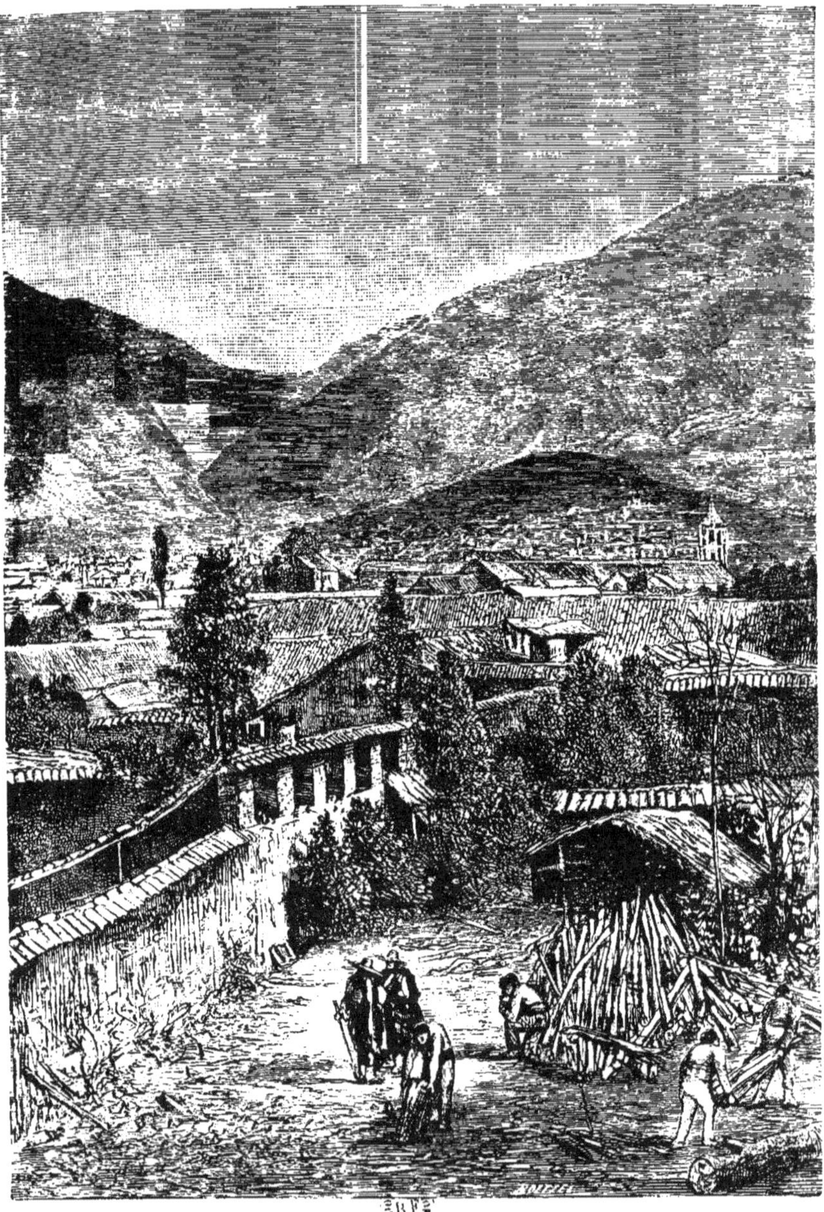

LA VILLE DE SANTA FÉ DE BOGOTA (2660 MÈTRES D'ALTITUDE)
ET VUE DE LA MONTAGNE SUR LES FLANCS DE LAQUELLE LES VENTS ALIZÉS REFROIDISSENT LEUR VAPEUR D'EAU, QUI TOMBE EN PLUIE INCESSANTE SUR CETTE CAPITALE.

D'après une photographie.

pour que ce dernier fait se produise. Au Mexique, le versant oriental de la Cordillère reçoit le choc des vents alizés de l'Atlantique et du golfe, fortement échauffés et saturés de vapeurs. Ils tourbillonnent un moment sur les surfaces contournées des montagnes; les couches inférieures glissent sur les plans inclinés qui s'offrent à leur passage; elles arrivent ainsi à des régions plus hautes, s'y dilatent, y apportent le trouble en s'y refroidissant par le fait même de cette dilatation, et, n'ayant plus ainsi la même capacité qu'auparavant pour la vapeur, l'air se décharge de son excès d'humidité par des pluies constantes. Cette condensation a lieu entre 900 et 1400 mètres, points d'altitude où se trouvent situées Jalapa et Orizaba, villes intéressantes presque toujours inondées. Le ciel se rassérène vers 1500 mètres de hauteur, quelquefois beaucoup plus bas, et la sécheresse devient très-grande à 2000 mètres. C'est du moins ainsi que cela se passe, en général, au Mexique. Mais des raisons exceptionnelles s'y rencontrent quelquefois pour produire des pluies constantes, à des hauteurs plus considérables. Ainsi, les courants ascendants d'air échauffé et humide, qui s'élèvent des lacs sur les flancs des montagnes de la vallée de Mexico, vont se condenser sur les sommets de Huichilaque, entre la capitale et Cuernavaca; d'autres courants de même nature et encore plus chauds y viennent aboutir, venant des plaines du sud et passant par les gorges qui aboutissent à Temisco. Une pluie abondante et presque continue en est la conséquence naturelle, à une hauteur d'environ 3000 mètres.

Ces phénomènes de pluie et d'humidité excessive, observés en différents points élevés, ne détruisent nullement la réalité habituelle de sécheresse des altitudes. Ils sont la conséquence exceptionnelle de conditions topographiques desquelles résultent, sur une localité, l'arrêt tourbillonnant et l'ascension sur les flancs des montagnes de vents chauds et humides qui condensent leurs vapeurs en pluie par le refroidissement. C'est ce qui arrive d'une manière extrêmement remarquable pour Bogota et quelques autres villes capitales de l'Amérique du Sud.

Quoi qu'il en soit, la ville de Mexico, que des lagunes entourent et inondent même fort souvent, ne possède pas cependant une atmosphère humide. Les étages supérieurs des maisons y sont très-secs, ainsi que l'hygromètre en fait foi. Pendant les quatre mois de juin, juillet, août, septembre, les pluies tropicales régulières qui tombent dans la vallée comme partout ailleurs dans cette saison, y entretiennent un degré relativement élevé d'humidité, surtout dans la seconde moitié du jour et durant la nuit presque entière. L'hygromètre à cheveu y marque alors entre 75 et 55, en nous exprimant par la table de correction de Gay-Lussac. Les matinées de ces mêmes mois ne signalent généralement pas au delà de 50. Les autres saisons, pendant lesquelles les pluies tombent rarement, sont ordinairement fort sèches. Si l'on en excepte quelques localités mal aérées, à sol envahi par les eaux, l'hygromètre ne marque pas souvent alors plus de 35 à 40. En avril et mai, on le voit même descendre à 25 de saturation.

La ville de Puebla est bâtie sur un sol très-sec. Elle ne possède qu'un petit cours d'eau, l'Atoyac, qui coule en dehors de son enceinte. Je ne parle pas du Rio San Francisco, qui n'est vraiment qu'un ruisseau, en dehors de la saison des pluies. L'air y est à ce point desséché que rien ne pourrit sur le sol; tout s'y momifie. L'hygromètre, que je n'ai eu l'occasion d'y observer que de janvier à mai 1849, ne m'a pas donné une moyenne de plus de 27 degrés de Gay-Lussac, et je l'ai vu bien des fois au-dessous de 20. Il est vrai que ce sont les mois les plus secs de l'année.

Cette sécheresse extrême de l'atmosphère, qui a été décuplée sur l'Anahuac par la manie du déboisement, donne à certaines localités du plateau un aspect vraiment désolé, lorsque des cours d'eau sagement ménagés n'y rendent pas les irrigations praticables. Quand il ne pleut pas, le sol est sec, couvert d'un sable fin que le moindre vent vous oblige à respirer. D'énormes cactus et quelques palmiers rabougris s'élèvent diversement espacés, au milieu d'un air que le soleil fait miroiter sur un sol aride. Des monceaux de lave irrégulièrement conformés parsèment ce triste et sombre paysage de quelques monticules noirâtres, dentelés et privés absolument de végétation. Au loin, vos regards reposent sur l'imposante majesté de monts gigantesques, ondulant avec un horizon profond vaguement nuancé. La contemplation à distance et la tristesse autour de soi, — voilà la réalité du tableau pour beaucoup de points du haut Anahuac.

Mais vienne un cours d'eau régulier abreuver ces champs que la sécheresse désole; à l'instant tout s'anime, la moisson prospère, un feuillage frais égaie partout le regard et le cultivateur reçoit une abondante rémunération de ses peines. On a, du moins, cette consolante confiance; on se livre à l'espoir d'une riche récompense, tiré de l'aspect de ces luxuriantes campagnes.... Mais, hélas! en cela comme en d'autres douceurs climatériques de ce séduisant pays, les apparences sont trop souvent décevantes. Des nuits claires et sans nuages laissent parfois la chaleur du sol s'envoler vers les espaces planétaires avec une telle rapidité que les surfaces vivantes y périssent par le refroidissement qui en est la conséquence. J'ai vu trop fréquemment ce phénomène déplorable dans la productive vallée de Saint-Martin Tesmelucan. Combien de fois n'ai-je pas dû adresser des paroles de regret et de consolation à des propriétaires désolés qui venaient de perdre, en une nuit, l'espoir d'une récolte des plus abondantes! Ajoutons que ces scènes de condoléance se passaient dans des journées splendides, sous un soleil radieux, dont les rayons, à midi, grillaient tout sur le sol.

§ 3. — *Rôle de la vapeur d'eau et de l'azote pour retenir la chaleur à la surface de la terre.*

On serait donc tenté de croire que, de tous les éléments de l'atmosphère qui ont le privilége d'y garantir la conservation de la chaleur, c'est la vapeur qui s'acquitte de ce soin avec une prédominance marquée. Il est, en effet, évident que le refroidissement subit du sol par rayonnement vers les espaces planétaires n'a jamais lieu par un ciel couvert de nuages, ni même à travers une atmosphère transparente dont l'état hygrométrique se trouve très-rapproché de la saturation. On en peut conclure très-raisonnablement que les vapeurs condensées sont dignes de figurer au premier rang parmi les autres éléments de l'air dont la pression nous assure la concentration durable de la chaleur sur la terre. Mais n'exagérons pas la réalité de ce service rendu par les nuages. Pourrions-nous croire, en effet, que, si la transparence de l'atmosphère en était constamment troublée, nous en recevrions un bénéfice réel dans le sens d'un plus grand échauffement de la surface de notre globe? Nous savons que le contraire est la vérité, puisque les nuages ont le pouvoir d'arrêter au passage une partie notable de la force calorifique des rayons solaires. Ce phénomène peut même, en certains cas, arriver à des proportions vraiment extraordinaires. L'observation a indiqué, en effet, que les trois quarts de la chaleur du soleil sont ainsi, quelquefois, perdus pour le sol terrestre.

Cette considération nouvelle nous amène donc à reconnaître qu'un excès permanent de vapeur d'eau dans l'air serait une cause indubitable de refroidissement pour ses couches les plus inférieures. Au point de vue de la chaleur du globe, on peut assurer, par conséquent, que l'eau vaporisée joue le rôle multiple et paradoxal de protecteur et d'obstacle. Mais comprenons bien la situation. Considérée dans les limites d'une condensation modérée, la présence des vapeurs est certainement moins puissante pour arrêter l'arrivée du rayonnement solaire sur la terre, qu'elle ne l'est pour l'y maintenir; car, la chaleur diffuse traverse les obstacles avec plus de difficulté que ses rayons lumineux. Et d'ailleurs, les vapeurs, échauffées pendant le jour par l'action directe du soleil, y augmentent communément leur transparence; tandis que, condensées en général par le froid des nuits, elles tendent à devenir un obstacle au refroidissement du sol, aux heures où la chaleur solaire rayonne au-dessous de l'horizon. La vérité est, en somme, que notre globe ne reçoit de la présence des vapeurs une protection réelle, qu'à la condition d'une saturation modérée de l'atmosphère. Comme, d'ailleurs, c'est là son état le plus habituel, il semble raisonnable d'avouer que le rôle protecteur de la vapeur d'eau est des plus évidents et des plus efficaces dans le sens qui nous occupe.

Mais l'azote, ainsi que nous l'avons déjà insinué au début de cette étude, paraît plus réellement destiné par la nature à assurer, d'une manière plus certaine, cet indispensable abri. Ni la quantité de ce gaz qui se consomme sur la terre, ni ses transformations atmosphériques, n'indiquent, en effet, que le règne inorganique et le monde organisé aient besoin de sa présence avec cette extrême prodigalité. Si son concours, dans ces vastes proportions, est indispensable à tous les êtres, cela tient uniquement à la nécessité d'un abri qui permette à la chaleur du soleil de s'emmagasiner sur le sol d'une manière incessante. Si c'était l'oxygène qui dût nous garantir ce bienfait au moyen d'une pression suffisante, sa densité agirait comme un poison, au lieu de servir au maintien de la vie. Si l'acide carbonique devait être chargé de ce soin, nous en serions inévitablement asphyxiés; si la vapeur d'eau devenait assez dense pour nous protéger seule contre le refroidissement d'une manière efficace, elle nous cacherait l'astre radieux qui nous réchauffe. L'azote seul, par sa transparence, par son innocuité sur la vie, par la modération de son affinité, pouvait être destiné à nous comprimer sur la terre dans la sage mesure de nos besoins. C'est là son rôle principal, à côté de sa coopération incessante pour l'évolution des êtres dans l'organisme desquels il figure comme élément essentiel. Rôle admirable et bien digne de nos contemplations! Il fallait à la durée de la vie sur la terre un abri protecteur qui ne fût pas un obstacle à la transparence de l'atmosphère; il le fallait assez inoffensif pour que la densité exigée par les besoins de la pression ne fût pas un élément de souffrance ou de mort : l'azote s'est présenté pour nous assurer ce bienfait et pour garantir l'existence des êtres qui peuplent notre globe! N'avons-nous pas raison d'y arrêter notre pensée et d'y trouver un nouveau motif de proclamer la sagesse qui préside à l'ordre de la nature?

ARTICLE III. — ENCORE QUELQUES CONSIDÉRATIONS A PROPOS DE LA TEMPÉRATURE DES HAUTS NIVEAUX.

§ 1. — *Observations sur la marche de la température à Mexico.*

Passons à l'étude de quelques particularités curieuses de la température des altitudes. J'ai dit que sur la partie la plus centrale du plateau, elle est de 17°, en moyenne annuelle. Le thermomètre y oscille très-peu, dans l'année, au-dessus et au-dessous de ce degré moyen. Quelle que soit la force directe de la chaleur lumineuse du soleil, sa diffusion à l'ombre ne donne jamais au-delà de 26° dans les plus chaudes journées du printemps. La saison d'été n'a pas une moyenne de plus de 19°. Nous avons constaté 13° pour l'hiver, avec des minima diurnes d'environ 7°. Les températures très-basses de la nuit sont la conséquence exceptionnelle du refroidissement par le rayonnement vers les espaces planétaires. Sous cette forme, j'ai constaté des abaissements subits, extraordinaires, dont le plus fort m'a donné 8° au-dessous de zéro, sur un bon thermomètre à minima, placé sur la terrasse élevée de ma maison d'habitation. Ce fut une nuit de décembre de 1865. Tout en certifiant l'exactitude du fait, j'ai lieu de le croire tellement exceptionnel que je me demande s'il s'est jamais présenté, à Mexico, à ce même degré, avant et après cette constatation. Il est cependant très-certain encore que, dans la nuit du 21 au 22 juin 1859, après un vent très-froid de nord-est qui cessa tout à coup, le ciel acquit une si grande pureté, que le rayonnement du sol fut excessif. A quel degré baissa subitement sa température? Sans préciser l'événement par un chiffre, on peut bien assurer que le froid fut très-vif, puisque, malgré le peu de durée du phénomène, la moisson de maïs fut complétement gelée dans toute la vallée?

Voici, du reste, les observations qui me sont personnelles sur le froid nocturne, à Mexico. J'avais placé un thermomètre à minima sur la terrasse de ma maison. Je relevais tous les matins, à mon lever, la situation de l'index, en ne tenant compte que des fractions de demi degré.

TEMPÉRATURE NOCTURNE CONSTATÉE A MEXICO

DANS LES DIFFÉRENTS MOIS DE L'ANNÉE, AU MOYEN D'UN THERMOMÈTRE A MINIMA[1].

	Octobre 1865.	Nov.	Déc.	Janv. 1866.	Févr.	Mars.	Avril.	Mai.	Juin.	Juillet.	Août.	Sept.
1....	10,5	10	11	0	7	10	0	5	12	18	15	15,5
2....	10	8,5	8	0,5	3	8	—1	9	12	16	15,5	14
3....	9	9,5	7	0,5	7,5	8	0	9	12	16,5	16	14
4....	9,5	8	7,5	—1	8	9,5	4	12	14	16,5	12	13
5....	11	8	5	—1	8	10	6	12	12	15	12,5	15
6....	8	6	5	—3	6,5	10	6,5	12,5	13	15	10	15
7....	8,5	4	6	—3	8	8	10	8	12	15,5	10	15
8....	6	4,5	6,5	—3,5	7,5	8,5	10	6	14	14	9	16
9....	9	3	9	—2	5,5	6	10	6	14	13	10	15
10....	8,5	6	5	—4	7	9	11	6,5	17	13	12	14
11....	7	6,5	5	0	7	2	11,5	10	17	12	12	14,5

1. Rien n'est plus irrégulier que ces températures nocturnes. Elles ont des écarts subits qui coïncident presque toujours avec des changements dans l'état hygrométrique. Je prie, du reste, le lecteur de jeter les yeux sur les tableaux de Burkart et de M. Laverrière, concernant la température diurne, pour avoir une juste idée de ses rapports avec le froid des nuits.

Octobre 1865.		Nov.	Déc.	Janv. 1866.	Févr.	Mars.	Avril.	Mai.	Juin.	Juillet.	Août.	Sept.
12....	7,5	6,5	4	0	8,5	2	12	10	17,5	12	12,5	12
13....	5	2,5	3	0,5	6	2,5	6	10,5	17	12,5	12,5	13
14....	5,5	4	2	1	6	4	6	14	17	15	15	13
15....	10	4	2,5	1,5	6,5	4,5	6,5	14,5	15	14	15	13
16....	11	6	2	1	5	3	7	16	15,5	14	14	13
17....	10,5	7,5	2	2	4,5	3	7	16	14	14,5	13	12
18....	12	7,5	0	2	4	0	8	8	14	15	13,5	12,5
19....	12	8	0,5	4	4	—1	8	8	12	16	13	11
20....	12,5	8	0,5	4,5	4	—5	8	8	12	15,5	13	10
21....	10	8,5	—2	2	6	3	9,5	8,5	5	15	12	9
22....	8	10	—3	2,5	8	3,5	11	9,5	5	14	12	8
23....	8,5	10,5	—0,5	5	8,5	4	11	8	8	10	13	8,5
24....	6	4	—1	4,5	7	4	11	6	12	12	13,5	8,5
25....	6	4	—1,5	3	7,5	2	11,5	10	12	12,5	12	10
26....	8	3	—7	3,5	7,5	2	12	10	14	12,5	14	10
27....	8,5	6	—6	2	6	6	8	11	4,5	13	14	11
28....	9	6	—8	6	6,5	6	8	11	17	13,5	16	11,5
29. ..	12	11	—4	6		5	8	12	17	15	14	11,5
30....	12	11,5	—3	5,5		4	4	12,5	17	16	14,5	12
31....	9		—2	5		3		12		16,5	15	

OBSERVATIONS MÉTÉOROLOGIQUES

FAITES PENDANT LE MOIS DE FÉVRIER 1858, A L'ÉCOLE NATIONALE D'AGRICULTURE DE SAN-JACINTO, ET PUBLIÉES PAR M. J. LAVERRIÈRE.

(Bulletin de la Société Mexicaine de géographie et de statistique, p. 241.)

JOURS.	6 HEURES du matin.	9 HEURES du matin.	MIDI.	3 HEURES du soir.	6 HEURES du soir.	9 HEURES du soir.
1	0°,2	11°,5	17°,5	20°	17°,5	13°
2	2	12	17,5	20,5	16	12
3	5	16,5	18	17,5	15	13,5
4	6	15	19	20,5	16	11
5	0	11	19	19,7	17	9
6	4	12	20	20,5	15	9,5
7	0,5	9,5	16,5	18,8	15	10
8	2	11,5	17	18	12,5	8,8
9	1	9	13	19	15	11
10	2	11 5	17,8	21	17	12,5
11	1	11,5	20	20,5	18	12
12	2	13,5	19,5	22	20	13
13	3,5	13	20,5	21,5	18	11
14	1	14,7	18,7	22	17	9
15	1	10	19	21	18	12
16	6	12	18	18	14	12
17	9	13,5	17,5	19,5	18	10
18	1	11	15	17 5	13	10
19	7	14	17	20	15	9

JOURS.	6 HEURES du matin.	9 HEURES du matin.	MIDI.	3 HEURES du soir.	6 HEURES du soir.	9 HEURES du soir.
20	4	15	18	19,5	15	9
21	5	10	19	20,5	15	12
22	4	13	19	19	15	10
23	2	13	16	19	14	12
24	2	10	19	20,5	16	10
25	2	12	18	21	15	11
26	1	13	19	21,5	16	13
27	4	13	18	20,8	17	13
28	2,5	11,5	21,5	22	18	13

§ 2. — *Considérations sur la légèreté, la transparence et l'état diathermane de l'air.*

La pureté de l'air, peut donc être, comme nous venons de le voir, une cause fréquente de refroidissement nocturne sur les altitudes. Ajoutons que sa grande légèreté en est aussi l'occasion d'une manière tout à fait originale. Tout le monde sait qu'il faut se méfier, sur l'Anahuac, des premiers instants qui accompagnent le lever du soleil. Ses rayons naissants, en effet, produisent dans l'air une dilatation subite que la légèreté de l'atmosphère favorise outre mesure. Le calorique latent de ce changement de volume dépasse le pouvoir échauffant des rayons solaires qui l'ont provoqué. Appel est fait alors à la chaleur des êtres vivants qui s'y refroidissent parfois d'une manière très-sensible. Ce dernier résultat est, d'ailleurs, d'autant plus facile à produire, que l'air consomme du calorique en excès, par le fait même de sa dilatation plus grande; car il est constant, en physique, que les gaz, en général, emploient d'autant plus de chaleur pour s'élever d'un degré, qu'ils se trouvent eux-mêmes dans un état de densité plus amoindrie. L'intérêt de cette vérité est si considérable pour notre étude, que je prie le lecteur d'y porter toute son attention. J'aurai bientôt, en effet, l'occasion de la lui rappeler, en montrant l'habitant des hauteurs aux prises avec une évaporation que la légèreté et la sécheresse de l'air rendent exagérée, et avec une déperdition de calorique, résultant de la dilatabilité trop facile de l'atmosphère : double cause refroidissante qui oblige l'homme à des dépenses de chaleur, dont les douceurs décevantes du climat ne sembleraient pas devoir donner le soupçon. Nous aurons encore à le montrer en rapport avec cet apparent caprice des rayons solaires, qui échauffent extrêmement les objets sur lesquels ils tombent, tandis que leur diffusion à l'ombre n'a qu'un pouvoir calorifique très-restreint. Mon livre sur le Mexique a rendu ce fait très-saisissant par le récit d'observations qui en font voir tout l'intérêt. Il est, du reste, si constant dans les régions supérieures de l'air, que M. Flammarion, à propos d'un de ses voyages aérostatiques, a pu en rendre compte dans les termes suivants : « Lorsqu'on a dépassé les régions inférieures de l'atmosphère, et en général l'altitude de 2000 mètres, on ne peut s'empêcher de constater l'accroissement très-sensible de la chaleur du soleil relativement à la température de l'air ambiant. Ce fait ne m'a jamais plus impressionné que dans la matinée du 10 juin 1867, lorsque, nous trouvant à 7 heures du matin à une hauteur de 3300 mètres, nous avons eu pendant une demi-heure 15 degrés de différence entre la température de nos pieds et celle de nos têtes; ou, pour mieux dire, entre la température de l'intérieur de la nacelle (ombre) et celle de l'extérieur (soleil). Le thermomètre à l'ombre marquait 8 degrés; le thermomètre au soleil, 23 degrés. Tandis que nos pieds souffraient du froid relatif, un ardent soleil nous brûlait le cou, les joues, et en général les parties du corps directement exposées à la radiation solaire.

« L'effet de cette chaleur est encore augmenté par l'absence du plus léger courant d'air.

« Dans une ascension postérieure à celle-ci, j'ai éprouvé en même temps la différence singulière de 20 degrés entre la température de l'ombre et celle du soleil, à 4150 mètres d'altitude. Le premier thermomètre marquait 9°,5 au-dessous de zéro, le second, 10°,5 au-dessus de zéro » (*Voyages aérostatiques*, p. 576.)

Nous touchons là un des points les plus dignes d'intérêt de la météorologie des altitudes. Cette atmosphère sèche, claire et raréfiée, se laisse traverser par les rayons solaires, sans céder elle-même à leur influence. Il en résulte que le soleil échauffe extrêmement les corps solides sur lesquels il tombe, tandis que l'air dont ils sont entourés, si l'on en excepte les couches qui établissent le contact, reste à une température toujours sensiblement inférieure. Comme conséquence nécessaire de ce phénomène, les plantes reçoivent par leurs racines et par les parties qui se trouvent sous le sol, des degrés de chaleur qui, pendant la nuit surtout, ne sont pas en rapport avec ceux qui s'exerçent sur leurs tiges et leur feuillage. C'est, certainement, une condition très-originale, et, en somme, il naît de tout cela, pour la végétation, la nécessité d'apparaître sous des aspects dont le thermomètre ne donnerait pas *à priori* une idée véritable. La réalité, sous ce rapport, c'est que, par suite de l'élévation du niveau les végétaux échappent à la chaleur de la latitude; mais, par suite de l'état diathermane de l'atmosphère, ils reçoivent, par le sol, une influence calorifique supérieure à celle dont l'air est dans l'habitude de rendre compte[1].

1. Ce phénomène n'est nullement illusoire. Des observations nombreuses en rendent la réalité

Quant à l'homme, s'il reste exposé aux rayons directs du soleil, il en reçoit et retient les ardeurs tropicales en sa qualité de corps solide. S'il se met en mouvement et se transporte sur un point où les rayons solaires ne tombent plus d'une manière directe, il perçoit uniquement la chaleur que l'air dont il est entouré a pu retenir. Ce changement de conditions ambiantes produit un refroidissement subit, qui n'est pas sans danger et qui figure d'une manière essentielle dans l'étiologie à tant d'égards originale des lieux élevés.

Nous venons de voir les principaux phénomènes qui caractérisent la météorologie des altitudes tropicales dépassant 2000 mètres. A ne considérer que le bien-être sensuel qu'on en ressent généralement, il serait naturel de croire qu'aucune autre contrée ne leur est égale en douceur. La chaleur et le froid extrêmes en paraissent à jamais bannis ; le ciel est pur, la lumière éclatante, le paysage grandiose et prodigieusement varié. Et cependant l'air est sec, la vapeur l'abandonne, les cours d'eau sont insuffisants et les pluies trop rares ou trop abondantes ; le soleil échauffe sans mesure, ou donne des ombres trop rafraîchies. C'est ainsi, que, à l'exemple des plus belles médailles dont les revers ont été négligés par l'art qui les a frappées, les séductions météorologiques des altitudes laissent voir, à la réflexion, des écueils dissimulés. Nous nous trouvons donc en présence de phénomènes naturels d'une importance essentielle, prenant leur source uniquement dans la diversité de pression de l'atmosphère. Sachant les rapports intimes qui lient la sécurité de notre existence avec les lois de la météorologie, pourrions-nous, dès lors, éviter de reconnaître l'intérêt qui découle de cette importante partie de notre étude? Nous serons d'autant plus portés à en apprécier la valeur, que nous donnerons une attention plus réfléchie au développement des végétaux, à des altitudes diverses. Nous y verrons, pour des hauteurs différentes, la vie s'éteindre et renaître alternativement, sous des formes variées : la mort inévitable dans les bas-fonds pour des espèces qui prospèrent au contraire, à quelques mètres au-dessus des niveaux qui ont l'habitude de les faire périr.

La flore des niveaux inférieurs est franchement tropicale ; celle des hauteurs rappelle d'une manière frappante les pays tempérés. Mais notre enseignement serait privé d'un élément essentiel, si nous restions, dès aujourd'hui, convaincus que la végétation des altitudes, dans les pays

incontestable. Au contraire de la plaine, le sol des montagnes élevées s'échauffe plus que l'air. « Aux niveaux inférieurs, d'après M. Martins, la température n'était que de 1 degré plus élevée que l'air, à 25 centimètres au-dessous du sol ; elle était de 2 degrés sur les hauteurs du Faulhorn (3683 m.). » — (*Du froid thermométrique et de ses relations avec le froid physiologique.* Martins, *Mémoires de l'Ac. de Montpellier*, t. IV, 1858-1860.)

tropicaux, n'affecte aucune originalité qui la distingue de la vie des plantes de nos pays tempérés de l'Europe. Rarement l'occasion manque, au contraire, d'y remarquer de notables différences. Lors même que le port des végétaux permet de confondre les deux provenances, les fruits s'en distinguent bien souvent par les difficultés de leur maturation, en ce qui regarde les arbres fruitiers. Au surplus, beaucoup de plantes annuelles d'horticulture ont besoin de renouveler leurs semis, pour ne pas fournir à la consommation des produits dégénérés.

Il m'est, donc, permis de faire entrevoir, dès à présent, que les apparentes analogies que l'on remarque, tout d'abord, entre la zone tempérée ou froide des altitudes tropicales avec nos climats d'Europe, ne nous autorisent pas à oublier que ceux-ci doivent leur température à leur éloignement de l'équateur, celles-là, à la raréfaction de l'atmosphère. A la vérité, on a fait le calcul que un degré de diminution du thermomètre équivaut à la distance verticale de 160 mètres, comme à la distance horizontale de deux degrés de latitude[1]; mais la comparaison est absolument illusoire; elle n'autorise aucune conclusion, puisque l'altitude entraîne avec elle une condition essentielle qui lui est propre : la diminution de la densité dans cet air même où la vie s'alimente.

Et veuillez voir, encore, à quel point cette similitude thermologique est impossible à établir. Plus vous vous éloignez de l'équateur en direction purement horizontale, plus vous tombez dans des climats où les saisons se caractérisent par des dissemblances de plus en plus prononcées. Pour ne pas sortir de l'Amérique, remarquez bien la différence que présente New-York entre ses deux températures d'hiver et d'été. Vous y trouverez l'occasion d'observer un écart souvent considérable, qui n'est pas moindre de 57 degrés centigrades : de -20 à $+37$. Je parle des maxima, et je pourrais exprimer le phénomène par des chiffres encore plus extraordinaires, si je voulais les faire porter sur des observations tout à fait exceptionnelles. Si de New-York vous passez à la Nouvelle-Orléans, vous y trouvez des différences extrêmement moins marquées; moindres encore à Cuba, moindres à Yucatan.... ainsi de suite jusqu'à l'équateur. Par où l'on voit que plus la température moyenne de l'année est basse, dans les localités situées au niveau de la mer, plus est grand l'écart entre la chaleur des étés et le froid des hivers.

Or, c'est là précisément le contraire de ce qui est observé dans les températures dont la variation est due à la différence des niveaux. Plus on s'élève, moindre est la moyenne thermométrique de l'année; mais à mesure que celle-ci diminue pour cette cause, l'écart entre les saisons tend à s'effacer, précisément à l'inverse de ce qui arrive dans les températures

1. Humboldt, *Asie*, t. III, p. 227.

qui prennent leur origine à la distance de l'équateur. Il est même si intéressant de porter son attention sur cette tendance des altitudes à établir l'uniformité annuelle de la chaleur de l'air, que, sans nul doute, cette uniformité devient absolue et invariable, à des hauteurs que l'observation est restée impuissante à déterminer jusqu'à ce jour.

Cessons donc de considérer comme sérieux, à ce point de vue, les écrits et les affirmations des observateurs qui prétendraient faire découler leurs connaissances sur les altitudes de la seule inspection du thermomètre, à la manière de ce qui se pratique et de ce qui s'en déduit au niveau de la mer. Instruits par l'observation et forts des leçons de l'expérience, soyons bien convaincus, au contraire, que la thermométrie de l'altitude est incontestablement originale, comme sa lumière, comme la vie qui s'y développe, ainsi que la rédaction de ce livre s'est imposé le devoir de le démontrer.

Après cet exposé succinct sur la thermométrie relative aux niveaux, il m'a paru opportun de présenter à l'attention du lecteur le relevé de quelques-unes des observations qui ont été faites, à ce sujet, sur différents points de la République mexicaine. Afin que l'on puisse comparer les effets de l'altitude aux influences naturelles dues à la distance de l'équateur, je commencerai par dire ce qu'est la température sur les côtes du golfe. J'ai fait, personnellement, quelques observations qui indiquent le degré de chaleur qui peut être constaté à Campêche. Cette ville, où j'ai résidé pendant cinq ans, est située à 19° 50′ de latitude. Elle fut très-prospère, au temps du gouvernement colonial, lorsqu'elle était administrativement désignée pour le port d'embarquement de divers produits de Guatemala et de la Nouvelle-Espagne.

On est dans l'habitude de parler peu du Yucatan, ou d'en parler d'une manière inexacte, quand on traite de la météorologie du Mexique. Rien, surtout, ne saurait être moins conforme à la réalité que l'assertion qui présente ce pays comme jouissant d'une température modérée. Campêche est assurément plus chaud que Veracruz, dans toutes les saisons de l'année, et bien loin de puiser dans la persistance d'une douce température une certaine immunité contre la fièvre jaune, les côtes de cette péninsule représentent le type le plus déplorable de l'endémicité du typhus amaril. Ce qui, pour à présent, paraît les protéger, jusqu'à un certain point, contre les violences de cette cruelle maladie, c'est l'absence de l'élément épidémique, par défaut d'agglomération d'étrangers. Mais il est bien certain que l'affection y sévissait de la façon la plus cruelle, aux temps du gouvernement colonial où Campêche était un port important de grande communication avec la Métropole. De nos jours, pendant l'hiver de 1842-1843, ces parages devinrent le siége d'une des plus cruelles épidémies dont les ports du golfe aient gardé le souvenir. Une armée de

10 ou 11 mille hommes, venue du centre du pays, en fut à la fois l'occasion et la victime.

Cependant, quelle que soit en général l'intensité de la chaleur, il est très-certain que les nuits y sont habituellement très-supportables, on pourrait même dire délicieuses en certaines saisons. Cette circonstance heureuse doit être attribuée aux courants d'air. Ceux-ci, pendant l'année entière, se partagent le jour en deux périodes successives, séparées entre elles par deux temps de calme à peu près complet. Le premier de ces moments où tout courant s'apaise, commence vers 10 heures du matin. Le soleil exerçant alors librement son influence tropicale, fait élever la température à des degrés variables selon la saison, mais toujours très-intenses. Vers trois heures, la brise du nord-est commence à souffler sur Campêche, apportant la fraîcheur de la mer. Le courant, d'abord faible, augmente progressivement et acquiert presque tous les jours une certaine intensité, aux approches de la nuit. Mais se calmant bientôt, après que le soleil a disparu de l'horizon, le vent cesse à peu près complétement, vers 11 heures ou minuit.

Un temps de calme lui succède, après lequel le vent souffle du sud-est jusqu'à 9 ou 10 heures du matin. Ce courant arrive à la côte, après s'être échauffé au contact du sol et contribue à l'élévation de sa température, pour les heures du milieu du jour où le calme et les ardeurs naturelles du soleil assurent par eux-mêmes des degrés exceptionnels.

Ce peu de mots font comprendre que, malgré l'élévation incontestable de sa chaleur, le séjour de Campêche ne soit pas, à cet égard, absolument sans charme. Ces brises de la mer y sont délicieuses et font oublier les tourments d'autres heures moins agréables. Quoi qu'il en soit, en avril, mai et juin, j'ai souvent vu le thermomètre — à l'ombre s'entend — au-dessus de 37 degrés centigrades, entre 11 heures du matin et 3 heures de l'après-midi. Les pluies de l'été tempèrent un peu ces ardeurs extraordinaires; mais les moments qui les précèdent journellement sont toujours suffocants.

L'hiver de la côte du Yucatan est généralement plus chaud qu'à Vera-cruz. Les vents du nord y sont en effet moins fréquents, moins durables, et n'y apportent que bien rarement de la pluie. J'ai vu cependant le thermomètre descendre, une fois, à 10 degrés centigrades, pendant deux heures (de 8 à 10 heures du matin). L'impression que les habitants de Campêche en ressentirent était réellement comparable à ce que nous éprouvons à Paris par un froid d'hiver rigoureux. Je n'ai jamais eu occasion de revoir un chiffre si bas. Le minimum est 15 degrés, et encore est-il vrai de dire que c'est un froid exceptionnel.

Voici, du reste, le relevé des observations que j'ai faites, à la vérité avec peu de suite, mais avec une exactitude suffisante pour en être raisonnablement éclairé. Ce fut dans les années 1843 et 1844.

QUATRE-VINGTS JOURNÉES D'OBSERVATIONS THERMOMÉTRIQUES

FAITES A CAMPÊCHE (YUCATAN) EN 1843 ET 1844, A 6 HEURES DU MATIN, A 1 HEURE ET A 6 HEURES APRÈS MIDI, AUX MOIS DE JANVIER, AVRIL, JUILLET ET OCTOBRE.

OBSERVATIONS A 6 HEURES DU MATIN.

Ordre des journées 1843.	Janvier.	Avril.	Juillet.	Octobre.
1.....	16,5	26	22,5	19,5
2.....	10	20,5	25	19
3.....	15,5	25	24,5	20
4.....	17,5	27,5	23	21
5.....	17,5	28	23,5	20
6.....	15,5	27	23,5	22
7.....	18,5	28,5	24	18
8.....	19,5	27	26,5	18
9.....	15	25,5	27	20
10.....	17	26	24,5	20,5
11.....	16	27,5	26	20
12.....	14,5	24,5	25	19
1844.	**Janvier.**	**Avril.**	**Juillet.**	**Octobre.**
1.....	18	26.5	23,5	19
2.....	15	28	22,5	17
3.....	15	27,5	22	17
4.....	16	25,5	24,5	16,5
5.....	16	25	23	17
6.....	16,5	27,5	23,5	19
7.....	15	28	25	17,5
8.....	17	30	22	19
Moyennes :	17	27,5	25	20

OBSERVATIONS A 1 HEURE DE L'APRÈS-MIDI.

Ordre des journées 1843.	Janvier.	Avril.	Juillet.	Octobre.
1.....	25	35	32,5	22
2.....	25,5	36	32	23
3.....	25	34	33	24
4.....	29	39	34	22
5.....	28	30	32	22
6.....	27	33,5	32,5	22
7.....	28	34	33	22
8.....	26,5	35	30,5	20
9.....	26	38	34	21
10.....	25	38,5	22	20
11.....	25,5	37	31,5	20
12.....	26	37	33	20
1844.	**Janvier.**	**Avril.**	**Juillet.**	**Octobre**
1.....	25	39,5	33	20
2.....	26	35,5	33,5	20,5
3.....	26,5	35	32	20,5
4.....	26	35,5	31.5	21,5
5.....	25,5	36	32	20,5
6.....	26,5	36	33,5	21
7.....	27	36,5	32	20,5
8.....	25	36	32,5	20,5
Moyennes :	27,15	36,30	33,5	22,1

OBSERVATIONS A 6 HEURES APRÈS MIDI.

Ordre des journées 1843.	Janvier.	Avril.	Juillet.	Octobre.
1.....	22	27	27	21,5
2.....	21	28	27,5	22
3.....	22	29,5	26,5	23,5
4.....	23	28,	27,5	22
5.....	22	30	28	21,5
6.....	21	29	28	21
7.....	22,5	28	29,5	21,5
8.....	20	26,5	28	22,5
9.....	20	27	27,5	20
10.....	19	25,5	27,5	21,5
11.....	19	28	27	20,5
12.....	20	29,5	28	20,5

Ordre des journées 1844.	Janvier.	Avril.	Juillet.	Octobre.
1.....	20	29	28	20
2.....	21	30	27,5	20,5
3.....	22	28	27,5	22
4.....	22	28,5	25	22
5.....	20,5	26,5	28,5	22,5
6	20,5	26,5	27	23
7.....	21	28	27	21,5
8.....	22,5	28	28,5	21,5
Moyennes :	22	24	28,5	22,5

Il résulte de l'ensemble de ces données :

Moyenne annuelle, à 6 heures du matin.	22° 40
— à 1 heure après-midi	29 50
— à 6 —	24 20

Et pour moyenne annuelle générale 25°,40.

Différentes observations faites à Veracruz assignent à ce port une température sensiblement analogue. Elle serait de 25°,20 à 25°,50, au dire de la plupart des auteurs qui s'en sont occupés.

Le point intermédiaire qui a été le mieux observé entre Veracruz et Mexico, c'est la ville de Cordova, située à 928 mètres au-dessus du niveau de la mer. M. Apolinario Nieto, observateur très-consciencieux et homme des plus distingués, y a suivi les variations de la température pendant un grand nombre d'années. Voici quelques tableaux qui présentent une partie des résultats qu'il a obtenus.

Année 1861

MOIS	9 H. DU MATIN		MIDI		3 H. DU SOIR		6 H. DU SOIR		9 H. DU SOIR	
	Barom. à 0°.	Temp. extér.	Barom. à 0°.	Temp. extér.	Barom. à 0°.	Temp. extér.	Barom. à 0°.	Temp. extér.	Barom. à 0°.	Temp. extér.
	mm	°	mm	°	mm	°	mm	°	mm	°
Janvier	691,13	16,85	690,04	18,14	688,54	18,77	689,31	18,32	689,95	17,54
Février	91,45	17,46	90,29	18,74	88,70	19,67	89,76	19,08	91,02	18,01
Mars	90,40	19,61	89 39	20,85	87,99	21,41	88,92	20,85	90,31	20 02
Avril	88,21	22,13	87,37	23,43	85,97	24,43	86,67	23,83	88,07	22,75
Mai	87,59	23,20	86,76	24,41	85,64	25,05	86,33	24,34	87,54	23,46
Juin	88,65	22,01	88,02	22,95	86,88	23,25	87,30	22,69	88,58	22,17
Juillet	89,16	21,47	88,71	22,36	87,63	22,60	88,04	21,94	89,44	21,56
Août	89,50	22,06	89,24	23,21	87,99	23,74	88,43	23,12	89,95	22,30
Septembre	89,85	21,46	89,18	22,35	87,73	22,87	88,40	22,28	89,86	21,61
Octobre	89,07	20,44	88,05	21,56	86,72	21,89	87 58	21,40	88,88	20,90
Novembre	90,69	19,01	89,78	20,16	88,47	20,73	89,25	20,16	90,33	19,61
Décembre	92,62	18,19	91,58	19,46	90,24	20,14	91,14	19,53	92,20	18,82
Moyennes	689,89	20,32	689,04	21,47	687,71	22,05	688,43	21,46	689,68	20,73

Année 1862

MOIS	9 H. DU MATIN		MIDI		3 H. DU SOIR		6 H. DU SOIR		9 H. DU SOIR	
	Barom. à 0°.	Temp. extér.	Barom. à 0°.	Temp. extér.	Barom. à 0°.	Temp. extér.	Barom. à 0°.	Temp. extér.	Barom. à 0°.	Temp. extér.
	mm	°	mm	°	mm	°	mm	°	mm	°
Janvier	690,37	19,82	689,21	21,55	688,07	22,78	688,50	21,88	690,09	20,65
Février	89,39	19,76	88,08	21,20	86,82	22,29	87,63	21,74	88,79	20,54
Mars	88,60	20,43	87,50	21,81	86,13	22,88	86,98	22,28	88,51	20,81
Avril	88,75	22,65	87,87	24,01	86,50	24,82	87,26	24,16	88,69	23,01
Mai	88,23	23,20	87,41	24,62	86,17	25,40	86,67	24,68	87,97	23,59
Juin	88,31	22,42	87,80	23,59	86,82	23,96	87,30	23,34	88,31	22,65
Juillet	89,09	22,32	88,66	23,59	87,66	24,08	88,04	23,50	89,41	22,70
Août	89,33	21,88	88,86	22,94	87,41	23,23	88,03	22,45	89,62	22,01
Septembre	89,30	21,64	88,59	22,66	87,18	23,07	87,81	22,26	89,32	21,63
Octobre	91,08	19,64	90,11	20,74	88,64	21,30	89,77	20,55	90,92	19,92
Novembre	92,22	17,24	91,19	18,64	89,92	19,51	90 75	18,72	91,68	17,85
Décembre	92,21	17,05	91,07	18,62	89,75	19,24	90,67	18,61	91,82	17,75
Moyennes	689,74	20,67	688,80	22,00	687,50	22,71	688,28	22,01	689,59	21,09

Année 1863

MOIS	9 H. DU MATIN		MIDI		3 H. DU SOIR		6 H. DU SOIR		9 H. DU SOIR	
	Barom. à 0°.	Temp. extér.	Barom. à 0°.	Temp. extér.	Barom. à 0°.	Temp. extér.	Barom. à 0°.	Temp. extér.	Barom. à 0°.	Temp. extér.
	mm	°	mm	°	mm	°	mm	°	mm	°
Janvier	691,88	16,46	690,60	17,83	689,29	18,58	690,40	18,02	691,25	16,93
Février	90,34	18,54	89,26	20,06	87,74	21,40	88,84	20,63	90,18	19,57
Mars	89,86	20,25	89,13	21,38	87,69	21,89	88,35	21,41	89,95	20,59
Avril	89,45	20,73	88,75	22,48	87,43	22,53	87,96	22,83	89,17	21,75
Mai	89,06	22 05	88,64	23,23	87,36	23,82	87,93	23,06	89,33	22,27
Juin	89,28	22,67	88,66	23,93	87,39	24,73	87,66	24,07	89,06	23,19
Juillet	90,38	21,41	89,96	22,65	89,03	23,06	89,25	22,42	90,34	21,85
Août	91,09	21,33	90,65	22,65	89,27	23,32	89,70	22,87	91,13	21,91
Septembre	90,32	21,04	89,64	22,09	88,37	22,31	88,81	21,69	90,16	21,18
Octobre	90,60	20 07	89,69	21,24	88,54	21,90	89,00	21,26	90,23	20,54
Novembre	91,26	18,61	90,50	19 82	89,11	20,42	89,99	19,78	91,10	19,23
Décembre	91,45	17,30	90,79	17 86	89,30	18,41	90,05	17,76	91,11	17,75
Moyennes	690,41	19,95	689,69	21,27	688,38	21,86	688,99	21,32	690,25	20,56

Nous possédons encore des observations très-bien faites de M. Carlos Sartorius, à l'*Hacienda del Mirador*, latitude 19°, 15'; altitude 925 mètres. Voici le tableau qui en représente la partie la plus intéressante.

Année 1868

MOIS.	BAROMÈTRE A 0°.			THERMOMÈTRE SEC.			THERMOMÈTRE MOUILLÉ.		
	Moy. de 3 obs. diurnes.	Max.	Min.	Moy. de 3 obs. diurnes.	Max.	Min.	Moy. de 3 obs. diurnes.	Max.	Min.
	mm	mm	mm	°	°	°	°	°	°
Janvier	676,69	687,08	674,77	17,83	26,20	5,80	15,69	21,00	5,20
Février	81,94	86,20	76 12	16,94	26,10	11,40	14,82	21,00	9,40
Mars	78,40	82,84	73,16	20,23	29,00	13,20	18,00	24,40	11,60
Avril	77,75	82,33	72,85	21,84	31,32	14,60	19,61	22,60	13,20
Mai	77,41	82,00	73,34	24,55	35,00	16,80	20,95	25,50	15,16
Juin	79,52	82,31	76,16	22,41	32,40	17,20	20,08	23,00	16,60
Juillet	78,76	82,65	76,26	21,61	26,30	18,40	20 17	32,20	17 34
Août	80,03	83,55	76,74	21,67	26,20	18,40	19,97	22,70	16,14
Septembre	78,98	82,91	75,42	21,74	26,50	18,60	20,28	22,70	18,40
Octobre	78,93	83,96	74,23	20,44	25,80	16,80	18,02	24,00	15,10
Novembre	78,52	85,63	71 31	17,40	24,30	11,40	16,39	22,00	11,20
Décembre	76,24	82 94	70,63	14,93	21,50	7,80	13,91	19,20	7,60
Moyennes	678,76	683,71	674,23	20,14	27,55	14,20	18,15	22,57	13,09
		678 97			20,87			17,82	

Pour l'altitude de 1260 mètres, nous avons les observations prises à

Orizaba en 1866-1867, par M. Gilet. En voici les données les plus importantes.

MOIS.	TEMPÉRATURE.						HYGROMÉTRIE.					
	Maxima		Minima		Diff. des extr.	Moy. mens.	Thermomètres.		Tension de la vapeur.	Humid. en 100es.		
	réels.	moy.	réels.	moy.			sec.	mouill.		Moy.	Max.	Min.
	°	°	°	°	°	°	°	°	mm			
1866. Mai	35,1	27,0	16,5	19,9	7 1	23,4	23,1	18,5	13,14	63,2	82	31
Juin	29,6	24,1	16 8	19,0	5,7	21,9	22,0	18,0	13, 5	67,5	85	30
Juillet	24,6	22,6	17,2	18,1	4.4	20,0	20,3	17,8	13,78	77,9	89	61
Août	24,4	22,9	17,2	18,0	4,9	20,1	20,0	17,5	13,45	77,2	88	62
Septemb.	24,2	22,4	15,2	17,9	4,5	20,1	19,9	17,5	13.49	78,1	88	61
Octobre	23,2	21,3	14,8	16,4	4,8	18,8	19,1	15,7	11,34	68,7	84	50
Novembre	23,0	19,5	11,5	14,8	4,7	17,2	16,9	13,8	9,78	66,9	88	37
Décembre	24,8	20,2	10,7	14,5	5,5	17,4	16,5	13,8	9,79	68,0	89	34
1867. Janvier	26,4	21,7	8,9	14,8	6,2	17,8	16,9	12,5	8,28	60,0	85	18
Février	25,9	21,4	9,9	14,7	6,7	18,1	17,0	13,5	9,67	67,8	84	29
Mars	»	»	»	»	»	»	»	»	»	»	»	»
Avril	»	»	»	»	»	»	»	»	»	»	»	»

Pour Mexico, hauteur 2277 mètres, nous avons des observations très-nombreuses; mais nous croyons devoir donner la préférence au tableau suivant de M. Burkart.

MOIS.	7 H. DU MATIN.		3 H. DU SOIR.		11 H. DU SOIR.	
	Tempér. de l'air.	Barom. à 0°	Tempér. de l'air.	Barom. à 0°	Tempér. de l'air.	Barom. à 0°.
	Centigr.	mm	Centigr.	mm	Centigr.	mm
1826. Janvier	6°59	589,45	17°82	585,87	9°76	589,10
Février	7,97	89,07	20,72	85,01	11,92	87,73
Mars	13,62	86,66	20,74	83,61	14,22	85,26
Avril	14,55	85,44	21,58	82 24	15,50	85,11
Mai	15,70	83,41	24,19	79,85	17,01	82,82
Juin	16,39	83,28	22,65	79,60	16,62	52,62
Juillet	16,27	85,13	22,52	81,83	16,80	81,88
Août	16,23	84,04	21,91	80,84	16,47	84,07
Septembre	15,89	84,58	21,75	80,97	16,22	83,90
Octobre	12,77	85,90	20,05	82,77	14,23	87,32
Novembre	10,74	88,01	16,77	85,13	12 23	87,60
Décembre	6,97	90,06	16,50	83.74	9,95	89,02
Moyennes	12.80	587,83	20,60	582,90	14,24	585,54

Le même observateur, bien connu par ses nombreux travaux très-consciencieux sur le Mexique, nous fournit l'occasion de dire à nos lecteurs la marche de la température observée, à 2605 mètres d'altitude, à Veta-Grande — latitude 22° 56′ —.

MOIS.	MAXIMUM ($8^h 30^m$ matin).			MINIMUM ($4^h 30^m$ soir).		
	Température		Barom.	Température		Barom.
	de l'air.	du merc.		de l'air.	du merc.	
Année 1829.						
	°	°	mm	°	°	mm
Janvier	8,89	8,90	560,88	8,87	8,89	559,89
Février	10,00	12,46	63,52	10,50	12,30	61,49
Mars	»	»	»	»	»	»
Avril	15,46	16,00	63,77	15,64	15,50	62,00
Mai	15,98	16,00	63,60	16,16	16,20	61,67
Juin	16,83	16,75	63,24	17,19	17,00	61,64
Juillet	15,14	15,20	63,52	15,26	15,25	62,40
Août	15,23	15,25	64,31	15,35	15,50	62,73
Septembre	15,00	15,00	64,36	15,18	15,25	62,25
Octobre	14,92	15,00	64,87	14,56	14,50	63,11
Novembre	13,88	14,00	64,05	13,84	14,00	62,47
Décembre	11,19	11,00	63,57	11,17	11,00	63,38
Moyennes	13,86	14,14	563,60	13,97	14,12	562,00
Année 1830.						
Janvier	9,00	11,19	563,96	11,12	11,13	562,07
Février	10.50	12,26	63,16	12,00	11,85	61,44
Mars	14,50	14,70	63,88	14,50	14,44	61 94
Avril	15,50	15,74	63,16	15,90	15,90	61,16
Mai	18,50	18,47	63,62	19,07	19,00	61,74
Juin	18,00	17,99	63,82	18,00	18,07	62,20
Juillet	16,00	16.13	64,15	16,50	16,56	62,58
Août	15,00	14,83	64,31	15,50	15,45	62,61
Septembre	13,77	14,13	64,23	15,20	15,10	62,33
Octobre	13,84	14,99	64,23	15,25	15,28	62,55
Novembre	11,27	13,21	63,38	13,07	12,88	61,46
Décembre	10,23	11,58	62,96	11,85	11,74	61,39
Moyennes	13,80	14,60	563,72	14,83	14,76	561,69

TEMPÉRATURE MOYENNE DE QUELQUES LIEUX ÉLEVÉS.

LIEUX.	LATITUDE.	LONGITUDE de Paris.	Hauteur au-dessus de la mer.	TEMPÉRATURE MOYENNE Année.	Hiver.	Printemps.	Été.	Automne.	Mois le plus froid.	Mois le plus chaud.	NOMBRE des années d'observation.
Fort Entreprise	64° 28′ N	115° 26′ N	253	......	—30,9	—13,2	....	— 7,3	—34,2 déc.	....	1
Enontekis	68 40—	20 0 E	435	— 2.7	—17.0	— 3.9	12,6	— 2,7	—17,8 janv.	14,5 juillet.	4
Casino sur l'Etna	37 6—	12 41—	2990	— 1,3	— 8,6	— 2,7	6,6	— 0,6	»	»	»
Saint-Bernard	45 50—	4 45—	4843	— 1,0	— 7,8	— 2,0	6,1	— 0,4	— 8,7 —	6,8 —	21
Saint-Gothard	46 33—	6 14—	2095	— 0,8	— 7,6	— 2,7	6,7	0,0	— 8,4 févr.	7,5 août.	10-11
Slatoust	55 8—	57 8—	322	— 0,7	—16,6	0,8	15,2	0,2	—18,0 —	15,8 juillet.	4
Irkouzk	52 16—	101 58—	409	— 0,2	—17 6	4,5	15,9	— 2,2	—19,5 janv.	17,5 —	10
Pompey	42 56—	78 25 O	390	6,1	— 5,3	5,3	17,7	6,8	— 6,2 —	19.0 —	14
Stift-Tepl	49 58—	10 33 E	643	6 2	— 2,9	6,3	14,7	6,8	— 5,2 —	15,8 —	11
Hohe Peissenberg	47 48—	8 41—	975	6,2	— 1.6	5,4	14,4	6,5	(— 1,6? févr.)	15,0 —	20
Leadhills	55 25—	6 8 O	390	6,6	0,2	6,4	13,1	6,5	— 0,2 janv.	14,0 —	10
Hof	50 19—	9 35 E	487	6,6	— 1,5	5,8	15,9	6,2	— 3,4 —	16,7 —	7
Tegernsée	47 42—	9 25—	735	6,6	— 1,9	5,7	15,3	7,3	....	....	8
Fort Snelling	44 53—	95 28 O	240	6,6	— 9,8	8,2	21,3	7,2	—11,9 janv.	22,4 juillet.	5
Hohenelbe	50 38—	13 14 E	458	6,7	— 2,6	6,5	15,6	7,2	— 4,3 —	16,4 —	15
Hohenfurth	48 37—	12 0—	555	6,7	— 3,3	7,2	16,4	6,0	— 5,0 —	17,5 —	11
Genkingen	48 25—	6 50—	780	6,8	— 1,6	6,8	14,8	7,1	— 4.1 —	15,7 —	7
Freyberg	50 55—	11 0—	403	7,2	— 1,7	7,2	15,9	7,5	— 3.2 —	16,4 —	9
Gotha	50 57—	5 2—	308	7,3	— 1,3	7,3	15,5	7,6	— 3,2 —	16,8 —	8
Tabor	49 24—	12 19—	429	7,3	— 2,7	7,3	16,9	7,7	— 4,6 —	18.0 —	15
Bayreuth	49 57—	9 16—	341	7,6	— 1,3	7,9	15,9	8,0	— 2,9 —	16.9 —	19
Berne	46 57—	5 6—	585	7,8	— 0,9	7,7	15,8	8,5	— 2,8 —	16,6 août.	20
Augsbourg	48 22—	8 34—	493	7,9	— 0,7	8,3	16,6	8,2	— 3,8 —	17,5 juillet.	22
Landskrona	49 55—	14 17—	331	8,0	— 2,3	8,3	17,7	8,1	— 4,6 —	18,8 —	14
Kremsmünster	48 3—	11 48—	361	8,3	— 1,9	.....	17.6	......	....	....	»
Giengen	48 37—	7 55—	481	8,4	0,0	8,9	17,0	8,0	— 2,9 janv.	17,1 juillet.	16
Ratisbonne	49 1—	9 46—	335	8,6	— 1,4	9,4	17,9	8,7	— 2,8 —	18,9 —	59
Tubingue	48 31—	6 43—	331	8,6	— 0.2	8,6	17,1	8 9	— 2,2 —	17,8 —	13

TEMPÉRATURE MOYENNE DE QUELQUES LIEUX ÉLEVÉS.

LIEUX.	LATITUDE.	LONGITUDE de Paris.	Hauteur au-dessus de la mer.	TEMPÉRATURE MOYENNE							NOMBRE des années d'observation.
				Année.	Hiver.	Printemps.	Été.	Automne.	Mois le plus froid.	Mois le plus chaud.	
Andechs	47°58' N	8°52' E	702	8,8	— 1,2	8,8	18,6	9,1	— 1,6 janv.	19,3 juillet.	8
Munich	48 9—	9 14—	526	8,9	— 0 4	9,0	17,4	9,1	— 1,5 —	18,0 —	32
Innsbruck	47 16—	9 4—	526	9,0	— 1,9	10,0	18,3	9,6	— 3,8 —	18,4 —	51
Lausanne	46 31—	4 18—	507	9,5	0,5	9,2	18,4	9,9	— 1,0 —	18,7 août.	10
Genève	46 12—	3 49—	396	9,7	1,2	9,5	17,9	10,2	— 0,4 —	18,6 juillet.	40
Saint-Jean-de-Maurienne	45 18—	4 4—	546	9,7	0,2	10,0	18,7	9,8	— 0,8 —	19,9 —	12
Darjiling	27 0—	86 4—	2124	12,0	5,4	12,5	16,3	13,3	4,4 —	16,5 août.	2
Sienne	43 3—	9 0—	325	13,4	5,2	12,4	21,7	14,0	4,4 —	22,7 juillet.	5
Otacamound	11 55—	74 30—	2241	13,9	11,4	16,3	14,1	13,8	11,1 —	16,9 avril.	2-4
Moussouri	30 27—	75 42—	1910	14,0	5,5	15,9	19,8	14,8	4,8 —	20,0 juin.	2-3
Madrid	40 25—	6 2—	663	14,2	5,6	14,2	23,4	13,7	....	....	2-3
Santa-Fé-de-Bogota	4 36—	76 34 O	2631	15,0	15,1	15,3	15,3	14,5	14,0 déc.	16,1 février.	1-2
Lohoughat	29 23—	79 56 E	1696	15,2	7,5	15,4	21,7	16,3	7,0 janv.	21,9 juillet.	2
Quito	0 14 S	81 5 O	2914	15,6	15,4	15,7	15,6	17,5	44,8 juill.	16,3 mars.	2-3
Mexico	19 26 N	101 26—	2271	16,6	13,0	18,1	19,1	16,2	12,3 janv.	19,7 juin.	2
Laguna (Ténériffe)	28 30—	18 39—	546	17,1	13,6	15,4	20,2	18,9	12,9 —	21,7 août.	8
Katmandou	27 42—	85 20 E	1413	17,3	8,4	18,4	24,3	18,2	7,0 —	24,9 juillet.	2-3
Nicolosi	37 35—	12 46—	706	18,0	10,7	16,6	25,9	18,7	10,1 févr.	27,8 août.	5-7
Caracas	10 31—	69 25 O	887	22,0	20,9	21,8	23,4	22,2	20,0 —	24,0 juillet.	1-2
Seharanpour	29 57—	75 23 E	308	22,4	12,2	24,8	30,0	22,4	11,1 janv.	32,2 juin.	1
Candy	7 18—	78 30—	513	22,7	22,3	23,5	22,8	22,4	21,8 —	24,2 mai.	5-6
Ambala	30 25—	74 25—	331	22,8	13,2	25,4	30,1	22,6	11,7 —	31,9 juin.	3-4
Nasirabad	26 18—	72 25—	458	24,5	15,6	27,6	30,0	24,7	14,5 déc.	32,4 mai.	4
Pounah	18 30—	72 0—	546	24,9	21,5	26,7	26,1	25,3	20,8 —	27 9 —	4
Seringapatam	12 45—	70 21—	735	25,1	22,9	28,5	24,4	24,5	21,6 janv.	29,4 —	2
Kobbe	14 11—	25 48—	487	26,5	19,9	28,7	30,0	27,4	18,8 —	30,3 juillet.	2
Kouka	13 10—	12 10—	351	28,2	23,8	32,6	29,0	27,2	20,6 déc.	33,7 avril.	1-2

CHAPITRE III

LES REVOLUTIONS DE L'ATMOSPHÈRE ET LES AGES BAROMÉTRIQUES

Avant d'entrer dans les développements qui vont suivre, recueillons-nous un moment devant ce saisissant ensemble qui livre à nos méditations le poids, la chaleur et l'immensité des proportions de l'atmosphère. Ne limitons pas notre contemplation à l'époque présente, mais rappelons-nous que cet air dont la terre est entourée ne fut pas dans tous les temps ce qu'il est aujourd'hui.

Notre globe, sans nul doute, fut incandescent à des époques dont l'imagination s'évertuerait en vain à sonder l'étendue et l'éloignement. La composition actuelle des matières solides ou liquéfiées qui forment ses dernières couches refroidies, nous instruit sur la nature des substances qui constituèrent son atmosphère, pendant cette période de fusion. L'eau qui forme aujourd'hui l'immense étendue de nos océans, bouillonnait alors dans les airs à l'état de vapeurs, tour à tour condensées par l'éloignement vers les espaces planétaires et vaporisées avec effervescence, par leur retour à des points plus centralisés. Peut-être même étaient-elles décomposées bien souvent, à ces hautes températures, par le contact de corps avides des gaz dont elles sont constituées. Mais se reformant bientôt par la combinaison de leurs éléments, sous l'influence de mille feux qui s'entre-croisaient sans relâche, ces vapeurs aqueuses témoignaient par leurs éclats sans nombre, de leur incessante et mobile vitalité. Masse énorme, du reste, dont l'importance, liquide aujourd'hui, dit assez les immenses étendues qu'elle embrassa à ces époques primitives. A côté et au-dessous de nos océans, les dépôts incalculables que le carbone a consolidés par le refroidissement, nous révèlent la prodigieuse quantité d'acide carbonique qui se mêlait aux autres éléments de l'atmosphère. Il s'y trou-

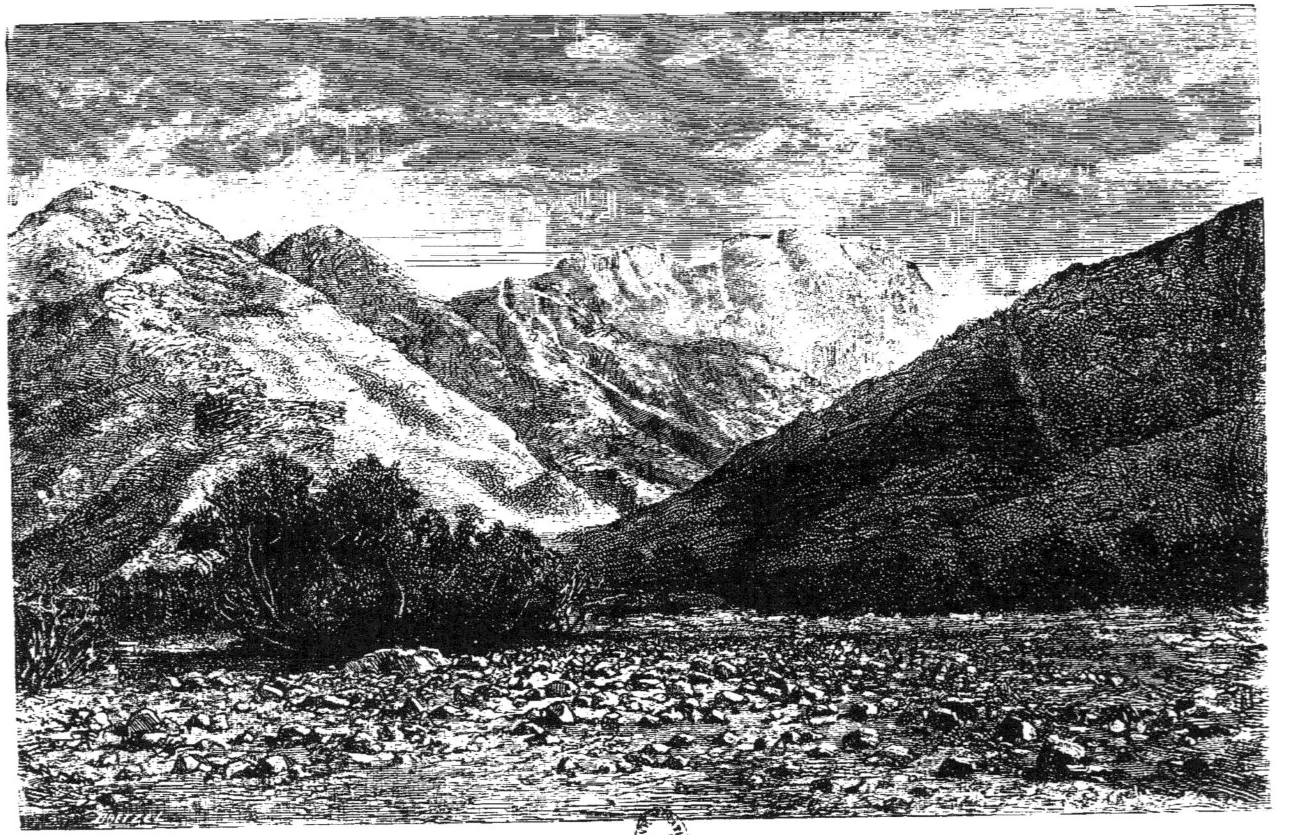

LE MONT SINAÏ

D'après une photographie.

vait associé, comme de nos jours, à l'azote et à l'oxygène, qui n'y conservent plus eux-mêmes leurs proportions primitives, ainsi que l'attestent les nombreux composés terrestres dont la consolidation n'a pu s'effectuer sans leur concours.

Au milieu de ces substances essentiellement gazeuses, combien d'autres éléments métalliques, vaporisés par la chaleur, se mêlaient aux couches les plus concentriques de l'air ! On l'imagine aisément, sans qu'il soit possible d'en dire le nombre. Nous ne voyons, d'ailleurs, aucun avantage à sonder avec précision ces mystères si reculés. Tout notre intérêt doit se concentrer sur l'état de l'atmosphère considérée dans ses rapports avec la vie moderne. En l'envisageant sous cet aspect unique, on ne pourra s'empêcher d'admirer le résultat final auquel la nature paraît définitivement arrêtée dans son travail d'épuration de l'air qui nous entoure. L'absence complète d'acide carbonique, en effet, aurait rendu impossible la vie des végétaux appelés à y puiser l'élément principal de leurs tissus. Si ce gaz, au contraire, y eût figuré dans une proportion plus forte que celle qui lui est maintenant habituelle, sa pression sur nos voies respiratoires aurait pu mettre obstacle à la sortie de l'acide carbonique dont il est nécessaire que l'organisme se débarrasse par une expiration incessante. D'autre part, la quantité d'oxygène, dont l'atmosphère est pourvue au niveau de la mer, paraît être la proportion qui représente le mieux la moyenne de nos besoins. Au surplus, l'azote, sans rester étranger à l'accomplissement direct de nos fonctions, les protège toutes en ménageant à nos organes cette pression à peu près uniforme qui assure et garantit aux différents ressorts de notre existence les conditions de chaleur, sans lesquelles la vie deviendrait impossible sur la terre. Bien plus, si nous voulons bien considérer qu'un air trop humide ou trop sec affecte sérieusement les meilleures santés, nous reconnaîtrons encore que la tension la plus habituelle des vapeurs qui se mêlent à l'air a été calculée dans la juste mesure de nos besoins. Somme toute donc : pondération sage des éléments de l'atmosphère, parfaitement en harmonie avec ce qui vit en elle et par son admirable concours ; tel a été le dénouement des nombreuses péripéties par lesquelles l'air a signalé son insondable passé.

Après les transformations successives dont nous venons de nous entretenir, l'atmosphère a-t-elle clos définitivement l'ère prolongée de ses révolutions ? Tel est le doute qui se présente naturellement à l'esprit, au souvenir des variations incontestables dont notre globe a été le théâtre. Je ne crois pas qu'il soit possible de le dissiper absolument, au moyen des connaissances incomplètes que nous possédons aujourd'hui. Ce n'en est pas moins un devoir d'examiner, avec une attention scrupuleuse, les pensées les plus importantes que ce doute soulève dans nos esprits, et d'énumérer les considérations les plus propres à éclairer l'obscurité dont ce sujet se trouve encore environné.

La pression de l'air a-t-elle varié sensiblement depuis que la surface de la terre a commencé à se couvrir de ces produits qui donnent aux manifestations de la vie des formes analogues à ce que nous y admirons de nos jours?

Est-il possible surtout de découvrir si les conditions barométriques ont changé depuis que l'homme est apparu sur la terre?

Est-il présumable, enfin, que la pression atmosphérique ait une tendance à varier encore dans les temps modernes?

Telles sont les questions qu'il est naturel de se poser dès le début de cette importante étude. Les résoudre absolument serait impossible, sans doute; mais on peut arriver à leur égard à des conclusions d'une véritable valeur, par suite de considérations d'une nature réellement respectable. C'est à ce travail que nous allons actuellement nous livrer.

§ 1. — *De la température et de la pression de l'air, aux âges préhistoriques.*

En arrêtant la pensée sur l'existence géologique des restes animaux et végétaux de l'époque tertiaire, on est tout surpris de constater, dans des pays aujourd'hui froids ou tempérés, les preuves d'une température fort élevée, comme tropicale, pour les temps auxquels se rapportent ces débris souterrains. L'esprit se perd naturellement en conjectures sur les causes de cette chaleur d'autrefois et sur les événements qui l'ont modifiée dans le courant des siècles jusqu'à nos jours. On s'arrête alors plus volontiers à la pensée que cette chaleur, extraordinaire pour nos habitudes modernes, serait la preuve que le globe terrestre ne s'était pas encore refroidi au degré d'aujourd'hui.

En admettant que ce fait ne fût pas impossible, j'avoue que bien des raisons me paraissent concourir à lui refuser toute probabilité. Effectivement, la longue succession de siècles écoulés depuis la formation des premières couches du globe jusqu'à l'époque tertiaire, la propagation de produits réguliers de la vie organique sur des terrains dont l'analogie avec les nôtres s'accentuait chaque jour davantage, le parfait développement des espèces animales les plus rapprochées de l'homme; tout cela nous paraît indiquer que les ressources de lumière et de calorification, également nécessaires, puisaient alors comme aujourd'hui à l'astre qui nous éclaire, leur raison d'être la plus essentielle.

Les recherches portant sur ces produits de l'époque tertiaire prouvent, d'ailleurs, que l'influence calorifique à laquelle ils durent leur développement, diminuait d'intensité à mesure qu'on approchait des régions polaires. Notre Europe, en effet, considérée dans ses parties les moins septentrionales, possédait alors une faune et une flore dont l'analogie moderne ne se trouve que dans les environs du tropique; tandis que le nord de la Suède, pour des époques géologiques identiques, nous fait découvrir des animaux et des plantes qui ne pourraient prospérer, de nos jours, que sous les climats tempérés. Tous les hommes de science qui s'occupent de ce phénomène en ont donné d'irrécusables preuves. Je me plais à dire que le savant professeur Oswald Heer a examiné ce difficile point de l'histoire de notre globe avec cette remarquable pénétration d'esprit qui ne l'abandonne jamais dans ses laborieuses recherches. Après avoir passé en revue les nombreuses espèces végétales et animales dont les couches tertiaires européennes ont conservé les restes, il conclut à l'impossibilité d'admettre qu'un pareil monde organique ait pu prospérer sous l'influence d'une température égale à celle que nous possédons aujourd'hui. Bien plus, énumérant les divers végétaux que les couches géologiques de la même époque présentent dans les régions les plus septentrionales de l'Europe, il y fait revivre à nos yeux l'existence d'un climat tempéré, en opposition avec les produits d'une vigueur tropicale, constatés au Centre et au Sud de l'Europe, pour des âges identiques.

Raisonnant alors sur ces données, il nous fait assister, pour ainsi dire, à ces scènes reculées de la nature au milieu desquelles sa pénétrante imagination se plaît à revivre, et il nous montre le thermomètre s'élevant, dans le centre de l'Europe, à dix-huit degrés de température moyenne annuelle, tandis que la chaleur ne dépassait pas la moitié de ce chiffre dans sa région la plus septentrionale.

Ce n'est pas avec ces signes de décroissance vers les pôles que la chaleur centrale de la terre aurait pu manifester son action. Mais c'est bien là la manière d'agir de la température émanant du soleil. Sans doute, il est aisé de comprendre que l'action du foyer central n'ait pas cessé d'une manière brusque. Sa décroissance graduelle a dû nécessairement amener une période géologique pendant laquelle l'influence solaire devenait prépondérante sur notre sol, tandis que, successivement moins active, la chaleur du centre terrestre y apparaissait néanmoins encore à titre d'auxiliaire plus ou moins considérable. Dans cette intervention commune, il est bien difficile d'établir la limite où l'un d'eux cessa de donner son concours d'une manière définitive. Mais il est permis de croire que, lorsque déjà s'établissait une différence aussi marquée que de nos jours, entre les végétations du centre de l'Europe et du nord de la Suède, l'action du feu central avait cessé de dominer l'important phénomène de la calorification de notre sol, et l'on peut assurer (le fait lui-même en est la preuve) que cette action était déjà depuis longtemps abolie, à l'époque où la surface de la terre devint le théâtre des scènes désolantes de la période géologique glaciaire.

A cette époque, en effet, les ressources souterraines furent manifestement impuissantes à triompher des agissements contraires s'exerçant à l'extérieur. C'est aussi dans les environs de ces grandes et calamiteuses scènes des temps glaciaires, que s'interrompirent définitivement, au centre de l'Europe, les derniers restes de cette végétation puissante qui ne s'explique que par une température uniformément plus élevée, et qui déjà, avant même la formation des glaciers, commençait à prendre nos allures modernes. On voit donc, par là, clairement, que ce n'était plus le feu souterrain qui s'imposait aux productions de notre sol, et l'on peut, en toute sécurité, attribuer leur raison d'être exclusive à l'action dès longtemps prépondérante des rayons du soleil. Nous en verrons bientôt d'irrécusables preuves. Mais disons, dès à présent, que M. de Saporta vient d'en donner de nouveaux et fort intéressants témoignages (*Académie des Sciences*, 10 février 1873), en démontrant qu'à l'époque pliocène l'altitude et le mode d'exposition agissaient, comme aujourd'hui, sur les phénomènes de la vie végétale.

Quoi qu'il en soit, l'esprit n'adopte cette pensée qu'en hésitant, par suite de la difficulté d'expliquer comment le soleil aurait ainsi modifié son action, pour assujettir enfin ses lois ou ses caprices à l'uniformité qui préside actuellement à ses destinées. Cette irrésolution de notre esprit provient de ce que nous avons un penchant irréfléchi pour attribuer aux âges éloignés et à l'évolution des mondes une marche irrégulière, comme miraculeuse, tout à fait différente de celle dont la nature nous offre maintenant le saisissant spectacle. En pensant ainsi, nous rendons peu justice à la sagesse des lois qui ont présidé, de tout temps, à l'ordre de la nature. L'admirable ensemble avec lequel tout y concourt à l'enchaînement rationnel des phénomènes devrait, au contraire, nous inspirer l'idée qu'il n'y eut jamais dans le développement des phases dont ils se composent, rien d'essentiel qui ne fût en tous les temps accessible aux calculs d'une intelligence. La pensée qui créa cette succession de merveilles ne peut être, en effet, qu'immuable dans son principe, comme dans ses fins. Le plus sûr moyen, par conséquent, de ne pas nous écarter de la réalité dans nos interprétations du passé, c'est d'y faire l'application de nos principes modernes, en y transportant les vérités qui frappent actuellement nos esprits.

En procédant avec cette méthode essentiellement naturelle, ne trouverions-nous pas, parmi les phénomènes au milieu desquels se passe actuellement notre existence, quelque analogie qui nous permît de les confondre avec les faits d'un autre âge, que la paléontologie nous a révélés? Nul doute que nous ne puissions répondre affirmativement à cette question. Qu'est-ce, en effet, que cette végétation remarquable du plateau de l'Abyssinie; qu'est-ce qui frappe nos regards sur les hautes plaines de l'Anahuac, si ce n'est comme de merveilleuses oasis d'un sol européen, au milieu des produits bien différents d'une Afrique et d'une Amérique tropicales? Nivelez ces régions par la pensée, en élevant les bas-fonds des bords de la mer. Laissez, après cela, qu'une autre génération de plantes et d'animaux remplace celle qui prospérait sur ces niveaux inférieurs, avant leur soulèvement. N'est-il pas exact de dire que l'éléphant et l'hippopotame des côtes de la mer Rouge seront, pour cette génération nouvelle, comme les fossiles d'un autre âge, contrastant avec les plantes et les animaux actuels du plateau abyssin, de la même manière que la flore de l'Europe tertiaire contraste avec la végétation des plaines que nous habitons actuellement. Le tapir des lieux humides de Tabasco et du Guatzacualcos serait un animal éteint pour le sol du plateau central du Mexique, aussi bien que les mastodontes le sont pour la faune européenne de notre temps.

Je demanderai maintenant en intervertissant notre supposition : qu'arriverait-il si un effondrement subit faisait disparaître, en les nivelant, les hauteurs de l'Éthiopie et de l'Amérique? Les animaux et les plantes qui s'étendent aujourd'hui des bords de la mer au pied des montagnes, sans en oser gravir les sommités, recouvriraient infailliblement toute l'étendue nivelée de ces parages.

Les choses ne se passeraient pas autrement en Europe même, si nous y pouvions creuser une immense excavation qui fût, en profondeur et en étendue, l'inverse des plateaux qui viennent d'arrêter notre attention. Au fond de ce creusement impossible, la raison nous démontrerait que la pression atmosphérique devrait augmenter dans une certaine proportion, qui nous amènerait à constater un surcroît de 18 ou 20 centimètres dans la hauteur du baromètre, de la même manière que l'habitant de Mexico le constate en descendant à Veracruz. Remarquons même que, en raison de la densité toujours croissante vers les couches inférieures, nous n'aurions plus besoin de descendre de 2300 mètres, comme de l'Anahuac au bord de la mer, pour arriver au résultat de l'accroissement d'un quart d'atmosphère.

C'est à ces phénomènes qu'il me paraîtrait naturel de rattacher nos considérations sur les climats des dernières époques géologiques qui ont précédé les temps modernes. En y constatant un mouvement irrécusable de décroissance thermique, j'ai pensé qu'on pourrait trouver son explication la plus rationnelle dans l'étude attentive des phénomènes qui se font remarquer lors des ascensions vers les régions supérieures de l'air. De même que ce qui se passe sous nos yeux, dans ces migrations verticales, est la conséquence de la diminution du poids atmosphérique, j'ai jugé très-raisonnable de croire que, si la chaleur de l'époque tertiaire fut plus considérable que de nos jours, c'est là un phénomène comparable à la descente de l'Anahuac aux bords de la mer. Je veux dire qu'on en peut conclure que l'atmosphère fut alors plus pesante qu'elle ne l'est aujourd'hui. Ce n'est pas là assurément une supposition gratuite, un simple jeu de l'esprit, mais bien une conclusion pleine de sens, s'appuyant plus que toute autre sur l'ensemble des phénomènes qui nous ont précédés dans la succession des temps, non moins que sur les vérités dont nos yeux peuvent admirer les développements modernes. Nous venons de voir, en effet, que la vie se modifie d'une manière très-ostensible sous l'influence contemporaine des changements de pression, produits par les variétés de niveaux, sous des latitudes identiques. Le phénomène des neiges éternelles nous a d'ailleurs éclairés à cet égard ,de la manière la plus frappante. Nous avons appris effectivement que leur niveau, sous l'équateur américain, s'élève à 4800 mètres; il descend à 2700 mètres pour nos Alpes, vers 45 degrés de latitude; il ne compte plus que 1000 ou 1200 mètres pour l'intérieur de la Norvége, vers 68 degrés de distance équatoriale. Par où l'on voit qu'il a suffi de descendre 2 kilomètres du premier au second point, et de compter entre le second et le troisième un intervalle vertical de 1500 mètres, pour maintenir le thermomètre à zéro, sous des latitudes séparées par des distances très-considérables. La variété de pression atmosphérique a donc eu la force de corriger les influences solaires, de manière à équilibrer les températures de l'Équateur, des Alpes et du Nord de la Suède, au moyen d'un changement d'abord de 13, et ensuite de 11 centimètres dans la pression barométrique.

La cause de ce résultat surprenant ne saurait être douteuse; elle est tout entière dans l'intervention exclusive du poids de l'atmosphère. J'en prends occasion de demander si le phénomène que la Nature réalise actuellement sous nos yeux avec cette claire évidence, n'aurait pas pu se produire à d'autres époques, de manière à nous donner, par la distance dans le temps, ce qui s'offre à nos regards aujourd'hui, naturellement espacé de l'Équateur au Pôle? En d'autres termes, l'atmosphère plus lourde autrefois, a-t-elle maintenu sur le sol une température qu'elle est impuissante à contenir par la pression moderne? Nous venons de voir que le fait est incontestablement possible et que l'air n'aurait pu presser, en d'autres temps, la surface de la terre avec une force plus considérable qu'aujourd'hui, sans qu'une augmentation de chaleur en eût été la conséquence. Mais par là est-on autorisé à conclure que, le fait d'une température plus accentuée étant irrécusable, on y doit également voir la preuve d'une pression atmosphérique plus élevée pour les temps dont nous faisons en ce moment l'étude? Ma pensée ne s'élève pas tout d'abord à cette prétention. Mais, si l'on veut bien remarquer qu'aucune explication donnée jusqu'ici de la chaleur de l'époque tertiaire ne résiste aux objections qu'on y peut opposer, tandis que l'intervention de la pression de l'air y paraît en tous points raisonnable, il devient presque évident que cette température mystérieuse y puisa, sinon l'unique, du moins sa plus puissante ressource. Examinons sérieusement cette pensée.

M. le professeur Heer, après avoir énuméré avec la plus grande clarté les nombreuses preuves matérielles sur lesquelles il se fonde, termine par ces paroles son appréciation de la température de l'époque tertiaire : « Le climat de l'Europe, à l'époque du miocène inférieur, était donc probablement de 9°, à l'époque du miocène supérieur, de 7° centigrades plus chaud qu'il ne l'est aujourd'hui (p. 192). » Mais quand il arrive à l'interprétation des causes de cette haute température, il témoigne de la gêne qu'il en éprouve, parle de ses doutes avec franchise et se rejette, pour les dissiper, sur les probabilités d'une conformation différente de la terre ferme et des bas-fonds occupés par les mers. Il fait pénétrer les eaux de celles-ci très-profondément dans le continent européen et y suppose l'influence réchauffante de puissants courants maritimes.

« On peut se demander, dit-il, si une autre répartition de la terre et de l'eau, et surtout la présence à l'est d'un courant marin chaud, analogue à celui du golfe, suffirait pour expliquer la différence de température de 9° pour la molasse du miocène inférieur. En comparant les isanomales thermiques de la carte de M. Dove, on se convaincra bientôt que le courant du golfe est, sous les hautes latitudes de l'océan Atlantique, la cause d'une élévation qui commence à Madère, atteint environ 4 degrés pour l'ouest de la France et à la latitude de la Rochelle; 5 degrés pour la côte nord-ouest de l'Europe; environ 6 degrés pour le nord de l'Irlande et le sud de l'Écosse, l'Islande moyenne et les côtes de la Norvége. L'accroissement de température moyenne annuelle dont ces contrées jouissent en sus de celle que leur assigne leur latitude, cet accroissement est dû actuellement en grande partie à l'influence du courant du golfe. Si l'on admet une influence analogue de la part de la mer orientale tertiaire, on aura pour la latitude de l'Europe moyenne de cette époque une élévation de température d'environ 4 degrés qu'il faudrait attribuer du reste presque exclusivement à l'hiver. Il resterait à expliquer les 5 autres degrés.... Ainsi donc, bien qu'une modification sensible dans la répartition de la terre et de l'eau ait dû échauffer le climat miocène de la Suisse et de l'Europe moyenne en général, il doit y avoir eu une seconde source de chaleur plus générale et qui ait exercé son influence sur tout l'hémisphère nord. Nous nous trouvons ainsi transportés sur un nouveau champ d'études, car il s'agit de rechercher si, grâce à d'autres circonstances de notre pays tertiaire, il est possible de découvrir une pareille source de chaleur » (p. 212.)

Telles sont les difficultés et les suppositions vagues au milieu desquelles se voit obligé d'errer cet ingénieux esprit, pour n'aboutir en fin de compte qu'à des convictions vacillantes, quant aux causes qui lui permettent d'expliquer quatre degrés sur neuf du surcroît de température de l'époque qui nous occupe. Les cinq degrés qui restent ne lui donnent pas moins d'embarras et il ne trouve aucun autre moyen d'en sortir que de supposer pour ce temps reculé une jonction très-étendue de l'Amérique et de l'Europe. Mais qui ne voit l'impuissance de cette union à produire un accroissement thermique aussi considérable? Et, d'ailleurs, le résultat ne s'en pourrait faire sentir que sur une région unique; tandis que les recherches géologiques et leurs conséquences nous obligent à croire que la chaleur de l'époque tertiaire fut un phénomène général dont les preuves existent en tous lieux sur la terre.

M. Heer est lui-même pleinement convaincu de l'insuffisance de ses interprétations, car il termine en disant :

« Il faut donc nécessairement avoir recours à une influence considérable de la chaleur interne du globe sur le climat tertiaire, si l'on veut arriver à la solution de cette grande question des changements climatériques de la terre ferme. Il faut donc laisser cette étude à l'avenir.... » (p. 220.)

Certes, l'avenir ne pourra jamais dire que la pression de l'air ne fut pas, à l'époque tertiaire de même que de nos jours, une condition indispensable de conservation de la chaleur sur la terre. Alors, comme aujourd'hui, ainsi que M. G. de Saporta le démontre, l'altitude faisait varier la végétation et prouvait, par cela même, que la pression de l'air présidait à l'accomplissement de ce phénomène, de la manière la plus évidente, en y modifiant l'intensité de la chaleur. Si le feu terrestre eût encore prédominé sur le sol, la montagne en aurait été assez réchauffée pour tenir peu de compte de quelques centaines de mètres d'élévation au-dessus du niveau des mers. Tout concourt donc à nous autoriser à dire que, plus on abandonne ses pensées à ces investigations, plus on arrive à se convaincre qu'à l'époque dont nous faisons l'étude, la vie sur la terre s'alimentait, absolument comme aujourd'hui, aux émanations de la chaleur solaire. Et cela étant, le phénomène devient incompréhensible sans le secours d'une atmosphère plus alourdie.

C'est ainsi que l'examen attentif des dernières époques qui nous ont précédés sur la terre, nous amène à penser que notre atmosphère a exercé une pression plus considérable que de nos jours. J'ai besoin de redire ici que je ne prétends nullement faire remonter nos investigations aux époques reculées qui se cararactérisent par les dépôts de houilles et qui, par la presque uniformité de la température du sol, de l'équateur au pôle, décèlent l'influence extrêmement prépondérante du feu central. Il n'est question ici, répétons-le, que des époques relativement récentes, correspondant aux âges tertiaires du globe, qui ont témoigné d'une puissance lumineuse et calorifique d'autant moins explicable en dehors des influences solaires, que les manifestations de la vie s'y présentent avec les caractères de pays moins échauffés, à mesure que les recherches géologiques se rapprochent davantage du pôle. Nous avons eu certainement raison de croire que la chaleur du soleil en fut par cela même l'origine la plus réelle et la plus essentielle. Et, dès lors, cette température, plus élevée que celle dont nous jouissons aujourd'hui, nous est justement apparue comme étant le résultat de la protection donnée par une masse atmosphérique qui dépassa les proportions modernes. La vérité est que le sol ne recevait pas alors plus de chaleur qu'actuellement; mais un air plus pesant avait le pouvoir de l'y condenser davantage. Ce n'est pas là une conclusion oiseuse. Elle nous touche, au contraire, par des considérations où notre espèce se trouve directement intéressée, ainsi que nous allons actuellement le démontrer.

§ 2. — *La pression atmosphérique a diminué depuis que l'homme habite la Terre.*

Au congrès international paléo-anthropologique, tenu à Paris, en août 1867, M. l'abbé Bourgeois donna lecture d'une note sur les silex taillés, trouvés dans les dépôts tertiaires de la commune de Thénay, près Pontlevoy (Loir-et-Cher).

« L'auteur rappelle d'abord que M. Desnoyers a découvert en 1863, dans les sablonnières de Saint-Prest (Eure-et-Loir), appartenant incontestablement aux terrains tertiaires *pliocènes*, des ossements de rhinocéros, d'*éléphas méridionalis* et d'hippopotame, sur lesquels se voyaient des stries ou traces d'incisions très-nettes et régulièrement calculées, parfaitement analogues à celles qui ont été observées sur les ossements fossiles d'autres espèces plus nouvelles de mammifères; l'existence de l'homme pliocène de Saint-Prest est devenue encore plus positive le jour où M. Bourgeois a signalé dans le même dépôt, le 7 janvier dernier, la présence de silex taillés.

« Poursuivant ses recherches sur le plateau de Pontlevoy, M. Bourgeois a déterminé l'ordre des couches successives ainsi qu'il suit : 1° alluvions quaternaires des plateaux avec limon, argile, graviers quartzeux et siliceux; 2° falhuns de Tourain , sable, grès, coquilles marines et ossements de mammifères; 3° sables fluviatiles de l'Orléanais avec ossements fossiles à la base : *pliopithecus*, *amphycion giganteus*, *di-*

notherium ; 4° calcaire de Beauce compacte et marneux à la partie inférieure (rhinocéros à quatre doigts); 5° argile ou craie à silex.

« Or, on commence à trouver des silex travaillés dès la base du calcaire de Beauce, c'est-à-dire dans la partie marneuse qui mesure environ 5 mètres d'épaisseur, savoir : au niveau supérieur, marne lacustre avec module du calcaire (sans silex taillés), 0^{m},50; puis, marne argileuse avec ossements de rhinocéros à quatre doigts, 0^{m},15; marne avec modules de calcaire (silex travaillés) 0^{m},80; argile verdâtre ou jaunâtre (principal gisement des silex travaillés) 0^{m},35; mélange de marne lacustre et d'argile à silex (quelques silex taillés) 3 mètres, et enfin argile à silex sans aucune trace d'industrie humaine. M. Bourgeois a retrouvé les mêmes types fondamentaux parmi ces silex et ceux que l'on a trouvés à la surface du sol; la forme dite de Saint-Acheul était absente de même qu'à Saint-Prest. Beaucoup de ces silex sont déformés par l'action du feu.

« L'homme existait donc à l'époque miocène au milieu d'une faune qui s'est, depuis, deux fois au moins renouvelée. » (*E. Dally. Traduction de Huxley*, 333.)

D'autres fouilles ont confirmé cette pensée et, si elles ne nous ont pas permis encore de préciser exactement l'époque où l'homme commença à fouler le sol qui forme aujourd'hui l'Europe, il est du moins certain que les premières traces qui nous en sont connues se mêlent à des végétaux et à des animaux contemporains de conditions climatériques plus chaudes qu'aujourd'hui.

Nous en pouvons conclure, sans hésiter, que la masse de l'air a diminué depuis que l'espèce humaine est apparue sur la terre et que, par conséquent, l'homme a vécu sous des conditions de pression qui, de nos jours, ne se réalisent nulle part. En prenant pour point de départ de son séjour en Europe l'époque préhistorique sur laquelle nous venons plus particulièrement de fixer notre attention, il n'est pas impossible de préciser le degré de pression atmosphérique auquel il a été soumis dans cette période de son existence. Il suffit, en effet, de suivre les judicieuses et savantes réflexions d'Oswald Heer, pour être convaincu que la flore et la faune de ce temps reculé, étudiées dans l'Europe centrale et méridionale, appartenaient aux conditions modernes de la vie tropicale. Quelques sujets observés dans ces fouilles prospèrent aujourd'hui dans des pays très-voisins de la ligne équinoxiale. Ils affirmeraient donc, au milieu de ces restes des temps passés, que les hivers n'y furent jamais bien rigoureux. A côté d'eux, des végétaux d'un type européen moderne semblent attester que les étés n'y étaient pas excessifs et que le climat, par conséquent, se distinguait par sa très-remarquable uniformité. Le savant auteur de ces recherches croit pouvoir conclure de son étude, ainsi que nous l'avons déjà dit, que la moyenne du centre de l'Europe ne s'éloignait guère alors de ce qu'elle est aujourd'hui aux îles Canaries, à Madère et en Algérie. Nous avons dit précédemment comment l'éminent professeur de Zurich est arrivé à croire que 5 ou 6 degrés de ce surcroît de chaleur échappent aux interprétations qu'on peut donner du phénomène par les raisonnements dont il fait usage. Emparons-nous de ces 6 degrés inexpliqués et disons qu'ils sont l'équivalent de ce que pourrait produire, sous cette latitude, une différence d'environ 720 mètres de niveau inférieur, en prenant pour base d'appréciation 120 mètres de hauteur pour chaque degré de température. Or, un calcul que tout le monde peut faire démontrerait avec évidence qu'un surcroît de 8 centimètres dans la pression barométrique, correspondrait précisément à ces 720 mètres ajoutés à la nivelation des couches inférieures de l'air. On pourrait donc conclure que le baromètre aurait marqué très-approximativement 84 centimètres, au centre de l'Europe, sous la pression atmosphérique moyenne de l'époque tertiaire. Nous en arriverions ainsi à pouvoir raisonnablement penser que le poids de l'atmosphère a diminué de 0,095, c'est-à-dire d'environ 1 dixième, depuis les temps reculés où les vestiges de l'homme commencent à paraître, je ne dirai pas sur la terre, mais sur les terrains dont nous venons de nous occuper.

Quoi qu'il en soit de la justesse absolue de cette appréciation, l'existence elle-même d'une atmosphère plus pesante qu'aujourd'hui ne me semble pas douteuse, pour l'époque éloignée dont nous venons de faire l'étude. Dire quelle en fut alors la composition réelle et lesquels de ses éléments ont diminué à travers les siècles qui nous séparent de ces âges disparus; cela me paraît constituer un problème dont la solution n'est possible que dans des limites fort restreintes. Cette difficulté, on le comprend sans peine, est des plus regrettables; car il eût été d'un intérêt de premier ordre, pour sonder l'avenir des destinées de l'humanité, de voir dans le passé les divers degrés de pression auxquels elle a été soumise, de la part de l'oxygène, et l'importance avec laquelle ce gaz figure dans la diminution totale du poids de l'air. Bien que la vérité à cet égard doive toujours, en grande partie, rester à l'état de mystère, il ne me paraît pas impossible de la soumettre au raisonnement et de l'éclairer de quelque lumière. Mais pour se hasarder dans cette interprétation difficile, cette étude a besoin de s'appuyer sur d'autres développements auxquels notre plan ne nous a pas encore amenés.

En attendant, donnons pour prouvé que la chaleur des derniers temps de l'époque tertiaire eut pour cause principale, peut-être unique, une pression atmosphérique plus considérable.

En arrivant à ces conclusions, j'ai prévu les principales objections qui peuvent leur être opposées et je ne me dissimule nullement les difficultés d'y répondre. On s'empressera de me dire, en effet, que le passé de notre planète n'a pas que son excès longtemps prolongé de chaleur pour exercer nos méditations, mais encore, des époques glaciaires pendant lesquelles la température de l'Europe et certainement du globe tout entier, fut inférieure à ce qu'elle est dans les temps modernes. Je me hâterai de répondre que ces événements météorologiques, aussi extraordinaires qu'irrécusables, sont, en effet, un argument, non-seulement contre l'opinion que je viens d'émettre moi-même, mais contre les plus raisonnables qu'on avait auparavant soutenues. Je me réjouis surtout d'y voir une atteinte mortelle portée à la pensée que la chaleur du sol, à l'époque tertiaire, était toujours le résultat de la température totale de la terre non encore refroidie au degré d'aujourd'hui ; car on aurait peine à comprendre, en ce cas, qu'elle eût pu devenir le siége d'un refroidissement si subit et si considérable, pour retourner ensuite à des conditions plus élevées de chaleur.

Je vois moins de difficulté pour expliquer l'époque glaciaire en la faisant rentrer dans le système de la pression atmosphérique. En voici les raisons.

Quelles que soient les opinions qu'on se forme sur les temps diluviens, une chose est bien certaine, c'est que de grands bouleversements, d'immenses catastrophes eurent lieu, à la surface de la Terre, vers des époques qui paraissent coïncider avec la formation des glaciers. L'ensemble des phénomènes fut d'ailleurs assez subit pour que des cadavres innombrables de grands mammifères aient été compris dans la congélation générale de latitudes trop voisines des régions polaires.

Les proportions inusitées de ces effroyables convulsions ne doivent nullement nous empêcher de croire qu'elles prirent leur source aux causes les plus naturelles. Il est bien évident, par exemple, que les soulèvements énormes qui affectèrent alors la croûte terrestre ne purent avoir lieu sans que de prodigieuses quantités de gaz et de vapeurs se fissent jour à travers d'immenses fissures et se répandissent dans l'air, destinés à s'y transformer bientôt dans des combinaisons variées. Mais, tout d'abord, n'obéissant qu'à leur extrême tension et à leur incalculable température, ils produisirent des courants ascendants d'une exceptionnelle puissance, qui les poussèrent irrésistiblement jusqu'à des hauteurs qu'un froid intense n'abandonne jamais. De là, refroidissement subit et condensation rapide de ces gaz dépaysés et retour à des régions plus basses où ils apportèrent le trouble et des condensations nouvelles. Les vapeurs atmosphériques, liquéfiées par ces courants de descente, se prirent à tomber en pluies torrentielles, entraînant vers le sol de grandes proportions d'acide carbonique et, en général, tout ce que des courants d'eau longtemps prolongés peuvent balayer dans l'air en le dissolvant.

Après un grand nombre de jours de ces tourmentes effrayantes, lorsque la nature recouvra son calme habituel, l'atmosphère se trouva allégée de ses vapeurs aqueuses et de tous les gaz que les pluies avaient pu dissoudre, de tous ceux aussi que des combinaisons chimiques avaient transformés. Bien plus : par la perte de ses vapeurs, l'air acquit une transparence extrême et rendit ainsi plus intimes les rapports de la surface de la terre avec les espaces planétaires. De là un rayonnement intense de calorique, que la diminution de pression avait déjà préparé. Le phénomène fut du reste assez subit, pour que la conductibilité naturelle des couches superposées de la croûte terrestre ne permit pas à la surface de recevoir, en temps utile, le secours de la chaleur des parties plus profondes. Le refroidissement devint donc un désastre général, surtout pour les localités que leur niveau élevé ou leur latitude exposait davantage au danger. On vit alors, sur une échelle immense, se développer à la surface du globe le phénomène de froid subit dont les plateaux de l'Anahuac nous ont souvent donné la miniature, par des nuits très-claires, au milieu d'une atmosphère d'une extrême transparence. Les plaines septentrionales de la Sibérie ont conservé le souvenir de ces catastrophes. Elles nous les révèlent d'une manière saisissante au moyen des animaux antédiluviens dont la parfaite conservation dans les glaces est le plus surprenant témoignage des perturbations dont nous venons de tracer le tableau. Quelles qu'aient été les causes de leur mort, il paraît certain qu'un froid subit, dont l'intensité n'eût pas été compatible avec leur existence, envahit assez leurs cadavres pour qu'il n'y eût plus d'accès aux phénomènes de putréfaction.

Quoi que l'on doive penser des causes que je viens de signaler comme ayant pu produire la condensation des vapeurs diluviennes, la catastrophe elle-même de la précipitation des eaux sur la terre n'est pas un fait raisonnablement contestable[1]. Or ce fait, quelle qu'en soit la source, n'a pu se produire dans les proportions gigantesques qu'on lui a supposées, sans qu'il en soit résulté un allégement notable de l'atmosphère et un accroissement de sa transparence. Le refroidissement de la surface de la terre par rayonnement vers les espaces planétaires en fut certainement une conséquence obligée, et l'on peut dire, sans crainte d'erreur, que de grands déluges n'ont pu exister sans entraîner à leur suite, comme résultat inévitable, un abaissement subit de température sur le sol en rapport avec l'intensité du phénomène diluvien lui-même.

La légende de Noé dominant les flots sur les hauts sommets de l'Arménie, et d'autres traditions de même ordre, sous des noms divers, sont la vivante image de la famille humaine, jusqu'alors retirée sur les hauteurs asiatiques. Elle a vu les cataractes du ciel s'écouler sous ses pieds, et, après ces cruelles tourmentes, chassée de ses asiles séculaires par un froid soudain, elle émigre en toute hâte de tous les points élevés qui furent

1. Par ces paroles, je ne prétends nullement mettre en doute les autres phénomènes qui, faisant varier les conditions de niveau sur le sol, ont produit des inondations plus ou moins subites sur de vastes étendues auparavant préservées par leur élévation (*et vice versâ*).

longtemps son refuge contre des atmosphères torrides. Dans l'une de ces migrations dont les récits traditionnels ont le mieux transmis le souvenir, un grand nombre d'hommes affolés affluent vers les plaines plus basses arrosées par le Tigre et l'Euphrate. Un commun effroi les y réunit, et là, poussés par un sentiment unanime de tendre souvenir et de juste reconnaissance, ils se préparent à glorifier par la construction d'un monument gigantesque les hauts niveaux où vécurent leurs pères et qui viennent de les garantir eux-mêmes contre les fureurs des éléments subitement déchaînés. Mais la grande variété de leurs provenances rend leurs rapports confus et difficiles. La différence des habitudes suscite entre eux des désaccords constants, que des arguments persuasifs ne peuvent adoucir, car leur langage varie en raison de la multiplicité de leurs origines. Ils s'agitent dans des querelles impuissantes et aboutissent enfin à une séparation définitive qui laisse l'œuvre de Babel inachevée.

Mais le projet de cette œuvre colossale n'est pas douteux. Réuni à tant d'autres témoignages de la conscience humaine, cette tentative, cette aspiration vers les hauts sommets est comme un culte des souvenirs de l'humanité tout entière et la glorification de ses origines. Pour une longue succession de siècles, sans doute, tandis que le poids excessif de l'air et la chaleur extrême de ses couches inférieures rendaient les bas-fonds inhabitables à notre espèce, les grandes et vastes élévations déjà existantes hâtèrent le moment de son apparition sur le globe et lui assurèrent de longs siècles de douce prospérité. N'en doutons pas, dès les débuts mêmes de l'époque tertiaire dont nous venons de nous occuper précédemment, l'homme a pu trouver les éléments d'une calme existence sur les grandes altitudes, à des époques où l'atmosphère, dépassant les limites de sa masse actuelle, aurait répandu une chaleur démesurée sur les parties basses du reste de la terre. Protégé par ces altitudes, il a sans doute rayonné en tâtonnant, à mesure que l'abaissement du poids de l'air lui permettait d'obéir à ses instincts de propagation.

« De même que les hautes plaines centrales envoient aux mers environnantes tous les grands fleuves qui sillonnent l'Asie vers le sud, l'est et le nord, de même il semble que les migrations antéhistoriques ont ici rayonné d'un foyer central, suivant, comme les eaux, les grandes pentes qui conduisent aux rivages, ou plutôt descendant les vallées mêmes où s'écoulent les fleuves, s'épanchant dans les vallées latérales, se déployant avec leurs troupeaux là où les plaines s'élargissent, et finalement formant dans chacun des grands bassins une communauté distincte, souche primordiale d'où sont sorties avec le temps autant de nations différentes, plus ou moins civilisées, selon que leurs développements ont été comprimés ou favorisés par les conditions extérieures. » (VIVIEN DE SAINT-MARTIN. *Histoire de la Géographie*, p. 539.)

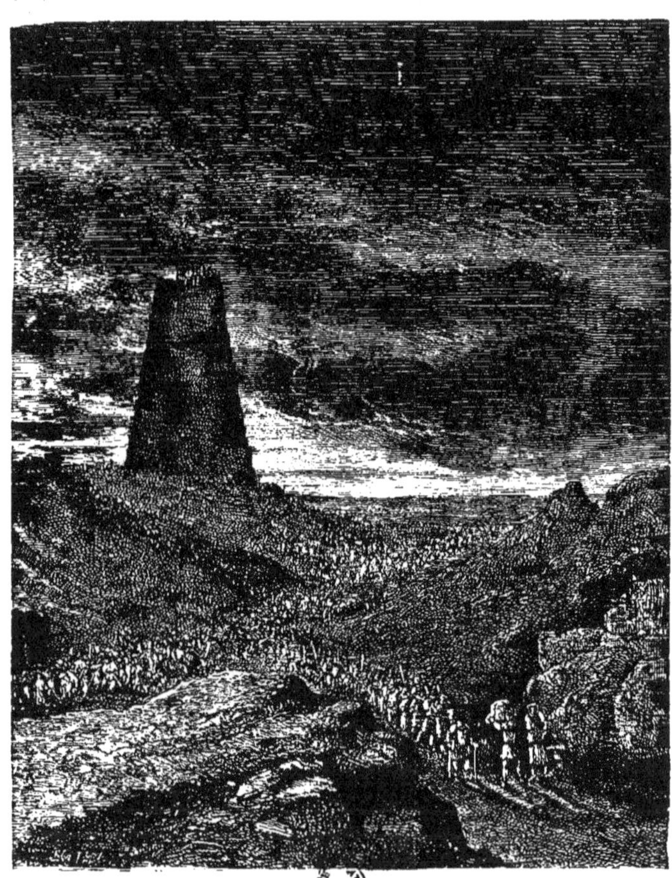

SÉPARATION DES HOMMES AU PIED DE LA TOUR DE BABEL

D'après les indications de l'auteur.

Les premiers échantillons de l'humaine espèce qui ont laissé les traces de leur passage dans les cavernes de notre Europe, ne furent sans doute tout d'abord que les parias d'une civilisation relative existant en Asie. C'étaient déjà les races sauvages de ces temps reculés, à la manière de ces Peaux-Rouges qui, de nos jours, aux portes mêmes de la grande république américaine, scalpent leurs ennemis, errent sans asile et ont longtemps préféré l'arc et la flèche au rifle le mieux éprouvé.

Quant aux hommes des premiers âges, dont l'éducation avait déjà épuré les sentiments et guidé les aspirations natives, ils entonnaient les gloires de Dieu sur les hauteurs, mêlant à leurs chants d'adoration les élans instinctifs de leurs âmes vers les niveaux supérieurs habités par leurs premiers pères. Plus tard, le grand législateur des Hébreux, qui connaissait son peuple à merveille et qui en épurait en lui-même les aspirations respectables, centuplait le prestige de son prodigieux Décalogue en l'écrivant sur les hauteurs, au milieu du tonnerre et des éclairs. A son déclin, sentant approcher son heure suprême, ce grand homme sanctifiait les derniers instants de sa vie sur les sommets du mont Nébo, et, par l'imposante majesté de cette situation élevée, il donnait à la bénédiction qu'il faisait planer sur son peuple et sur la terre qui lui était promise, un motif éternel de souvenir et de vénération.

Cette sainte légende est poétique, sans doute ; mais elle ne saurait être imaginaire. Outre les respects qui entourent son origine, elle est en accord parfait avec les mouvements instinctifs de nos cœurs, qui en proclament l'éternelle réalité. Et remarquez bien que ce n'est pas seulement dans les récits bibliques que l'on découvre cet hommage des hommes, rendu aux lieux élevés. L'admirable peuple de la Grèce, en qui se résument les plus belles inspirations de l'Antiquité, jugeait l'Humanité comme indigne de planer sur les hauteurs de ses montagnes. Il en fit le séjour sacré de ses divinités ; c'est du sommet de l'Olympe que Jupiter régnait sur la Terre ; c'est sur le Parnasse, fécond en formidables orages, que le dieu de la poésie s'entourait de ses muses et de ses éternelles harmonies.

Dans un ordre d'idées plus modeste, on peut affirmer que personne n'est insensible à l'aspect des grandes élévations ; personne ne peut porter ses regards sur l'imposante masse des chaînes montagneuses, sans éprouver le désir instinctif d'en gravir les sommets escarpés. Aucun de nous n'ignore que les plaines étendues que nulle ondulation du sol ne vient accidenter, affectent l'âme d'une tristesse involontaire, tandis qu'un pays diversement nivelé et des horizons dentelés par d'élégantes collines suffisent à nous donner les illusions de notre première patrie. Nous y marchons avec plus de courage, et la lassitude s'éloigne de nos pas réconfortés.

Et qu'on ne m'accuse pas de livrer mon esprit à des visions imaginaires. L'homme, en effet, dans tous les temps et sous les inspirations de divers degrés de culture, révèle ses respects instinctifs par un langage imagé, en donnant à l'*Élévation* un sens moral digne d'être honoré, tandis que la *Bassesse* lui répugne dans les actes comme dans les caractères. Il relève la tête avec fierté ; il l'abaisse sous les coups de la tristesse. Inspiré par la vérité ou abusé par des croyances illusoires, confiant dans sa foi ou jouet d'erreurs grossières, son cœur obéit instinctivement à la même pensée, chez des peuples divers, en plaçant sur les hauteurs les récompenses qu'il espère, et en reléguant aux lieux *inférieurs* ceux des siens dont la vie mérite d'être réprouvée. On dirait vraiment qu'en élevant ses regards vers les régions supérieures de l'air, dans ses moments de suprêmes angoisses, l'humanité a conscience d'en être descendue, et qu'elle aspire à s'y élever encore, espérant qu'elle y sera transfigurée, comme elle en fit autrefois le rêve sur le mont Thabor.

Conclusions.

1° La pression de l'air sur la terre a varié depuis la consolidation de sa surface jusqu'à nos jours.

2° Aux phases successives résultant de ses variations dans le poids correspondent des conditions particulières de composition et de température.

3° L'homme a dû paraître sur la terre aussitôt que la chaleur et les éléments de l'air se sont trouvés appropriés à sa nature et favorables à son développement.

4° Il en résulte que, à cause des conditions différentes de pression selon les niveaux, la vie de l'homme a été possible sur les plateaux très-élevés longtemps avant de l'être sur les niveaux les plus inférieurs.

5° Car une atmosphère d'une pression équivalant à une colonne de mercure de 106 centimètres au niveau de la mer, n'aurait donné, sur une altitude d'environ 3000 mètres, guère plus de chaleur que n'en donne aujourd'hui la ligne isotherme prise à la base des montagnes de l'Himalaya.

6° S'il est vrai que l'homme a habité les parties méridionale et centrale de l'Europe vers la fin de l'époque appelée tertiaire par les géologues, la végétation appartenant à ces temps éloignés indiquerait que ces premiers habitants vécurent dans une atmosphère pesant seulement 84 centimètres de mercure, c'est-à-dire environ un dixième de plus que son poids moderne.

7° De toutes façons, il paraît évident que l'homme a vécu dans des conditions de pression barométrique différentes de celles d'aujourd'hui, et, de même que, en nous élevant actuellement sur les hautes montagnes et en y résidant, nous prouvons que notre vie est tolérable sous une pression

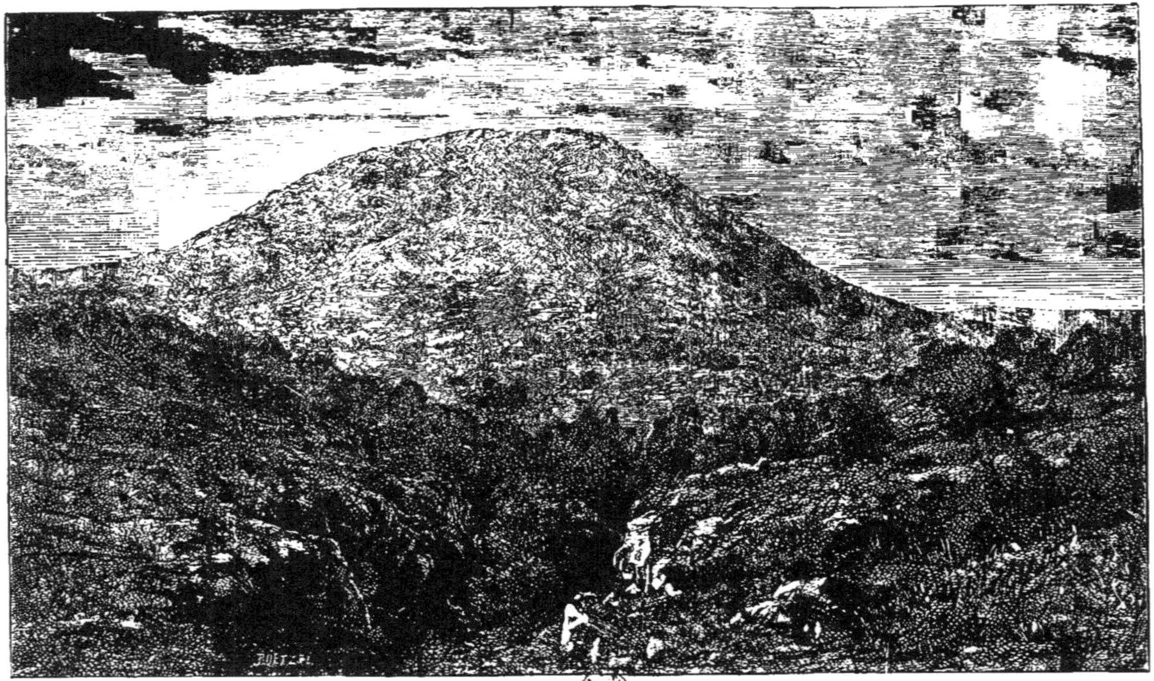

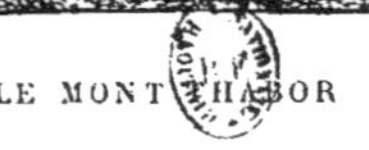

LE MONT THABOR

D'après une photographie.

amoindrie, de même nos pères ont prouvé qu'elle n'était pas impossible sous une pression plus considérable. Si l'on voulait ajouter foi aux raisons que j'ai précédemment données pour croire que l'homme a débuté sur la terre à 3000 mètres de hauteur, lorsque la pression atmosphérique des niveaux inférieurs était de 106 centimètres de mercure ; si d'ailleurs on veut bien remarquer que, de nos jours, des villes comme Potosi sont situées à une hauteur où le baromètre ne marque que 46 centimètres, on arriverait à cette croyance que l'homme, en émigrant des hauteurs à la base, a pu parcourir, à son origine, la même distance verticale qu'il parcourt aujourd'hui en sens inverse, en émigrant du niveau des mers aux altitudes qu'il habite. Par où l'on voit qu'il a pu trouver des éléments de vie au milieu d'atmosphères qui auraient varié de 60 centimètres barométriques, représentant plus des trois quarts de la pression totale moderne.

Quoi qu'il en soit, il ne paraît guère qu'on puisse mettre en doute que l'homme n'ait vécu à des époques où l'atmosphère était plus pesante que de nos jours. Le mouvement graduel de dépression barométrique dont il a suivi les phases lui réserve-t-il encore pour l'avenir des conditions plus prononcées de raréfaction ? C'est ce que nous allons nous efforcer de mettre en lumière dans la mesure des probabilités.

§ 3. — PRESSION ATMOSPHÉRIQUE MODERNE.

L'article qui précède vient d'expliquer les motifs sur lesquels se fonde la croyance des changements thermométriques dont notre globe a été le théâtre dans les temps reculés. Les raisons les plus convaincantes ne nous ont même pas fait défaut pour croire que des variations remarquables ont encore eu lieu depuis que l'air atmosphérique était déjà constitué de manière que la vie, organisée dans ses perfections modernes, pût s'y développer et prospérer librement. Par malheur les jalons nous manquent, en général, dans un passé plus récent, pour y comparer avec quelque assurance les phénomènes observés de nos jours, de manière à savoir si ces mouvements durent encore. Les données météorologiques certaines n'ont été consignées que dans les temps tout à fait modernes, et elles ne portent que sur une période trop peu considérable pour qu'on y puisse trouver les bases de convictions de quelque intérêt.

On verra néanmoins, par les considérations qui vont suivre, que ce sujet n'est pas resté tout à fait stérile pour les hommes de science. De fort grands esprits se sont préoccupés de l'importante question du refroidissement de la masse terrestre. Mais il a paru surtout bien naturel d'y fixer l'attention, après avoir arrêté sa pensée sur ce fait : que notre globe est passé par l'état fluide, avant d'arriver à la consolidation que nous lui connaissons aujourd'hui. Ce changement n'a pu s'opérer sans un abaissement graduel de température, à propos duquel il est bien permis de se demander si cette perte de chaleur continue à s'effectuer encore dans les temps modernes. En d'autres termes, faut-il croire que le feu central, se communiquant sans cesse à la circonférence, s'y évapore après avoir échauffé la surface de la terre et les couches inférieures de l'air? F. Arago a répondu à ce doute avec cette clarté attrayante de style qui caractérise tous ses écrits. (Voir l'*Annuaire du bureau des Longitudes*, année 1834). Se fondant sur cette vérité physique incontestable, que la température du sphéroïde terrestre ne saurait s'échauffer ou se refroidir sans se dilater ou se contracter sensiblement; remarquant, d'ailleurs, qu'une dilatation ou une contraction de sa masse ne pourrait s'effectuer sans qu'un ralentissement ou une accélération en fût la conséquence nécessaire dans son mouvement de rotation, il conclut à la constance de sa température après avoir constaté l'identité de ses révolutions diurnes pendant 2000 ans. Il ne nous appartient pas de le suivre dans cette importante démonstration, dont les développements sont étrangers à notre sujet. Il nous suffira d'ajouter que les calculs sur le *jour sidéral* ont été suivis avec assez de précision depuis Hipparque jusqu'à nos jours, pour permettre d'affirmer que la durée de la révolution diurne de la terre n'a pas varié d'*un centième de seconde* pendant 2000 ans, et que par conséquent sa température n'a pas changé d'un dixième de degré centigrade.

Il est donc certain que si un rayonnement de notre globe continue à s'effectuer vers les espaces planétaires, ce ne peut être qu'à propos de la chaleur qu'il reçoit lui-même du soleil et dont il entretient la durée et les effets au moyen d'une absorption alternant avec des mouvements restitutifs. Pour apprécier les changements ou la constance de la température moderne de la surface terrestre, nous devons donc fixer notre attention uniquement sur les phénomènes qui sont la conséquence de l'influence solaire. F. Arago, dans une partie du mémoire précédemment cité, envisage aussi le sujet à ce nouveau point de vue, et s'il ne réussit pas absolument à convaincre, il intéresse du moins toujours de la manière la plus vive.

Ce savant illustre a trouvé dans les récits bibliques et dans d'autres écrits qui ont précédé notre ère, des éléments ingénieusement groupés qui lui ont semblé caractériser d'une manière irrécusable la température moyenne de la Judée à des époques fort éloignées. On y lit, en effet, que cette région célèbre cultivait à la fois le raisin et les dattes, deux fruits qui furent également renommés dans les temps anciens sur certains marchés de ce pays célèbre. Or, on sait que le raisin ne mûrit nulle part sous l'influence d'une température moyenne annuelle qui dépasse 21 degrés centigrades. La datte, de son côté, n'acquiert point sa véritable maturité au-dessous de la moyenne annuelle de 21 degrés de température. Les pays où ces deux fruits pourraient mûrir à la fois devraient donc offrir à l'un et à l'autre cette limite extrême de chaleur, au-dessous ou au-dessus de laquelle la maturité complète serait impossible pour l'un des deux. Ces considérations autorisent par conséquent la croyance et la rendent même forcée, que la température moyenne annuelle de la Judée était, il y a plus de deux mille ans, de 21 degrés centigrades.

Or, quelle est aujourd'hui la température moyenne de cette même région? précisément la même qu'autrefois, ajoute le grand astronome; toujours 21 degrés. La chaleur de ce point de la terre n'aurait donc pas changé d'une manière sensible pendant plus de deux mille ans, et l'on serait bien en droit de généraliser le phénomène en disant que très-probablement il en a été de même pour tout le reste de notre globe.

Quelque ingénieux, quelque séduisant qu'ait paru ce raisonnement, il ne nous semble pas pouvoir supporter l'épreuve d'un examen sérieux. Quelle est, en effet, la topographie de la Judée? Nous verrons bientôt à quel point les niveaux y diffèrent. Nous aurons même à y constater la situation d'une étendue considérable du sol au-dessous de la Méditerranée. Dire qu'à ces grandes variétés dans les hauteurs se lient des phénomènes de végétation qui paraissent confondre les climats les plus divers dans un même pays, c'est rappeler ce qui s'observe dans des contrées dont nous avons déjà fait l'étude, et réveiller les souvenirs que le lecteur en a certainement gardés. Il comprendra, dès lors, qu'il n'a pas été tout à fait exact de dire que la température de la Judée était de 21 degrés, il y a plus de 2000 ans, en s'appuyant uniquement sur ce fait : que la datte et le raisin y étaient à la fois estimés, car ce fait n'affirme nullement que la production des deux fruits se soit confondue dans le même champ de culture. On ne serait pas plus fondé à poser ces mêmes conclusions relativement à la température de ce pays dans l'antiquité, lors même que cette communauté du champ de production serait un fait constaté dans la culture de nos jours. La température, en effet, aurait pu changer dans la succession des temps, et forcer le producteur à rapprocher aujourd'hui deux plantes que l'expérience aurait appris à réunir dans le présent, tandis que cette même expérience avait indiqué la nécessité de leur séparation dans les temps passés.

Ce qui n'est pas douteux, c'est qu'alors, comme actuellement, les cultures et les productions variaient, en Judée, avec les niveaux. De la sorte, la datte et le raisin ont pu mûrir séparément et à peu de distance l'un de l'autre, sous l'influence de températures différentes, et se réunir après la récolte pour être vendus sur les marchés avec l'étiquette commune d'une cité dans laquelle ils venaient à chaque instant se confondre. C'est de cette manière que, de nos jours, on a pu dire : la banane, la datte et le raisin de Mexico, quoiqu'il soit bien certain que cette ville et ses environs ne produisent aucun de ces fruits qui affluent cependant sur ses marchés, après avoir été récoltés, non loin de là, sur des niveaux fort différents.

Il est donc bien évident que le souvenir des productions végétales de la Judée, dans les temps anciens, ne peut en aucune façon indiquer sa moyenne de température relative à ces époques passées, pas plus qu'il ne serait possible de préciser aujourd'hui sa moyenne annuelle pour tout le pays. La chaleur y varie tellement, en effet, que, des bouches du Jourdain (400 mètres au-dessous de la Méditerranée), jusqu'à Jérusalem (780 mètres) et les versants du Liban, on passe par des climats qui ne paraissent nullement appartenir à la même contrée.

L'ingénieux jalon que F. Arago avait cru trouver, à près de 3000 ans d'éloignement, ne suffit donc pas pour affirmer quelle a pu être la température réelle de la Judée dans les temps anciens, et il ne saurait par conséquent nous servir de terme de comparaison avec la chaleur que l'on y observe à l'époque actuelle. C'est tout au plus si l'on y peut voir des raisons respectables pour soupçonner que la Judée n'a pas varié d'une manière bien sensible pendant 3000 ans.

Mais en nous écartant de la voie suivie par Arago, si nous voulons bien porter notre attention sur d'autres circonstances historiques de ce pays célèbre, l'occasion ne nous manquera pas d'y juger, dans une certaine mesure, le phénomène que nous cherchons à éclaircir. Nous y voyons, en effet, la preuve qu'un degré très-élevé de bien-être matériel se remarquait sur le littoral de la mer Morte, aux époques prospères des cités corrompues de la Pentapole. Sodome et Gomorrhe ne réveillent en nous que le souvenir d'une grande catastrophe, venant engloutir dans un châtiment mérité les désordres d'une vie honteusement licencieuse. Mais, sans cesser d'unir nos clameurs à la réprobation consignée dans l'histoire, il me semble que l'on pourrait bien faire observer que de pareils débordements d'une existence oisive arrivent presque toujours chez des peuples dont l'activité intelligente a développé le bien-être matériel à un degré qui pousse à l'abus des jouissances. Arrivés à ce point, les hommes dont la décadence morale a déjà commencé mettent en général un grand discernement dans le choix des milieux où ils ont la prétention de se complaire. Je me demande donc si le littoral de la mer Morte, tel qu'il est aujourd'hui, aurait été bien recommandable pour des hommes entraînés par les aspirations d'une vie voluptueuse. On y ressent une chaleur étouffante et le regard n'y est point attiré par le charme de ses aspects. Tout cela ne peut être tolérable, dès lors qu'à peu de distance, le penchant des côteaux et les élévations de la montagne viennent ostensiblement convier les habitants à une vie plus naturellement séduisante. Aussi pensé-je que, si les voluptueux et les désœuvrés des époques bibliques ressentaient un attrait irrésistible qui les attirait vers l'embouchure du Jourdain, c'est que, apparemment, là se trouvaient réunies des conditions de chaleur, qui en rendaient le séjour désirable. C'est assez dire qu'elle y dut être moins élevée que de nos jours. Il en résulterait que, bien loin de nous préoccuper — comme c'est l'habitude — du refroidissement graduel de la surface de notre globe, il pourrait devenir naturel de se demander si nous ne vivons pas, depuis au moins trois mille ans, sous des tendances opposées. D'autres raisons se réuniraient pour nous confirmer dans cette pensée. Ainsi, la plaine légendaire de Jéricho, jadis si fertile, est aujourd'hui grillée par un soleil brûlant ; quelle que soit l'abondance du sol égyptien, je doute fort que la température et l'état général actuels de l'atmosphère pussent permettre de la considérer, ainsi qu'au temps de l'ancienne Rome, comme le grenier de l'Italie. Nous en pourrions dire autant du nord de l'Afrique, au point de vue de la production des céréales. La Sicile elle-même donnerait un appui à cette direction de nos idées.

Je n'ai sans doute pas l'intention de présenter ici comme des vérités absolues, les opinions de plusieurs physiciens qui, à l'exemple de Daines, Barrighton, l'abbé Mann, ont cru prouver les graves altérations que les climats de l'Europe ont souffertes, en ne s'appuyant que sur des faits qui sont exceptionnels et dont les époques présentes ont offert et offrent encore chaque jour des exemples frappants. Cependant, on ne peut s'empêcher de lire avec intérêt ce que Diodore de Sicile dit, en parlant des Gaules, de la fréquente solidité des glaces de ses fleuves que les chariots des équipages traversaient aisément. Ce n'est pas non plus sans étonnement qu'on lit, dans les poëtes romains, des passages divers où il est question de rivières gelées, vers le sud de l'Italie, comme d'événements qui n'étaient pas précisément fort rares. D'autre part, d'après Arago, Strabon (Liv. IV) « présente la ligne des Cévennes comme la limite septentrionale où le froid arrête les oliviers. Cette limite est aujourd'hui à la même place [1]. »

D'après le même auteur, Théophraste et Pline parlent des hêtres qui couvraient la campagne des environs de Rome. Or la température moyenne de 10° est celle qui représente le maximum sous lequel ces arbres puissent prospérer. Cette partie de l'Europe aurait donc gagné 5°

1. Annuaire de 1834, p. 220.

depuis cette époque relativement peu reculée. Mais Pline parle aussi du laurier et du myrthe de la plaine de Rome, ce qui ne supposerait qu'une chaleur de 13°. A la vérité, Pline le Jeune dans sa lettre à Apollinaire (liv. I, let. VI) dit que les lauriers y meurent fréquemment. De ces passages on pourrait conclure à une température tout au plus de 13°, ce qui serait encore environ 3° de moins que de nos jours.

De ces différentes données, qui, je l'avoue, n'ont pas une bien grande précision, il me paraît qu'il est, du moins, permis de déduire que la chaleur moyenne des couches inférieures de l'air, depuis trois mille ans, n'a pas témoigné d'une tendance à décroître. La vérité se ferait plutôt soupçonner en faveur d'un phénomène contraire. Les changements ne seraient pas non plus bien marqués dans le sens d'un accroissement, si l'on voulait se limiter à les envisager dans ce qu'ils ont eu de perceptible aux époques modernes du globe. Mais ils sont très-évidents, si l'on prend pour point de départ les temps glaciaires. C'est alors qu'on ne saurait se refuser à admettre que nous appartenons à cette période météorologique qui, depuis l'époque des glaces, s'est caractérisée par un retour lent et progressif vers les conditions qui lui furent antérieures.

On croirait aussi, dès lors, que notre atmosphère, par un mouvement graduel, aurait une tendance à accroître ses proportions et à se surcharger d'une somme de vapeur lentement croissante. L'augmentation de chaleur constatée à la surface de la terre n'aurait même pas d'autre cause et, bien loin de nous croire réchauffés par une température souterraine, nous serions plus raisonnables en adoptant la croyance que le globe lui-même reçoit actuellement, du soleil, un surcroît graduel de chaleur que l'atmosphère en s'alourdissant tend de plus en plus à retenir et à concentrer sous nos pieds. On pourrait dire, en outre, que cette accumulation de ressources calorifiques serait, pour la terre, un acheminement à des catastrophes subites, analogues à celles qui ont déjà signalé les temps diluviens, pour retourner ensuite aux conditions que nous traversons actuellement. Ce serait là comme une respiration prodigieusement colossale au moyen de laquelle notre globe inspirerait lentement du calorique et le rendrait aux espaces solaires, par des mouvements dont les périodes embrasseraient plusieurs milliers d'années.

Ainsi donc les phénomènes de chaleur dont je viens de calculer les phases, se rattacheraient probablement aux variations qui ont eu lieu dans la pression atmosphérique.

On peut, ce me semble, conclure de notre étude que le poids de l'air a peu varié depuis trois mille ans. Néanmoins, s'il est vrai, comme cela ne nous paraît pas douteux, que, dans les conditions modernes de la vie solaire, la chaleur des couches inférieures de l'air ne saurait s'accroître *d'une manière durable* sans que la pression de l'atmosphère en fût une des causes les plus efficaces, il est croyable que cette pression a augmenté depuis l'époque glaciaire dans la même proportion que la température.

On pourrait d'autant mieux en être convaincu, que les belles ruines des temps passés de l'Amérique tropicale indiquent que les tendances de séjour et de progrès de ces époques se rapportent aux niveaux inférieurs. Le Yucatan et le Palenque nous en présentent le souvenir, à la vérité un peu trop récent, mais fort remarquable, en même temps que les conditions dans lesquelles le pays fut trouvé par les conquérants, témoignent des goûts plus modernes des naturels pour les plateaux élevés, devenus moins incléments par la succession des temps. Ce retour actuel vers les altitudes dont nous avions présenté l'abandon comme probable aux temps glaciaires, démontrerait l'acheminement nouveau vers les conditions d'atmosphère qui en avaient d'abord rendu le séjour agréable et pour longtemps nécessaire.

Ce soupçon trouverait un appui bien digne d'intérêt dans les souvenirs des pays éthiopiens, dont la prospérité ancienne comptait Axoum pour point culminant. Or cette partie la plus septentrionale du haut plateau recevait l'influence des niveaux plus bas de la Nubie, de la célèbre Méroé et du Sennaar, d'où lui venaient les meilleurs éléments de sa force et de sa puissance. Des conditions plus douces d'atmosphère ayant permis de rayonner sur tout le plateau et d'en préférer le séjour, Axoum, la Nubie, Méroé et le Sennaar sont tombés dans l'oubli, et les grandes hauteurs sont devenues exclusivement la patrie moderne.

Telles sont les courtes réflexions que j'ai crues nécessaires à l'intérêt de ce livre. Elles n'ont pas la prétention de fixer la vérité relative aux variations de poids dont la masse de l'air a été le sujet dans le cours des siècles. Mon but a été plus modeste. J'ai voulu seulement faire entrevoir les raisons sur lesquelles on peut fonder la croyance que, depuis le règne exclusif de la température solaire, la chaleur des couches inférieures de l'air et la masse totale de l'atmosphère ont varié simultanément dans le même sens, comme phénomènes unis par les liens de cause et d'effet. En outre, mettant de côté, pour un moment, les considérations sur nos destinées définitives dans un avenir problématique, il m'a paru intéressant de faire observer que l'humanité, bien loin d'être actuellement menacée d'un épuisement graduel de son atmosphère, semble traverser une période des temps pendant laquelle les gaz qui forment l'air témoigneraient d'une tendance à s'accroître.

Phénomène curieux et digne à la fois de nos contemplations ! Dans ce mouvement continuel où tout puise ses éléments de durée, l'air nous cède incessamment une partie de lui-même et le reprend à d'autres évolutions naturelles non moins nécessaires. Au milieu de ce prodigieux échange, l'harmonie des existences ramène tout au constant équilibre, pour y perpétuer la succession des êtres, en accord avec les vues de l'éternelle Sagesse qui en a préparé les développements sur la Terre.

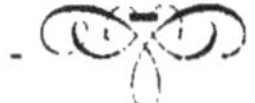

DEUXIÈME PARTIE

CLIMATS DES ALTITUDES

CHAPITRE PREMIER

CONSIDÉRATIONS GÉOGRAPHIQUES PRÉLIMINAIRES

La Terre est un sphéroïde. S'il était vrai qu'à l'époque de la consolidation de sa surface, tous les points qui la composent restèrent également distants du centre, il faudrait admettre que les parties extérieures de notre globe furent partout recouvertes par les eaux. Il suffit, en effet, de remarquer que les trois quarts environ de sa croûte solide sont actuellement occupés par les mers, pour ne pas douter que ces mêmes eaux, repoussées de leurs lits par le soulèvement des bas-fonds, suffiraient à recouvrir la totalité de la terre, complétée par le quart qui n'est pas envahi de nos jours.

Dans de semblables conditions, la vie ne serait possible que pour des animaux aquatiques, et tels durent être, en effet, les premiers habitants du globe, si la régularité de sa consolidation fut absolument mathématique sous forme d'un sphéroïde. Pour que les animaux et les plantes, que nous y connaissons aujourd'hui, pussent y vivre et s'y développer librement; pour que l'existence de l'homme y fût possible elle-même, il était indispensable que la croûte terrestre affectât cette irrégularité de surface qui assure actuellement à chacun de ses habitants la place dont son organisation lui fait une indispensable nécessité. De même que les existences zoologiques nous paraîtraient irréalisables sans organes appropriés, de même aussi notre raison se refuserait à comprendre que des êtres dont l'espèce humaine forme la partie à tous égards la plus intéressante, pussent naître et se développer sur la terre, si le support qui doit les loger et les nourrir ne s'élevait au-dessus des niveaux occupés par les mers.

Par cette sage et merveilleuse imperfection géométrique, les eaux abandonnèrent la part usurpée de leur domaine à des existences d'élite. Abondamment peuplées elles-mêmes, elles se retirèrent vers les lits profonds qui leur furent destinés. Toujours agitées depuis lors et toujours menaçantes, leurs impuissantes secousses viennent expirer sans cesse aux niveaux naturels qui leur servent de barrières. En dehors du vaste domaine encore occupé par les mers, les terrains se sont élevés en gradins irréguliers, en collines élégantes, en montagnes majestueusement groupées.

L'étude météorologique à laquelle nous nous sommes précédemment livré, nous a fait comprendre que c'est là une disposition nécessaire à la vie sur la terre. Les grandes cimes, en effet, ont la mission de puiser les eaux fertilisantes dans les vapeurs dont l'atmosphère est imprégnée. Leurs arêtes mornes et désolées sont les lignes aériennes d'où partent les versants qui partagent les cours des fleuves et les lancent dans des directions opposées, de sorte que ces points noirs ou bleuâtres, quelquefois blanchis par la neige et toujours condamnés à l'immobilité, c'est la fonction féconde, c'est le mouvement, c'est la navigation fluviale, c'est l'existence des êtres organisés sur le globe. Nous ne devons donc pas éprouver de surprise en voyant ces points culminants partout disséminés. Proclamons, au contraire, qu'en y devenant nécessaires, ils ont mérité d'être considérés, à des points de vue très-variés, comme un des sujets les plus dignes de captiver nos méditations.

Car, il est vrai de dire que, si ces soulèvements nombreux contribuent à donner une forme irrégulière à la surface de notre globe, ils n'en sont pas moins une conséquence obligée des vues de la Providence sur les destinées qui s'y sont accomplies.

La variété des sites, qui contribue si puissamment à l'attrait des beaux paysages, n'est donc pas seulement un phénomène naturel digne des contemplations qui naissent de nos sens. La raison y peut trouver aussi des sujets de méditation d'une portée plus élevée. Pour un esprit éclairé, en effet, les montagnes diversement conformées, les plaines entrecoupées de coteaux et les courants variés qui les sillonnent, sont autant d'organes et de fonctions que la Nature destine à répandre la vie et à entretenir les espèces sur le sol qui nous sert de support et d'aliment.

En envisageant de la sorte le sujet que nous allons traiter, nous cesserons de croire que les formes, irrégulièrement prodiguées à la surface de notre terre, puissent être uniquement le résultat des efforts aventureux d'un hasard inconscient. Nous ne mettrons plus en doute, au contraire, qu'une pensée créatrice y domina dès l'origine et qu'on y peut admirer la grandeur de ses inspirations, non moins que dans les combinaisons, en apparence mieux méditées et plus harmoniques, dont l'organisation des animaux nous offre le merveilleux spectacle. J'espère aussi qu'on n'hésitera pas à reconnaître que l'éternelle Sagesse, dont l'harmonie des Mondes ne cesse de fournir l'éclatant témoignage, mérite, sans nul doute, nos louanges et notre admiration, à propos de ces soulèvements gigantesques qui s'étendent en vastes plateaux où la vie a pu s'organiser au milieu des régions supérieures de l'air. Les découvertes paléontologiques nous apprennent, en effet, que la température de la surface de la terre fut bien supérieure, en d'autres temps, à ce que nous la voyons être de nos jours. Pour des milliers de siècles, sans doute, cette chaleur excessive l'aurait rendue inhabitable pour notre espèce, au milieu même d'une création déjà très-avancée en perfections de toutes sortes. Mais, en assurant à notre existence des conditions d'atmosphère plus favorables, les grandes altitudes rendirent les sociétés humaines possibles, bien longtemps avant que leur établissement fût réalisable sur le sol abaissé qu'habite aujourd'hui la généralité des hommes. Les débuts de l'Humanité sur la terre ont donc pu être hâtés par les soulèvements considérables du sol, ainsi que nous l'avons déjà dit dans ce livre. On voit, dès lors, l'intérêt qui se rattache au sujet qui va nous occuper, non-seulement au point de vue de notre existence présente, mais même pour les méditations qui remontent à nos propres origines. Pénétrés de cette pensée, nous oublierons aisément l'aridité descriptive d'une topographie à laquelle nos destinées se trouvent liées d'une manière si intime. Après avoir admiré les basses plaines de l'Inde, nous sentirons, avec un attachement égoïste, nos pas subitement arrêtés par les montagnes gigantesques qui s'élèvent aux portes de l'Asie centrale, et ce ne sera pas sans une sorte d'orgueilleuse satisfaction que nous verrons la Nature se préparer avec tant de magnificence à honorer l'apparition de l'Humanité sur la terre.

Quelle que soit la division que l'on adopte, du reste, pour entreprendre l'étude des soulèvements du sol avec plus de méthode, on arrivera toujours à constater sur le globe, avant de livrer son attention aux détails secondaires, deux masses principales, dominant toutes les autres en étendue et en élévation, l'une en Asie, l'autre en Amérique. Il sera même impossible de ne pas être frappé de leurs situations respectives établissant dans les saillies terrestres comme une sorte de majestueuse harmonie : je veux dire que les points les plus culminants de ces chaînes vraiment gigantesques, sans être précisément les antipodes les uns des autres, méritent assez approximativement cette dénomination, pour qu'on puisse penser qu'ils se font contre-poids dans le système d'équilibre où notre planète accomplit ses révolutions quotidiennes.

Ces deux masses prodigieusement colossales ne sont pas dignes seulement d'attirer l'étonnement et de captiver les méditations du géologue.

Elles sont aussi pour l'hygiéniste un éternel sujet d'observations fécondes. L'une et l'autre, en effet, ne se sont pas contentées d'élever à des hauteurs inaccessibles des sommets escarpés, toujours couverts d'un blanc manteau de neige. L'incalculable puissance qui les a soulevées sur d'immenses étendues, a ménagé des espaces considérables, formant comme des plaines élevées dans les airs, entre les prolongements des chaînes montagneuses qui les encaissent d'une façon plus ou moins étroite. Ce sont les plateaux fameux et les vallées fertiles du centre de l'Asie et de la Cordillère des Andes. Là, les hommes attirés par l'étrangeté des sites, la douceur des climats, les richesses minérales, ont pu s'organiser en sociétés et trouver des destinées plus ou moins prospères dans des conditions de milieu qui sont la base principale des intentions de ce livre.

En dehors de ces prodiges d'extrême soulèvement, le sol s'est élevé par des caprices infinis de formes, sur toutes les parties du globe qui ne sont pas recouvertes par les mers. Partout les bas-fonds se trouvent plus ou moins rapprochés des niveaux qui les dominent et lorsque la somme d'altitude n'a pas été assez forte pour captiver le regard ou pour faire varier les conditions de la vie, les ondulations du sol ont, du moins, établi ces pentes insensibles qui régularisent la marche des eaux et la rendent féconde. On peut bien dire que nulle part l'uniformité du sol ne le condamne à une immobilité mortelle. Il est même incontestable qu'on ne voit guère de contrée où les soulèvements modérés qui produisent les basses ondulations et les élégantes collines, ne soient les précurseurs de déchirures terrestres plus radicales, à travers lesquelles l'effort souterrain a lancé les grandes chaînes, avec tous leurs accidents de forme capricieusement variée. Il en résulte que partout, peut-on dire, la nature a répandu à profusion dans les airs, ces roches qu'on dirait inutiles à la vie et dont l'admirable intervention rend, néanmoins, à la terre les eaux disséminées dans les vastes espaces de l'atmosphère. Ce sont elles aussi qui, dans des pays embrasés par un soleil équatorial, soulèvent les êtres vivants à des hauteurs tempérées et le plus souvent salutaires. Ce sont elles encore qui varient nos horizons et entrelacent les distances d'illusions visuelles, où nos regards trouvent mille sujets de contemplation, et nos esprits, un monde infini de pensées, qui les reposent de leurs fatigues. Ce n'est donc pas une occupation vulgaire et sans portée que celle qui prend pour sujet l'étude des niveaux, dans les divers pays de la terre. Je ne saurais pour ma part, éprouver qu'un regret en m'y livrant, c'est de ne pouvoir lui consacrer que des aperçus succincts, à mesure que les développements de ce livre m'en indiqueront la nécessité.

De la pression de l'air

par le Dr. Jourdanet.

LÉGENDE

de 0 à 1000 mètres
de 1000 à 2000m.
de 2000 à 3000m.
au dessus de 3000m.

Khokand
Kachgar
Yarkand Daria
Yarkand
Indus Fl.

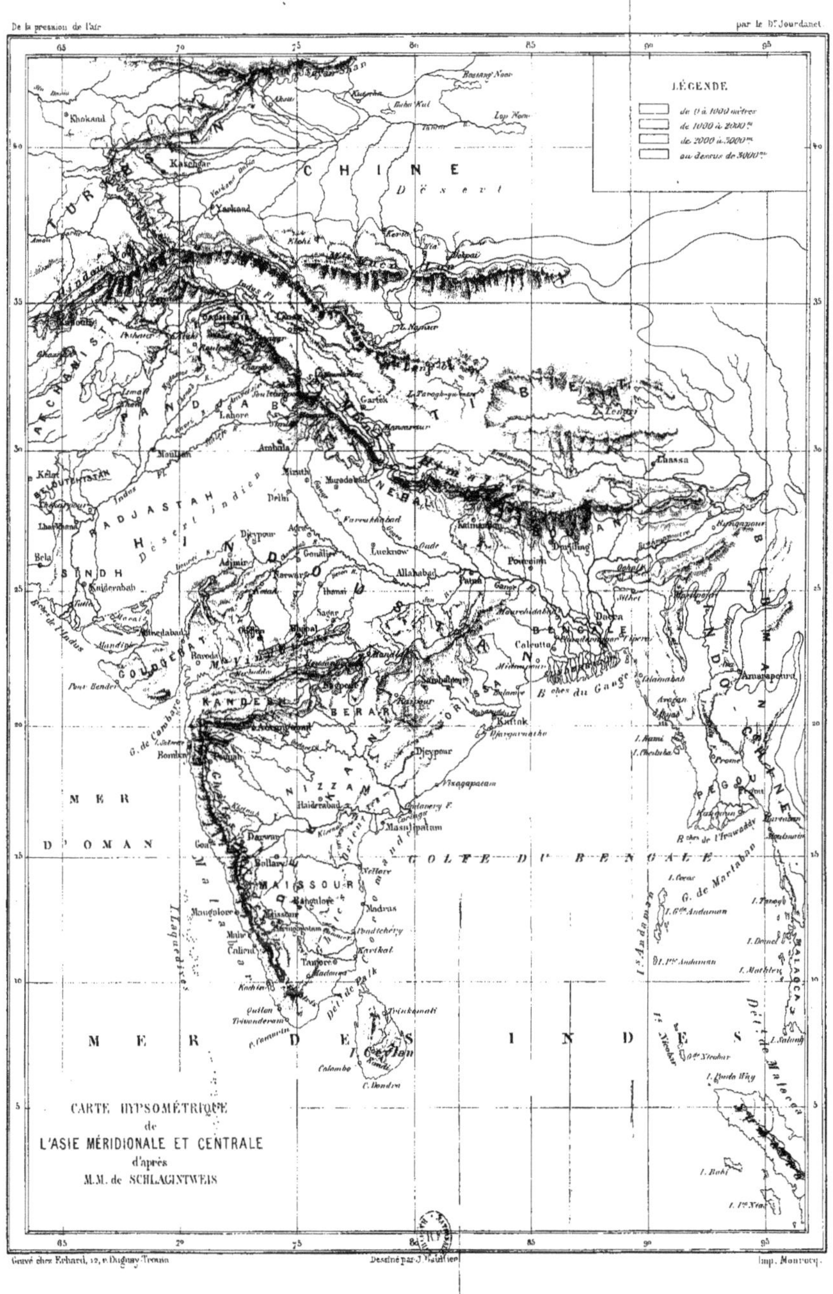

Gravé chez Erhard, 12, r. Duguay-Trouin — Dessiné par J. Gaultier — Imp. Monrocq.

CHAPITRE II

ALTITUDES DE L'ASIE CENTRALE

La tradition, la linguistique et je ne sais quelle fascination orientale ont concentré de tout temps sur l'Asie nos pensées relatives à l'apparition de l'humanité sur le globe. C'est donc en quelque sorte un devoir tout tracé de commencer toute description, dont les divisions de la terre forment le sujet, par cette contrée que nos origines signalent à notre vénération. Elle mérite, d'ailleurs, pour nous, cette prédilection, plus que toutes autres, par la prodigieuse variété que les efforts souterrains ont produite dans le nivellement de sa surface.

La base de l'Himalaya ferme majestueusement, au nord de l'Hindoustan, le triangle immense dont les deux autres côtés sont bordés, l'oriental par le Gange et le golfe de Bengale, l'occidental par la côte de Malabar et le golfe d'Oman. C'est un terrain bas, humide et prodigieusement peuplé d'hommes de races diverses.

Une des plus grandes surprises qu'on peut éprouver, en présence de cette fourmilière humaine, qui compte peut-être 200 millions de têtes, c'est qu'elle ait pullulé avec cette abondance, malgré les guerres, les massacres et le joug alourdi de dominations sans fin, que ces malheureuses peuplades ont eu à souffrir dans le cours des siècles. Aujourd'hui encore, la couronne d'Angleterre en enrichit ses vastes domaines.

Quoi qu'il en soit, le sol de l'Hindoustan est généralement abaissé; quatre chaînes principales de montagnes détruisent néanmoins la monotonie de ses vastes plaines. Vers la pointe formée par le cap Comorin, les monts Neilguerries constituent un groupe intéressant, par 15 degrés de latitude. Leur élévation ne serait même pas à dédaigner, si le voisinage de l'Asie centrale n'obligeait à la reléguer à un plan vulgaire : car le docteur Baikie y fait constater, au Dodabetta, une altitude de 2668 mètres, avec des vallées et des plateaux peu étendus, offrant aux habitants, à des hauteurs diverses, un agréable refuge contre les chaleurs et les maladies des niveaux inférieurs. Là se trouve la station intéressante d'Ootacamund, à 2260 mètres d'altitude. Le docteur Baikie nous la dépeint comme fort salutaire, avec une température moyenne annuelle de 15° que des variations stationnaires ne troublent pas d'une manière très-sensible.

A l'orient et à l'occident de ces montagnes, s'élèvent en divergeant les deux chaînes des Gathes, à peu de distance des côtes de Malabar et de Coromandel, dont elles suivent la direction.

Plus au nord, et près du tropique, les monts Vindhya s'étendent dans la direction de l'est à l'ouest, complétant ainsi un système de montagnes, qui paraît avoir ébauché un triangle saillant dans l'intérieur de l'Inde anglaise, avec des lignes parallèles aux grandes limites de ce vaste pays. Ajoutons-y le groupe de l'Aravalli, vers le 25e degré de latitude, et nous aurons nommé les principales élévations dont l'ensemble n'occupe qu'un minime espace, si on le compare à l'étendue considérable de cette vice-royauté. Malgré leur importance restreinte, elles forment, surtout vers le cap Comorin et sur le versant qui regarde la côte de Malabar, de petits plateaux et des vallées d'un délicieux aspect, qui sont un secours justement apprécié contre les ardeurs solaires dont ce grand pays se trouve désolé. On n'en saurait douter en portant l'attention sur ce fait météorologique : que la température moyenne annuelle étant, au cap Comorin, de 28°, d'après Mayer et Playfer, elle n'est que de 15 degrés à Ootacamund, d'après les observations du docteur Baikie. Ce serait, à ce compte, un abaissement de 1° pour 91 mètres d'ascension[1].

Au nord de cette contrée célèbre que tant de peuples, tour à tour heureux et déchus, ont portée à des degrés prodigieux de splendeur, s'élèvent tout à coup les superbes montagnes de l'Himalaya. Commençant vers le 70e degré de longitude et vers la latitude nord de 35 degrés, elles courent vers l'est et légèrement au sud, pour se terminer aux environs du [illegible] degré de longitude et le 28e parallèle équatorial. Avant d'en étudier le développement prodigieux, je dois dire ici que le versant méridional de la chaîne n'a pas procédé partout par une soudaine brusquerie. Des étages superposés y ont formé, de l'est à l'ouest, le Boutan, le Sikkim et le Népal, dont les degrés très-variés d'altitude font changer à chaque pas les conditions météorologiques. L'air y est généralement très-humide, à cause des vents du sud, qui viennent surchargés des vapeurs maritimes. L'immense développement de la chaîne les arrête dans leur course, les re-

1. Voyez : *Observations on the Neilguerries*, by Dr Baikie, p. 19.

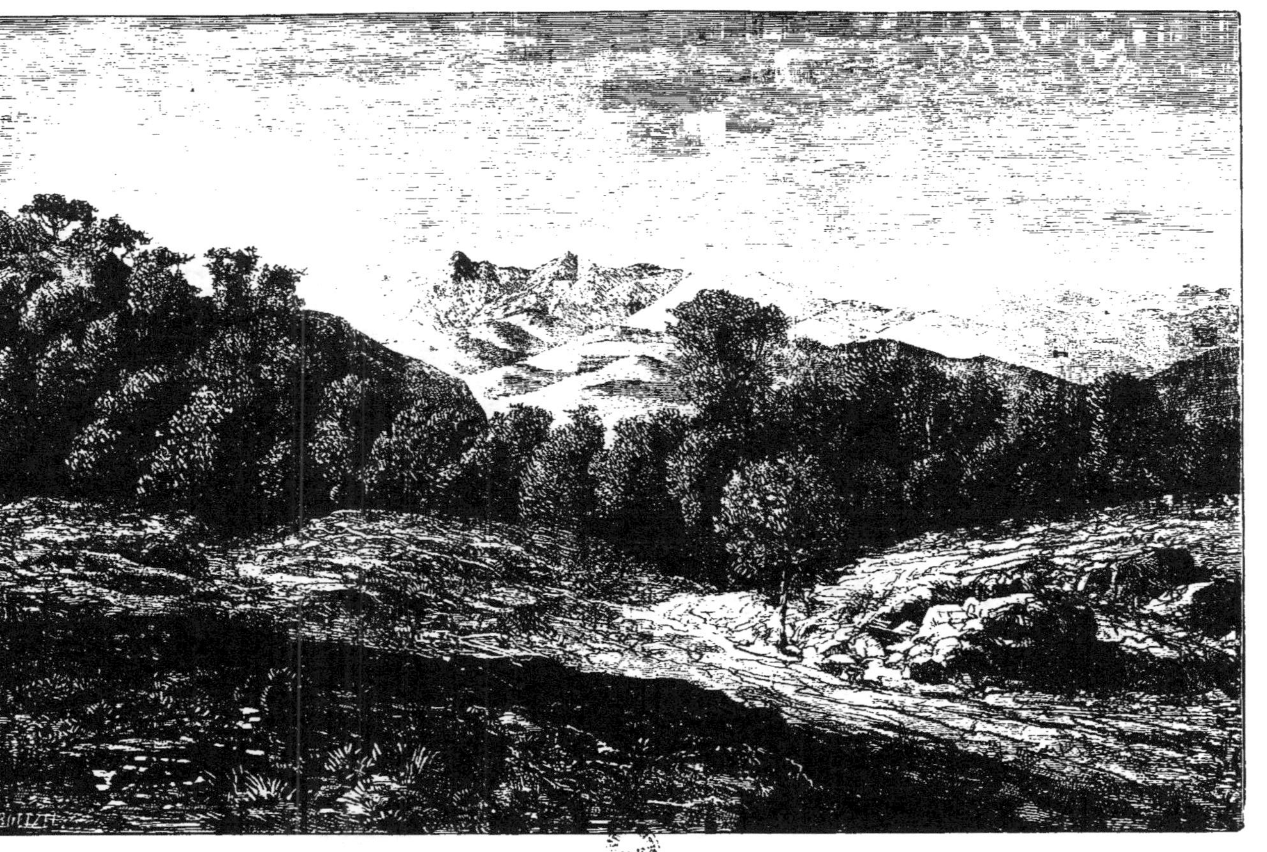

VUE DES MONTS NILGHERRYS PRÈS DU CAP COMORIN (INDE ANGLAISE)

D'après les frères Schlagintweit.

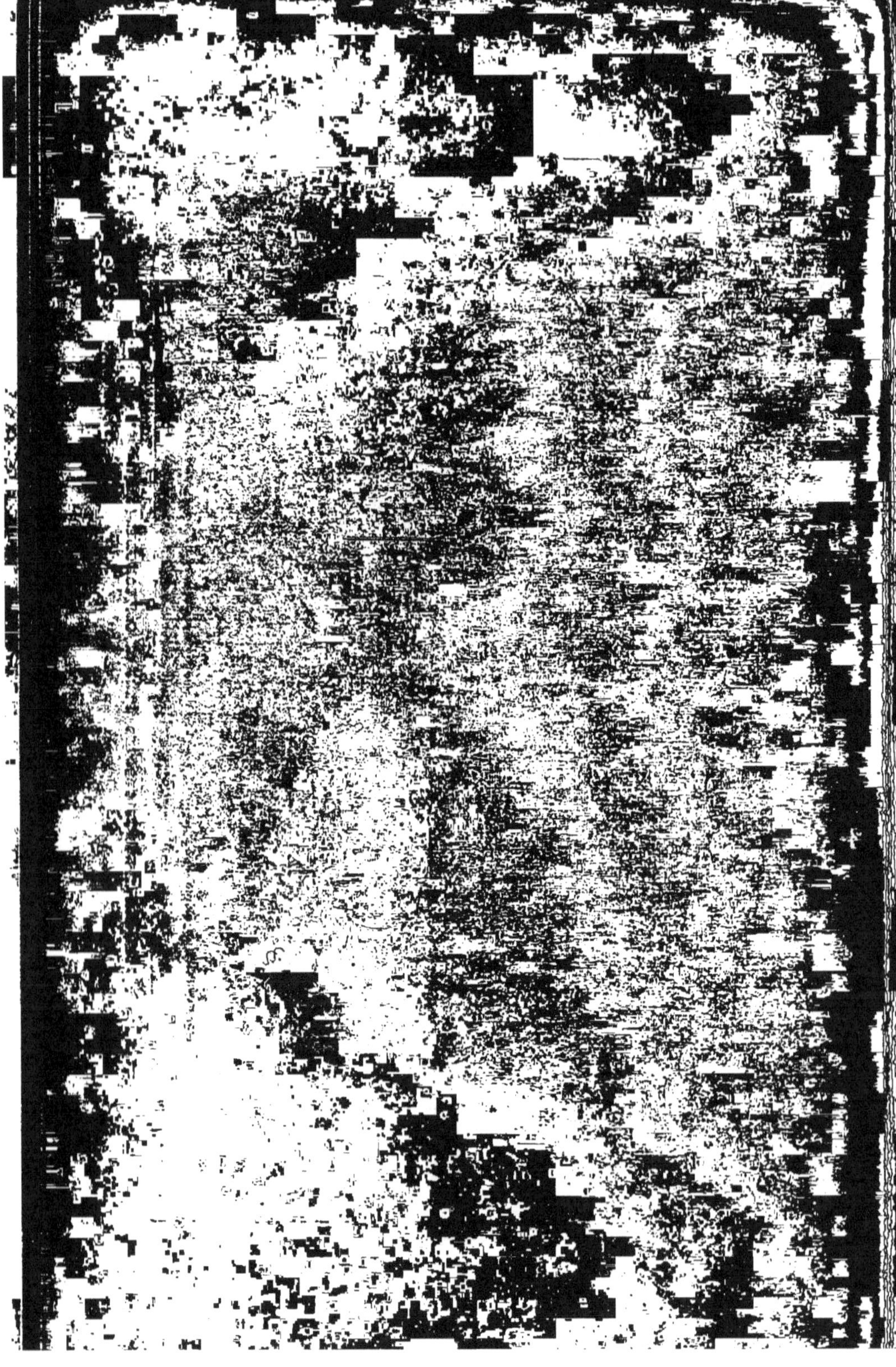

froidit et les oblige à déposer leur eau, qui tombe bien souvent en pluies torrentielles. Que ce soit pour cette circonstance peu favorable à la vie, ou pour d'autres raisons, auxquelles la météorologie ne saurait sans doute rester étrangère, il est bien certain que les hommes n'y ont pas trouvé les éléments d'accroissement constatés sur les plaines de l'Hindoustan. Le Boutan, le Népal et le Sikkim réunis ne possèdent pas une population qui dépasse de beaucoup 3 millions et demi d'habitants, si tant est qu'ils arrivent à ce chiffre. On ne saurait dire, néanmoins, que l'altitude puisse y avoir par elle-même une influence mauvaise ; car, elle est partout modérée, et elle ne peut agir, par conséquent, sous ce rapport, que d'une façon bienfaisante, étant à la fois un modérateur des chaleurs tropicales de l'Inde et un élément de végétation plus salubre. Hodgson et Campbell assignent, en effet, à Kathmandou, capitale du Népal, une altitude de 1323 mètres seulement.

Sa température moyenne annuelle	16°,05
Moyenne d'été	22°,20
Moyenne d'hiver	8°,75

OBSERVATOIRE DE DARGILING, DANS LE DISTRICT DE SIKKIM.

Altitude	2177m
Température annuelle	12°,05
Moyenne d'été	16°,85
Moyenne d'hiver	6°,35

Si nous portons maintenant notre attention plus à l'ouest, sur ce même versant de l'Himalaya, nous arriverons au district renommé de Simla. Sa station principale jouit d'une réputation de salubrité qui attire un grand nombre de résidents anglais trop fortement éprouvés par le climat de l'Inde. Nous aurons à nous occuper bientôt de cette localité, dans un chapitre destiné à la pathologie ; nous ne parlerons pas ici de son influence sur la santé, nous limitant à mentionner les conditions d'hygrométrie et d'altitude qui lui impriment un cachet caractéristique d'originalité. Les frères Schlagintweit témoignent, dans leur écrit, du peu de satisfaction que leur a causé le séjour de ce versant de la chaîne, au point de vue de l'humidité extrême dont ils ont eu à souffrir, et ils hésitent, pour cette cause, à donner à Simla le premier rang parmi les stations sanitaires de l'Inde.

Quoi qu'il en soit, cette résidence est placée à 2145 mètres d'altitude ; sa latitude est de 31° 6'.

Température moyenne annuelle	14°,03
Moyenne d'été	19°,03
Moyenne d'hiver	8°,03

En portant actuellement nos pas vers le N.-O., et pénétrant un peu dans le cœur de l'Himalaya, après avoir franchi des crêtes d'une hauteur modérée, nous nous trouverons transportés dans la riante vallée de Cachemir.

Les charmes de cette séduisante localité ont été maintes fois célébrés par les poëtes. L'aspect en est à la fois des plus gais et des plus majestueux. La température y est en général douce, et l'humidité n'y apporte pas les troubles dont on se plaint justement dans les districts voisins, dont nous venons de faire l'étude.

Sérinager, capitale du Cachemir, est située à 1564 mètres d'altitude, à la latitude de 34° 4'.

Moyenne annuelle de température	13°,33
Moyenne d'été	21°,65
Moyenne d'hiver	5°,55

DISTRICT ET STATION DE MARRI.

Latitude	33°,51
Altitude	2116 mètres.
Moyenne annuelle de température	13°,30
Moyenne d'été	20°
Moyenne d'hiver	5°,40

Cette étude préliminaire sur l'Hindoustan et sur les premiers échelons méridionaux de l'Himalaya nous permettra maintenant de franchir cette chaîne colossale. Sans nous arrêter tout d'abord à en calculer le prodigieux développement en altitude, nous chercherons à apprécier les soulèvements plus modérés dont l'étendue, l'uniformité et les produits utiles ont été pour l'homme l'occasion d'y fixer son séjour. Nous verrons alors que le centre de l'Asie n'est pas remarquable seulement par la grande élévation, par le nombre et par le développement considérable de ses montagnes. Cette région mérite encore d'exciter notre étonnement à cause de l'étendue réellement exceptionnelle du soulèvement général de la masse terrestre dont le pays est constitué. Quatre chaînes principales s'élèvent sur cet exhaussement du sol et complètent le système himalayen. Ce sont l'Altaï, le Tien-Chan ou monts Célestes, le Kuenloun et l'Himalaya. Des rameaux importants établissent, à l'est, la continuité entre l'Altaï et les monts Célestes. Ceux-ci se joignent au Kuenloun au moyen des montagnes du Bolor qui se relient elles-mêmes à l'Himalaya en même temps que la chaîne méridionale de l'Hindou-Koh. L'immense espace qui dépend de ces gigantesques soulèvements s'étend du 78e au 55e degré de latitude ; il est borné à l'ouest par le 65e parallèle environ de longitude, tandis qu'à l'est, on ne peut lui assigner que vaguement pour limite une ligne située vers le 100e degré. Il résulte de la disposition de ces montagnes que la surface considérable qu'elles contribuent à délimiter, se trouve partagée en trois parties distinctes, très-nettement séparées par de puissantes barrières se dirigeant de l'est à l'ouest. Celle de ces parties qui se trouve comprise entre l'Himalaya et le Kouenloun constitue le plateau renommé du Tibet. Au nord de cette dernière chaîne, jusqu'aux Thian-Chan (Monts Célestes), s'étendent les hautes plaines de la petite Boukharie ou Turkestan oriental; tandis que la Dzoungarie occupe les localités ondulées qui s'observent au delà des montagnes du Ciel, à l'orient des monts du Bolor. A l'est de cette double contrée, lorsque déjà le Thian-Chan n'a plus qu'une altitude modérée, au nord et au sud de cette chaîne, s'étend le désert pierreux et désolé du plateau de Gobi.

Si le lecteur maintenant, à l'aide d'un atlas, veut bien porter l'attention sur ce vaste ensemble, il aura sous les yeux l'espace renommé qu'une synthèse peu judicieuse comprend sous la dénomination générale de *plateau de l'Asie centrale.* On réunit ainsi par la pensée, au point de vue de l'altitude, des régions très-distinctes qui, sous ce rapport, n'ont jamais mérité d'être confondues. Le Tibet est, en effet, constitué par un soulèvement qui, par son étendue et sa hauteur considérables, passe justement pour le plateau le plus extraordinaire de notre globe ; tandis que, si l'on en excepte le Grand Pamir et quelques vallées du Bolor, les hauts-fonds de la Tartarie orientale ne dépassent pas les hauteurs plus connues de l'Iran. Quant au Gobi qu'une injuste renommée avait fait longtemps considérer comme un plateau très-élevé, il est certain aujourd'hui que sur bien des points il ne dépasse guère l'altitude de la Vieille-Castille et qu'il serait injuste de lui assigner une moyenne d'élévation supérieure à 1200 mètres.

En réduisant donc cet ensemble à des proportions plus justement méritées, nous avons à constater, vers les déserts pierreux de Gobi, une altitude modérée s'étendant avec des accidents variés, au nord et au sud des derniers rameaux orientaux des Monts Célestes et gagnant le centre même de l'Empire chinois. Ramenant notre attention vers l'occident de ce vaste plateau, nous tombons dans l'intéressant pays situé immédiatement à l'est du Bolor. Là, la Dzoungarie et la Petite Boukharie nous offrent le spectacle de nombreuses vallées cultivées, sérieusement productives. C'est le riche pays du jade qu'une industrie prospère exploite en abondance et élabore avec art. Des villes populeuses y prospèrent et sont la base ou l'intermédiaire de transactions commerciales étendues. La Russie travaille à s'y créer des rapports d'avenir, et son rival, l'empire anglais des Indes, y fait actuellement pénétrer un envoyé, vers Yarkand, à travers l'Himalaya, Ladak et le Kouenloun. En attendant des destinées meilleures, une importante population de Turcomans mahométans s'y est longtemps exercée au progrès et à la vie industrielle avec des péripéties politiques diverses, rarement tranquilles, sous la domination peu vigilante de l'Empire chinois. Aujourd'hui l'indépendance y est absolue, quoique contestée.

Ces pays sont d'une importance de premier ordre par eux-mêmes autant que par les populations incontestablement intelligentes qui les habitent. La topographie, par conséquent, y est, en tous points, digne de notre plus sérieuse attention, et il est sans doute regrettable qu'elle ait été jusqu'ici peu éclairée; mais nous savons qu'elle appartient à notre étude, à titre de pays montagneux.

A ce point de vue, qui est le seul dont nous devions nous occuper, nous devons dire que la contrée, sauf les élévations qui appartiennent directement aux versants des grandes chaînes, se soutient généralement à des niveaux modérés.

Yarkand, la capitale du Turkestan, située à 38 degrés de latitude nord, se trouve à 1276 mètres seulement au-dessus du niveau de la mer. Sa température moyenne annuelle est de 12,2 degrés. La moyenne de l'été est de 15,58 ; celle de l'hiver ne baisse pas au-dessous de 3,33.

Bushia, dans le Khotan, se trouve élevé sur le versant septentrional du Kouenloun ; sa hauteur est de 2829 mètres; sa latitude 36° 26'; sa moyenne annuelle de température 6°, 10; celle de l'hiver 5°, 55 ; celle de l'été 16°, 10. Mais Retchi, capitale de cette province, n'est qu'à l'altitude de 1319 mètres.

Le pays à l'est du Bolor et au nord du Kouenloun est donc essentiellement ondulé. Mais le niveau du sol habité atteint rarement 2000 mètres. Ses altitudes les plus ordinaires dépassent de fort peu la moitié de ce chiffre. On peut dire, néanmoins, que le peuple qui l'habite y reçoit des impressions très-variées provenant de la hauteur et de la température; car le sol est, avant tout, puissamment accidenté.

Le Tibet, dont nous nous occuperons actuellement, provient d'un soulèvement, remarquable par son altitude non moins que par son étendue tout à fait exceptionnelle. Placé entre les deux chaînes du Kouenloun et de l'Himalaya, il emprunte à cette dernière sa longueur et sa direction du nord-ouest au sud-est, pour une surface de 2600 kilomètres, sur 800 de largeur. La chaîne du Karakorum le parcourt longitudinalement dans sa moitié occidentale et l'y partage en deux grandes vallées.

Le pays nous est peu connu dans son entier. Néanmoins, sa partie de l'ouest, appelée aussi le petit Tibet ou province de Ladak, a été visitée par des voyageurs distingués et, dans ces derniers temps, MM. de Schlagintweit y ont pris des notes très-dignes d'intérêt. Grâce à ces courageux explorateurs, nous savons que Leh, sa capitale, est placée à 3505 mètres d'altitude. Sa latitude est de 34° 8'

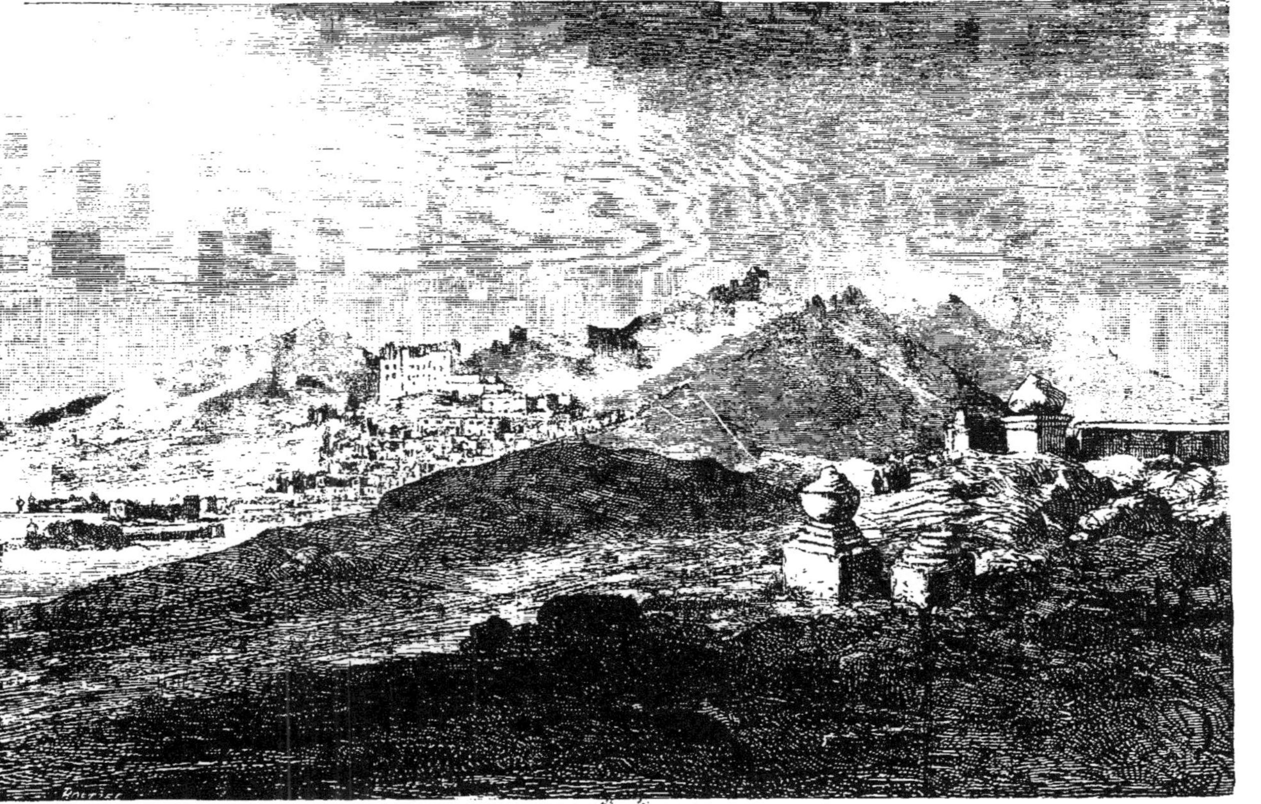

LEH, CAPITALE DE LADAK (TIBET OCCIDENTAL). — 3505 MÈTRES D'ALTITUDE.

D'après les frères Schlagintweit.

Moyenne annuelle de température	6°,10
Moyenne d'été	16°,65
Moyenne d'hiver	5°,55

Le voyageur Cunningham a fait personnellement les observations suivantes dans un village de la vallée du Spiti, partie méridionale du pays de Ladak.

Altitude	3952
Latitude	32°,10
Moyenne annuelle de température	4°,10
Moyenne d'été	15°,60
Moyenne d'hiver	8°,10

L'observation suivante de Csoma de Koroos a été reproduite dans les notes de M. Cunningham sur Ladak :

KANAM, MONASTÈRE, EN KANAÜR

Latitude	32°
Altitude	2825
Moyenne de température annuelle	11°,10
Moyenne d'été	19°,50
Moyenne d'hiver	2°,10

Les frères Schlagintweit qui n'ont reconnu personnellement que le petit Tibet, analysent en peu de mots, d'une manière claire et judicieuse, ce qu'il est raisonnable de penser au sujet des autres parties du pays. Bien avant eux, Humboldt, avec sa sagacité habituelle, avait pressenti le peu de cas qu'il fallait faire des croyances de ses devanciers, dont les récits tendaient à présenter le Tibet comme une contrée parsemée de plateaux, selon les uns, tandis que selon les autres le pays tout entier n'aurait été, dans son ensemble, qu'une vaste plaine s'étendant à une hauteur prodigieuse entre les deux grandes chaînes. Ce grand naturaliste, dans son livre précieux sur l'Asie, fait doublement justice de ces croyances en ramenant l'altitude à des proportions plus raisonnables et en présentant le sol comme perdant son unité par suite d'accidents variés qui proviennent de l'irrégularité de direction de chaînes intérieures.

« La réalité est qu'il y a certainement des plateaux au Tibet, mais qu'ils sont beaucoup moins nombreux et plus petits qu'on n'aurait osé croire. Le pays doit plutôt être décrit comme une vallée longitudinale comprise, en grande partie, entre l'Himalaya et le Karakorum et couronnée par de nombreuses séries de petites chaînes latérales d'un ordre secondaire.

Dans sa partie orientale, il est arrosé par le Dihong, affluent du Brahmapoutra. Lahssa, sa capitale, s'y trouve élevée à l'altitude de 3040 mètres.

Sa partie centrale est formée par les soulèvements graduels du terrain, prenant pour base les lacs de Mansaraür et de Rakustal. Son altitude moyenne est de 4680 mètres.

Sa partie occidentale est baignée par l'Indus et le Satlej avec leurs affluents. Elle comprend le Gnari Korsum, le Ladak et le Balti, dont les villes principales sont : Gartok (4587 mètres), Leh (3503 mètres), Skardo (2205 mètres).

Entre le Karakorum et le Kouenloun, spécialement près de la crête occidentale de ce dernier, de véritables plateaux se remarquent à des hauteurs extraordinaires. Quelques-uns des plus élevés sont connus par les noms de Dapsang, 5320 mètres, Bullu, 5132 mètres, Aksac Chin, 5062 mètres, Vohab, 4991 mètres. Dans le Balti, le plateau de Deosai se trouve à 4316 mètres d'altitude.

Ces renseignements de MM. de Schlagintweit sont en contradiction avec d'autres écrits, en ce qui regarde l'altitude de Lhassa. Je rappellerai, à ce propos, les efforts des Anglais de l'Inde, tendant à mieux faire connaître cette région originale du Tibet, à laquelle nous devrons sans doute un jour le résultat d'être définitivement éclairés sur le sujet qui nous occupe spécialement dans ce livre. Mes lecteurs me sauront gré surtout de consigner ici la conduite louable et le zèle extraordinaire d'un officier des plus distingués, M. Montgomerie, pour mettre fin à l'ignorance où l'on est encore en ce qui regarde les questions les plus simples de la géographie de cette partie de la haute Asie.

Personne n'ignore que la malveillance des commandants chinois, beaucoup plus que le fanatisme bouddhique aujourd'hui plus tolérant, empêche tout étranger, tout Européen principalement, de circuler dans les domaines du Dalaï-Lama. Les tentatives qui avaient été faites jusqu'à ce jour, pour se prémunir contre les effets de ce mauvais vouloir, étaient restées sans résultat profitable. Le père Huc lui-même, le plus heureux parmi ceux qui s'étaient hasardés dans cette entreprise, ne put dépasser deux mois de séjour et encore il ne rendit ce délai possible que parce qu'il se trouvait dans la capitale elle-même et sous l'inspection immédiate du Gouverneur venu du Céleste-Empire.

Cette surveillance ombrageuse est susceptible d'être éludée par les traits du visage. Ce n'est pas qu'il suffise d'appartenir aux races asiatiques pour se mettre à l'abri de toute persécution. Mais il est certain que les caractères physiques de la race permettent de se donner plus aisément les allures d'un voyageur et d'un trafiquant vulgaire, pour arriver à pouvoir parcourir le pays dans tous les sens. C'est cette pensée qui inspira M. Montgomerie. Il choisit dans la race Indoue deux jeunes gens lettrés

1. Schlagintweit, t II, p. 486.

déjà versés dans la langue anglaise et qui, par les qualités du caractère, étaient dignes de sa confiance. Il les instruisit patiemment dans les connaissances du calcul et dans les pratiques instrumentales les plus propres à rendre profitables des voyages dans des localités inconnues dont il s'agit de juger la météorologie, l'altitude et la situation astronomique

Ces deux jeunes gens estimables, bien préparés, convenablement déguisés en trafiquants, munis d'instruments dissimulés dans des colis à double fond, s'introduisirent dans le Tibet à travers les pénibles passages de l'Himalaya ; mais ils ne tardèrent pas, malgré leur savoir-faire irréprochable, à s'attirer les soupçons de la surveillance chinoise. Ils furent éconduits, maltraités, ramenés à la frontière et définiment expulsés du Tibet avant d'avoir pu rien exécuter de leur louable dessein. Ce fut en 1865.

De retour dans leur pays, l'un d'eux ne se découragea nullement par sa mésaventure. Il reforma de nouveau son bagage sous l'inspiration de son instructeur et se remit en route pour la seconde fois. Son odyssée, très-bien racontée à tous égards par M. Montgomerie, est des plus intéressantes à lire et à mettre à profit. Le jeune voyageur vit plusieurs villes de son itinéraire, en détermina la hauteur, séjourna à Lahassa, parcourut la route de Gartokh et fit le relevé de points dont on peut considérer la situation astronomique et l'altitude comme approximativement exactes Cependant, il donne à un village du parcours, Thok-Djalank, l'altitude extraordinaire de 4977 mètres, et il signale en outre, pour la capitale, la hauteur de 3566 mètres. Cela paraît excessif, à cause de la végétation qui entoure Lhassa, et il est naturel de croire que la méthode employée par ce voyageur (l'ébullition de l'eau) le conduisit à un résultat exagéré.

L'absence de produits végétaux à allures tropicales prouve d'ailleurs que les failles nombreuses qui creusent le plateau, n'y affectent nulle part l'aspect de vallées profondes, recouvertes de terres productives. Ce ne sont que des pentes abruptes et des ravins sans largeur bien prononcée, que l'homme ne saurait penser à utiliser pour sa résidence; tandis que, au contraire, il a pu mettre plusieurs localités à profit, pour y établir son séjour, à des altitudes qui dépassent de beaucoup le niveau le plus ordinaire du plateau. Le tableau qui suit énumère les principaux lieux intéressants à connaître, à ce point de vue.

VILLAGES ÉTABLIS ET PERMANENTS SUR DE GRANDES HAUTEURS DU TIBET ORIENTAL.

Hanle, monastère bouddhique à	4593 mètres.
Chusul, petit village	4379
Pananik, établissement de pasteurs	4300
Muglab, avec un nombre considérable de maisons en pierre	4209
Kibar, avec un nombre considérable de maisons en pierre	4136
Gya, avec un nombre considérable de maisons en pierre	4118

VILLAGES HABITÉS L'ÉTÉ SEULEMENT.

Larsa	4970 mètres.	Buckin	4579 mètres.
Zincchin	4931	Amlung	4651
Kiangchu	4797	Jugla	4577
Daba	4780		

Je voudrais, dès à présent, faire observer que ces altitudes extraordinaires, choisies par les habitants du Tibet pour y établir leur résidence, ne sont pas les seuls exemples de ce genre qui existent sur le globe. L'occasion se présentera à nous d'admirer encore des tentatives analogues, lorsque nous traiterons de la Cordillère des Andes. Mais alors nos observations se trouveront coïncider avec la ligne équatoriale, et nous aurons par cela même un motif naturel qui explique le maintien de la température, à des hauteurs que le froid rendrait ailleurs inhabitables. Ce qui doit donc en réalité exciter notre surprise, au Tibet, ce n'est pas tant le degré de raréfaction atmosphérique au milieu de laquelle l'homme réussit à vivre, puisque l'Amérique nous fournit des exemples analogues; mais nous devons réserver notre étonnement pour cette singularité climatérique qui a permis qu'une température compatible avec notre existence, s'observe encore, à ces hauteurs extraordinaires, dans des localités dont la latitude est de 34 degrés, comme dans la province de Ladak. Je ne veux pas dire, par là, que le fait de la compatibilité de la vie avec la diminution considérable de densité atmosphérique que cette grande altitude révèle, ne soit pas par lui-même très-digne de nos méditations; mais nous n'en sommes pas encore arrivés à mettre en rapport avec nos fonctions ces conditions outrées de l'air que l'on y respire. Lorsque le moment sera venu, nous en calculerons, à ce point de vue, toute l'importance, et nous verrons alors de quel secours nous sera l'étude des phénomènes purement physiques, que nous faisons dans cet aperçu préliminaire. Nous savons, en effet, que la pression atmosphérique diminue de moitié sur une altitude de 5550 à 5600 mètres, et que, par conséquent, quelques-uns de ces villages, dont nous avons signalé les degrés presque aussi considérables de hauteur, ne reçoivent la vie que grâce au secours d'une atmosphère à demi disparue. Les grandes villes elles-mêmes, — Leh, par exemple, à 3505 mètres d'élévation, — ne respirent que les 63 centièmes de l'air du niveau de la mer. Nous aurons à mettre en question les effets qui en résultent pour la vie, et tel est, au fond, le sujet réel de ce livre. Mais en ce moment nous devons nous limiter à constater les conditions physiques qui serviront de base aux développements ultérieurs du travail dont nous avons jusqu'ici à peine effleuré les débuts.

C'est donc à titre d'introduction et d'exposé préliminaire, que nous

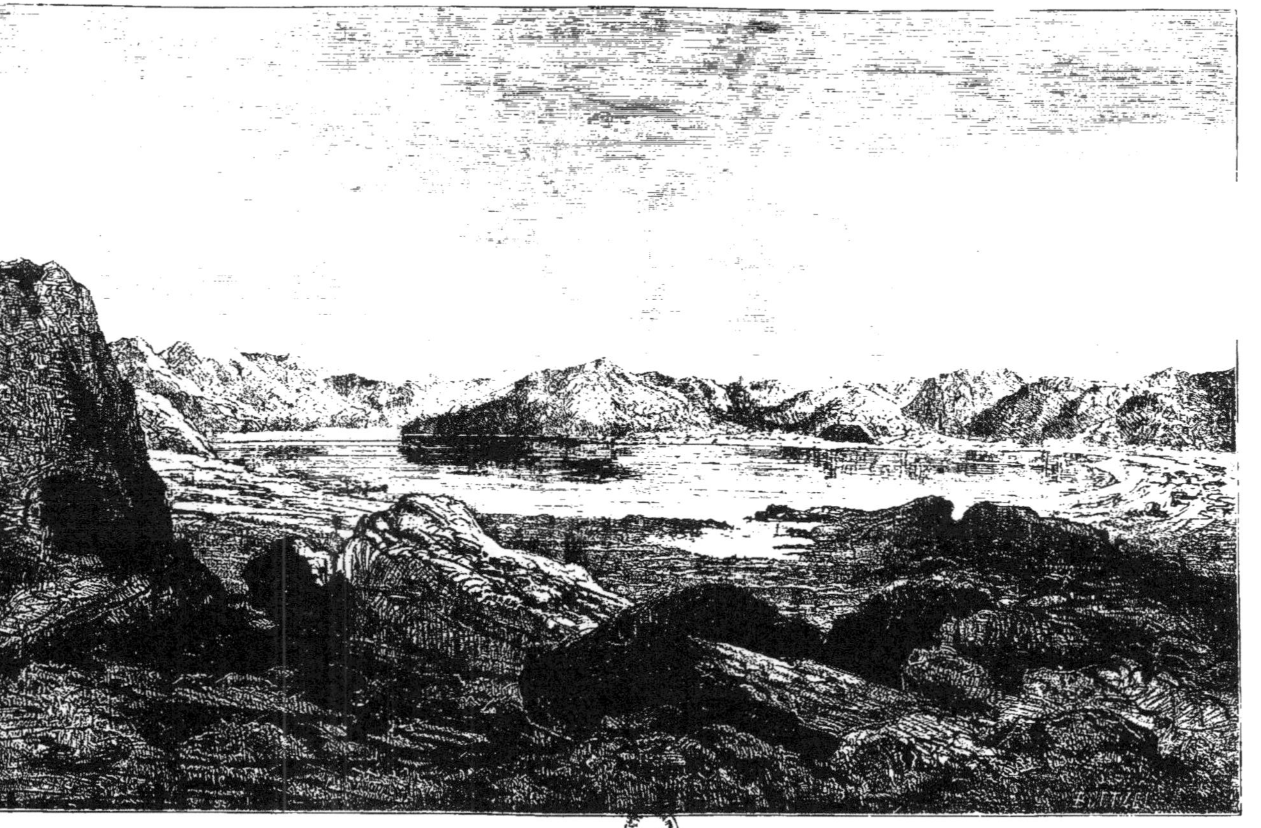

LAC SALÉ DE TSOMORIRI (TIBET OCCIDENTAL). — 4600 MÈTRES D'ALTITUDE.

D'après MM. de Schlagintweit.

étudions ici un pays qui s'étend bien au delà de la région habituelle des nuages, aride, à la vérité, et souvent désert sur de vastes espaces d'un sol rocailleux, hautement accidenté, mais verdoyant aussi et délicieusement boisé sur des localités de prédilection que des courants abondants d'une eau limpide arrosent et font fructifier : contrée surprenante, parsemée de lacs nombreux, quelques-uns considérables, tous d'un aspect imposant par eux-mêmes et par leur entourage. Elle s'étale, majestueusement ondulée, sous un ciel presque toujours serein qu'anime une lumière des plus vives. Des monts variés la couronnent et lui font une ceinture inabordable sous des pics escarpés, dont la plupart n'ont pas leur rival en hauteur dans les autres parties du monde. Sur ce sol, où l'âme contemplative des hommes a fait descendre la Divinité, comme sur un trône digne d'elle, dans la personne mystique et toujours survivante du Dalaï-Lama ; sous ce ciel toujours resplendissant, au milieu de cette atmosphère qui, pour une grande partie du pays, n'est jamais ni trop froide ni trop ardente.... sans doute l'humanité s'est montrée dans tous les temps si prospère, si féconde, que les habitants y débordent, nombreux et pleins de vie, inondant les pays d'alentour?.... Déception surprenante ! Les voyageurs distingués qui ont le mieux étudié cette intéressante contrée n'osent pas se hasarder à lui supposer une population dépassant quatre à cinq millions. Or, n'oublions pas que sa surface se calcule à peu près par 2600 kilomètres de longueur sur environ 6 à 800 kilomètres de large. La race qui l'habite est en grande majorité la mongole, celle-là même qui a atteint sur maintes autres parties de l'Asie un prodigieux développement. Voilà le fait dans toute sa nudité; ses interprétations viendront à leur heure, dans d'autres parties de ce livre.

En attendant, reprenons méthodiquement ici le fil naturel de notre sujet en constatant le maintien d'une douce température à la hauteur des points les mieux habités du Tibet. Si l'on veut bien se souvenir que le versant méridional de l'Himalaya ne présente pas ce phénomène au même degré, nous serons frappés de ce fait : que le développement très-étendu du plateau et de ses masses montagneuses a eu le pouvoir de suppléer à l'impuissance de rayons solaires, pour réchauffer cet air privé de densité. C'est le plus éclatant témoignage en faveur de la chaleur conservatrice dont le sol est le dispensateur naturel. Et comme d'ailleurs ce phénomène est ici plus manifeste qu'en aucun lieu de la terre, c'est une occasion de reconnaître à la fois la puissance des rayons solaires des altitudes pour échauffer les corps solides, et la grande aptitude de la surface terrestre pour en emmagasiner le surplus dans un but d'utilité future.

Le moment est d'ailleurs arrivé de nous demander quelle serait la température du Tibet, si un effondrement subit le ramenait au niveau des mers voisines. Le travail, dès longtemps exécuté dans le but d'établir la direction des lignes isothermes du globe, nous permet de répondre que la chaleur moyenne annuelle y serait de 22 degrés ; car telle est aujourd'hui celle que l'on constate, à la même latitude, sur les points du littoral qui s'éloignent le moins des localités dont nous faisons l'étude. L'élévation a donc produit un abaissement de 16 degrés pour 3500 mètres, altitude de Leh en Ladak, c'est-à-dire 1 degré de température pour 218 d'ascension. Lorsque nous arriverons à l'examen de la Cordillère des Andes, nous aurons à reconnaître que, pour Quito, un phénomène analogue s'est produit à raison d'un abaissement de 1 degré pour 150 mètres d'élévation, et nous verrons par cela même que l'influence exceptionnelle du grand plateau asiatique, pour la conservation de la température, est un fait incontestable.

Comme nous l'avons déjà dit d'ailleurs, cette heureuse intervention du plateau est démesurément prouvée sur les lieux mêmes par la différence des niveaux des neiges perpétuelles, selon que l'on observe au sud ou au nord de l'Himalaya, puisque le versant septentrional nous les montre situées à 5067 mètres, en contradiction avec les 3956 mètres observés sur la face opposée.

Mais je prie le lecteur de ne rien exagérer dans cette situation. Nous aurons bientôt l'occasion de la voir très-approximativement reproduite sur les pics de la Bolivie, et nous serons alors à même de porter à ce sujet un jugement éclairé par le parallèle. En attendant, jetons un dernier regard sur les prodigieuses chaînes qui entourent le Tibet et accidentent son sol intérieur, afin d'y constater l'altitude extraordinaire de ses passages et de quelques-unes de ses montagnes les plus renommées. Mais mon but n'est pas de m'arrêter à les décrire. Les intentions de ce livre seront suffisamment remplies par un tableau présentant leurs noms en regard des chiffres qui signalent leur hauteur et leur situation.

ÉVALUATIONS HYPSOMÉTRIQUES DES POINTS LES PLUS ÉLEVÉS DE L'ASIE CENTRALE.

BUTHAN, SIKKIM ET NÉPAL.

Mont Dalla	6838 mètres.
Pic d'Oamla	6818
Narigun, place importante, résidence du Lama gouverneur.	1107
Temple de Rungkhong	2523
Passage Sasuka, de Daru à Lhassa	3749
Pic de Chamalhari	7278
Pic de Chora	6906
Passage de Tankra	4899
Mont Pauhauri	7033
Passage de Doukia	6620

Station de Momai Samdong	....	4625
Massif du Ninchinjhan	....	6916
Passage de Sebola	....	5406
Passage de Kongra	....	4770
Pic de Pandim	....	6693
Station sanitaire de Darjiling	....	2173
Raton Ridge	....	7585
Mont Kanchinjinga (Sikkim, frontière du Tibet)	....	8559
Mont Kabru	....	7300
Mont Yangura (Nepal, frontière du Tibet)	....	7904
Gaurisankar ou mont Everest (Nepal, frontière du Tibet. Latitude, 27° 59'. — Longitude, 86° 54', Greenwich)	....	8816
Pic de Chamlang (Nepal)	....	6753
Pics de Sankosi. — Le plus élevé (Nepal)	....	7165
Mont Jinjibia.	—	7977
Pics d'Aku.	—	7391
Pics d'Yassa.	—	8110
Pics de Baratov.	—	7924
Pics de Morshiadi.	—	7533
Mont Dhavalagiri (Latitude, 28° 41'. — Longitude Greenwich, 83° 28'	—	8155
Pics de Narayani	—	7738
— d'Api.	—	6930
— de Kunlas.	—	6843

KAMAON.

Samgang (pâturages) (Kamaon)	....	3692
Paysage de la Janti.	—	5632
— de l'Uta Dhura.	—	5357
Campement de Laoka (pâturages)	....	4812
Village de Milum.	—	3424
Temple près de Milum.	—	3598
Kiungar (passage).	—	5768
Pic de Nanda.	—	6837
— de Latu.	—	7417
— de Nanda Devi.	—	7827
Passage du Nanda.	—	5402
Pics du Milum d'Arvaza.	—	7113
— de Trissul.	—	7152
Passage du Nitighat (un des passages les plus fréquentés près du Gnari Khorzum)	....	6219
Pic de Nalicantha (Garhval)	....	6530
— de Badrinath.	—	6952
— de Rudru.	—	6500
— de Sarga Ruer.	—	6963
— de Shipper.	—	6711
— Kidarnath.	—	6943
— de Bhagiratti.	—	6502
— de Tharlasager.	—	6938
— de Srikanta.	—	6661

Pic de Chetkul	—	6541
Khar ali	(village)	2545
Jamnatri.	—	2977
Pic de Shigri		6252
(Marri sanatorium)		2722

KARAKORUM (CHAÎNE CENTRALE DU TIBET OCCIDENTAL).

Mont Gurla.	(Gnari Khorsum)	7660
Pic de Tise.	—	6688
Passage de Chaco.	—	5338
— Boko La.	—	5508
— Sasser.	—	5397
— Laoche.	—	5445
Sommets neigeux principaux de la partie occidentale de la chaîne du Karakorum		
Passage du Changhenmo		5715
— Yurungkash		5052
— Elchi Davan		5283
Pic Suget Davan		6277
Passage du Kissilkorum		5400
— Karakorum		5576
Mont Dapsang (Latitude, 35° 28′. — Longitude, 77° 10′)		8596
Mont Masheribrum		7790
Passage Mustagh		5781
Mont Diamer		8095
— Mer, ou Khana (bordure orientale de la vallée de Cachemire)		7115

VILLES.

Elchi		1672
YarKand		1272
Kashgar		1064
Pic Dodabetta	(Nilgiris)	2798
Station sanitaire d'Utakamand.	—	2580
Station sanitaire de Nurélïa (Ceylan)		1890
Peduru peak, (l'élévation la plus grande de l'île Ceylan)		2524

Non loin des plateaux célèbres du Tibet et sur les montagnes qui le dominent, au nord-ouest, nous avons le spectacle d'un prodigieux soulèvement dont le capitaine Wood fit l'étude en 1832 et que d'autres ont parcouru, depuis, avec tant de profit pour les sciences géographiques. C'est le plateau renommé de Pamir. Des hordes nombreuses de Kirghis, avec leurs troupeaux de yachs et de brebis, hantent pendant l'été ces hautes plaines jusqu'à l'élevation de 4700 mètres. Ce sont des tribus pillardes, ennemies de la civilisation concentrée dans les gros bourgs et dans les cités. En rayonnant autour de cet exhaussement, nous tombons, au sud, sur les versants qui conduisent à l'Hindou-koh, tandis que la direction vers l'occident nous amène à l'est du Bolor dans le Turkestan indépendant. Nous avons là une longue série d'étages superposés au milieu desquels les hommes, déjà différemment inspirés par leurs origines, par leurs religions, et par les habitudes acquises, reçoivent aussi des impulsions variées dont le point de départ a sa raison d'être dans la diversité de niveaux et dans la météorologie qui en est la conséquence. Il serait hors de toute sagesse de perdre de vue cette puissante source de difficultés pour les progrès auxquels ces localités sont forcément appelées par leur situation même. C'est là, en effet, que deux puissantes nations vont se trouver en contact et rivaliser de zèle et d'ambition pour assurer leur influence vers l'Orient. L'antagonisme sera belliqueux ou pacifique, selon que le souffle des intérêts et la sagesse des hommes en décideront à leur heure, mais à coup sûr, de toutes façons, un progrès dans la civilisation en sera la conséquence obligée. Il ne saurait donc être permis de voir ces contrées avec indifférence; nous avons eu raison d'y arrêter un instant nos regards et de faire remarquer en quoi elles se rattachent à l'étude que nous faisons dans ce livre.

Le développement le plus naturel du sujet que nous traitons exigerait maintenant que, faisant rayonner notre attention autour des lieux que nous venons de décrire, nous fissions successivement l'étude de tous les niveaux habités du globe. Tel serait aussi notre dessein et notre goût personnel. Mais nous voyons en même temps dans quelles proportions cette partie, en quelque sorte accessoire, de notre sujet, absorberait les pages de ce livre. Force nous est d'y mettre des limites et de modérer les conséquences de l'attrait qui nous y a séduit. Nous ne devons penser à traiter dans ce chapitre que des altitudes habitées par les hommes au-delà de 2000 mètres, et des hauteurs exceptionnelles que les voyageurs ont fréquentées passagèrement.

Disons tout de suite que de pareilles régions ne sauraient être nombreuses sur la terre; car il faut à la possibilité de leur habitation par les hommes, non-seulement le maintien d'un certain degré de densité dans l'atmosphère, mais encore la persistance d'une température compatible avec la vie. Or, pour que cette dernière condition se réalise, le voisinage des climats équatoriaux est indispensable. Ces exigences de situation réduisent à trois principales les régions du globe où l'on peut observer la vie humaine mise sérieusement aux prises avec la raréfaction atmosphérique des altitudes : ce sont l'Amérique tropicale, l'Abyssinie et le centre de l'Asie. L'Europe aussi a le Mont-Blanc et les voyages curieux dont il a été le sujet. Elle possède même un monastère où des prodiges de charité maintiennent à 2400 mètres la vie précaire des religieux qui l'habitent. De tous ces lieux nous parlerons à leur heure; mais à présent, nous ne devons pas oublier que l'attrait principal que notre sujet présente, consiste surtout dans les soulèvements dont l'étendue et la chaleur climatérique rendent possibles l'habitation des hommes et leur organisation en sociétés durables, au-delà de 2000 mètres d'altitude. La réalisation de ces conditions se voit surtout d'une manière remarquable dans la région du globe que nous venons de décrire. Mais force nous est d'abandonner le vieux monde, si nous voulons trouver encore des pays qui lui soient, à cet égard, comparables.

L'Amérique nous en fournira l'occasion d'une manière tout à fait exceptionnelle. Le prodigieux soulèvement des Andes, en effet, n'a pas seulement transporté dans les hauteurs de l'air des pics arides et des rocs inaccessibles ; d'énormes masses y ont encore élevé le sol en plateaux très-étendus ou en vallées considérables, dont les dimensions, les formes et la fertilité ont offert tous les attraits d'une habitation enviable, tandis que d'ailleurs leur situation intertropicale était une garantie contre un froid excessif.

De la pression de l'air

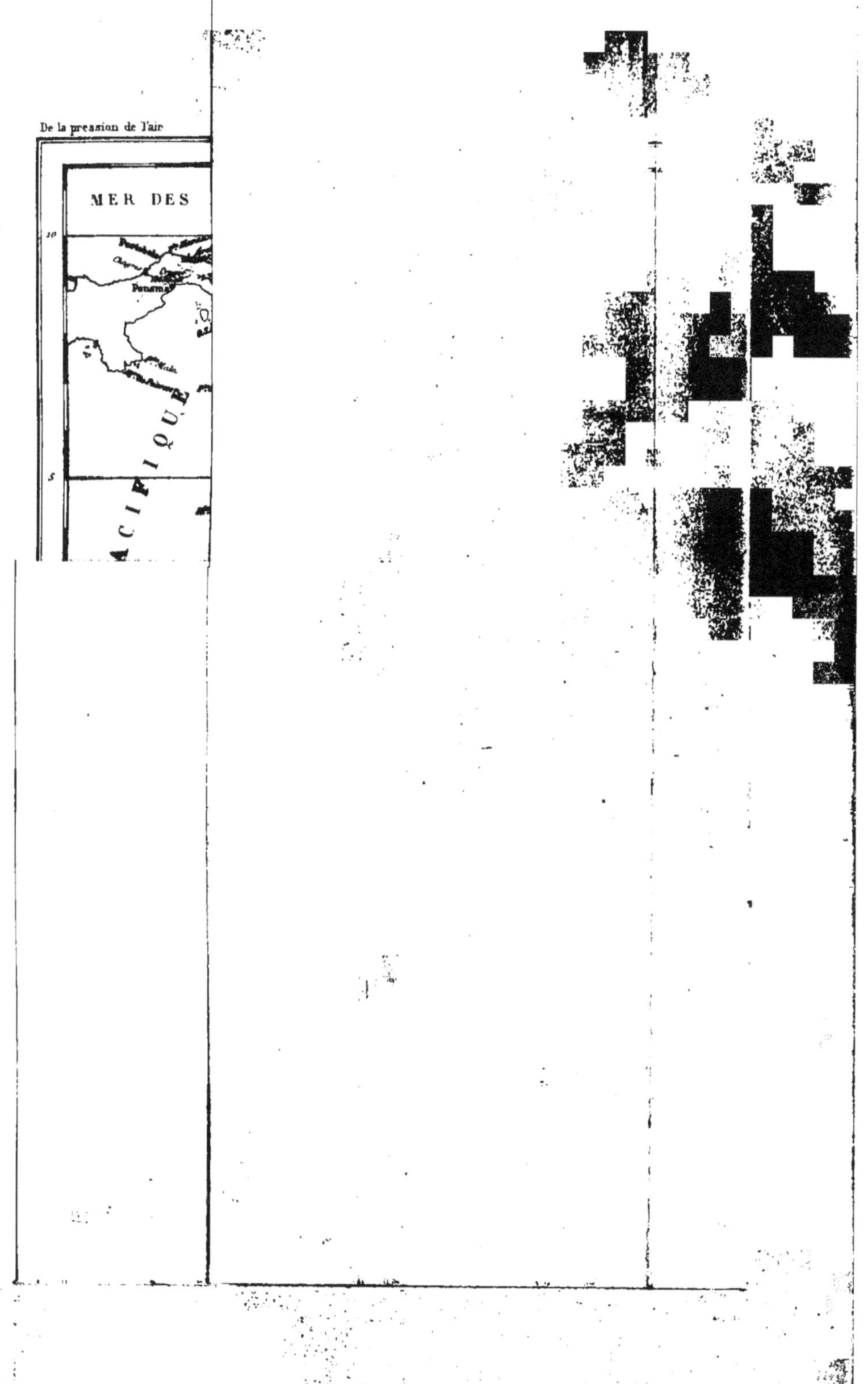

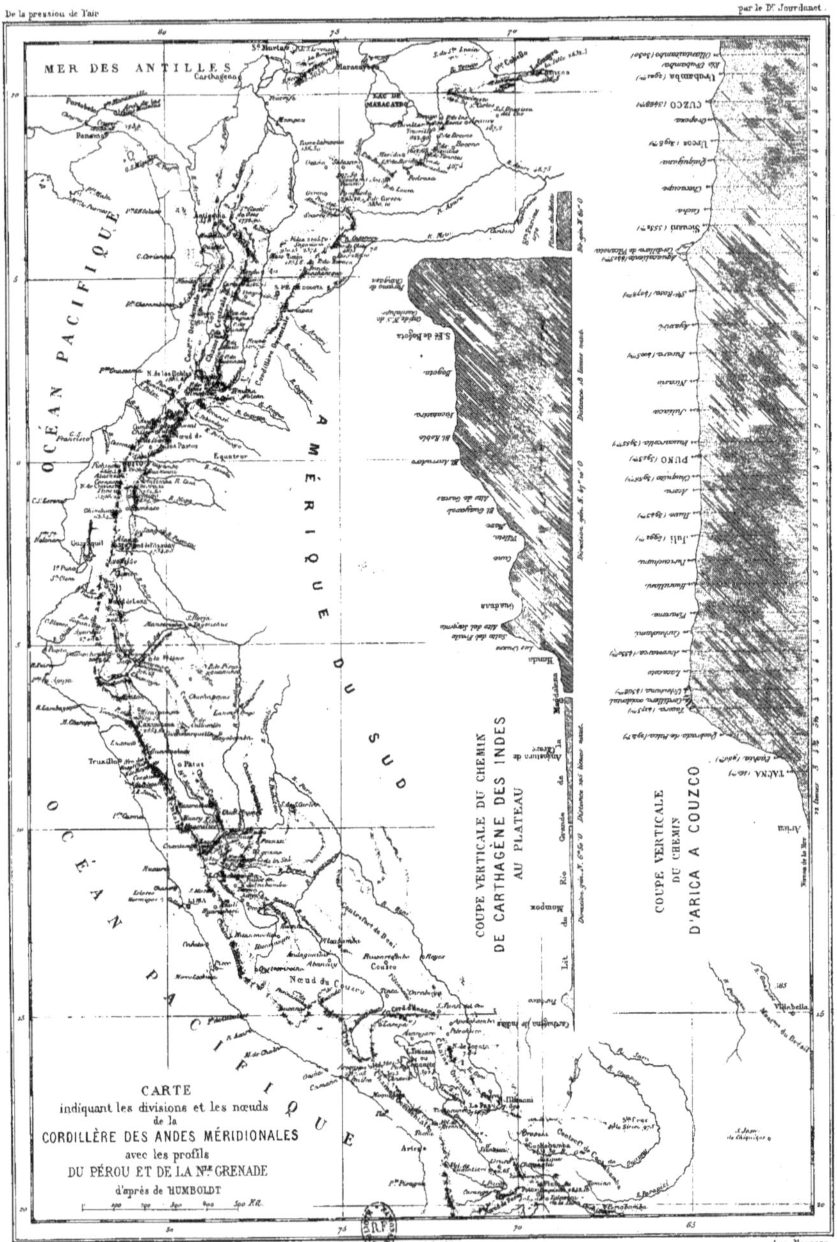

MER DES ANTILLES

OCÉAN PACIFIQUE

AMÉRIQUE DU SUD

COUPE VERTICALE DU CHEMIN DE CARTHAGÈNE DES INDES AU PLATEAU

COUPE VERTICALE DU CHEMIN D'ARICA A COUZCO

CARTE
indiquant les divisions et les nœuds
de la
CORDILLÈRE DES ANDES MÉRIDIONALES
avec les profils
DU PÉROU ET DE LA Nlle GRENADE
d'après de HUMBOLDT

Gravé par Erhard, 12 r. Duguay-Trouin — Dessiné par J. Gaultier — Imp. Monrocq.

CHAPITRE III

ALTITUDES DE L'AMÉRIQUE MÉRIDIONALE

Donner en peu de mots une juste idée de tous les accidents de terrain qui nous intéressent dans la Cordillère des Andes n'est pas une opération précisément facile. Il est toujours malaisé d'être clair et concis. Nous pourrons néanmoins, si nous voulons nous borner à ce qui est indispensable à notre étude, éviter ici toute fatigue à nos lecteurs, en leur présentant le tableau des élévations américaines au point de vue unique de l'habitation par les hommes. Ainsi réduites, les considérations qui se rattachent à la Cordillère sont simples et peu nombreuses, quoique toujours d'un intérêt très-considérable.

D'abord, dans son vaste ensemble et dans sa prodigieuse originalité, ce soulèvement se présente à notre attention sous un aspect nouveau, auquel l'Asie ne nous a pas habitués. Je veux dire que le développement des chaînes, nulle part interrompu, suit une direction constante du sud au nord, depuis le détroit de Magellan jusqu'à la partie la plus septentrionale des montagnes Rocheuses, bien près de l'océan Glacial. Dans ce parcours immense, toutes les latitudes sont traversées successivement, et c'est là une circonstance d'un haut intérêt, au point de vue météorologique, puisque, aux conséquences naturelles de l'altitude dans la production du froid, s'ajoute alors l'influence variée de l'éloignement ou du voisinage de la ligne équatoriale. Une réflexion se présente, tout d'abord, à ce point de vue particulier, c'est qu'une conformation originale de ces soulèvements américains y a eu pour conséquence l'uniformité climatologique, je ne dirai pas absolue, mais approximativement constante dans les pays des Andes. Les hauteurs des vallées et des plateaux, effectivement, s'y sont échelonnées de manière à adoucir les effets de la température, dans la proportion même de l'exagération que la latitude aurait pu naturellement produire en certains lieux. Les plateaux les plus élevés se trouvent en effet dans les régions tropicales, ainsi qu'on en verra bientôt la preuve, lorsqu'il sera traité du Pérou et de la Cordillère mexicaine.

Quoi qu'il en soit, les Andes demandent à être étudiées par groupes successifs, afin d'être mieux comprises. Aussi les divise-t-on habituellement en :

1° Cordillère de Patagonie;
2° Cordillère du Chili et de Potosi;
3° Cordillère du Pérou ;
4° Cordillère de la Nouvelle-Grenade.

ARTICLE PREMIER. — CHILI. BOLIVIE. PÉROU.

Les Andes patagoniques ne présentent pas d'intérêt pour le sujet qui nous occupe dans ce livre.

Au Chili, la Cordillère offre à notre attention une chaîne unique, avec sa crête solitaire, servant de barrière entre l'orient et l'occident de ses versants dépourvus de plateaux. Vers Santiago cependant, cette chaîne acquiert un commencement de renforts par les dernières émanations des sierras de Cordova, de Salta et de Cochabamba. Sa masse et ses hauteurs s'en accroissent sensiblement et préludent ainsi au vaste soulèvement appelé Haut-Pérou ou Bolivie. Avant de nous engager dans ces altitudes extraordinaires, nous devons constater que la division territoriale connue sous le nom de Chili consiste dans une bande étroite qui longe la mer et s'adosse à la Cordillère unique, entre les 37° et 26° degrés de latitude méridionale. Cette importante nationalité prospère au pied des Andes sans s'y appuyer d'une manière très-prononcée. De sorte que l'originalité que ce pays nous donne lieu de noter tout d'abord, c'est que, dans son ensemble, il est le moins élevé de tous ceux qui se présenteront à notre étude sur le versant occidental de la Cordillère. Santiago, sa capitale, n'a que 550 mètres d'altitude.

Les provinces Argentines, au nombre de sept, forment au pied du versant oriental de la Cordillère du Chili un groupe habité du plus grand intérêt. Ce sont : du sud au nord, Mendoza, San Juan, Rioja, Catamarca, Tucuman, Salta et Jujui. Cette région n'appartient pas précisément aux grandes altitudes; mais cependant la hauteur de 1000 mètres y est atteinte ou même un peu dépassée par quelques-unes des populations les plus importantes, comme la ville de Mendoza.

Or, si l'on tient compte de sa latitude, qui est de 33 degrés, cette élé-

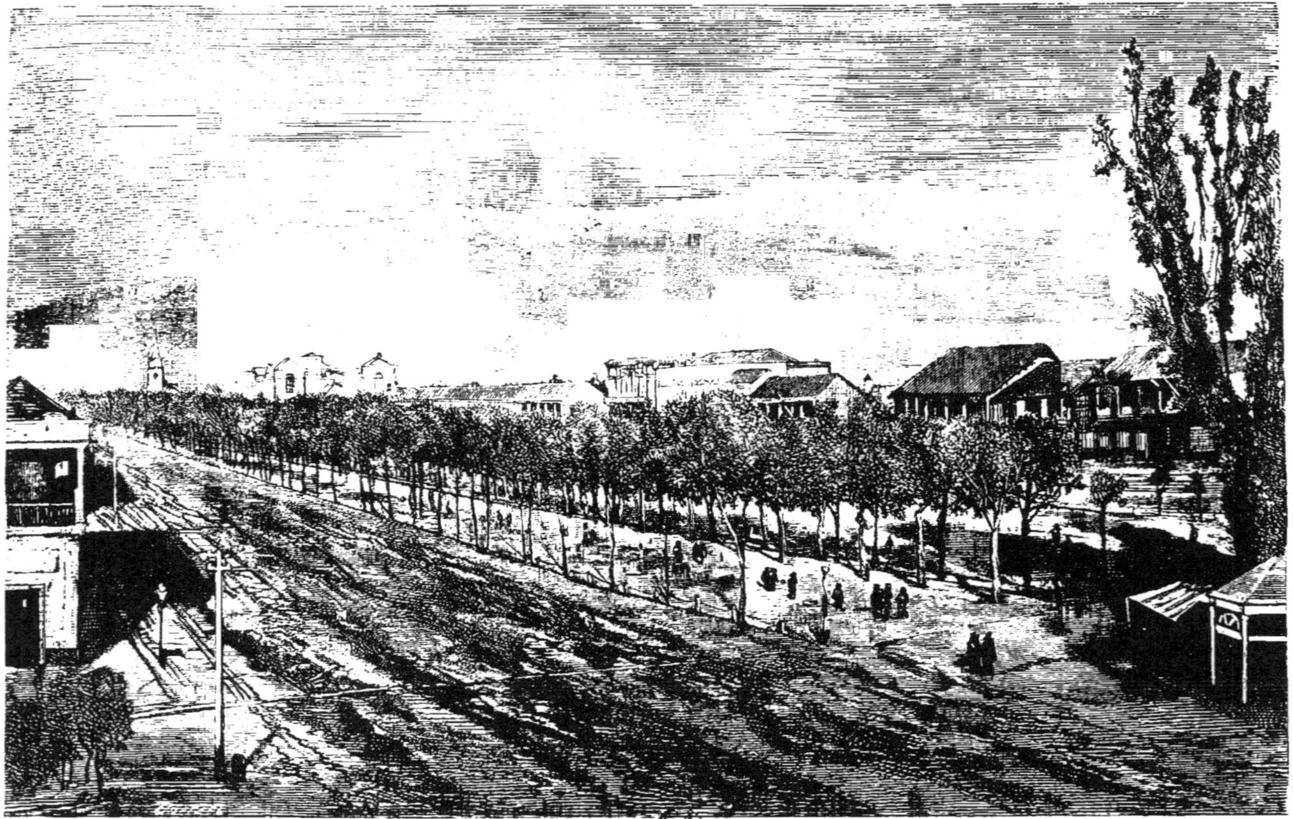

VUE DES MONTAGNES DE LA CHAINE DU CHILI, PRISE DE L'ALAMEDA DE SANTIAGO.

D'après une photographie.

vation est déjà susceptible de produire quelques résultats sensibles sur certaines organisations. Nous ne devons donc pas passer cette contrée sous silence; elle nous appartient, sinon comme pays d'altitudes, du moins à titre de climats de montagnes, ainsi que le prouvent du reste les nombreux cas de goître qu'on y observe, surtout au nord vers Jujui, au pied de la Cordillère de Bolivie.

Entre les 20e et 19e degrés de latitude, la Cordillère éprouve tout à coup deux accidents simultanés très-remarquables. En se bifurquant, en effet, elle se dévie d'une part vers l'occident et, entraînant la côte du Pérou dans ce mouvement, elle contribue à lui imprimer l'obliquité très-prononcée qui, depuis Arica jusqu'au cap Parima, lui donne sa direction nouvelle vers le nord-ouest. D'autre part, infléchissant légèrement son embranchement oriental, la Cordillère ainsi partagée contourne le lac Titicaca, et se termine au nœud de Cuzco après avoir lancé vers l'Orient les montagnes de Potosi, d'abord, et plus au nord, les sierras de Cochabamba et de Santa-Cruz. C'est dans ce parcours, à la latitude et près du lac Titicaca, que l'Ilimani et le Sorata s'élèvent aux altitudes extraordinaires de 7694 et 7314 mètres. A leur pied se trouve La Paz, la plus importante ville de la Bolivie, avec une population d'environ 40 000 âmes ; elle est située dans un bas-fond à 3730 mètres au-dessus du niveau de la mer, tandis que ses environs se trouvent à une moyenne de 4175 mètres. C'est vers ce lieu que, par suite de la formation des chaînes secondaires qui se développent entre les deux nœuds de Porco et de Cuzco, le sol s'est élevé en masses considérables, constituant de hautes et nombreuses vallées. On pourrait même dire que la partie la plus intéressante de la Bolivie, entre les 16e et 22e degrés de latitude, environ, n'est qu'un immense plateau surmonté de crêtes variées et sillonné çà et là de crevasses profondes. Outre La Paz que nous avons déjà mentionnée, c'est là que se trouvent les villes importantes de Chuquisaca, de Potosi, de Cochabamba et tant d'autres centres de population rendus célèbres depuis la conquête, surtout par les grandes richesses dont l'exploitation minière a été l'occasion [1]. La vie de l'homme s'y est soutenue à des hauteurs extraordinaires dans des conditions de salubrité et de force que nous aurons à apprécier dans un autre chapitre. Dès à présent, nous devons dire que la population n'y a pas prospéré d'une manière sensible ; car elle ne dépasse pas certainement 2 millions d'habitants,

1. Itinéraire de M. Castelneau, de Chuquisaca à La Paz :

Chuquisaca	2840	Poste de Panduro	3988
Potosi	4060	Sicasica	4015
Laguillas	3940	Village de Hoyoayo	4149
Poste de Talapolco	4189	La Paz	3720
Oruro	4090		

disséminés sur une superficie de 1 388 000 kilomètres carrés. La hauteur à laquelle l'habitation s'est élevée est nécessairement très-variée. Mais on peut dire que la grande majorité des résidents s'est fixée sur les régions les plus hautes, entre 4100 et 2500 mètres, avec cette particularité que l'altitude de 3000 mètres est dépassée par la plus grande partie de la population. Les conditions ordinaires de température qui leur sont imposées varient nécessairement beaucoup avec les hauteurs. Mais en les réduisant à un chiffre approximatif, qui se rapproche le plus de toutes les moyennes observées sur le haut plateau, on ne s'écarte pas beaucoup de la vérité en disant que la température annuelle est de 10 degrés centigrades. Les écarts stationnaires ne sont pas considérables. On ne voit pas plus de 23° en été, et l'on n'observe guère moins de 4 degrés au-dessous de zéro, en hiver, si l'on en excepte les froids nocturnes que le rayonnement vers un ciel serein rend ordinairement excessifs.

Mais n'insistons pas sur ce point; car nous allons bientôt trouver, à propos du Pérou et de sa température, des conditions qui se généralisent à toute la Sierra et au sujet desquelles nous donnerons des détails plus précis.

Il serait, en effet, peu judicieux d'établir absolument pour notre étude les mêmes divisions qui ont été adoptées par la politique. Cela obligerait à des répétitions inutiles, car tous ces pays ont des points communs qui les confondent dans des considérations d'hygiène tout à fait semblables. Nous pouvons donc dire que du 25ᵉ au 5ᵉ degré de latitude méridionale l'étude pour nous est identique. Elle comprend les deux Pérou et nous conduit au nœud de Loxa, accident plein d'intérêt, qui signale un point d'arrêt à notre attention, parce que, comme nous le verrons tout à l'heure, la Cordillère y reçoit une originalité nouvelle aboutissant à la formation de la surprenante vallée de Quito.

Au nord du lac de Titicaca, la sierra de Carabaya, se dirigeant vers le nord-ouest, arrive au nœud de Cuzco vers le 14ᵉ parallèle. Là les Andes forment une nouvelle bifurcation. L'embranchement de l'est se rapproche de Lima, celui de l'ouest passe à l'orient de Tarma. Vers le 11ᵉ degré de latitude, l'union des deux chaînons se rétablit au moyen d'un rameau transversal; mais une séparation nouvelle s'y forme immédiatement, au nœud de Pasco, et se poursuit en trois chaînons qui, dans leurs directions variées, n'offrent aucune particularité digne de note; on peut dire néanmoins que, si l'on en excepte les *Nevados* de Pelagotos, Mayapata et Huaylillas, ces trois chaînes secondaires signalent une dépression marquée dans le parcours de la Cordillère, comme si elle avait voulu se préparer par un temps de repos au prodigieux soulèvement qui s'offrira à notre admiration après le nœud de Loxa.

Le lecteur ne se sera pas mépris sans doute sur le sens véritable de la description qui précède, relative au Bas-Pérou. Elle a pour but de faire comprendre les directions des chaînes, calculées uniquement par les lignes observées aux points culminants qui en forment les arêtes. Mais si nous détournons les yeux de ces sommités effilées, pour les porter sur les ondulations qui se succèdent depuis le Pacifique jusqu'aux hauteurs arides dont nous venons de décrire uniquement le cours, l'admirable variété d'aspects dont notre attention sera saisie captivera d'une manière irrésistible nos désirs d'étude. Les innombrables accidents qui se multiplient sur le sol, ici graduels avec mesure, là brusques et déchirés, s'accompagnent de toutes les variations que la nature est susceptible d'affecter sous l'influence des changements de température. Les végétations de tous les climats s'y mêlent ou s'y succèdent avec une prodigalité qu'on chercherait vainement partout ailleurs sur un sol régulièrement nivelé. Le passage d'un climat à celui qui s'en distingue n'y est presque nulle part subit; il ne saurait s'y déterminer brusquement par le tracé d'une ligne invariable. Mais on peut assurer néanmoins que la pratique des lieux a appris à prévoir certains effets et à poser certaines lois au sujet de cette climatologie exceptionnelle. Pour mieux se guider dans l'entente des phénomènes qui s'y rattachent, les habitants de ces admirables contrées, instruits par l'expérience, ont adopté des expressions que les savants eux-mêmes emploient aujourd'hui dans leur langage descriptif pour désigner les climats des localités diverses du versant de la chaîne.

La bande longitudinale, toujours abaissée, qui court du sud au nord ou au nord-ouest, le long du Pacifique, s'appelle la *Costa*. Elle s'étend à une profondeur variable vers la montagne et se fond insensiblement avec la région des *lomas*. On donne cette dernière dénomination aux terrains variablement accidentés parcourus en tous sens par de nombreuses collines qui préludent à la chaîne, sans en dépendre peut-être géologiquement. Cette côte offre la particularité météorologique la plus étrange que l'on connaisse : c'est que, étant située tout entière dans la région tropicale, elle est uniformément tempérée. On n'y connaît d'ailleurs ni les orages, ni la pluie, ni le tonnerre. Ce singulier phénomène dépend de deux causes dont la principale est un courant marin qui de la mer Glaciale s'élève le long des côtes jusqu'au cap Parima et communique à l'atmosphère son invariable fraîcheur. Ajoutez à cela que le vent souffle constamment du sud-ouest, apportant avec lui les douces influences de latitudes plus méridionales. Toujours frais, pour ce motif, il se charge de peu de vapeur d'eau, et il ne saurait entraîner par conséquent vers le versant montagneux qu'il vient frapper, des éléments d'humidité susceptibles de se transformer en pluie abondante. De l'ensemble de ces causes découle la nécessité d'un climat frais et sec pour toute la côte péruvienne. Tel est, en effet, l'état permanent de cette curieuse région où la latitude et le niveau devraient par eux-mêmes maintenir un climat brûlant. Cette circonstance heureuse produit un grand bien-être et comme une sorte de constant délice pour l'habitation de l'homme; mais l'absence d'humidité laisse tout périr sur le sol et donne aux paysages l'aspect le plus désolé. La production s'en éloigne, par conséquent, et d'immenses étendues de terrains qui, par leur nature, pourraient être fertiles, restent inutiles pour le soutien et la richesse de la population. Et cependant admirez les conditions délicieuses de chaleur que le thermomètre y a signalées. Cet instrument ne descend pas en hiver au-dessous de 15 degrés; en été, il ne s'élève jamais au-dessus de 30 degrés. On a cité 35 degrés comme ayant été vus un bien petit nombre de fois. En somme :

Moyenne d'hiver	18°
Moyenne d'été	24°
Moyenne annuelle	22°

Ainsi qu'on peut en juger à première vue, c'est là un véritable printemps éternel, et comme d'ailleurs l'absence d'humidité sur le sol exclut l'idée de terrains marécageux très-prononcés, on comprend que l'impaludisme ne doive pas s'y exercer avec une extrême puissance. Lorsque les développements ultérieurs de ce livre auront permis de comprendre le contraste funeste qui s'observe en d'autres lieux, comme au Mexique par exemple, entre la douce influence des altitudes et les fléaux redoutables de leurs côtes, on comprendra mieux l'inappréciable bienfait qui résulte pour le Pérou de la fraîcheur exceptionnelle de sa bande maritime. Ce n'est pas ici le lieu d'y insister. Revenons à nos altitudes.

En dépassant la région des collines, on entre dans la première rangée de la chaîne et l'on s'y soutient quelque temps par une intéressante série d'accidents dans lesquels les élévations abruptes et les bas-fonds fertiles se succèdent d'une manière tantôt gracieuse, tantôt imposante. La hauteur de 1500 mètres y domine assez pour devenir le type de cette première étape de la montagne qu'on appelle *los valles* (les vallées). Il est très-remarquable que, malgré cette situation en altitude, la chaleur y soit plus prononcée qu'aux parties basses de la côte. Le fait est cependant incontestable, et il s'explique par la plus grande distance de la mer, qui est le foyer réellement rafraîchissant de ces immenses plages. Un phénomène très-curieux est digne, à ce propos, d'être signalé avant d'aller plus loin : c'est que ces *valles*, avec leur température incontestablement plus élevée que celle du littoral, n'ont pas une végétation aussi franchement tropicale que les plages, preuve bien manifeste que le thermomètre est impuissant à rendre compte des influences à tous égards originales des niveaux élevés.

Quoi qu'il en soit, en dépassant la région intéressante des vallées, le versant occidental de la Cordillère se caractérise par des déchirures qui présentent au regard le triste aspect de la roche stérile et nue; ce sont les *quebrados*. Mais cette aridité n'est manifeste que vers les crêtes. Les bas-fonds de ces anfractuosités se couvrent d'une abondante terre végétale sur laquelle prospèrent des produits utiles, avec un aspect d'autant plus franchement tropical que la déchirure du terrain leur donne une provenance plus bassement nivelée. Cette région est d'ailleurs très-pittoresque et frappe l'œil par la prodigieuse variété de ses formes, tour à tour gaies et sévères, mais jamais monotones.

En montant encore, on arrive aux passages qui permettent de franchir le massif de la chaîne occidentale et l'on se trouve ainsi transporté sur la région qui s'étale entre les deux branches principales de la Cordillère. C'est la *sierra* ou *tierra fria*, ainsi que la désigne le langage habituel des habitants. Son élévation ordinaire est de 2500 mètres, et les influences de l'altitude y sont nettement caracterisées.

L'homme a établi sa demeure à ces différents niveaux, guidé dans son élection, tout d'abord beaucoup moins par ses goûts que par la satisfaction de ses intérêts. Aussi le verrons-nous bien souvent s'éloigner des plus riants tableaux de la nature et des délices offertes par la météorologie, pour braver dans des localités mornes et désolées les âpres étreintes de climats rigoureux. Nous comprenons fort bien qu'il en ait été ainsi depuis la conquête pour beaucoup de résidences où la soif de l'or trouvait, comme à Potosi, les attraits puissants d'une fortune à construire. Mais comment comprendre la passion de l'altitude chez les Péruviens de l'Antiquité, qui paraissent avoir été entraînés vers des hauteurs extraordinaires sans autre mobile que leur inexplicable caprice?

Quoi qu'il en soit, Piura, Trujillo et Lima sont des villes d'une importance hors ligne, dont le climat enchanteur proclame d'une manière éloquente l'influence heureuse des parties basses de la contrée. Arequipa a rendu célèbres les douceurs atmosphériques et les effets bienfaisants de la région la plus supérieure des vallées. Jauja a fait la réputation de la *Montaña* en attirant à elle les sympathies des médecins pour le rétablissement des maladies chroniques.

Sur la Sierra enfin, nous voyons Caxamarca, Pasco, Huancavelica, Tarma, la célèbre Cuzco, et Puno sur la rive même du lac Titicaca, cette Méditerranée, que les caprices de notre globe tiennent suspendue à 3914 mètres d'altitude.

Si nous dépassons les hauteurs occupées par ces cités importantes dont quelques-unes furent déjà célèbres dans le Pérou des Incas, nous arriverons aux régions inhospitalières que les Péruviens ont appelées la *Puna*, sites désolés où la grande végétation s'arrête; le sol ne s'y couvre plus que de quelques graminées luttant contre le froid et la sécheresse de l'air. Il est vrai que vers 4000 mètres qui appartiennent à cette zone, les hommes ont encore fait des frais de séjour et nous y présentent même actuellement le spectacle de villes populeuses; mais l'attrait en est absent : L'amour du gain en a pu seul donner l'inspiration et maintenir la durée, d'ailleurs précaire. Un peu plus haut et même autour de ces derniers centres habités, la vie souffre et le *Soroche* arrête les pas du voyageur. Au-delà de 4500 mètres, la lutte est un moment hésitante, la vie résiste encore et paraît triompher en chancelant; mais c'est déjà la région de la *puna brava* et des *paramos* désolés. 400 ou 500 mètres au-dessus, ce sont les *nevados*, la région des neiges et les limites imposées à toute tentative de séjour.

Jetons maintenant un coup d'œil sur ce grandiose ensemble et avouons que la nature ne nous a pas donné dans ce remarquable pays un vulgaire spectacle. Les ardeurs équatoriales éteintes à la côte par des influences météorologiques bienfaisantes; cette même chaleur victorieusement combattue et progressivement décroissante sous l'influence de la montagne; un climat très-froid remplaçant la température tropicale dans des séjours où l'homme a bravé les hauteurs supérieures de l'air; les glaces éternelles enfin et la lutte impuissante de la vie sur cette même latitude que le soleil anime habituellement de tous les effets connus d'une chaleur démesurée : sont-ce là des phénomènes qu'on oserait admirer avec une attention distraite? Et quelque surprenants qu'ils soient par eux-mêmes, leur intérêt s'accroît encore si l'on traverse absolument les chaînes, vers l'Orient, et si l'on porte ses méditations sur le versant opposé. Alors la scène change et prend à tous égards des aspects nouveaux. Le souffle rafraîchissant du sud-ouest y est arrêté par la hauteur des montagnes; de sorte que la descente transporte l'habitant ou l'observateur sur des bas-fonds animés par les seules influences de la latitude. L'immense espace de la terre ferme est d'ailleurs là qui s'étend vers l'est pour y recueillir et communiquer les émanations des ardeurs solaires! C'est la région naturelle de la *tierra caliente* avec tous les développements connus de ses effets les plus ordinaires. Rien ne manque donc au Pérou pour mériter d'être considéré comme un centre de réunion de tous les climats que la terre possède. Bien plus, cette région orientale que l'attention dédaigne injustement, c'est déjà le bassin de l'Amazone; ce seront les lieux fortunés auxquels la navigation de l'avenir viendra demander pour l'Atlantique les produits nombreux de la Cordillère; ce sont les niveaux abaissés sur lesquels les chemins ferrés des populations futures mettront sans doute en communication facile les provinces Argentines, le Brésil, la Bolivie, le Pérou, l'Equateur, la Nouvelle-Grenade; contrées séparées vers les régions montueuses, mais unies en orient, au pied des Andes, par une bande continue et presque sans obstacles.

Nous aurons à envisager, dans un autre chapitre, les conditions de vitalité des habitants du Pérou. Dès à présent, nous ferons prévoir les déceptions que cet examen nous réserve. Ces sites enchanteurs, dans lesquels notre étude rapide vient de se complaire, ne renferment que 2 millions et demi d'habitants sur une étendue de 1 321 000 kilomètres carrés.

Ce résultat est déplorable, certainement; mais s'il est une puissante raison pour ébranler la confiance que les séductions de ces pays pourraient inspirer en faveur de leur avenir prospère, il n'enlève absolument rien à l'attrait naturel dont les sens s'y trouvent subjugués. Or, quelles qu'aient été jusqu'à présent la surprise et l'admiration que nous avons ressenties par l'étude de la moitié méridionale de la Cordillère, elles trouveront d'irrésistibles motifs de s'accroître dans l'aspect grandiose des Andes de l'Équateur. Nous avons déjà vu qu'une convergence subite réunit, à Loxa, les deux embranchements des Cordillères péruviennes. Mais cette réunion n'est nullement durable. La chaîne se sépare de nouveau en deux branches qui, cheminant vers le nord avec un écart très-peu considérable, forment la vallée célèbre de Quito.

Avant de nous engager dans l'étude du surprenant spectacle que cette région célèbre offre aux regards de ceux qui la contemplent, nous ferons un retour sur le chemin déjà parcouru, pour y marquer avec plus de précision les localités les plus renommées ou les plus dignes d'attirer l'attention par quelques-unes des qualités qui les distinguent. Les points du Pérou dont la hauteur a été mesurée avec un soin irréprochable, sont nombreux et très-variés en altitude. Afin d'en rendre l'énumération plus claire et le groupement plus méthodique, nous aurons recours à une division par sections verticales de 500 mètres d'étendue. Par cet artifice, le lecteur pourra juger en un seul coup d'œil quelles sont les localités qui présentent entre elles les plus grandes analogies de température et de production. Pour l'aider, du reste, dans cette investigation, je vais prendre le soin de faire précéder cette nomenclature par un court tableau contenant le petit nombre de points dont la température m'est connue.

Dans ces indications météorologiques incomplètes, mais cependant instructives, je rapprocherai des degrés de la chaleur moyenne la hauteur et la latitude, pour qu'il soit aisé de juger l'influence de l'élévation sur la température.

On y verra la constatation de ce que nous avons déjà longuement expliqué au sujet de l'influence de l'air marin sur la température de la côte, puisque Lima figure dans ce tableau pour une moyenne annuelle de 22° et Piura pour 24°, quoique leurs latitudes ne soient que de 5 et 12 degrés.

On y verra encore rappelée la vérité thermologique relative au versant oriental de la Cordillère, car Sarayacu et Pebas y prennent rang avec les chiffres de 25,5 et 26,6 degrés centigrades.

TABLEAU INDIQUANT LES TEMPÉRATURES DE QUELQUES LOCALITÉS DU PÉROU

EN RAPPORT AVEC LEURS SITUATIONS GÉOGRAPHIQUES ET AVEC LEURS NIVEAUX.

LOCALITÉS.	LATITUDE.	ALTITUDE	MOYENNE DE TEMPÉRATURE
		mètres.	centigrades.
Lima	12°2′	156	22
Piura	5°11′	....	24
Payta	5°	....	25
Ica	14°	402	23,5
Cañete	13°	....	24,4
Huantajaya	20°14′	1006	17,7
Arequipa	16°24′	2392	17,5
Cajamarca	7°8′	2860	14,5
Tarma	11°25′	2968	14
Urubamba	13°18′	2921	14
Huagayoc	6°43′	3600	7,5
Huancavelica	12°54′	3800	8,8
Puno	15°50′	3923	8,5
Cuzco	13°30′	3468	15,5
Vincocaya	15°30′	4000	7
Lampa	15°29′	3950	7
Ancomarca	17°31′	4330	5,5
Mines de Chonta	9°	4478	5
Sarayacu (versant oriental)	.....	....	25,5
Pebas	3°30′	....	26,5

ALTITUDES DE QUELQUES LOCALITÉS DU PÉROU ET DE LA BOLIVIE

De 0 à 500.

Localités.	Mètres.	Observateurs.
Abajos de Simpaya	196	Castelnau.
Abajos du Roadya	136	id.
Aguja (pointe de)	45	Usborne.
Amancaes (la chapelle)	162	Raimondi.
Arica-Morro	268	Fitz-Roy.
Blanco (cap)	274	Usborne.
Cabeza de Arica	152	Fitz-Roy.
Cascade de Soneriato	426	Castelnau.
Cerro de Vieja	435	Fitz-Roy.
Cerro Azul	164	id.
Chala	413	Humboldt.
Chamaya	438	id.
Chanado (ruisseau)	146	Castelnau.
Chasuta	358	Herndon.
Conibos	152	Castelnau.
Gonsoya	238	id.
Guañape (îles)	165	Fitz-Roy.
Guañape (cerro)	313	id.
Hacienda de Caballero	402	Rivero.
Ile de Santa-Maria	135	Castelnau.
Lima	156	Paz-Soldan.
Lechusa (cerro)	396	Fitz-Roy.
Lorenzo (île de San-)	391	Usborne.
Lupuna	438	Herndon.
Magdalena (cerro)	420	Humboldt.
Mazorca (île)	45	Fitz-Roy.
Miraflores (près de Lima)	78	Mariani.
Morro de Eten	195	Fitz-Roy.
Morro Solar	262	id.
Morro Salazar	177	id.
Morro Salinas	283	id.
Morro de Acari	403	id.
Nauta	132	Herndon.
Nazca (pointe de)	310	Fitz-Roy.
Pacayat	410	Herndon.
Pachacamaca (île)	122	Fitz-Roy.
Picos (pointe de)	216	Usborne.
Paps (cerro)	494	Fitz-Roy.

Localités.	Mètres.	Observateurs.
Payquina	457	Smith.
Pied de la cascade de Maperontoni	417	Castelnau.
Playa du rio Sapiavi	305	Castelnau.
Playa de Quimariato	389	id.
Santa (ville)	90	Humboldt.
Playa de Sivaitai	368	id.
Punta de Sal	36	Fitz-Roy.
Riachuelo Manugati	491	Castelnau.
Rio Camarina	214	id.
Rio Cachiaco	125	id.
Rio Cusiniri	491	id.
Rio Satichiato	315	id.
Rio Sohaguaya	134	id.
Rio Tamaya	148	id.
San Bartolomé (cerro de Lima)	458	Raimondi.
San Cristobal (id.)	378	id.
San Lorenzo (île)	391	Fitz-Roy.
Santa-Cruz	149	Rivero.
Silla de Paita	396	Fitz-Roy.
Sion	387	Herndon.
Tocachi	481	id.
Union des Amazones	112	Castelnau.
Trujillo	63	Humboldt.
Wilson (cerro)	433	Fitz-Roy.

De 500 à 1000.

Localités.	Mètres.	Observateurs.
Altos de Carrasco	914	Fitz-Roy.
Amancaes (cerro)	754	Raimondi.
Amancaes (la chapelle)		
Carretas (cerro)	762	Fitz-Roy.
Chaclacayo (près de Lima)	659	Rivero.
Challapuquio	973	Herndon.
Division	573	Fitz-Roy.
Eten	746	id.
La Cueva	897	Herndon.
La Fonda inglesa	862	Smith.
La Noria	983	id.
Mesa de Doña Maria	648	Fitz-Roy.
Playa de San-Gabatea	582	Castelnau.
Playa de Urbini	633	id.
Pointe de Lobo	941	Fitz-Roy.

Localités.	Mètres.	Observateurs.
Quemado (cerro)	630	id.
Tacna	560	Pentland.
Tingo-Maria	689	Herndon.
Yanacoto	712	id.
Yanga	967	Smith.

De 1000 à 1500.

Localités.	Mètres.	Observateurs.
Atajo	1192	Herndon.
Beagle (cerro)	1219	Fitz-Roy.
Campana (cerro)	1051	id.
Cascas	1335	Humboldt.
Challacollo	1371	Smith.
Chihuangala	1043	Herndon.
Chullacolito	1210	Smith.
Cocachacra	1359	Herndon.
Hualtaquillo	1275	Humboldt.
Huantajalla	1006	Smith.
Huatacondo	2286	id.
Huara (cerro)	1158	id.
Islai (cerro)	1018	Fitz-Roy.
La Peña	1006	Smith.
Mellersch (cerro)	1085	Fitz-Roy.
Morro de Chala	1140	id.
Mongon	1189	id.
Morro de Carita	1134	id.
Pajonal	1463	Smith.
Pica	1067	id.
Pozo de Ramirez	1067	id.
Sama	1185	Fitz-Roy.
Santa-Rosa	1219	Smith.
Santa-Rosa de Quive	1152	Rivero.
Stokes (cerro)	1219	Fitz-Roy.
Tarapaca	1158	Smith.
Wickham	1222	Fitz-Roy.

De 1500 à 2000.

Localités.	Mètres.	Observateurs.
Camiña	1828	Smith.
Carrasco (cerro)	1682	Fitz-Roy.
Cashi	1993	Herndon.

Localités.	Mètres.	Observateurs.
Characato.	2500	Rivero.
Chelis.	1829	Smith.
Chulqui.	1715	Herndon.
Dalwin (cerro).	1748	Fitz-Roy.
Felipe (San-).	1914	Humboldt.
Guasquiña.	1981	Smith.
Huacaprichtana.	1733	Herndon.
Huanuco.	1812	Smith.
Oyarvide (cerro).	1767	Fitz-Roy.
Sulivan.	1524	id.
Tarapaca (montagne).	1761	Smith.
Yaso (village).	1585	id.

De 2000 à 2500.

Localités.	Mètres.	Observateurs.
Acomayo.	2291	Herndon.
Ambo.	2063	Rivero.
Arequipa.	2292	Paz-Soldan.
Caima.	2463	Rivero.
Cangallo.	2197	Pentland.
Contumaza.	2191	Humboldt.
Huancabamba.	2003	id.
Huancamarca.	2438	id.
La Escalera.	2153	Smith.
Matichacra.	2161	Herndon.
Morpe.	2227	id.
Paucarpata.	2487	Rivero.
Sabandia.	2460	id.
Sipisa.	2438	Smith.
Tamentica.	2133	id.
Usborne.	2456	Fitz-Roy.
Yalamanta.	2120	Smith.
Yanaguara.	2435	id.

De 2500 à 3000.

Localités.	Mètres.	Observateurs.
Ayavaca.	2742	Humboldt.
Cajamarca.	2860	id.
Chiapa.	2743	Smith.

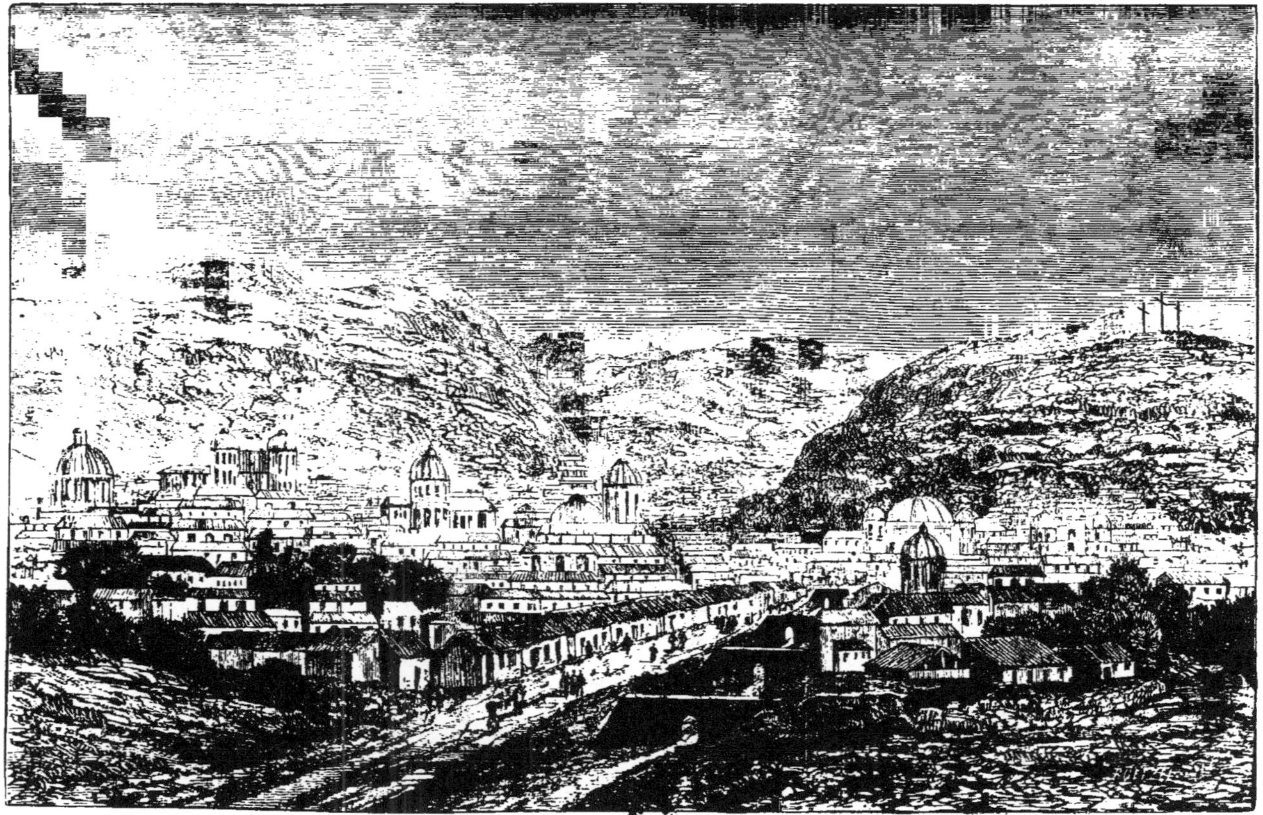

VUE GÉNÉRALE DE CUZCO (PÉROU; 3468 MÈTRES D'ALTITUDE).

Localités.	Mètres.	Observateurs.
Chuquibamba	2723	Rivero.
Chuquisaca	2840	Pentladn.
Montan	2650	Humboldt.
Obrajillo	2764	Rivero.
Palca	2594	Herndon.
Palca	2951	Pentland.
Quivilla	2970	Rivero.
San Rafael	2697	id.
Santa Polonia (cerro)	2985	Humboldt.
Sotoca	2591	Smith.
Tarma	2968	Herndon.
Urubamba	2923	Pentland.

De 3000 à 3500.

Localités.	Mètres.	Observateurs.
Aguamiro	3278	Rivero.
Angosturas	3236	Pentland.
Chavirinio (demeure des Incas)	3482	Rivero.
Cuzco	3468	Pentland.
Huariaca (village)	3046	Rivero.
Llata	3428	id.
Moromoro	3332	Pentland.
Ollantaitambo	3030	id.
Pachas	3435	Rivero.
Punta de Lobo	3267	Smith.
San Matéo (village)	3194	Rivero.
Sicai	3048	Smith.
Ugina	3267	id.
Ureos	3198	Pentland.

De 3500 à 4000.

Localités.	Mètres.	Observateurs.
Achaurcou	3931	Herndon.
Bellavista (usine minière)	3628	Rivero.
Caracato	3958	Pentland.
Chiquirin	3518	Herndon.
Chucuito	3956	Pentland.
Culluay	3686	Rivero.
Desaguadero	3919	Pentland.

Localités.	Mètres.	Observateurs.
Escoma	3908	id.
Huaipacha (mines)	3800	Castelnau.
Huallanca (mines)	3544	Rivero.
Hualgayoc	3619	Humboldt.
Huanuco (résidence d'Incas	3644	Rivero.
Huancané	3921	Pentland.
Huancavelica	3798	Ulloa.
Ilave	3941	Pentland.
Juli	3992	id.
Juliaca	3947	id.
Junin (Pampa)	3946	Herndon.
Lampa	3950	Pentland.
Laguillas	3940	Castelnau.
Limatambo	3902	Pendland.
Luaypacha	3824	Rivero.
Machaca (san Andrés)	3988	Pentland.
Miraflores (village)	3682	Rivero.
Nasacaza	3877	Pentland.
Oyon (village)	3662	Rivero.
Pachachaca	3897	Herndon.
La Paz	3720	Pentland.
Poste de Pamduro	3988	Castelnau.
Paucorcollo	3956	Pentland.
Pomata	3947	id.
Pucara	3947	id.
Puno	3923	id.
Queropalca (mine)	3894	Rivero.
Ramis	3916	Pentland.
Rio de la Oroya	3745	Rivero.
Roya	3532	Herndon.
San Bartolomé (cerro)	3587	Pentland.
Sicuani	3532	id.
Titicaca (lac de)	3914	id.
Vilquechico	3931	id.
Zepita	3912	id.

Au-dessus de 4000.

Alto de la Viuda	4655	Rivero.
Alto de la Chagual	4762	id.
Alto de Biconga	4831	id.
Alto de Oyon	4891	id.

Localités.	Mètres.	Observateurs.
Alto de los Huesos	4145	id.
Ancochalani	4475	Pentland.
Ancomarca	4330	id.
Antaranga (défilé)	4190	Herndon.
Apo	4381	Pentland.
Apucuncarani (nevado)	5347	id.
Ayaviri	4005	id.
Cancoso (cerro)	6096	Smith.
Cancana (pic)	4621	Pentland.
Caravaya	5486	id.
Casa Cancha	4406	Rivero.
Cerro de Choja	6096	Smith.
Cerro de Pasco	4352	Rivero.
Chipicani	4800	Pentland.
Copacabana	4008	Pentland.
Coypasa (cerro)	6096	Smith.
Huacar	4465	Rivero.
Huallay	4328	id.
Hualilla (pic de Tacora)	4496	Pentland.
Hualilla (passage)	4392	id.
Hoyoayo (Bolivie)	4149	Castelnau.
Huesos (cime de los)	4145	Pentland.
Ilimani (nevado)	7694	id.
La Compuerta	4266	Rivero.
Laguna de Quintacocha	4268	id.
Laguna de Junin	4063	id.
Mamahuta (cerro)	5181	Smith.
Machaca (Santiago)	4029	Pentland.
Maravillas (passage)	4084	id.
Mina de santa Catalina	4397	Rivero.
Mina de Chonta	4478	id.
Mina de Huancavelica	4565	Ulloa.
Miriquiri	4907	Pentland.
Misti (volcan)	6600	id.
Morococha	4392	Herndon.
Ninacaca	4014	id.
Oruro	4090	Castelnau.
Pallagua	5270	Pentland.
Pallagua (nevado)	6797	id.
Pampa de Confital	4870	Weddel.
Paso de Rumuhasi	4720	Pentland.
Paso de Maravillas	4084	id.
Pati	4390	id.
Pichu-Pichu	5670	id.

Localités.	Mètres.	Observateurs
Piedra-Grande	4283	id.
Potosi	4060	id.
Poste do Talapolco	4189	id.
Pueblo de Reyes	4101	Rivero.
Portachuelo de Antarganda	4855	id.
Sicasica	4015	Castelnau.
Sililica (montagnes)	5486	Smith.
Tata-Jachura	5181	id.
Sorate	7314	Pentland.
Santa Rosa	4078	id.
Tacora	4173	id.
Tingopalca	4241	id.
Toledo (cime de)	4751	id.
Torata (ville)	4174	id.
Uchusuma	4368	id.
Vilcanota (pic)	4425	id.
Vilcanota (nevado)	5362	id.
Yauli	4172	Smith.
Ysluga (village)	4267	id.

ARTICLE II. — LA RÉPUBLIQUE DE L'ÉQUATEUR. VALLÉE DE QUITO.

Ce site que les caprices de soulèvement du sol rendent unique sur le globe, se trouve resserré entre deux immenses barrières, l'une à l'orient, l'autre à l'occident, et chacune d'elles est également célèbre par les montagnes qui la couronnent : l'Antisana et le Cotopaxi, à l'est, le Pichincha et le Chimborazo, à l'ouest. La vallée longitudinale qui en résulte s'étend du deuxième degré de latitude nord au quatrième sud, sur un parcours de plus de 450 kilomètres, avec 37 kilomètres de largeur. Des chaînons transversaux y forment cinq bassins, dont les trois plus méridionaux, où sont situées Cuença, Tacunga et Quito, se trouvent à des hauteurs variant d'une manière peu sensible autour de 2650 mètres, avec une capitale qui les domine en quelque sorte, à 2908 mètres d'altitude. Celle-ci est assise sur le flanc même du Pichincha dont elle reçoit à la fois les secousses volcaniques et les influences neigeuses.

Quito est donc merveilleusement située comme point de départ d'ascensions montagneuses. On y touche au Pichincha; le Cotopaxi et l'Antisana s'élèvent à peu de distance vers l'orient, presque à la même latitude; le

1. D'après la Géographie de Paz Soldan.

REPRODUCTION DU PANORAMA DE LA PLAINE D'YAROUQUI ET DE LA VALLÉE DE QUITO PAR LA CONDAMINE

Renvois des Signaux

qui ont servi pour la suite des Triangles de la Méridienne compris dans cette Vue

A *Pyramide de* Carabourou
B *Pyramide de* Oyambaro
a *Signal de Cotopaxi*
b *Signal du Corazon de Barnuevo*
c *Signal de Hilahalo*
d *Signal de Guapoulo*
e *Croix de Pichincha*
g *autre Signal de Pichincha pour les Triangles*
h *Signal de Caritagoa*
i *Signal de Tanlagoa*
k *Signal de Cotcherqui*
f *Signal du Sommet de Pichincha*

Renvois des Objets remarquables de la Plaine compris dans cette Vue

A *Pyramide de* Carabourou, *terme austral de la Base*
B *Pyramide de* Oyambaro, *terme boreal de la Base*
C *Manufacture de Draps d'Yarouqui*
D *Ravine dite de Carthagène*
E *Embouchure de la Ravine de Ste Rose*
F *Grand chemin d'Yarouqui à Quito*
G *Chuntac maison de Campagne*
H *Pifo Annexe*
I *Tchaupi molino Ferme*
K *Tumbaco Paroisse*
L *Cumbaya Paroisse*
M *Notre Dame de Guapoulo, Chapelle célèbre*
N *Nayon Annexe*
O *Sanbica Paroisse*
P *Pouembo Paroisse*
Q Quito
R *Ferme d'Alban*
S *Ferme de Matis*
T *Ferme d'Agnayo*
V *Ferme de Simancas*
X *Carabourou Ferme*
Y *Ferme de Montanero*
Z *Cotchesqui lieu de l'observation astronomique, au nord de la Méridienne*
J *Tabavela, Annexe d'Yarouqui*
U *Pouh hal Ferme*
& *Mangaouantac, Ferme*
W *Chitché Ferme*
AA *Tocatché Annexe de Malchingui*
Æ *Malchingui Paroisse*

Renvois des Objets remarquables qui bornent l'horizon

1 *Sinchoulagoa, Montagne couverte de Neige haute de plus de 2560 Toises au dessus de la Mer*
2 *Cotopaxi, Montagne couverte de Neige, Volcan qui s'est rouvert en 1742, haut de 2952 Toises au dessus du niveau de la Mer*
3 *Roumignaoui, Montagne*
4 *Passotchoa, Montagne*
5 *Ilinica, Montagne couverte de Neige, presumée ancien Volcan haute de 2720 Toises*
6 *Chongou ou Coraçon, Montagne couverte de Neige, haute de 2490 Toises*
7 *Hilahalo petite Montagne*
8 *Atucatso ou San Juan Ourcou, Montagne*
9 *La Viuda Montagne*
10 *Pitchintcha Volcan de Quito Montagne couverte de Neige. Embrasée en 1677 et 1690 haute de 2430 Toises,*
11 *Caritagoa*
12 *Montagne à l'Ouest du Bourg de St Antoine ou passe la ligne Equinoctiale*
13 *Tanlagoa*
14 *Chaine de Montagnes qui court à l'Ouest*
15 *Cotacatché Montagne couverte de Neige*
16 *Moh handa Montagne*
17 *Yana ourcou de Moh handa Montagne*

Gravé par Erhard, 12 R. Duguay-Trouin. — Imp. Monrocq.

Chimborazo, quoique plus éloigné vers le sud, n'est pas séparé de Quito de plus de 150 kilomètres.

Ce furent ces quatre masses gigantesques qui attirèrent, en 1736, l'attention des trois académiciens français, dont nous aurons à décrire les travaux dans un prochain chapitre. Ce sont elles encore qui fixèrent les aspirations des illustres Humboldt et Bonpland. Mais, avant de les suivre dans leurs tentatives d'ascension vers ces sommets élevés, nous avons encore à porter l'attention sur ce fait que, si le vain caprice du touriste ou les goûts respectables de l'observateur n'y fournissent pas souvent l'occasion de voir l'homme aux prises avec les difficultés de pareilles altitudes, quelques passages nécessaires à travers les chaînes obligent souvent les habitants à des ascensions indispensables, pour l'accomplissement de devoirs administratifs, pour des besoins de trafics commerciaux ou pour la simple satisfaction de leurs goûts de voyages. Or ces passages dont les chaînes transversales rendent malheureusement partout la pratique inévitable, portent le transit au delà de 4000 mètres de hauteur. Ils sont, par conséquent, dans des conditions d'altitude dont les effets peuvent en général passer pour redoutables, ainsi que nous aurons l'occasion de nous en convaincre dans la suite de ce livre. En somme donc, soit que l'on considère cette contrée au point de vue de l'habitation permanente, soit qu'on porte l'attention sur les obstacles que l'homme est obligé d'y surmonter, lorsqu'il se met en communication avec les distances, on ne saurait nier que ce soit un des pays les plus dignes d'attention parmi ceux qui nous occupent dans cet ouvrage. Il ne mérite pas moins notre admiration, si l'on concentre ses regards sur l'ensemble de montagnes dont cette vallée se trouve couronnée de toutes parts. Non-seulement elles figurent parmi les plus élevées du globe, mais leur nombre, considérable pour un espace si peu étendu, contribue à faire de ce pays le site le plus prodigieux de la terre. Il suffira d'en faire l'énumération pour que le lecteur n'hésite pas à en être convaincu.

LES PICS LES PLUS ÉLEVÉS DE LA VALLÉE DE QUITO.

Chimborazo	6530 mètres de hauteur
Cayamba	5984
Antisana	5830
Cotopaxi	5750
Altar	5320
Ilinisa	5295
Sangay	5215
Cotcache	5009
Tungurahuas	4958
Tunguayrazo	4894
Corazo	4868

Pichincha........................	4854 mètres de hauteur
Alto de Sunigaicu....................	4411
Los Paredones........................	4042
Cerro de Silza.......................	3775
Paramo del Boliche.......	3505
Alto de Pucara......	3169
Javirac..............................	3122
Alto de Pulla.............	3050
Plateau de Tapia.....................	2890

Les deux Cordillères de l'Équateur se réunissent de nouveau au delà et non loin de la *villa* de Ibarra, vers 1° 20′ de latitude nord. De cette réunion résulte un seul massif qui soutient la province de Pasto. Mais une division nouvelle, au nord de la ville de ce nom, vient transformer en vallée le plateau élevé d'Almaguer, préludant par des frimas et par des plaines désolées, aux chaînons irréguliers, arides qui, vers Popayan, forment le nœud définitif d'où s'élancent les trois cordillères de la Nouvelle-Grenade.

Mais avant de nous engager dans l'étude de ce triple partage, revenons sur nos pas et voyons ce que le pays de l'Équateur renferme d'intérêt dominant pour l'étude que nous faisons dans ce livre.

De même que la République voisine, la Confédération de l'Équateur présente a étudier le pays de la côte, la contrée des montagnes, et les localités du versant oriental. Mais, contrairement à ce que nous avons célébré sur les plages du Pérou, les bords de la mer de l'Équateur sont humides et brûlants. Le thermomètre y signale une température moyenne annuelle de 27 degrés avec des écarts stationnaires peu marqués. Cette chaleur constante, jointe à l'humidité du sol et de l'atmosphère, y entretient la réunion non interrompue des conditions climatériques dont l'impaludisme est la suite obligée. Et cependant, quand il échappe à ses déplorables effets par une hygiène raisonnable, l'homme de ce littoral est robuste, actif et d'une intelligence peu commune. Mais réduit à une bande étroite de terrain sur lequel le continent la mer et des monts impraticables, il ne peut espérer ni de s'étendre, ni d'augmenter aisément ses rapports utiles. La chaîne montagneuse qui l'étreint, en effet, n'est pas, comme au Pérou, doucement graduée et toujours attrayante dans ses étages successifs; sauf quelques exceptions, en petit nombre, elle est brusque et sans produits. Le transit en est difficile et l'on peut dire que la côte du Pacifique ne possède pas une véritable route qui la mette en communication avec sa capitale. Chaque voyage pour parvenir à Quito est comme une épopée, grandiose sans doute pour le regard qui trouve à s'y satisfaire comme en aucun autre lieu de la terre, mais trop compliquée pour des administrés qui ont à communiquer avec leur gouvernement, et pour des hommes d'affaires dont le trafic trouve peu son compte dans la poésie de ces difficultés du sol. Rebuté par l'ensemble de ces inconvénients, l'homme de l'Équateur s'est laissé séduire plus volontiers par les attraits de ses hautes vallées et par leurs 15 degrés de température à peu près constante. La population presque entière les a choisies pour son séjour et y a bâti des villes que les difficultés des lieux condamnent à un isolement regrettable. Ce ne sont pas seulement les crêtes presque partout infranchissables des chaînes principales, qui les obligent à vivre sans communications. Nous avons déjà vu que des embranchements transversaux rendent les voyages pénibles et pleins de périls. Le passage du *paramo* de l'Assuay par exemple transporte le transit au delà de 4000 mètres d'altitude. Ce fut cependant à travers ces âpres régions que les Péruviens de l'antiquité construisaient des chaussées dont les débris ont presque disparu sous l'administration de leurs successeurs. Les sujets de l'Inca voyageaient de Cuzco à Quito sur de superbes routes que nos civilisations modernes ne dédaigneraient pas même en pays européen.

Quoi qu'il en soit, la vallée qui s'étend de Loxa à Ibarra renferme la plus grande partie de la population de l'Équateur. Elle y habite les villes importantes de Quito avec 60,000 habitants, Latacunga, Ambato, Rio-Bamba, Cuença, Loxa, etc.

Le versant oriental de la Cordillère est, pour ainsi dire, abandonné aux hommes de couleur et aux indigènes. Les terrains en sont vastes, fertiles, abondamment arrosés par de nombreux affluents et par le Marañon lui-même.

En somme, près de 600,000 kilomètres carrés occupés par 1,300,000 âmes à peine. Nous renvoyons à une étude générale sur l'Amérique le soin de dire dans quelles proportions les races s'y trouvent mêlées, ainsi que leurs degrés de prospérité respective. Mais avant de nous livrer à ces considérations d'ensemble, il nous reste à compléter notre tableau par quelques aperçus sur la République de la Nouvelle-Grenade.

ARTICLE III. — NOUVELLE-GRENADE. — VENEZUELA. — PANAMA. AMÉRIQUE CENTRALE.

C'est par cet important pays que se termine, au nord, la Cordillère de l'Amérique méridionale. Mais, de même que certains fleuves renommés, séduits par les vastes contrées qu'ils viennent de parcourir, hésitent à s'en détacher au profit de l'Océan, se replient sur eux-mêmes et cherchent à se fondre en courants innombrables dans les terrains qu'ils ont longtemps animés de leurs eaux fertilisantes ; de même, dirait-on, cette prodigieuse Cordillère, pressentant que les mers vont interrompre son cours, se partage en trois grands rameaux qui s'écartent, embrassent une plus vaste étendue et font un dernier effort pour donner à la contrée où ils vont s'éteindre toutes les séductions de paysage que la montagne est susceptible de prodiguer sur la terre. On y voit, en effet, à côté de volcans arides dont les sommets fument encore, des monts nombreux élégamment recouverts d'une végétation abondante et variée ; des vallées riantes et fertiles, non loin de ravins rocailleux où les torrents grondent et s'étagent en imposantes cascades ; des fleuves plus paisibles où la vapeur entraîne les voyageurs et les trafiquants au milieu des scènes naturelles les plus variées. L'homme y multiplie son séjour au gré de ses caprices ou de ses intérêts, cherchant ici les fraiches influences d'une capitale majestueusement assise à l'altitude de 2660 mètres, là les produits lucratifs d'Antioquia sur un sol modérément échauffé ; bravant plus loin avec profit pour ses intérêts les ardeurs des bandes maritimes qui dépassent en fertilité, en richesses forestières, tout ce que l'imagination aurait pu rêver. Assise à la fois sur deux mers qui l'étreignent, cette contrée privilégiée se rétrécit à Panama, abaisse ses montagnes, jusque là impraticables, et permet aux deux Océans d'obéir aux besoins d'une industrie intelligente à laquelle ils ont dû de nos jours une communication rapide et productive.... Que manque-t-il à l'homme au milieu de ces merveilleuses prodigalités ? On ne le saurait dire ; mais il est très-certain que la population n'y arrive pas à 3 millions d'habitants pour une superficie de 1,331,300 kilomètres carrés.

Quoi qu'il en soit, le système de montagnes qui donne à ce pays sa prodigieuse originalité, se résume à la formation de trois chaînes principales émanant de la grande Cordillère méridionale, dont la division s'effectue vers Popayan. Ces chaînes secondaires empruntent à leurs situations respectives les trois dénominations d'Orientale, Centrale et Occidentale. Après avoir contribué au soulèvement considérable qui forme les plus intéressants plateaux de cette République et soutient sa capitale au niveau de 2660 mètres, la branche orientale se divise vers Pamplona et se dirige d'une part à travers le Venezuela, d'autre part vers Sta Marta, jusqu'à la mer des Antilles.

Les deux Cordillères centrale et occidentale contribuent à former les deux bassins longitudinaux du Cauca et de l'Altrato, deux cours d'eau considérables dont le premier va grossir le Magdalena vers Monpox, tandis que le second jette ses eaux directement dans le golfe de Darien. De l'ensemble de ces soulèvements résulte une grande variété de nivélation avec toutes ses conséquences connues de thermométrie et de production. Sept divisions politiques principales partagent l'Administration de cette importante contrée ; ce sont :

1° L'Isthme; 2° Cauca; 3° Antioquia; 4° Cundinamarca; 5° Boyaca; 6° Guanentà; 7° Magdalena; 8° Mocoa et Goajira, territoires.

NOUVELLE-GRENADE.

TABLEAU GÉNÉRAL DE RECENSEMENT PAR SECTIONS, PROVINCES ET TERRITOIRES, AVEC LE NOMBRE DE LÉGISLATEURS.

SITUATION.	PROVINCES et TERRITOIRES.	SÉNATEURS.	DÉPUTÉS.	POPULATION CIVILISÉE.	DÉPARTEMENTS.	TOTAUX.
Sur l'isthme de Panama.	Azuero.......	1	1	34,643	I. Isthme.	138,108
	Chiriqui.....	1	1	17,279		
	Panama....... ..	1	1	52,322		
	Veraguas.	1	1	33,864		
Au Sud, entre la Cordillère centrale et le Pacifique.	Barbacóas.. . . .	1	1	26,519	II. Caucá.	276,249
	Buenaventura......	1	1	31,150		
	Caucá............	1	2	70,748		
	Pasto..............	1	1	27,620		
	Popayan......... ..	1	2	77,105		
	Túquerres..	1	1	43,107		
A l'Ouest, entre le Magdalena, le Pacifique et le golfe de Darien, confinant aux deux mers.	Antioquía...... ..	1	2	75,053	III. Antioquiá.	287,037
	Chocó....	1	1	43,649		
	Córdoba.	1	3	90.841		
	Medellin...	1	2	77,494		
A la partie centrale de la République s'étendant à l'est sur le Venezuela.	Bogota.	2	4	144,592	IV. Cundinamarca.	554,955
	Cundinamarca... ...	1	2	81,215		
	Mariquita...	1	2	86,894		
	Nelva.........	1	3	103,003		
	Tequendama......	1	1	56,126		
	Zipaquira..	1	2	83,125		
Au Nord-Est, confinant au Venezuela.	Casanare....	1	1	18,573	V. Boyacá.	414,210
	Tundama...........	2	5	152,753		
	Tunja.....	2	4	133,463		
	Velez.............	1	3	109,421		
Au Nord, confinant au Venezuela.	Ocaña..	1	1	23,450	VI. Guanenta.	319,574
	Pamplona...... .. .	1	2	62,990		
	Santander..........	1	1	21,282		
	Socorro.......	2	5	157,085		
	Soto..............	1	1	54,767		
Sur l'Atlantique.	Cartagena..........	1	3	103,783	VII. Magdalena.	249,921
	Mompox............	1	1	30,207		
	Riohacha........ ..	1	1	17,247		
	Sabanilla...	1	1	48 167		
	Santamarta........	1	1	36,485		
	Valle de Upar... ...	1	1	14,032		
	Territorio Mocoa... .	1	1	3,000		3,000
		39	65	2,243,054		2,243,054

HAUTEURS ET TEMPÉRATURES

DE DIVERS POINTS DE LA RÉPUBLIQUE DE LA NOUVELLE-GRENADE

PRISES SUR LA GÉOGRAPHIE DU GÉNÉRAL MOSQUERA, D'APRÈS PLUSIEURS OBSERVATEURS.

LOCALITÉS.	THERMOMÈTRE.	MÈTRES.
Acequia (la)		1169
Achupallas (paramo de)	5°	3109
Agua de Dios	26	551
Ajos (los)	12	3000
Almaguer (ville)	16	2268
Almaguer (paramo)	10	3305
Almorzadero (auberge)	»	1031
Almorzadero	22	1752
Anapoima	28	894
Anganoi	13	2700
Aranda	12	3098
Ascension (la)	19	2034
Ascerradero	18	2409
Auberge de Cipriano Paz	16	1959
Barranquilla (ville)	29	25
Barro blanco	14	2740
Batatas	29	531
Berruecos	14	2615
Bodega (la)	29	141
Bogota (bodega de)	29	188
Bogota (ville)	16	2661
Bolsa (ferme)	23	1020
Boquia	»	1793
Bordo	»	900
Buenaventura	30	60
Buenavista (ville)	30	164
Buesaco	18	1900
Buga	22	1000
Cacota (paramo de)	»	3313
Cajivio	18	1936
Cali	22	1078
Cañas Gordas (quebrada)	23	1065
Cañas Gordas (hauteurs des)	20	1156
Cañaverales (plaine des)	25	1050
Carare fin (angostura de)	30	141
Carlosama (ville)	12	3100
Carnicerias (ville)	»	1103
Carpentero	15	2271
Cartagena	30	0
Cartago	»	974
Cauca (près de Cartago)	»	877
Cauca (à Buga)	26	901
Chagres	30	0
Chapelle de N. D. de Egypto	»	2728
Chapelle de N. D. de Belen	»	2660
Chapelle de N. D. de Guadahyra	»	3290
Chapelle de N. D. de Moncerrate	»	3256
Chiles (paramo)	10	4347
Chillanquer (ville)	13	2713
Chirilo	23	514
Chucuri	31	111
Cofre	»	1778
Conejo	30	182
Corrales	16	1857
Cruz (la)	»	»
Cruz (la)	31	49
Cuarchu	14	2650
Cumbal (paramo)	5	4500
Dagua (hacienda de)	24	1028
Ensolvado	27	1462
Erra (la)	18	2286
Escobal	18	1856
Esmita (acequia de)	»	1169
Esperanza (la)	26	395
Facataviva	14	2630
Frisoles	23	1025
Gallegos (los)	»	2695
Garrapatas	30	155
Gascas (alto de)	»	1770
Guachicono	21	939
Guachicono	25	682
Guadalupe	»	3267
Guachucal	10	3145
Guaduas	23	1008
Guaduas	23	995
Guaguarco	26	560
Guanacas (paramo)	»	4100
Guarumno (ville)	27	177

LOCALITÉS.	THERMOMÈTRE.	MÈTRES.
Guyaral	26	560
Hato frio (ferme)	14	1031
Herradura	25	701
Honda	28	219
Horqueta (la)		1380
Huila (nevado de)		5457
Ibague	20	1364
Ilarco	32	608
Inciensal	25	2412
Inza (ville)	18	1750
Ipiales (ville)	12	3083
Iquira		1318
Jamundi	26	1058
Janacatu	20	1504
Jayo (vallée de)	12	2179
Jimenez (quebrada)	21	952
Juanambu	20	1504
Juntas	25	388
Limonal	29	596
Malvaza (ferme)	8	3038
Mariquita	27	926
Matarredonda	17	1802
Mave	24	1246
Meneses	15	2600
Mercaderes	26	»
Mesa (la)	23	1445
Mompox (ville)	30	39
Moncerrate	10	3233
Morales (port)	33	57
Muchal	19	1371
Mucuchies (paramo de)	»	4131
Naranjo (quebrada)	23	1062
Nare (ville)	26	162
Natagaima	31	587
Nelva (ville)	30	768
Ocaña (port de)	49	63
Palmilla (la)	20	2200
Pancitara	12	2900
Papas (las)	5	4350
Paramo (Garita de)	»	3506
Parc	24	1040
Pastaz (ville)	11	3100
Pasto	14	2615
Pata	31	627
Patico	23	1380
Pelatumba	9	2878
Piendamo	13	1972
Placer	18	1900
Plata (la) (ville)	23	1288
Patanales (alto de)	21	1216
Plato	34	30
Portachuelo (cerro del)	»	1863
Puerta (la)	24	778
Pupiales (ville)	11	3150
Purace Nevado (faîte)	»	5184
Purace (cratère du volcan)	1	5000
Purace Pajonales	7	4100
Purace Montaña	»	3418
Puruguay	13	2868
Quilcacé	»	1126
Quilcacé (alto de)	31	28
Quilichao	20	1195
Remolino	31	28
Retiro (ville)	»	1119
Riogaitara	2	1664
Rio Vinagre	17	2143
Roble (alto del)	13	2763
Sabanilla (port)	29	»
Sabillo	35	69
Saltico	29	273
San Antonio	21	1792
San Bartolome (ville)	31	137
San Fortunato (paramo de)	»	2891
San Ignacio	20	1447
San Isidro (ferme)	16	2196
San Miguel (quebrada)	26	1112
San Pablo (ville)	30	92
San Pedro	»	976
Santa Marta	28	»
Santana	26	780
Santa Rosa	25	1095
Santa Rosa (plateau de)	»	2775
Sapuyes	12	3125
Sargento (el)	20	1101
Sargento (el)	27	1372
Sargento (el)	»	1676
Seja (la)	»	3148
Sepulturas (alto de las)	»	2684
Socoboni	15	2450
Tablon	18	2101
Taindala	13	2713
Tambores	12	3500
Tche	»	2042
Teta (la)	24	1360

LOCALITÉS.	THERMOMÈTRE.	MÈTRES.	LOCALITÉS.	THERMOMÈTRE.	MÈTRES.
Timbio (ville)...........	18°	1799	Toyo (alto del)......... ..	»	2969
Tocaima................	27	489	Trigo (alto del)....	18	1871
Tocaima (peñon de).......	33	581	Tuquerres (ville)..........	13	3038
Tocota..................	18	1535	Vega (la)....,..........	16	2225
Tolima (ligne des neiges)..	»	4785	Villetta (ville)....... ...	25	790
Tolima (hauteur du pic)....	»	5584	Volcancitos (los)....... .	»	3200
Tolima (nevado de).......	5	5494	Yacuanquer..............	14	2616
Totoro (ville)...........	14	2560			

Ainsi que nous venons de le voir, la chaîne orientale de la Nouvelle-Grenade se partage vers Pamplona en deux chaînons dont le plus oriental traverse la république du Venezuela, élevant d'une manière notable au-dessus du niveau de la mer et à des hauteurs variées les villes de Mérida, de Varmas, Trujillo, Barquisimeto, Caracas, et les différents districts qui les entourent. Mais ce chaînon, qui n'a rien de comparable avec les gigantesques élévations que nous venons de décrire, ne prend, dans la république du Venezuela, qu'une étendue restreinte. Les altitudes qui en résultent n'affectent nulle part une élévation qui nous autorise à confondre ce pays avec ceux qui viennent de former le sujet de l'important chapître dont nous voyons la fin. Il n'en est pas moins vrai que cette dernière émanation de la grande cordillère méridionale contribue à soustraire aux influences thermiques de la latitude une partie intéressante de ce pays. C'est à ce point de vue seulement qu'il a mérité de nous arrêter, sans nous fournir en aucune manière l'occasion d'y signaler les effets véritables des grandes altitudes.

Nous y comptons, du reste, une étendue totale de 983,000 kilomètres de superficie avec 1,600,000 habitants. En le choisissant pour théâtre du dénoûment géologique qui termine un des plus surprenants spectacles donnés par les soulèvements du sol, la nature l'a destiné à recevoir les courants d'eau dont les montagnes rendent, partout, leurs bases tributaires. De sorte qu'après avoir eu l'occasion d'étudier, sur les grandes hauteurs que nous venons de parcourir, les conséquences d'une sécheresse quelquefois extrême de l'atmosphère, nous finissons par le contraste d'un pays chaud et très-humide, avec toutes les conséquences avantageuses ou funestes que cet état de choses a l'habitude de produire.

La branche la plus occidentale de la cordillère néo-grenadine se dirigeant vers l'ouest, avant d'atteindre le 10° degré de latitude, s'arrondit en formant une concavité méridionale qui contourne la baie de Panama et se relève ensuite pour entrer dans les territoires de Costa-Rica. Dans ce parcours d'environ 5 degrés de longitude, la montagne s'abaisse à tel point qu'un chemin de fer a pu venir de la mer des Antilles à l'océan Pacifique sans dépasser 83 mètres à son point culminant.

En entrant dans les vastes et fertiles étendues territoriales qui forment les républiques de l'Amérique Centrale, les Andes peuvent être étudiées en trois parties qui tirent leurs dénominations des pays qu'elles traversent. Ce sont les Cordillères de Veragua, de Costa-Rica et de Guatemala. Dans leur course, d'abord régulière, de l'est au nord-ouest, elles longent les deux mers à très-peu de distance du rivage, sans jamais se développer en hauteur au même degré que nous l'avons observé dans l'Amérique Méridionale. La montagne y atteint cependant, en un point, l'altitude de 2780 mètres. En dépassant la latitude du lac de Nicaragua, la Cordillère projette des ramifications abondantes vers l'est et vers le nord, de manière à former dans les républiques de Nicaragua et de Honduras de nombreuses vallées diversement découpées et quelques plateaux d'une hauteur peu considérable. Des ramifications analogues caractérisent davantage le sol de la république de Guatemala. De hautes plaines y arrivent à soustraire les habitants, dans quelques points peu nombreux, aux influences climatériques de la latitude. La capitale se trouve même assise à la hauteur de 1700 mètres et fournit ainsi aux résidents l'occasion de jouir d'une température fort douce. La variété des niveaux y produit les changements habituels de la végétation ; et comme, d'ailleurs, les bas-fonds sont très-humides, abondamment arrosés par de nombreuses rivières, les produits du sol y sont incalculables en nombre et en abondance. Malheureusement cette fertilité exceptionnelle a presque partout pour compagne une déplorable insalubrité vers les bas niveaux ; tandis que l'intérieur des vallées cause le goître et ses conséquences organiques dans plusieurs localités où la montagne est le mieux caractérisée. A vrai dire, donc, le pays qui constitue l'Amérique Centrale ne mérite pas de figurer dans l'étude que nous faisons actuellement des grandes altitudes. Les élévations qu'on y remarque ont certainement, en plusieurs localités, le mérite de soustraire aux influences tropicales les hommes qui ont établi leur séjour sur les plus hauts plateaux ; mais l'influence radicale de l'altitude sur la vie, ainsi que nous le verrons plus loin, ne s'exerce réellement qu'à 2000 mètres, et nous venons de voir que, nulle part, dans l'Amérique Centrale, l'homme n'a pu former de sociétés à une hauteur aussi considérable. Nous n'insisterons donc pas plus longtemps sur la topographie, d'ailleurs fort intéressante, de cette contrée. Mais nous ne l'abandonnerons pas sans dire ce qui forme en elle l'élément le plus déplorable de curiosité : c'est que, dans une étendue qui ne dépasse pas 800 kilomètres, de Nicoya à

Soconusco, on compte plus de 30 volcans, dont quelques-uns sont encore en activité. Un seul, le volcan de Guatemala, atteint la hauteur des neiges persistantes ; car l'un de ses pics s'élève à 4550 mètres.

Les républiques réunies qui constituent l'Amérique Centrale occupent une surface de 500,000 kilomètres, pour une population d'environ deux millions d'habitants, la plupart de race mêlée.

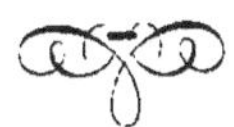

CHAPITRE IV

MEXIQUE

ARTICLE PREMIER. — LA CORDILLÈRE DU MEXIQUE COMPARÉE AUX ANDES MÉRIDIONALES.

Partout on vous dira que la Cordillère du Mexique n'est qu'une suite naturelle des Andes méridionales. En le disant moi-même, comme tout le monde, j'ai cru devoir obéir aux exigences de l'habitude, me promettant de m'en excuser au moment opportun, par l'expression raisonnée d'une pensée plus naturelle. Il m'a paru en effet très-certain que non-seulement il n'y a pas d'identité sous ce rapport entre les deux Amériques, mais encore qu'un parallèle ne semble admissible qu'à la condition de l'établir sur des contrastes très-manifestes. Je ne veux pas dire que, si la géologie pure trouvait dans l'étude de l'Amérique entière des motifs sagement interprétés pour proclamer du sud au nord l'unité absolue de son soulèvement, on dût faire la moindre opposition à l'expression de cette pensée. Mais la géographie n'a pas l'habitude de prendre pour base de ses déductions des considérations purement géologiques. Acceptant les ondulations du sol comme faits accomplis, elle en étudie les conséquences, sans s'arrêter un seul instant aux causes qui les ont produites. C'est à ce point de vue seulement qu'il paraît naturel de nier toute identité entre les deux Amériques.

Nous avons vu, en effet, que les Andes méridionales se développent, tantôt en chaîne unique, tantôt en divisions distinctes, mais que, dans l'un et l'autre cas, leur marche est nettement définie par des crêtes non interrompues. Au Mexique, au contraire, ce qui caractérise les soulèvements montagneux, c'est la confusion des chaînes qui les produisent, ou plutôt l'absence bien souvent de la chaîne elle-même, à moins de la concevoir sans crêtes régulièrement accentuées. Dans la plus grande étendue du pays, en effet, la montagne paraît procéder sans un plan nettement arrêté. Si l'on voulait absolument y déceler une forme bien caractérisée, c'est dans le soulèvement de la contrée entière qu'on en trouverait l'expression la plus légitime. Le fait de ce soulèvement général est effectivement à ce point une réalité, que la montagne n'y apparaît que comme un accessoire; car on ne l'y remarque que par jets isolés. De distance en distance, on dirait, il est vrai, qu'elle obéit à un esprit de suite, puisqu'elle prend tous les aspects d'une chaîne régulièrement orientée, et que d'ailleurs elle produit dans sa marche tous les accidents connus des terrains montagneux; mais le phénomène avec ces apparences d'uniformité n'est durable réellement sur aucun point du pays, et ce qui domine, je le répète, c'est le soulèvement général du Mexique presque tout entier. Or, cet exhaussement lui-même forme un contraste bien manifeste avec les vallées de l'Amérique méridionale. Nous avons vu, en effet, que les plateaux du Pérou, de la Bolivie, de l'Équateur, sont remarquables par leur peu d'étendue et par leur isolement. Contenus entre les deux chaînes qui les soulèvent, ils trouvent dans les crêtes dont ils sont dominés, des barrières presque infranchissables, qui les limitent à l'est et à l'occident, tandis que des rameaux transversaux interrompent leurs communications vers le sud et vers le nord de leurs étroites frontières.

Ce n'est pas ainsi que les choses se passent au Mexique. La chaîne qui vient de Guatemala s'élargit sans se diviser sensiblement. Déjà vers Oaxaca, elle perd l'aspérité de ses crêtes principales, qui s'aplatissent et s'exhaussent en s'étageant, jusqu'à ce que, vers la hauteur de 2000 mètres, chaîne et soulèvement général restent désormais confondus dans le vaste ensemble du célèbre plateau de l'Anahuac. Dans le pays tout entier, du reste, nous voyons le sol s'éloigner du niveau de la mer à peu de distance du rivage, monter sur des pentes variablement inclinées et aboutir enfin à un niveau constant dont l'étendue et les dimensions font oublier absolument sa dépendance d'un pays montagneux. Examinons le fait avec ses détails les plus importants.

ARTICLE II. — DIVISION ADMINISTRATIVE ET CLIMATÉRIQUE. NIVEAUX HABITÉS.

Par le traité de Guadalupe et la convention de *Mesilla*, faits avec les États-Unis en 1848 et 1853, le Mexique a vu ses frontières se resserrer et devenir irrégulières au nord et au nord-est. Une ligne diversement on-

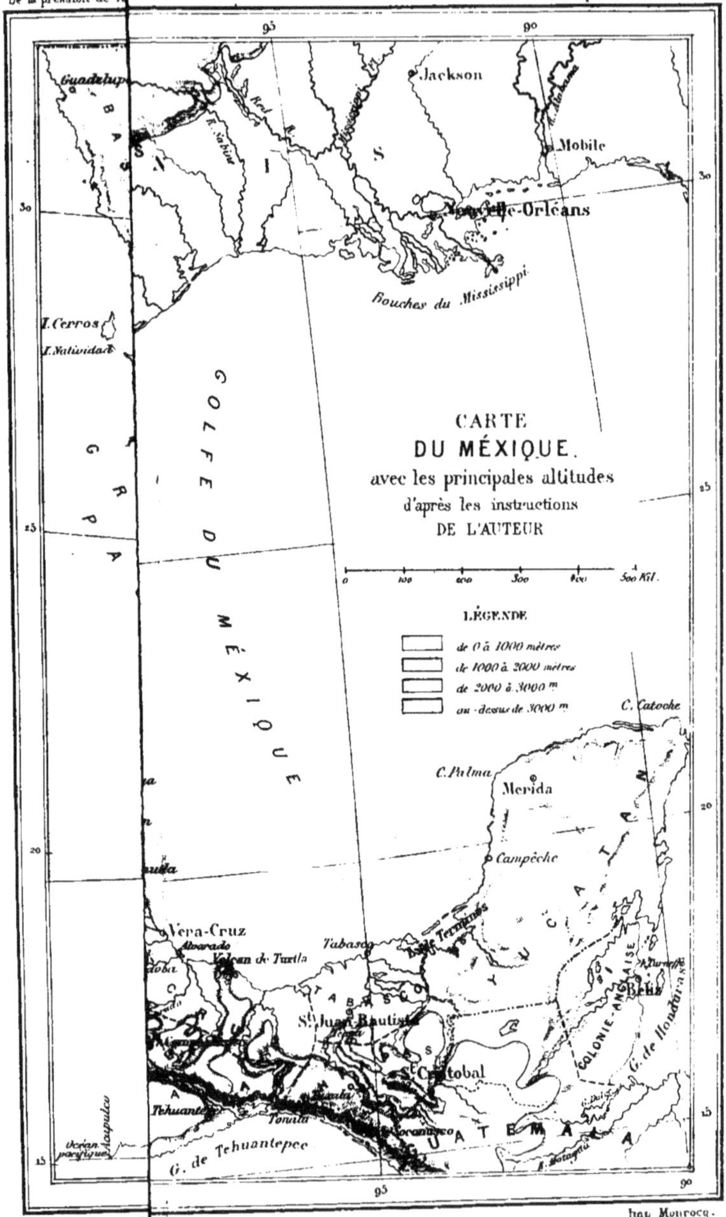

CARTE DU MÉXIQUE.

avec les principales altitudes d'après les instructions DE L'AUTEUR

0 100 200 300 400 500 Kil.

LÉGENDE

de 0 à 1000 mètres
de 1000 à 2000 mètres
de 2000 à 3000 m
au-dessus de 3000 m

Jackson
Mobile
Nouvelle-Orléans
Bouches du Mississippi
Guadalupe
R. Sabine
I. Cerros
I. Natividad
GOLFE DU MÉXIQUE
C. Catoche
C. Palma
Merida
Campêche
YUCATAN
Vera-Cruz
Alvarado
Volcan de Tuxtla
Tabasco
L. de Terminos
TABASCO
St Juan Bautista
COLONIE-ANGLAISE
Beliz
G. de Honduras
St Cristobal
GUATEMALA
Tehuantepec
Tonala
G. de Tehuantepec
Océan pacifique
Acapulco

95 90 30 25 20 15

De la pression de l'air.

par le Dr Jourdanet.

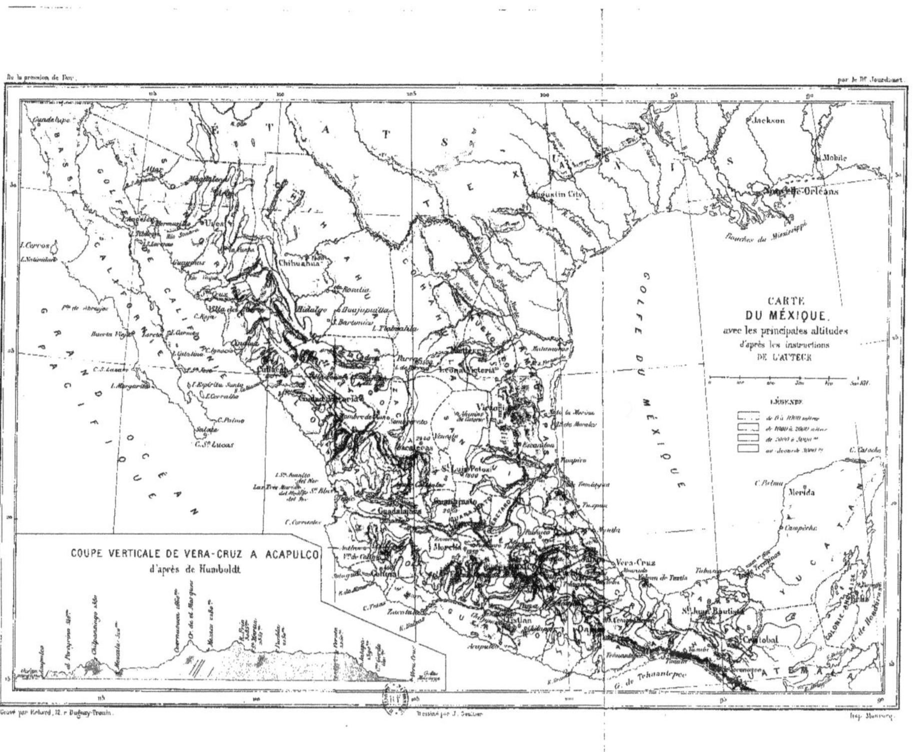

Gravé par Erhard, 12, r. Duguay-Trouin. Dessiné par J. Gaultier. Imp. Monrocq.

dulée, suivant le Rio Bravo jusqu'au 33ᵉ degré et conservant à peu près cette même latitude jusqu'au Pacifique, forme sa frontière au nord et au nord-est, sur les confins des États-Unis. Il est borné à l'ouest et au sud-ouest par la mer Pacifique. Ses côtes de l'est sont baignées par le golfe du Mexique et par la mer des Antilles. La République de Guatemala couvre sa frontière la plus méridionale. Sa plus grande largeur est de 650 kilomètres sur une ligne allant de l'est à l'ouest, de l'embouchure du Rio Bravo à la côte de Sinaloa, sur le golfe de Californie. De là, il se rétrécit successivement dans sa marche vers le sud, se recourbe à Téhuantepec, pour former la barrière méridionale du golfe du Mexique, et finit par le cap Catoche, à 200 kilomètres du cap San Antonio de l'île de Cuba. Sa longitude sur ce point extrême est de 90 degrés: elle est de 120 degrés au point le plus occidental de la côte, sur le Pacifique, au nord de la Basse-Californie. Sa latitude la plus méridionale est de 15 degrés; son point situé plus au nord compte 33 degrés.

Dans cette étendue, douloureusement amoindrie, mais encore considérable, on compte une aire de 2 000 000 de kilomètres carrés. Les besoins administratifs l'ont fait diviser en plusieurs parties, qui se sont successivement appelées états ou départements, selon que le caprice et la force faisaient triompher la fédération ou le centralisme. Aujourd'hui, le Mexique est une république fédérative, qui compte 26 états indépendants soumis à une constitution unique; ce sont[1] :

AU NORD.	AU CENTRE.	AU SUD.	A L'EST.
La Vieille Californie.	San Luis.	Hidalgo.	Tamaulipas.
Sonora.	Zacatecas.	Michoacan.	Vera Cruz.
Sinaloa.	Tlascala.	Colima.	Tabasco.
Chihuahua.	Puebla.	Guerrero.	Chiapas.
Cohahuila.	Queretaro.	Oaxaca.	Campêche.
Nuevo Léon.	Mexico.	Jalisco.	Yucatan.
Durango.	Guanajuato.		

Avant que le besoin de s'organiser en société eût obligé les hommes à diviser ce pays en sections administratives, ainsi que nous venons de les définir, la nature y avait établi un partage mieux accentué, appréciable surtout par le degré de température et par la variété de production végétale qui en est la suite obligée. Je veux dire que les différents degrés d'élévation influant sur la chaleur locale, y deviennent l'occasion de climats très-variés, de même que nous l'avons déjà remarqué dans l'Amérique du sud. Les habitants, dès longtemps frappés du phénomène, on eu l'inspiration bien naturelle de diviser leur pays en trois zones horizon-

1. Cette division est antérieure à 1860.

tales, en prenant uniquement pour guide la question de température. De là sont sorties les trois dénominations de *tierra caliente, tierra templada* et *tierra fria*, pour désigner les trois sections que la nature elle-même a marquées d'un cachet spécial d'originalité. On comprend bien que, dans la pratique, il n'est nulle part devenu possible d'établir avec fixité une ligne de démarcation entre ces différentes zones. Le phénomène qui les produit ne saurait agir avec brusquerie. La chaleur diminue insensiblement par l'ascension; de sorte que les zones se confondent à leur origine de contact et, en réalité, elles ne sont bien tranchées dans leurs différences qu'aux localités qui en marquent la partie centrale. Quant à leur point de départ, il ne saurait être que vaguement désigné. On peut assurer néanmoins que la mesure d'un kilomètre répond assez exactement à cette division verticale, en ce sens que les premiers mille mètres désigneraient les terres chaudes, les mille mètres suivants correspondraient à la terre tempérée; les terres froides commenceraient au-delà de 2000 mètres, et s'étendraient, avec des degrés divers de température, dans l'espace de deux kilomètres encore, après lesquels les neiges éternelles seraient assez voisines pour qu'il ne fût plus question de productions utiles du sol. On ne voit d'ailleurs pas au Mexique ce qui est commun en Bolivie, que les richesses minérales s'élèvent à 4000 mètres. Les filons productifs n'y dépassent guère la moitié de cette hauteur. De sorte que rien n'appelle l'homme vers les régions qui lui paraissent interdites par un froid trop rigoureux.

Cet aperçu succinct nous indique que la vie s'exerce au Mexique dans une étendue verticale de 4 kilomètres, dont le premier désigne les productions franchement tropicales, le second, un sol tempéré intermédiaire, le troisième, une zone qui rappelle les conditions de l'Europe moyenne; tandis que le quatrième kilomètre, généralement inhabité, n'est utilisé que pour des exploitations très-restreintes. Mais, nous avons eu tort, à propos de la troisième zone, d'établir une comparaison avec les climats européens. Quelle que soit, en effet, l'impression moyenne qu'on y éprouve, à l'appui de cette analogie, la différence devient très-marquée à propos des variations stationnaires. Le froid des hivers, en effet, très-accentué et même rigoureux en Europe, n'est sensible au Mexique que par le fait du rayonnement nocturne vers un ciel pur. La température moyenne hivernale, pour la partie la plus habitée du haut plateau mexicain, ne baisse pas au-dessous de 12 degrés centigrades, et la moyenne de l'année y est de 17 degrés. Les comparaisons avec nos climats nous y sont donc interdites. Ces pays, en réalité, ne sont que ce qu'on les voit être dans leur météorologie spéciale: incontestablement originaux, présentant quelques analogies, mais non de l'identité avec les nôtres. Très-séduisants par la douce uniformité de leur température, ils avertissent par certaines difficultés de végétation que la vie n'y est pas aussi favorable que le degré de chaleur le ferait espérer. En somme, on peut le répéter, l'originalité sous tous les rapports y est réelle et les climats faits par l'élévation ne sont pas tels que la latitude les occasionne, au niveau de la mer.

Quoi qu'il en soit de ce parallèle, il est certain que la température, au Mexique comme partout ailleurs, baisse par l'ascension, de même qu'elle s'amoindrit par l'éloignement de l'équateur. Les Mexicains n'ont pas eu tort, par conséquent, en établissant dans leur pays une division naturelle qui prend pour base les variations des niveaux et de la production du sol. L'intérêt pour nous maintenant consisterait à pouvoir dire, avec quelque précision, quelle est l'importance respective de chacune de ces trois zones qui constituent le sol mexicain. Nous allons nous efforcer de remplir cette tâche en cherchant à nous rapprocher le plus possible de la vérité.

La zone chaude du Mexique est essentiellement déterminée par le littoral. Mais il n'est pas indifférent d'en diviser l'étude en parties orientale et occidentale. A l'est, nous avons d'abord la péninsule de Yucatan, pays plat que soulèvent à peine les dernières projections des collines de Guatemala. En procédant vers le sud-ouest de ce pays, nous trouvons Tabasco, État bas et marécageux, s'étalant sous une végétation forestière et agricole considérable, au pied des montagnes de Chiapas, entre le fleuve Uzumazinta et le bassin du Guatzacualcos. Au sud de cette humide contrée, une émanation latérale de la chaîne de Guatemala a formé le plateau de l'État de Chiapas, dont les points culminants appartiennent à la zone froide et produisent aisément les céréales et les fruits d'Europe

En redescendant à l'État de Tabasco et reprenant notre marche vers l'occident, nous arrivons à Téhuantepec, isthme du Mexique, dont le sol ne dépasse pas 200 kilomètres de largeur. Et là, non-seulement le terrain s'est ainsi rétréci, mais la montagne elle-même a perdu sa vigueur; comme à Panama, elle n'y possède plus qu'une hauteur minime qui n'altère en rien la nature tropicale des productions du sol. On y remarque cependant quelques pics élevés. L'unique qui soit digne d'appeler l'attention est arrivé à 2347 mètres. C'est le point culminant de l'isthme, dont voici du reste les autres hauteurs les plus saillantes :

Cerro Aravesado. ...	1529	Piedra Parada.......	416
Guiexila	1152	El Convento	446
Cumbre de Marahua..	696	Palo Blanco	371
Cerro Laillager......	1243	Cerro Prieto....	460
Guievixia......... ..	598	Guiviche....	416

Les points habités, au surplus, sont très-rapprochés du niveau de la mer. Si de cette petite contrée qui appartient tout entière à la *tierra caliente* et dépend des deux Océans, vous tirez deux lignes dont la divergence prendra, d'une part, la direction de la côte du golfe non loin du rivage et, d'autre part, s'éloignera vers le nord-ouest sans perdre de vue les côtes du Pacifique, vous aurez formé l'angle irrégulier dans l'intérieur duquel le sol ondulé du Mexique se trouve partout notablement élevé au-dessus du niveau de l'Océan. Dans ce prodigieux soulèvement, il s'appuie, des deux parts, sur des émanations de la chaîne de Guatemala qui lui servent de contre-forts en se séparant, sans dépasser beaucoup elles-mêmes la hauteur du plateau qu'elles soutiennent et qui forme, peut-on dire, leur sommet considérablement élargi. Chacun de ces contre-forts ne présente donc en réalité qu'une face, un versant montagneux, puisque l'autre est occupé par le soulèvement central. Nous n'avons donc à porter l'attention que sur deux rampes distinctes qui donnent accès vers le plateau; l'une à l'est par le golfe du Mexique, l'autre au sud-ouest par le Grand-Océan. Elles ne se distinguent pas moins par leurs formes que par leur écartement. Celle de l'est est partout escarpée, rapide et se prête peu par conséquent à l'habitation de l'homme; celle du sud-ouest, au contraire, procède par des ondulations très-variées qui ont rendu faciles la culture des champs et l'établissement de villes importantes, à des niveaux bas et peu différents.

Au pied de ces deux rampes s'étendent, en formant le double littoral, deux bandes de terrains bassement nivelés. Étroit sur le golfe du Mexique, le bas-fond est, au contraire, large et ondulé au pied du versant occidental. A l'est, il forme les pays littoraux de Veracruz et de Tamaulipas, en direction vers le nord jusqu'au *Rio Bravo*, qui en est la barrière septentrionale. A l'ouest, la côte s'allonge en devenant convexe, et prend des dimensions considérables vers les États de Sinaloa et de Sonora, sur la mer de Cortès. Si, outre cette étendue du littoral occidental, nous tenons compte de la profondeur que les bas niveaux y affectent vers l'intérieur des terres, par suite de l'inclinaison prolongée de la rampe montagneuse, nous comprendrons que ce soit de ce côté que la *Tierra Caliente* a pris la plus grosse part de son domaine mexicain.

Cet aperçu succinct nous permet déjà d'énumérer exactement les localités auxquelles l'altitude n'a rien enlevé ou n'a fait perdre que peu de chose, sous le rapport des influences franchement tropicales. Ce sont Yucatan, Tabasco et le district de Tehuantepec; le littoral de Veracruz et de Tamaulipas; les parties les plus méridionales de l'État d'Oaxaca et le Guerrero presque tout entier; l'ouest de Michoacan et de Jalisco; une grande partie de Sinaloa. Nous n'ajouterons pas la Sonora, parce que sa situation est assez septentrionale pour lui servir de protection contre les températures excessives.

La nomenclature serait incomplète, si nous omettions de faire observer que plusieurs points, qui s'avancent vers le centre du pays, occupent des anfractuosités transformées en vallées profondes. Les niveaux abaissés y ont pour conséquence une température d'autant plus forte que l'encaissement en est une aggravation obligée.

Ces premiers détails, quelque incomplets qu'ils puissent être, permettent de comprendre que les étendues du sol où la latitude n'a pas perdu ses droits par l'élévation, sont très-considérables au Mexique. Des villes importantes y ont été fondées; des exploitations agricoles d'un haut intérêt y ont puisé leur raison d'être. On en aura la preuve en portant les yeux sur le tableau, qui termine ce chapitre, avec l'intention de présenter au regard la classification des principales localités habitées, groupées par altitudes.

Mais ce qui attire surtout l'attention dans cet important pays, c'est l'étendue centrale dont l'élévation uniforme a formé le remarquable plateau de l'Anahuac. Ce que je viens de dire des rampes qui le soutiennent permet déjà de comprendre ses limites principales. Quelle qu'en soit l'inclinaison des deux parts, nous pouvons dire qu'en arrivant par Veracruz, soit qu'on choisisse la direction de Jalapa ou celle d'Orizaba, c'est à Perote et aux Cumbres d'Aculcingo qu'on se trouve transporté au delà de 2000 mètres d'altitude.

A partir de ces points d'origine, le plateau se développe dans la direction du nord-ouest, avec une telle uniformité que, jusqu'aux environs de Durango, c'est-à-dire, pour une distance de 1000 kilomètres, il se soutient à une altitude de 2000 mètres et dépasse même cette hauteur pour les localités les plus intéressantes du parcours. En s'éloignant de Durango et passant par Chihuahua, le terrain baisse lentement; mais il se relève à Santa-Fé du Nouveau-Mexique. Ce sont donc 1225 kilomètres de plus en plan de descente, et, en somme : de Perote à Santa-Fé, 2225 kilomètres de plateau, sur lequel les routes carrossables sont partout faciles à établir. Actuellement, des diligences font un service régulier de Veracruz à Durango, parcourant 250 lieues de hauteurs souvent supérieures à 2000 mètres. On a même inauguré l'an passé une voie ferrée de Veracruz à Mexico[1]. Les difficultés de son établissement n'ont été réelles que dans un petit nombre de points de la Terre-Chaude et pour franchir tout à coup la hauteur qui sépare Maltrata du plateau. Mais, après ce dernier effort, les travaux de terrassement, les vides à remplir et les obstacles à percer ont été d'une minime importance. Pour un parcours d'environ 250 kilomètres, appartenant en entier au haut plateau, on a retrouvé le nivellement fait d'avance par la nature.

1. Voyez la note n° XI relative aux chemins de fer.

Vous me direz que les Incas aussi avaient construit des chaussées qui allaient de Cuzco à Quito, et que, de nos jours, une voie ferrée met en communication la côte et le lac Titicaca[1]. Je ne le nie pas et je reconnais que ce sont là des prodiges industriels bien dignes d'attirer notre admiration. Mais la route des Péruviens de l'antiquité traversait l'épouvantable *paramo del Asuay* (4700 mètres) et transportait ainsi le voyageur à des hauteurs que le *Soroche* désole. La voie ferrée contemporaine n'a été praticable non plus qu'en atteignant, en certains points, l'altitude de 4000 mètres. Les difficultés vaincues proclament sans doute le mérite des industriels et des ingénieurs qui ont accompli ces merveilles; mais plus est grand ce mérite, plus il nous assure l'extrême inégalité du sol sur lequel ces travaux se sont accomplis, et c'est la seule chose que nous ayons à apprécier dans le parallèle que nous établissons entre l'Amérique méridionale et le Mexique. Les difficultés d'exécution ont été considérables, d'une part; elles sont nulles ou de peu d'importance relative, d'un autre côté, tant il est vrai que la régularité de surface sur différents lieux fort étendus du plateau mexicain est réellement sans exemple partout ailleurs, à de pareilles hauteurs.

Je ne veux pas dire que la montagne en est absolument exclue. Il est, au contraire, incontestable que ce plateau extraordinaire n'est lui-même autre chose que les crêtes aplaties d'une chaîne énorme qui a perdu sa forme habituelle en s'élargissant et en nivelant les sommets. Cela est tellement vrai que, sur plusieurs points, l'effort géologique y a projeté avec plus de vigueur des masses considérables qui font saillie, tantôt isolément, tantôt avec une régularité qui produit les effets ordinaires des pays montagneux. C'est à une de ces impulsions plus régulières que le sol paraît avoir obéi dans la constitution de la chaîne circulaire qui a formé la prodigieuse vallée de Mexico. Je n'en ferai pas ici la description minutieuse. Les développements naturels de ce livre la présenteront avec plus d'opportunité dans un chapitre qui traitera de l'hygiène de ce site remarquable. Cette intention néanmoins ne doit pas nous empêcher de fixer nos regards, dès à présent, sur le majestueux ensemble de montagnes qui a rompu tout à coup la monotonie d'une immense plaine, pour élever vers les régions supérieures de l'air une des plus imposantes masses de l'Amérique. Là se trouve le volcan fameux du Popocatepetl, qui excita avec tant de raison la surprise et l'admiration des conquérants venus de l'Espagne, et qui, secondé par l'imposante sierra de l'Istatsihuatl, sa voisine, couronne avec une majesté élégante le groupe circulaire qui forme la grande vallée de Mexico. Avant d'arriver à ce soulèvement, de même qu'après l'avoir dépassé, les hautes plaines de l'Anahuac, dé-

1. Voyez la note n° XI relative aux chemins de fer.

VUE DE LA PARTIE SUD-EST DES MONTAGNES DE LA VALLÉE DE MEXICO

(Popocatepetl, 5400 mètres; Ixtaccihuatl, 4790 mètres d'altitude)

pourvues de grands arbres et desséchées par le manque d'humidité sur le sol et dans l'atmosphère, ont généralement un aspect triste et monotone. De loin en loin, la montagne s'est souvenue que c'est là son domaine et elle en présente le morne témoignage par quelque mamelon isolé, noirâtre et dépourvu de végétation. Quelquefois, l'accident prend des proportions imposantes, ainsi qu'on le voit arriver à Puebla, où la Malinche élève sa cime élégante à l'altitude de 4120 mètres et projette au loin des versants doucement inclinés, couverts de belles forêts de sapins et même animés par des cultures rémunératrices. C'est en somme un curieux spectacle et comme un jeu malin de la Nature, qui paraît conspirer pour nous voiler la réalité de la situation par l'aspect d'une plaine unie, et qui tout à coup oublie son dessein et se trahit en laissant surgir quelque éminence indiscrète dont la forme accentuée nous ramène à la vérité. Au-dessus de cette nature bizarre, un ciel généralement serein vous attire ; une lumière resplendissante de clarté vous éblouit; une température douce vous caresse. Mais au dedans de vous-même, vous sentez je ne sais quel effet sec et cassant qui vous énerve et vous empêche de savourer avec délice le spectacle réellement extraordinaire qui vous entoure.

Mais j'ai dit (ne l'oublions pas), que de distance en distance, les sommets montagneux qu'une couche de terre végétale ou de roche volcanique recouvre et aplanit presque partout, surgissent en maint endroit et dominent le niveau habituel de la haute plaine. En d'autres lieux, le phénomène inverse se produit : une faille profonde entr'ouvre le sol déchiré et met à nu le rocher stérile. C'est par ces accidents que le Mexique présente à l'industrie des habitants les riches parages où l'homme va chercher les métaux précieux. Aucun pays au monde n'en a été plus prodigue.

Les intentions de ce livre doivent se limiter à ces indications générales, qui ont pour but unique de faire comprendre la constitution des niveaux habités par les hommes ou exploités pour leur convenance. Nous nous efforcerons maintenant de mettre un peu plus de précision dans les détails relatifs à leur importance respective.

Nous avons vu précédemment où sont les terres chaudes. Nous venons aussi d'indiquer vaguement quels sont les lieux que l'élévation a soustraits à l'influence tropicale, et dans cette dernière catégorie nous comprendrons, non-seulement la *tierra fria*, mais aussi la *templada*. Serait-il possible de représenter par des chiffres les aires problématiques de ces deux grandes divisions? Cette difficulté serait insoluble sans doute, s'il s'agissait de la résoudre avec une précision mathématique; mais elle est évidemment susceptible d'un éclaircissement approximatif. Avant d'en faire l'épreuve, je crois devoir prier le lecteur de considérer avec attention les détails qui vont suivre. Malgré leur fausse apparence d'aridité, ils renferment les données les plus intéressantes, en ce qui regarde le développement de la population sur ces merveilleuses contrées.

Je me suis efforcé de préciser dans un tableau succinct les faits principaux qui établissent les rapports du sol mexicain avec les niveaux des différentes divisions administratives, en prenant soin de mettre en regard la population assignée à chaque État par le dernier recensement. Ce travail n'est pas facile à exécuter. Comme je l'ai déjà dit, je ne le crois pas susceptible d'un résultat mathématique. Mais j'ai la conviction de n'avoir rien négligé pour mettre en sa faveur toutes les probabilités d'exactitude. Je donnerai d'abord ce tableau et je le ferai suivre de quelques explications qui fassent mieux comprendre les données qui lui servent de base, en même temps que le but auquel il aspire.

ÉTATS.	AIRE TOTALE EN KIL. CARRÉS.	AIRE CHAUDE.	AIRE DE TRANSITION	AIRE FROIDE.	POPULATION	LATITUDE MOYENNE.
Dictrict fédéral	....	....	....	....	268,560	19° 30′
Yucatan	130,000	130,000	....	....	282,634	19
Tabasco	30,000	30,000	....	....	83,707	18
Chiapas	40,000	10,000	10,000	20,000	193,987	16 30
Veracruz	85,000	60,000	25,000	....	380,976	19 15
Tamaulipas	85,000	60,000	25,000	....	108,514	24
Guerrero	58,000	50,000	8,000	....	270,000	17 30
Oaxaca	70,000	35,000	20,000	15,000	601,350	17
Michoacan	75,000	30,000	35,000	20,000	678,072	19 15
Mexico et Hidalgo	60,000	....	....	60,000	1,004,017	20
Puebla Tlascala	40,000	....	....	40,000	875,729	19
Colima	10,000	10,000	....	....	48,649	19
Jalisco	100,000	25,000	47,000	28,000	924,680	21
Queretaro	10,000	....	....	10,000	166,643	20 50
Guanajuato	22,000	....	....	22,000	874,000	21
San Luis	75,000	5,000	15,000	55,000	397,735	22 50
Zacatecas	70,000	....	....	70,000	398,977	23 10
Nuevo Leon, Cohahuila	190,000	100,000	90,000	....	238,691	27
Chihuahua	220,000	10,000	200,000	10,000	179,971	29 30
Durango	70,000	....	20,000	50,000	173,942	25
Sinaloa	80,000	55,000	25,000	....	161,157	25
Sonora	210,000	150,000	60,000	....	147,133	29 50
Basse Californie	100,000	80,000	20,000	....	21,000	27 30
	1,830,000	830,000	600,000	400,000	8,567,389	

Dans ce tableau, la question de niveau a dominé ma pensée beaucoup plus que la question de température. Les expressions de terres chaudes et terres froides n'y doivent être prises dans leur acception la plus naturelle que lorsqu'il s'agit des localités qui se trouvent au sud du tropique. Mais, dans leur sens le plus général, *tierra caliente* sert à désigner les pays dont l'élévation au-dessus du niveau de la mer n'altère que faiblement la température. Ce sont les terrains bas, d'un nivellement qui se soutient au-dessous de 1000 mètres et dont le sol alimente sa chaleur constante avec les conditions qui lui sont faites directement par la latitude. Or, ces conditions changent, comme on sait, avec les distances de l'équateur, et c'est pour cela qu'il peut être utile de faire observer que la République mexicaine est partagée en deux parties presque égales par le passage du tropique. Il en résulte que, indépendamment de l'élévation, les parties les plus septentrionales du pays ont un motif vulgaire d'abaissement de la chaleur climatérique. Mais le prolongement vers le nord n'est pas assez considérable pour que ce phénomène se réalise d'une manière très-sensible. Il est néanmoins fort clairement appréciable et d'ailleurs si curieusement ménagé que, depuis Durango jusqu'à Santa-Fé, il se combine avec la déclinaison régulière de niveau, de manière à restituer à l'atmosphère, par cette descente, ce qu'elle perd en chaleur par l'éloignement de l'équateur. La conséquence de cette combinaison naturelle, c'est que le plateau, dans son immense étendue, conserve des conditions approximativement uniformes au point de vue de la température.

Mais cette observation n'est applicable qu'aux parties hautes. Pour ce qui est des bas-fonds existant dans le pays entier, il est certain que, vu l'uniformité de leur nivellement, la latitude y conserve ses droits naturels, d'où résulte que les plaines de la Sonora sont bien moins chaudes que les plages de l'État de Veracruz.

Quoi qu'il en soit, portant actuellement notre attention sur l'étendue générale du Mexique, nous devons observer qu'on a pris l'habitude de lui attribuer une surface un peu trop considérable. On lui fait dépasser, en effet, 2 millions de kilomètres carrés, lorsqu'il semblerait plus juste de n'y pas reconnaître au delà de 1 830 000 kilomètres. C'est à cela que me conduisent mes appréciations faites sur les meilleurs travaux graphiques. En cherchant à me donner une juste idée de l'étendue du pays, que l'altitude a soustraite d'une manière très-sensible aux influences thermiques naturelles, je me suis arrêté à la pensée que 830 000 kilomètres carrés sont restés chauds, ce qui se traduit en d'autres termes par l'idée qu'ils sont placés au-dessous de 800 ou 1000 mètres d'altitude. Il résulterait de cette appréciation qu'un million de kilomètres carrés sont soustraits à la empérature normale par une altitude dépassant 800 ou 1000 mètres de hauteur au-dessus du niveau de la mer. Je m'exprime ainsi : « huit cents ou mille mètres, » pour qu'on sache bien qu'il y a nécessairement un peu de vague dans ces calculs et que je n'ai pas d'autre prétention que d'approcher le plus possible de la vérité.

Une distinction est à faire maintenant sur ce chiffre considérable d'un million de mètres carrés de surface correspondant à des degrés très-prononcés d'élévation. Là se trouvent comprises, en effet, les *tierras templa-*

das et les *tierras frias*, c'est-à-dire les deux zones, dont nous avons précédemment parlé comme étant, l'une inférieure, l'autre supérieure à 2000 mètres. Le tableau ci-dessus a déjà fait voir comment j'apprécie cette partie de la question. J'ai placé les six dixièmes au-dessous et les quatre dixièmes au-dessus de cette limite, ce qui signifie que j'attribue 600 000 mètres aux *tierras templadas* et 400 000 mètres aux *tierras frias*.

Ces dernières auxquelles nous avons assigné les environs de 2000 mètres pour limite inférieure, sont essentiellement constituées par la partie centrale du plateau de l'Anahuac dont le développement s'effectue dans la direction du sud-est au nord-ouest, entre les 25e et 30e degrés de latitude, avec les limites orientale et occidentale des 100e et 111e parallèles du méridien de Paris. La superficie y atteint, comme nous l'avons déjà vu, la proportion considérable de 300 à 400 000 kilomètres carrés. Je ne dirai pas que ce grand espace soit partout mis à profit par les hommes qui l'habitent; bien des localités y sont envahies par des roches stériles; la terre végétale n'a pas tout recouvert certainement, et d'ailleurs les lieux les plus favorisés à ce point de vue manquent d'eau une trop grande partie de l'année pour qu'il soit possible d'en retirer tout le fruit qu'une humidité mieux proportionnée du sol rendrait incalculable. Il n'en est pas moins vrai que ces intéressantes campagnes sont, en beaucoup d'endroits, justement renommées pour leur fertilité. La montagne, d'ailleurs, y est prodigieusement riche de minerais précieux abondamment disséminés, et toutes ces conditions enviables s'étalent sous un ciel pur, au milieu d'une atmosphère extrêmement lumineuse et très-séduisante déjà par l'uniformité de sa douce température. Il n'est donc pas surprenant que les hommes, cédant à tant d'attraits réunis, aient montré une prédilection marquée pour ces localités élevées. La population, en effet, est là plus nombreuse que dans toutes les autres parties du pays. C'est à elle que nous devons maintenant consacrer notre attention spéciale. Mais avant d'entrer dans les considérations qui la concernent et auxquelles toutes les autres sont subordonnées, nous reviendrons un moment sur nos pas pour réunir dans un tableau clair et concis toutes les conditions de niveau et de température dont nous aurons à démontrer l'influence sur ces mêmes habitants qui vont nous occuper [1].

1. Voyez aux pages 51-55 la température du Mexique à différents niveaux.

ALTITUDES MESURÉES AU MEXIQUE

PRÉSENTÉES EN SECTIONS VERTICALES DE 500 MÈTRES.

Altitudes de 0 à 500 mètres.

Acaponeta (Jalisco)	64	Rosa Morada (Jalisco)	66
Camaron (Guerrero)	400	San Andres Tuxtla	330
Boca del Monte (Tehuantepec)	50	Santa-Maria Chimalapa	260
Camaron (Veracruz)	340	Santa-Barbara (Tamaulipas)	350
Ceralvo (Nuevo Leon) ... environ	300	Santiago (Jalisco)	44
Colima —	450	Santiago (rio) (Jalisco)	160
Ejido-Nuevo (Guerrero)	415	Santiago Tuxtla (V. C.)	200
Guajicori (Jalisco)	120	Tarifa (Tehuantepec)	200
Horcasitas (Tamaulipas)	40	Convento au-dessus de Tarifa	450
Huetamo (Michoacan)	430	Tehuantepec	42
Limon (Tamaulipas)	50	Tequisistlan (Oajaca)	210
Monterey (Nuevo-Leon)	486	Tierra Colorada (Guerrero)	400
Petapa (Tehuantepec)	204	Tiguicheo (Michoac.)	500
Prieto (cerro) —	460	Valle Peregrino (Guerrero)	160
Puntiagudo (Nuevo-Leon)	230	Zanatepec (Tehuant.)	50
Reynosa (Tamaulipas)	90	Zirandaro (Guerrero)	380

Altitudes de 500 à 1000 mètres.

Bolaños	950	Puente de Ixtla (Mex.)	980
Corro Gordo (Veracruz)	610	Reyes (Jalisco)	880
Compostela (Jalisco)	960	Salitre (Mexico)	1000
Cordova —	900	San Bartolo (Oajaca)	870
Cuicatlan (Oajaca)	610	Sancanguerito (Michoa.)	800
Gigantea (Sierra de la) ... environ	1000	San Felipe (Jalisco)	1000
Huilotitlan (Jalisco)	550	Tejamanil (Michoacan)	880
Jorullo (pied du volcan de)	850	Tepatitlan (Jalisco)	900
Cerro Masahua (Tehuant.)	690	Tepic —	900
Mexcata (Guerrero)	520	Totolapa (Oajaca)	940
Paso de Tierra Caliente	600	Tusantla (Michoacan)	670
Pochotitlan (Jalisco)	800	Las Vacas (Oajaca)	745

Altitudes de 1000 à 1500 mètres.

Allende (Chihuahua)	1150	Huasquinia (Jalisco)	1130
Ameca (Jalisco)	1180	Huatusco (Veracruz)	1350
Atenguillo —	1370	Huauchinango (Mexico)	1390
Buenavista —	1200	Huauchinanguillo (Jalisco)	1420
Camotlan	1180	Huautla (Mexico)	1010
Casas-Grandes (Chih.)	1240	Jalapa	1390
Chihuahua ... environ	1400	Jorullo (volcan de) (Mich.)	1220
Chilpancingo (Guerrero)	1380	Juchipila (Jalisco)	1370
Churumuco (Michoacan)	1225	Cerro Laollaga	1280
Guadalupe (cañon de) (Sonora)	1334	Mapimi (Durango)	1350
Guzman (Laguna de) (Chih.)	1340	Mazatlan (Guerrero)	1270
Hincada (San-Luis-P.)	1190	Macosta (Jalisco)	1270

Orizaba (Veracruz)	1230	San Lorenzo (Coahuila)	1150
Parras (Coahuila)	1500	San Pedro (source du Rio)	1314
Paso del Norte (Chihua.)	1140	San Sebastian (Durango)	1130
Pozo (Coahuila)	1200	Tejupilco (Mexico)	1320
Puerto de los Gallos	1440	Tepecoacuilco (Guerrero)	1010
Quemada (Oajaca)	1160	Tula de Tamaulipas	1220
Rinconada (Nuevo-Leon)	1014	Villa-Alta (Oajaca)	1130
San Antonio Huatusco (Verac.)	1350	Zumpango (Guerrero)	1000
San Bernadino (Sonora)	1100	Yalalag (Oajaca)	1174
San Carlos (Oajaca)	1160		

Altitudes de 1500 à 2000 mètres.

Aculcingo (Veracruz)	1810	Papasquiaro (Durango)	1740
Aguascalientes	1700	Paté	1650
Ario (Michoacan)	1890	Pechuga (Mexico)	1740
Betoza (Oajaca)	1800	Pestillos (San-Luis-P.)	1520
Celaya (Guanaju)	1800	Potrero (Durango)	1960
Cerro Atravesado (Tehuant)	1530	La Punta (Aguasc.)	2000
Cerro Gordo (Durango)	1740	Quemadas (Zacatecas)	1960
Colotlan (Jalisco)	1675	Queretaro	1880
Comanjilla (Guanj.)	1950	San Bernardo (Durango)	1700
Concepcion (Chihua.)	1960	Santa-Catarina —	1850
Cosihuiriachi (Chih.)	1880	San Cristobal de Chiapas	2000
Cuencame (Durango)	1740	San Juan (Cerro) (Jalisco)	1860
Cuernavaca (Mexico)	1660	San juan de los Lagos (Jalisco)	1740
Durango —	2000	San Juan del Rio (Mex.)	1950
Encantada (Coahuila)	1830	San Lazaro (Basse-Cal.)	1800
Encinillas (Chihuahua)	1595	San-Luis-Potosi	1880
Gallo (Durango)	1600	San-Sebastian (Jalisco)	1510
Guadalajara	1550	Sommet du col près de S. C.	1640
Guadalcazar (San-L.-P.)	1650	Sauces (Aguascal.)	1920
Guadalupe el Carnicero (San-L.-P.)	1940	Silao (Guanajuato)	1780
Cuesta Halica (Jalisco)	1770	Tasco (Guerrero)	1790
Chaîne voisine d'Huauchinanguillo	1900	Tecosautla (Mexico)	1740
Inde (Durango)	1920	Tehuacan (Puebla)	1640
Ixmiquilpan	1720	Temascaltepec (Mex.)	1750
Ixtapa (Mexico)	1900	Tlaltenango (Jalisco)	1740
Ixtan (Oajaca)	1680	Totatiche —	1770
Ialostotitlan (Jalisco)	1770	Valparaiso (Zacatecas)	1950
Jesus-Maria (Chihua.)	1784	Villa del Valle (Mexico)	1840
Lagos (Jalisco)	1920	Villanueva (Zacatecas)	1920
Laureles (Michoacan)	1980	Zacapoaxtla (Puebla)	1800
Leon (Guanajuato)	1850	Zacatlan (Mexico)	2000
Mitla (Ojoaca)	1650	Zapotlan (Jalisco)	1523
Morelia	1950	La Zarca (Durango)	1800
Oajaca	1550	Zitacuaro (Mexico)	2000
Ojo del Obispo (Jalisco)	1900	Zimapan —	1780
El Oro (Durango)	1760		

Altitudes de 2000 à 2500 mètres.

Apam (Mexico)	2220	La Bufa (Chihuahua)	2380
Asientos (Aguascalient.)	2210	Cadereita (Queratero)	2080
La Blanca (Zacatecas)	2100	Cañada (Puebla)	2300

Caquistle (Aguascal.)	2100	Noria de los Angeles (Ag.)	2300
Cazadero (Mexico)	2340	Ojo Caliente (San-luis-P.)	2060
Cedral (San-Luis-P.)	2400	Patzcuaro (Michoacan)	2190
Cerro Barberia (Jal.)	2460	Paxtlan (Oajaca)	2200
Cerro Prieto (Chihuah.)	2120	Perote (Veracruz)	2380
Chapulco (Puebla)	2040	Pinal (cerro) (Jalisco)	2250
Charcas (San-Luis-P.)	2080	Piños (Zacatecas)	2470
Comanja (Guanaj.)	2200	Col entre Sestin et Potrero	2500
Cornejo (San-Luis-P.)	2010	Puebla	2150
Cuatro Venados (Oaj.)	2460	Rancho Gde (Zacat.)	2300
Cumbres d'Aculcingo (V.)	2440	Ramos (San-Luis-P.)	2200
Encarnacion (Mexico)	2350	Sain el Alto (Zacat.)	2320
Fresnillo (Zacatecas)	2200	Salinas (Zacatecas)	2070
Guanacevi (Durango)	2130	San Andrés Chalchicomula (P.)	2400
Guanajuato (Durango)	2050	San Juan de los llanos (P.)	2360
Huajasco (Zacatecas)	2250	Solcan de Soconusco	2400
Huehuetoca (Mexico)	2300	Sultepec (Mexico)	2340
Jerez (Zacatecas)	2020	Trujillo (Zacatecas)	2080
Malpazo (Zacatecas)	2170	Tula (Mexico)	2080
Maravatio (Michoa.)	2080	Zacatecas	2440
Mexico	2280	Zacualpan (Mexico)	2050
Mimbrera (Durango)	2200	Col entre Zape et Santa Catarina	2440
Mingole (San-Luis-P.)	2280	Zape (Durango)	2030
Sierra Morones (Zacat)	2250	Zempoaltepec (cerro)	2140

Altitudes de 2500 à 3000 mètres.

Angangueo (Michoa)	2630	Cerro près de Ramos (San-L.-P.)	2680
Alamos (San Luis)	2730	Salitre (cerro) (San-L.-P.)	2740
Cerro Canjando (Mexico)	2860	San Cristobal (cerro de)	2773
Cruz del Marquez —	3000	San Miguel Peras	2760
Cuesta Calpulalpan —	2720	Sombrerete (Zacat)	2570
Ixtlahuaca —	2580	Tlapujahua (Mich.)	2590
Jesus-Maria (Cumbre de)	2510	Toluca	2680
Mazapil (Zacatecas)	2560	Urique (cumbre de) (Sin.)	3000
Cerro de la Cruz (Zac.)	3000	Veta-Grande (Zacatecas)	2617

Altitudes au-dessus de 3000 mètres.

Cerro Ajusco (Mex.)	3900	Pic d'Orizaba (V. C.)	5400
Cerro Berboria (crête.)	3450	Patamban (cerro)	3750
Colima (volcan de)	3886	Cofre de Perote (V. C.)	4090
Colima (nevado de)	4304	Pinal (cerro) (P.)	3150
Cumbre (Durango)	3200	Popocatepetl	5410
Derrumbados cerros (P.)	3500	Rio Frio	3300
Cerro Gigante	3250	San Felipe (cerro)	3300
Cerro Llanitos	3360	Tancitaro (Michoa.)	3860
Ixtaccihuatl	4790	Nevado de Toluca	4600
Malinche (Puebla)	4120		

Au moyen de toutes les données qui précèdent, il ne sera pas difficile de se faire une juste idée des conditions d'hygiène réservées aux hommes qui ont établi dans ce pays leur séjour permanent. Nous pouvons donc, sans hésiter, aborder maintenant l'étude qui les concerne exclusivement. Disons tout de suite que, dans l'Amérique entière, à l'exception de la partie considérable occupée par la race anglo-saxonne, les hommes possèdent certaines analogies d'origine, d'éducation et de coutumes qui autorisent à les confondre dans une étude commune, au point de vue qui nous intéresse. Mais, comme je l'ai déjà dit plusieurs fois dans ce livre, mes connaissances personnelles et mon expérience ne me permettent de parler *ex professo* que de la République mexicaine. C'est sur elle surtout que je ferai reposer mon examen des hommes, comme j'en ai déjà pris l'habitude à propos des autres éléments qui contribuent à l'ensemble de ce livre. Les raisons ne nous manqueront pas ensuite pour faire à l'Amérique entière l'application des vérités que l'étude du Mexique nous aura révélées.

Je suis déjà l'auteur d'un travail sur la statistique de ce pays, qui se trouve publié en langue espagnole dans le *Bulletin de la Société mexicaine de géographie et de statistique* (année 1865). Il me suffira de résumer ici cette étude pour que le lecteur ait une idée juste de ma pensée sur le sujet que nous abordons.

ARTICLE III. — CONSIDÉRATIONS STATISTIQUES SUR LE MEXIQUE.

§ 1. — *Mouvement de la population.*

Le gouvernement colonial du Mexique s'était préoccupé de cette question à différentes époques. Mais nul travail n'a mérité l'attention jusqu'au recensement qui se termina en 1793, par les ordres du vice-roi Rivilla-Gigedo.

A partir de cette époque, nous possédons un jalon qui sert de base à nos calculs, et si, de nos jours, nous en posons un nouveau, digne de notre confiance, la différence entre les deux indiquera les progrès de la population, depuis la fin du dernier siècle jusqu'à l'époque présente. Quelques réflexions nous paraissent nécessaires pour juger sainement l'importance et la valeur de ces deux points, passé et présent, qui formeront le départ et l'arrêt de nos appréciations.

Lorsque le baron de Humboldt, en 1803, fut appelé à faire usage du recensement de Revilla-Gigedo terminé dix ans auparavant, l'opinion publique le mit à même de constater que la population y était représentée par un chiffre inférieur à la réalité. Les gens du peuple, en effet, peu aptes à comprendre l'importance réelle de ces investigations, les appréhendaient comme des éléments d'impôts onéreux et s'efforçaient par mille moyens de diminuer le chiffre qui devait y correspondre. De telle sorte que la voix publique et ses calculs personnels indiquèrent au baron de Humboldt qu'il fallait augmenter d'un cinquième le résultat acquis, pour le faire approcher de la vérité.

De nos jours, au contraire, les gouvernants ont pris plaisir et trouvé profit à se donner le plus grand nombre possible d'administrés. D'ailleurs, après la proclamation de l'indépendance du pays, les différents États ou départements eurent des droits différents à se faire représenter dans les assemblées constituantes et législatives, selon que leur population avait plus ou moins d'importance. Il était naturel qu'ils fussent jaloux d'y acquérir le plus d'influence possible. De là le soin que prit chacun d'eux de soutenir sa statistique au plus haut chiffre, pour arriver à un plus grand nombre de députés.

Ainsi donc, la tendance, d'une part, à rabaisser le total de la population à la fin du dernier siècle, et le désir, d'un autre côté, de la représenter actuellement par un chiffre exagéré, établissent entre le nombre d'habitants d'autrefois et la population faussement calculée d'aujourd'hui, une différence factice qui donne une idée trop avantageuse de la propagation de l'espèce humaine au Mexique.

Pour rétablir la justesse des appréciations, il faudrait donc ramener à la vérité les deux termes extrêmes de la comparaison, en élevant le résultat du recensement de 1793 et en abaissant les chiffres que les administrations et les corporations savantes ont établis de nos jours. Nous ne croyons pas, cependant, devoir agir avec cette double rigueur, et il nous semble qu'en acceptant le relevé de Revilla-Gigedo avec la modification de Humboldt pour la fin du siècle dernier, nous pouvons adopter pour l'époque présente, sans leur faire subir aucun changement, les chiffres établis par les statisticiens qui se sont occupés de cette question difficile. Or, le célèbre voyageur prussien nous a démontré que le résultat de 4683680 habitants signalé par le recensement de 1793, devait se fixer à 5200000, pour être jugé digne de foi. C'est donc à ce chiffre que nous croyons prudent de nous arrêter pour en faire le départ de nos calculs, à la fin du siècle dernier.

En 1803, de Humbolt, se fondant à la vérité sur des faits d'une probabilité admissible, mais sans l'appui d'aucun recensement nouveau, fixa la population du Mexique à 5764731, et plus tard, sur nouvelles données, à 5837000 habitants.

Nous arrivons ainsi à l'année 1810. Un employé du gouvernement, Fernando Navarro, économiste distingué, se livra avec un grand zèle à de longues et laborieuses recherches, pour lesquelles il fut secondé par quelques intendants qui envoyèrent des recensements plus ou moins parfaits. Les grandes connaissances qu'il possédait du pays, et surtout des classes indigènes, lui permirent sans doute d'approcher de la réalité; mais il ne s'ensuit pas qu'on doive reconnaître les garanties d'une grande exactitude dans un travail où le calcul des probabilités a dominé plus que le recensement général. Quoi qu'il en soit, Fernando Navarro arrêta le chiffre de la population, en 1810, à 6122354.

Mentionnons à la suite :

L'appréciation faite pour servir de base à la réunion du premier congrès, 6204000;

Les calculs de A.-J. Valdes, par ordre du gouvernement, en 1831, 6382248;

L'almanach de Galvan en 1834, 7734292;

Rapport très-bien raisonné d'une commission de la Chambre des députés, en 1838, 7009120.

Enfin, en 1839, nous avons à signaler un travail très-sérieux. Par des calculs basés sur les meilleures données précédentes et avec l'aide de quelques recensements nouveaux, le comte de la Cortina, au nom de la Société de géographie et de statistique, fit monter la population du pays à 7044140 habitants.

Le premier numéro des *Annales* du ministère de *fomento* admet, en 1854, 7853395.

Le tableau synoptique de Miguel Lerdo de Tejada, en 1856, 7859564.

M. Garcia Cubas, en 1857, se fondant sur des relevés respectables du ministère de *fomento*, 8238088.

Enfin, quelques données nouvelles et les calculs de probabilités signalent en 1858, au dire de M. Payno, qui nous a donné un travail intéressant à ce sujet, 8604000 habitants.

Considérée d'une manière générale, cette succession de travaux indique un progrès dans la population du Mexique. Mais à quel point ces recherches méritent-elles la confiance? Il est certain que la meilleure des tentatives dont nous venons de marquer les époques, n'est pas exempte de suppositions et de calculs imaginaires. On ne saurait nier cependant que le travail de Revilla-Gigedo en 1793, celui de Navarro en 1810, celui que le comte de la Cortina rédigea en 1838 au nom de la Société de géographie et de statistique, et les documents sur lesquels M. Garcia Cubas a travaillé en 1857, se distinguent par le zèle et l'esprit de discernement avec lesquels ils furent entrepris. Ce n'est pas certainement au point qu'ils méritent une confiance absolue; mais, à défaut de mieux, ils ont du moins pour base, d'abord les recensements des villes les plus importantes, et ensuite des raisonnements qui ne sont pas, si l'on veut, exempts d'erreur, mais qui paraissent inspirés par des pensées reconnues pour approximativement vraies en tous pays. Ainsi, l'appréciation du nombre d'habitants par les produits consommés, la comparaison des naissances avec la mortalité, sont certainement des éléments qui ont pu guider les statisticiens dans leurs difficiles travaux. Mais à combien d'erreurs l'appréciation de ces faits peut entraîner! Ainsi la comparaison de la mortalité avec les naissances, au milieu des désordres sociaux et des mouvements inusités qui déplacent les décès, l'omission de l'inscription aux actes mortuaires pour des sujets dont l'existence et la mort ont peu marqué dans la société — et ce sont les plus nombreux — ; toutes ces causes et d'autres encore peuvent conduire à la fausse appréciation des rapports entre les morts et les vivants.

L'illustre de Humbolt commit cette erreur. Ce fut à l'aide de l'excédant des naissances sur la mortalité qu'il se livra à l'espérance illusoire d'une augmentation tellement rapide de la population, qu'elle pourrait doubler en 19 ans, dans un très-grand nombre de localités du plus haut plateau. Plus de 3 fois 19 ans se sont écoulés depuis ce pronostic séduisant, et cependant la population n'a encore doublé nulle part. A défaut de ce résultat, voyons à quel point l'espèce humaine a progressé, depuis la fin du dernier siècle jusqu'à nos jours.

De Humbolt nous signale pour 1793 ..	5 200 000	habitants.
Navarro, en 1810....................	6 122 354	—
La Cortina, en 1838.................	7 044 140	—

Le premier intervalle, de 1793 à 1810, représente une époque heureuse et calme de 17 ans, pendant lequel la population générale s'est accrue de 922 354 habitants. Cela représente une augmentation de 162 pour 1000 pendant ce long intervalle, et un accroissement annuel de 9,52 pour 1000 habitants.

Le second intervalle, de 1810 à 1838, correspond à des temps de grandes calamités. Nous y voyons figurer, cependant, 17 années postérieures aux guerres de l'indépendance. On ne peut pas dire que ces derniers 17 ans se soient écoulés sans troubles; mais on ne saurait nier qu'un système de liberté et de protection s'étendait sur des classes auparavant asservies. Cependant, dans cette période de 28 années, l'augmentation de la population n'a été que de 921 786, sur une moyenne de 6 583 247 habitants, ce qui équivaut à un accroissement de 5 pour 1000 et par an.

Enfin, si l'on voulait admettre le chiffre statistique, qui certainement a exagéré la population, en 1858, nous aurions pour tout le Mexique, abstraction faite des provinces cédées aux Américains par le traité de Guadalupe, un total de 8 604 000 habitants. Cela dénoterait depuis 1793, c'est-à-dire en 65 ans, un accroissement de population de 3 304 000 âmes qui, avec l'addition de 113 000 habitants correspondant aux provinces perdues, forment un total de 3 517 000, pour indiquer l'augmentation pendant cette longue période. Cela équivaut à dire que la population s'est accrue dans la proportion de 7,80 pour 1000.

Ce résultat n'est pas si brillant qu'on puisse compter, pour des circonstances plus favorables au progrès, sur la réalisation des belles espérances que les calculs avaient fait concevoir. Je sais bien, comme on l'a répété bien souvent, que les guerres de l'indépendance, les guerres civiles, les épidémies, l'expulsion des Espagnols, ont mis obstacle d'une manière fort sérieuse à l'accroissement naturel de la population ; mais pour que les habitants du Mexique se fussent doublés tous les 19 ans, comme le voulait de Humboldt, il eût fallu un accroissement annuel d'environ 35 pour 1000, au lieu de 7,80 que nous venons de constater. Ce serait vraiment trop exagérer l'importance des événements contraires, que de leur attribuer le pouvoir d'absorber au moins 5 fois le chiffre que la nature un peu tourmentée a pu réellement atteindre.

Les espérances sur l'avenir prospère de cet intéressant pays ne sont certainement pas illusoires ; mais on voit cependant que les calculs de l'imagination relatifs à l'augmentation phénoménale de ses habitants doivent se tempérer par l'expérience acquise.

Les chiffres que nous venons de mettre sous les yeux du lecteur ne sont pas, sans doute, l'expression exacte de la vérité; mais, outre qu'ils ne s'en éloignent pas considérablement, ils n'en exagèrent que le côté favorable. Ce n'est donc pas absolument sans raison que M. Manuel Orozco, en 1857, terminait son mémoire au ministre de *fomento* sur ce sujet par ces remarquables paroles :

« Les résultats que nous venons de faire connaître mettent au jour une vérité amère. Il a fallu cinquante ans pour doubler la population du sol qui nous reste. Aujourd'hui encore, elle est à peine le double de celle qu'on comptait en 1793 dans la vice-royauté. Un développement si lent de l'espèce dans un pays neuf, à grandes ressources, avec l'immensité et la fertilité de ses terres vierges, avec la bénignité de son climat, pourra-t-il réellement être attribué aux causes signalées par de Humboldt? Les guerres, les épidémies, les convulsions politiques, sont-ce là des motifs pour que la population se traîne avec cette lenteur et présente cet aspect d'inertie comme le caractère des individus? Je ne puis le croire. Je pense que la cause du mal vient de plus haut, qu'il y a dans le cœur même de la population un poison caché, qu'il y a des phénomènes non encore étudiés, encore incompris. Pendant la durée du gouvernement espagnol, la paix fut inaltérable, les sujets eurent du pain pour rassasier leurs corps, de la tranquillité pour reposer leurs âmes, l'abondance des éléments matériels pour obéir au précepte de croître et de multiplier; ce temps dura rois cents ans. L'invasion dévora bien des guerriers; les mines, les travaux forcés firent disparaître des manœuvres à l'infini; les épidémies sacrifièrent des milliers de victimes; tout cela est vrai; mais il est irrécusable aussi qu'après tant de désastres, grand nombre d'hommes peuplaient encore le sol. Quelque réduits qu'ils fussent, ils se multiplièrent bien lentement, puisque, en 1794, ils montaient à peine à 4 millions et demi. »

Et c'est un Mexicain distingué, studieux, connu pour son patriotisme éclairé, c'est le secrétaire du ministère de *fomento* qui prononce ces paroles éloquentes. Mais s'il est vrai, comme nous l'avons déjà dit, qu'elles ne manquent pas absolument de fondement, il n'est pas moins exact de faire remarquer que ces plaintes paraissent inspirées à M. Orozco par un amour ardent pour le progrès de son pays, bien plus que par la réalité du mal auquel elles font allusion. Que l'imagination du baron de Humboldt ait rêvé une augmentation impossible de la population du Mexique, cela me paraît évident. Mais sans aspirer à ce progrès extraordinaire, on a lieu d'être satisfait en voyant que les malheurs incessants qui se sont abattus en grand nombre sur ce malheureux pays, n'ont pu empêcher un accroissement annuel de 7,80 pour 1000 habitants, depuis la fin du dernier siècle jusqu'à nos jours. Tous les pays d'Europe n'arrivent pas à ce résultat, et l'on sait que la France, avec ses immenses ressources et ses efforts pour répandre le bien-être sur toutes les classes, n'atteint qu'un progrès annuel d'environ 5 pour 1000. L'état de choses, sous ce rapport, n'est donc pas bien sérieusement à déplorer au Mexique, et il est permis de croire que dans des circonstances plus normales et sous l'influence d'un régime administratif satisfaisant, la population progresserait plus rapidement. Dans quelle proportion ce progrès pourrait-il être réalisé? Dans quelles localités du pays trouverait-il ses meilleures raisons d'être? Quelle partie de la population, laquelle des races qui la constituent pourrait fournir l'élément le plus favorable à la propagation? Telles sont les questions que je vais m'efforcer de résoudre.

Si nous portons l'attention sur ce que nous avons déjà dit de l'accroissement de la population du Mexique dans des temps de calme, sous l'aile d'une administration protégeant toutes les classes, nous aurons quelque raison de considérer l'époque qui s'est écoulée de 1793 à 1810 comme pouvant offrir des garanties au développement libre de l'espèce humaine. Nous avons vu qu'au milieu de ces circonstances favorables la population générale s'est accrue annuellement d'environ 10 pour 1000.

De 1810 à 1838, le progrès est représenté par la moitié de ce chiffre. Or il est à remarquer que les guerres de l'indépendance réduisent à dix-sept années le temps de calme et de protection administrative qui appartiennent à cette époque mémorable. En admettant comme juste que le soulèvement contre la métropole et l'expulsion qui fut, plus tard, décrétée contre les Espagnols arrêtèrent absolument l'accroissement des hommes et laissèrent la population stationnaire jusqu'à 1822; en admettant encore que la dépopulation de cette période critique portait en majorité sur les hommes qui par leur âge étaient plus aptes à procréer, et qu'ainsi il fallût trois ans de paix pour ramener les choses à leur marche normale; en admettant tout cela, les 28 années dont nous nous occupons ne devraient plus compter que pour moitié comme élément de population. Or, nous avons constaté pour toute cette période un accroissement moyen annuel de 5 pour 1000; ce serait donc un progrès de 1 pour 100 annuel pour la moitié réellement productive, c'est-à-dire à peu près comme dans les 17 années de paix, antérieures à 1810.

Enfin, si nous donnons notre attention au temps qui s'est écoulé depuis la statistique de 1838 (7 044 130 habitants) jusqu'à celle qui, en 1857, a fixé la population au chiffre de 8 287 413, nous constatons en 19 ans un accroissement de 1 243 273 habitants qui, avec l'addition des 113 000, correspondant aux provinces cédées aux États-Unis, forment un total de 1 356 273, pour désigner le progrès effectué en 19 ans sur une population moyenne de 7 722 276. C'est une augmentation annuelle de 9,20 pour 1000.

Il est vrai que pendant cette dernière période, les guerres civiles ont cruellement tourmenté le pays; mais elles n'ont acquis que dans les années le plus près de nous, le caractère sanguinaire et destructeur que nous leur connaissons aujourd'hui. En faisant cependant la part de leur influence et sans oublier la guerre soutenue contre les États-Unis, nous pouvons constater que le chiffre de 9,20 pour 1000, par lequel nous avons signalé l'accroissement annuel de la population dans cette période de 19 ans, devient très-approximativement le même que celui des périodes précédentes.

On peut donc s'appuyer sur l'expérience acquise pour assurer que, *dans des temps à peu près normaux*, le Mexique, *tel qu'il est depuis le début du siècle, avec les coutumes établies parmi ses habitants, avec les éléments dont il a disposé, avec son hygiène habituelle*, a présenté un accroissement annuel de 10 pour 1000.

Il serait hasardeux de dire quelle pourrait être l'influence d'une administration plus sensée et des soins d'une hygiène mieux comprise. Ce serait certainement aventurer une opinion sujette à erreur, que de se prononcer pour une augmentation dépassant de plus d'un quart celle que nous venons de faire connaître. Puisque, dans les 10 premières années du siècle, la population ne s'est pas accrue de plus de 10 pour 1000, je ne tiendrais pas pour prudent le calcul qui prétendrait assigner à l'avenir un progrès de plus de 11 à 12 pour 1000, au moyen d'un gouvernement intelligent et protecteur. Il est certain, en effet, que les administrations sages, en augmentant le bien-être général, contribuent beaucoup plus à accroître le terme moyen de durée de la vie, qu'ils n'assurent un accroissement rapide dans l'espèce. Nous en voyons en France une preuve bien évidente.

Ainsi donc, environ 8 millions d'habitants et un progrès annuel difficile à déterminer, mais dont on peut dire avec certitude qu'il n'a jamais dépassé 10 pour 1000 : tel est le résultat des influences climatériques et de 3 siècles et demi d'implantation au Mexique, d'une race européenne vigoureuse. Nous aurons à démontrer que sa descendance coloniale est douée des qualités les plus estimables. Mais avant de nous livrer à l'examen qui doit nous conduire à ces conclusions aussi flatteuses que méritées, il est d'une importance essentielle de rechercher ce qu'est, en réalité cette descendance considérée au point de vue de son originalité ethnographique moderne. Quelles sont les races qui peuplent le Mexique, ou plutôt quelle est celle qui résume le mieux les propriétés nationales du peuple mexicain?

§ 2. — *Races. Type national.*

Lorsque l'attention européenne se porte sur le Nouveau-Monde, on est dans l'habitude d'en apprécier les populations en s'appuyant sur des idées préconçues bien plus que sur les résultats logiques d'un examen judicieux des faits. Il est vrai, néanmoins, que des convictions irréprochables nous ont, dès longtemps, enseigné que les États-Unis sont presque absolument habités par les races anglo-saxonnes, ou peuplés, à peu près exclusivement, par des hommes de descendance européenne pure. Mais nous sortons radicalement de la réalité, lorsque considérant l'Amérique septentrionale dans son ensemble, nous y mettons en opposition deux races du Monde-Ancien, l'une au Mexique, l'autre dans la République fondée par Washington. On croit fort généralement, en effet, que les Espagnols ont peuplé et peuplent aujourd'hui les pays découverts par Cortès, de la même façon que les Anglais colonisèrent et peuplent actuellement la grande république du Nord; ce qui fait dire, sans qu'on donne à sa pensée plus de nuances qu'on n'en met dans le langage: « Les Anglo-Saxons des États-Unis; les Espagnols ou race latine du Mexique. »

C'est là une manière fort erronée d'apprécier une situation que mille intérêts nous obligeraient, cependant, à connaître dans toute sa réalité. Or, l'examen attentif de ce qui se passa au début de la colonisation, suffirait à faire comprendre ce qui a dû caractériser dans l'avenir les populations qui en ont recouvert respectivement le sol avec des destinées fort différentes. Les premiers Anglais qui reçurent le droit de coloniser en

Amérique étaient, pour la plupart, des hommes que les événements de la religion ou de la politique découragèrent dans leur propre patrie. Des convictions fortes, une instruction solide, avaient tendu leurs esprits vers les pratiques de la liberté. L'idée de l'inaugurer dans un Monde nouveau et de l'y faire prospérer par des institutions sages, les poussait à abandonner leur pays et les entraînait avec passion vers un but profondément médité. Hommes de moralité avant tout, et déjà résolûment organisés pour eux-mêmes, avant de s'établir en État constitué, ils partaient quelquefois avec leur famille ; ils ne comptaient que sur leurs bras et ne demandaient que des déserts faciles à fertiliser par leur travail et par leur industrie. Ennemis ou, du moins, dédaigneux d'une race différente de la leur, ils n'avaient de goût que pour les femmes européennes, et, à très-peu d'exceptions près, ce fut avec elles qu'ils constituèrent la famille. Il en est résulté, pour les destinées de leur colonisation, une race à peu près homogène et presque exclusivement européenne. Ces Néo-Américains ne s'annexèrent, d'ailleurs, qu'à regret quelques habitants des pays conquis, et ils réussirent à en refouler le plus grand nombre devant eux avec assez d'ensemble, pour ne plus présenter aux regards des nouveaux immigrants, que les visages connus de leurs familles natives : sympathique attrait, qui n'a pas peu contribué à fixer sur ce point de l'Amérique le flot de l'émigration du Monde-Ancien.

Bien autres ont été les mobiles, les débuts et les caractères de la colonisation américaine par les Espagnols. Pour la mieux saisir, qu'il nous soit permis de remonter à ses origines.

Personne n'ignore que Colomb ne cherchait point l'Amérique, lorsqu'il en fit la découverte à la fin du quinzième siècle. Il n'aspirait qu'à inaugurer une route nouvelle vers les Indes en voguant dans la direction de l'occident. Est-il besoin de rappeler, du reste, que ses projets furent longtemps traités de chimères par les hommes dont l'érudition était le plus estimée. Mais ce que les convictions n'avaient pu produire sous l'influence d'appels réitérés faits à la raison de quelques grands esprits, l'émotion de la reine de Castille le réalisa sans hésitation, et l'Amérique nous fut acquise par la sublime association du génie, de l'inspiration et du sentiment, où nous voyons l'Homme qui s'agite, les Destinées qui le mènent et le cœur de l'Humanité qui féconde ses grands desseins.

A l'annonce imprévue de la découverte d'un Monde nouveau, tous les cœurs s'émeuvent en Europe ; mais l'enthousiasme y reste presque partout stérile, et l'Espagne seule voit ses vigoureux habitants affronter les hasards de l'Océan à la recherche de l'inconnu. Et certes, la Sagesse invisible qui guida les hommes dans ce grand mouvement de leurs destinées est bien digne de nos sentiments de juste admiration ; car elle poussait aux aventures le peuple d'Europe le plus apte à résister aux influences tropicales et le plus propre à contracter des liens de fécondité avec les races qui peuplaient alors les régions torrides de l'Amérique.

Suivons-les ; admirons leur intrépide élan et leur merveilleuse énergie aux ordres de Fernand Cortès. Campagne prodigieuse, hérissée de périls de toute sorte ! vaincre ou mourir ; pas de retraite possible, car Cortès a brûlé ses vaisseaux. Combattre souvent, toujours surveiller l'ennemi dont on est partout entouré : voilà certainement des soins qui ne paraissent laisser de place à aucune pensée légère, à nulle distraction absorbante. Il est cependant incontestable que ces intrépides cinq cents hommes, avant et après la bataille, se préoccupaient constamment de leurs délassements amoureux. Le chef y donnait quelquefois l'exemple ; mais il ne s'en laissait jamais dominer. Au début de cette mémorable campagne, à Tabasco, les caciques vaincus présentent en don à Cortès vingt jeunes filles. L'une d'elles était la célèbre Marina qui devint comme le génie tutélaire de l'expédition. Le vainqueur les reçoit et les répartit toutes entre ses principaux lieutenants. Marina elle-même, cette excellente et dévouée jeune femme, à laquelle il devait revenir un jour, qui sera la mère de deux de ses enfants de prédilection, il la dédaigne en ce moment et la donne au capitaine Portocarrero. Ce fait est rapporté par Bernald Diaz dans les termes suivants :

« Ce présent, dit le chroniqueur, n'était rien en comparaison des vingt femmes qui l'accompagnaient.... On les baptisa, et l'Indienne célèbre par sa naissance, dont j'ai déjà parlé, prit le nom de doña Marina, et véritablement c'était une grande dame, fille de grands caciques, possédant des vassaux, et certes qu'on le voyait bien dans sa personne, comme j'aurai occasion de le redire plus tard Quant aux autres femmes, je ne me rappelle pas leurs noms et il n'importe guère de les dire ; mais ce furent les premières chrétiennes que nous fîmes dans la Nouvelle-Espagne. Cortez les répartit à l'instant, donnant la sienne à chaque capitaine, et, comme doña Marina était de bel aspect, vive et sémillante, il la donna à Alonzo Hernandez Puerto-Carrero, grand seigneur et cousin du comte de Medellin[1].... »

Cette scène caractéristique de condescendance se renouvela, du reste, souvent pendant la campagne. Quoiqu'elle soit en contradiction avec la conduite antérieure de ce grand capitaine, on y peut clairement voir la preuve de sa modération présente, comme elle sert à démontrer les appétits désordonnés et peu scrupuleux des hommes dont il est entouré. Les récits du judicieux Bernald Diaz en donnent des détails nombreux.

1. Bernald Diaz, ch. XXXVI.

Voici ce qu'il dit d'un événement qui suivit la bataille de Tlascala :

« Le jour suivant, les vieux caciques revinrent, amenant cinq belles Indiennes, jeunes et non mariées, et pour des Indiennes, j'assure qu'elles n'étaient pas mal, et, du reste, bien habillées, et avec chaque Indienne une jolie fille pour la servir. Toutes appartenaient à des familles de caciques. Xicotenga dit à Cortez en les lui présentant : « Seigneur, voilà ma fille; elle est innocente et point mariée, prenez-« la pour vous-même. » Ce disant, il lui présenta sa main, ajoutant que les autres étaient pour ses capitaines. Cortez lui en témoigna de la gratitude et lui dit gracieusement qu'il les recevait et les tenait pour siennes, mais que, pour le moment, les pères pouvaient les garder. A quoi les caciques demandèrent pour quel motif il ne les gardait pas dès à présent. Et le conquérant répondit : « Parce que je veux d'abord faire ce « que commande notre Seigneur Dieu en qui nous croyons et adorons. — Et c'est à « ça que m'envoie notre Seigneur et Roi. — Je veux dire que vous abandonniez vos « idoles, que vous ne leur sacrifiiez plus vos semblables, que vous ne continuiez point « à faire les turpitudes qui sont dans vos habitudes et que vous croyiez ce que nous « croyons nous-mêmes; qu'il n'y a qu'un seul Dieu véritable, etc.... »

« Et le jour suivant on dit la messe. On y baptisa les jeunes filles caciques. On donna pour nom à la fille de Xicotenga doña Luisa. Cortez la prit par la main et la donna à Pedro de Alvarado, disant à Xicotenga que c'était son frère et son capitaine, qu'il voulût bien y donner son approbation, parce que, à coup sûr, elle serait fort bien traitée; et le père en témoigna du contentement. La fille de Mas Escasi s'appela doña Elvira; elle était fort belle, et il me semble qu'on la donna à Juan Velasquez de Leon. Les autres prirent leur nom de baptême, et Cortez les donna à Cristobal de Oli, à Gonzalo de Sandoval et à Alonzo de Avila.... Et, avant d'aller plus loin, je dirai que la fille du Xicotenga, qui s'appela doña Luisa, et qui fut acceptée par Alvarado, tout le monde dans Tlascala la respectait, lui donnait des présents et la tenait pour souveraine. Pedro de Alvarado, qui était garçon, en eut un fils qui s'appela don Pedro, et une fille du nom de Léonore. Celle-ci est actuellement la femme de don Francisco de la Cueva, bon gentilhomme, cousin du duc d'Albukerque. Il est déjà sorti de ce mariage quatre ou cinq fils, tous très-bons gentilshommes, etc., etc. »

Le bon chroniqueur se met lui-même en scène d'une façon plaisante qui mérite d'être contée. Les Espagnols étaient maîtres de Mexico. Cortès avait déjà commis la grande indignité de retenir prisonnier le roi Montezuma. Ce monarque, digne d'un meilleur sort, d'un naturel doux et compatissant, s'entretenait souvent avec les auteurs de sa captivité. Laissons parler Bernald Diaz : « Montezuma nous connaissait tous; il savait nos noms et qualités ; il était si bon qu'il nous donnait à tous des bijoux, à quelques-uns des tissus et de *belles filles indigènes*. Or, en ce temps-là, j'étais jeune et toutes les fois que je faisais sa garde ou que je passais devant lui avec grand respect, je me découvrais de mon bonnet d'uniforme. D'ailleurs, le page Orteguilla lui avait dit que j'étais venu deux fois, avant Cortès, à la découverte de la Nouvelle Espagne, et comme j'avais avoué moi-même au page que je désirais prier Montezuma de me faire présent d'une *belle Indienne*, le roi le sut et m'ayant fait chercher, il me dit : « Bernald Diaz del Castillo, on m'a conté que vous avez provision

« d'or et de linge ; *je vous ferai donner aujourd'hui une belle fille* ; traitez-« la bien ; elle est de bonne condition »....Plus loin, Diaz ajoute : « Nous sûmes alors que le grand nombre de femmes que Montezuma avait pour concubines, lui permettait d'en offrir en mariage à ses capitaines. Il en donna même à nos soldats et celle dont il me fit présent était de cette provenance. »

Tout cela se passait au milieu des préoccupations les plus graves, à la veille de soulèvements qui mettaient l'expédition et les jours de tous en péril sérieux. Les gardes et les veilles étaient constantes, le repos impossible. Mais tel était le goût de ces hommes extraordinaires pour la femme du pays conquis qu'ils en faisaient leur compagne constante même aux moments les plus critiques de leurs périls. On en peut voir la plus surprenante preuve dans le récit de ce qui se passa immédiatement après le siége meurtrier et la défense héroïque de Mexico. Bernald Diaz le raconte en ces termes :

« Disons aussi que Guatimozin et sa suite se plaignirent à Cortès, que quelques capitaines qui se trouvaient dans les brigantins, de même que plusieurs de ceux qui combattîmes sur les chaussées, nous avions enlevé des filles et des femmes d'un grand nombre de personnages marquants. Ils lui demandaient en grâce qu'il les leur fît rendre. Cortès leur répondit qu'on aurait bien du mal à les reprendre aux camarades qui les tenaient; qu'on les cherchât et qu'on les conduisît devant lui ; qu'il verrait bien si elles étaient déjà chrétiennes et que si elles voulaient revenir avec leurs pères et leurs maris, il les ferait rendre. Il donna l'ordre de les chercher dans tous les quartiers, enjoignant aux soldats qui les posséderaient de rendre toutes celles qui volontairement voudraient s'en aller avec les leurs. Plusieurs personnages de rang élevé allaient ainsi à leur recherche de maison en maison et si bien qu'ils les trouvèrent. Or la plupart d'entre elles ne voulurent suivre ni père, ni mère, ni mari, mais bien rester avec les soldats dont elles étaient devenues les compagnes. D'autres se cachèrent ; d'autres d'ailleurs déclarèrent qu'elles ne voulaient plus être idolâtres et... quelques-unes étaient déjà enceintes. De sorte que trois seulement s'en allèrent. Cortès donna l'ordre exprès de les laisser partir. »

Plus tard, lorsque vinrent les jours de calme, les formes de l'union prirent des allures plus morales ; mais le goût pour la race était entré dans les habitudes. Les nouveaux venus s'en accommodaient à leur tour et de la sorte, les premières années de la conquête inaugurèrent à profusion de nombreux éléments d'un métissage auquel ne se rattacha jamais aucun discrédit.

C'est pour cela que la femme européenne, désirée et préférée sans doute toujours, mais nullement indispensable à la formation des familles, ne prit pas fréquemment la route de l'Amérique espagnole. D'ailleurs une nouvelle génération résultant des premiers mariages mixtes, forma bientôt dans le pays même des occasions d'union avec des jeunes filles qui présentaient déjà quelques caractères physiques de la race ibérienne. En procédant de la sorte, la population se transforma rapidement, et tandis que des traitements blâmables faisaient diminuer chaque jour la race indienne, tandis que la race blanche pure retournait souvent au pays d'origine, les familles métisses prospéraient, progressaient et devenaient insensiblement le vrai type de la population du Mexique, ainsi que paraissent le démontrer de nombreux documents qu'il est aisé de consulter sur ce sujet digne, à tous égards, de nos méditations.

Avant de nous absorber dans cet examen, nous ferons remarquer que le besoin de bras vigoureux pour les travaux du littoral et la résistance guerrière que les naturels y opposaient, aux premiers temps de la conquête, obligèrent les envahisseurs à l'importation des bras africains. L'élément nègre y fut donc introduit. Mais cette race, si résistante aux influences des pays chauds, dépérissait promptement sur les plateaux élevés. Elle fut réservée aux travaux de la *Tierra Caliente* et confinée par conséquent aux niveaux les plus inférieurs. Elle y devint l'origine d'un métissage, déjà connu dans le monde ancien par l'appellation de mulâtre. L'idée d'esclavage s'attachant d'ailleurs à ce produit, il fut poursuivi par un ostracisme injuste, tandis que le mélange du Blanc avec l'Indienne continuait à jouir de tous les honneurs du sang européen.

§ 3. — *Statistique des races.*

Quoi qu'il en soit de tous ces éléments réunis, il en résulta pour la population sept types principaux de descendance : 1° le Blanc ; 2° l'Indien ; 3° le Nègre ; 4° le métis Blanc-Indien ; 4° Le Mulâtre Blanc-Nègre ; 6° l'Indo-Mulâtre ; 7° le Zambo, réunion des trois sangs blanc, indien, nègre.

Les trois derniers types envahirent la terre chaude. Le métis indien-blanc pullula sur les niveaux intermédiaires et sur la zone élevée. C'est celui-ci qui mérite d'absorber notre attention, tant par le nombre que par des qualités physiques et morales qui le font presque confondre avec la race conquérante Européenne. C'est en lui que se résume l'originalité du vrai type national.

Dire en quelle proportion il figure dans l'ensemble des habitants de l'Amérique, ce n'est pas précisément chose des plus aisées. Il est même impossible de donner à ce problème une solution mathématique au moyen d'un chiffre. La succession des générations, en effet, efface à ce point les caractères originaires dans les races métisses, que la vue la plus exercée et l'attention la plus judicieuse sont souvent impuissantes à déterminer la pureté du type et la légitimité de prétentions individuelles. Chaque statisticien, au surplus, possède à cet égard divers degrés d'exigence. Celui-ci se scandalise à l'idée d'introduire dans le cadre de la race blanche la moindre individualité soupçonnée de mélange; celui-là, au contraire, confond volontiers avec les races européennes tout sujet qui en a les apparences à la simple vue. Le premier n'admet d'autre preuve que la généalogie rigoureuse; le second puise ses moyens de conviction dans son caprice. A juger ce sujet dans toute sa rigueur, il serait évident que la vérité absolue se trouve uniquement dans la première exigence, tandis qu'en pratique cette question demande des tempéraments. Mais quelque tendance qu'on puisse avoir à procéder, à ce sujet, avec mesure, on ne saurait oublier que le mélange de deux races imprime au produit des caractères multiples qui s'effacent difficilement d'une manière absolue. Le temps et les générations successives agissent sans doute puissamment pour reproduire et faire prédominer le plus parfait des deux types dont le métissage procède. Je ne le nie pas; mais je demande si une certaine originalité fondamentale ne sera pas pour toujours le résultat du mélange lui-même.

Quoi qu'il en soit, voyons ce que l'observation et la statistique, tout imparfaites qu'elles soient, nous disent de la population du Mexique au point de vue des races qui l'habitent.

A ne considérer tout d'abord que la race indienne, on ne saurait élever des doutes sur sa décadence. Ne perdons pas de vue, en effet, que les Tlascaltèques fournirent à Cortès un nombre de combattants bien supérieur à la population actuelle de la localité que leur république prospère occupait au temps de la conquête. Je sais bien que la cruauté des premiers colons dépeupla ces régions malheureuses. Mais, comme le fait justement observer l'historien Mora, ces cruautés ont été singulièrement exagérées par certains chroniqueurs; et d'ailleurs, à l'exemple de M. Orozco, nous dirons qu'il resta encore beaucoup d'Indiens après ces traitements barbares.

Navarro cependant, en 1810, n'en comptait plus que 3 676 000. Pourquoi si peu, après bien des années de calme du gouvernement colonial qui, décidément, les protégeait depuis longtemps, au lieu de les persécuter? Et quelque affligeant que soit ce chiffre, on a lieu de croire encore qu'il était au-dessus de la vérité. Le statisticien Navarro, en effet, s'occupait avec une prédilection marquée de recherches sur cette race, et il n'est point surprenant qu'il ait eu une tendance involontaire à exagérer son importance, afin de ne pas laisser peser sur elle une appréciation trop défavorable. Il faut bien qu'il y ait quelque chose de vrai dans ce soupçon, puisque, en 1858, la statistique ne fait figurer les Indiens que pour le total encore plus affligeant de 2 314 130. Ce serait une diminution de 1 362 151 en quarante-huit ans. Quelque tendance que j'aie moi-même à reconnaître une décadence excessive de cette race, je ne puis croire qu'elle se soit manifestée par des chiffres aussi exagérés. Il y a donc eu dans les appréciations des statisticiens qui nous ont précédés des points de vue qui nous échappent et qui les ont portés à des conclusions qui ne concordent pas entre elles dans le chiffre définitif. Mais il est un point sur lequel il n'y a pas de divergence réelle ; c'est la conviction du petit nombre d Indiens existant dans le pays.

Pour ce qui regarde les hommes de race blanche établis au Mexique, la statistique est encore plus environnée de doutes. On comprend aisément qu'il en soit ainsi. Les hommes qui se sont occupés d'apprécier la population par classes distinctes ont obéi à des inspirations différentes, selon qu'ils étaient plus ou moins portés à admettre pour blancs purs ceux que le temps avait déjà blanchis d'un mélange fort éloigné. Navarro, dans sa statistique de 1810, n'admet que 1 338 706 métis. Les siècles écoulés de domination espagnole avaient certainement produit plus de sujets de sang mêlé. Aussi croirais-je volontiers que les 1 097 928 blancs qu'il inscrit dans sa statistique comptaient bon nombre d'individus marqués de sang indien.

Quoi qu'il en soit, la division de la population en classes a été faite comme il suit :

EN 1810.

Espagnols	1 097 928
Indiens	3 676 281
Métis	1 338 706
Religieux	9 439
Total	6 122 354

EN 1858.

Européens	1 768 429
Indiens	2 314 130
Métis	4 521 441
Total	8 604 000

La comparaison entre ces deux statistiques est très-significative. Elle prouve qu'un examen plus impartial inspirait justement la pensée, en 1848, qu'un progrès plus considérable existait dans la race mêlée. Il est vrai qu'un reste de tendance à prendre pour blancs purs ceux qu'une longue succession de générations rapprochent réellement de notre type, a laissé inscrire encore un nombre trop considérable d'hommes de race européenne pure. Mais aucune raison autre que la vérité n'a pu assigner aux Indiens dans cette statistique le chiffre significatif qui indique leur décadence.

Quant au peu de progrès de la race blanche, nulle considération ne sert à le faire mieux ressortir que celle qui découle du recensement de Revilla-Gigedo, rapporté par de Humboldt[1].

« On comptait, dit-il, en 1793, dans l'Intendance de Puebla, sans y comprendre les quatre districts de Tlascala, de Cuautla, d'Ygualapa et de Tlapa :

Indiens	187 531
Indiennes	186 221
ESPAGNOLS OU BLANCS.	
Mâles	25 617
Femelles	29 393
Somme	55 010
DE RACE MIXTE.	
Mâles	37 318
Femelles	40 590
Somme	77 908

C'est-à-dire que vers la fin du siècle dernier, il y avait 55 000 blancs dans le pays le plus beau, le plus pur, le plus productif, et l'un des plus élevés de l'Anahuac. Le recensement nous dit que les femmes de cette race y étaient plus nombreuses que les hommes; mais il ne faut pas abuser de cet aveu, qui n'a que les apparences de la réalité. Si le classement se faisait avec quelque rigueur au temps du gouvernement colonial, cette sévérité ne pouvait avoir lieu que pour les hommes; l'exigence, sans disparaître absolument, s'adoucissait à propos du sexe féminin. Les 55 000 blancs signalés par la statistique de Revilla-Gigedo se réduisent donc à un nombre bien inférieur par le raisonnement. Mais il reste toujours le chiffre de 25 000 établi avec plus de vérité pour signaler le nombre de sujets du sexe masculin qui se trouvaient en 1793 dans l'État de Puebla. Or, je le demande, en dehors de tout recensement, personne pourrait-il croire qu'on y compte aujourd'hui 25 000 hommes sans mélange de sang indien? Il suffit d'avoir une connaissance médiocre des lieux pour répondre négativement à cette question.

On peut donc assurer qu'en faisant la part de l'inexactitude possible du recensement de Revilla-Gigedo, en tenant compte du nombre d'Espagnols de Puebla atteints par le décret d'expulsion, le souvenir de ce

1. Tome II, p. 145.

que furent les blancs dans cette partie du pays, comparé à leur état actuel, est la preuve convaincante d'un obstacle à leurs progrès. Les bases manquent absolument pour donner plus de précision et d'étendue à cette partie de notre étude. La décadence des races pures y est néanmoins nettement indiquée. A côté de ce double résultat défavorable, le métis augmente rapidement. Il prit part d'une manière essentielle et très-vigoureuse aux guerres de l'indépendance; c'est lui qui est encore recruté et se bat en majorité dans les troubles civils de notre temps. Et cependant c'est lui qui progresse. La statistique de 1858 le fait figurer pour les deux tiers dans le recensement général; mais pour quelqu'un qui a pu s'édifier par la pratique des lieux, il est clair que ce recensement représente la population blanche par un chiffre exagéré. Il y a certainement un demi-million au moins à en soustraire pour l'inscrire au compte de la race mêlée, ce qui ferait monter le type métis à plus des deux tiers de la population, dans laquelle le blanc pur serait loin de figurer pour un dixième.

Je n'ignore pas que ces conclusions seront difficilement acceptées. On est dans l'habitude, à propos des Amériques espagnoles, de porter l'attention sur deux éléments principaux de population : l'Indien et l'Européen. Il est certain que l'on est dans l'erreur au sujet de leur importance réelle. Les statistiques ne sont pas rigoureuses à ce point que nos doutes sur ce sujet puissent s'évanouir au moyen d'un chiffre absolument digne de notre confiance; mais quelle que soit leur imperfection, elles sont assez en accord avec le résultat d'une observation sensée, pour mettre au jour une double vérité que l'expérience nous a depuis longtemps rendue familière : » La décadence des races pures et le progrès des hommes de sang mêlé. »

Je n'ai pas prétendu dire que le type qui devra constituer un jour la population originale de ce vaste pays se trouve déjà définitivement arrêté dans le métis mexicain, tel qu'il est aujourd'hui. Je professe, au contraire, un grand respect pour l'opinion qui proclame la tendance des races mêlées à se modifier par la succession des générations jusqu'à se confondre dans l'un des types originaires. Mais je ne pense pas que ce retour puisse jamais être absolu. Ce n'est d'ailleurs pas là le point que j'ai voulu mettre en question. Quelles que doivent être un jour les formes extérieures, les forces physiques et les aspirations morales du peuple mexicain, j'ai cru qu'il y avait quelque intérêt à faire remarquer les modifications qu'il a subies et celles qu'il éprouve dans notre temps. Au milieu du mouvement qui s'opère dans les esprits vers le passé, peut-être trop poétisé, des peuples qui se sont éteints dans ce pays, en présence des soins qu'on prend chaque jour pour assurer son avenir prospère, il n'est pas sans intérêt d'éclairer le présent de toutes les lumières dont il est susceptible.

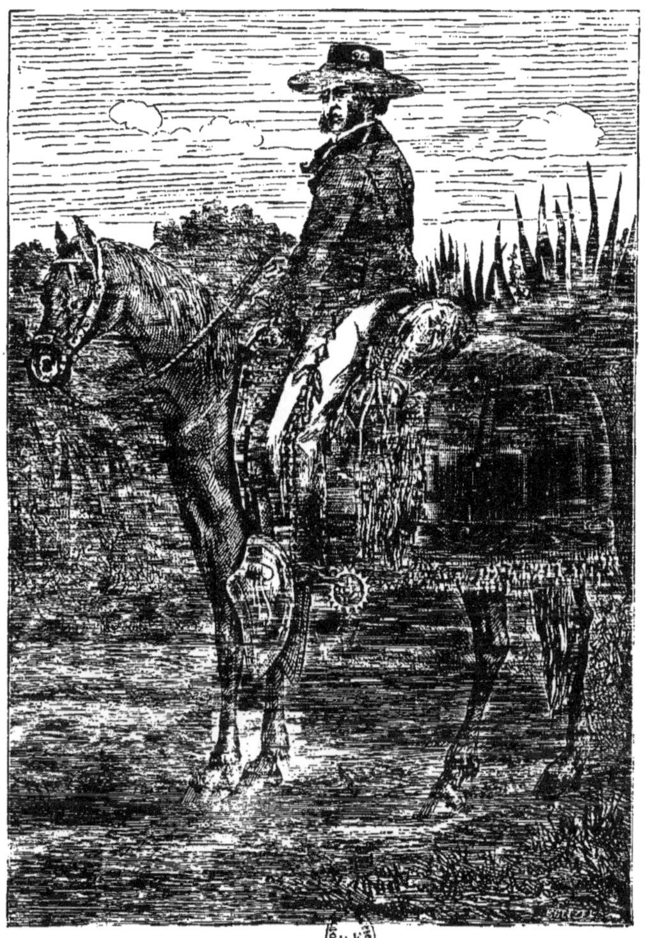

TYPE MEXICAIN

Parmi les choses actuelles dignes d'attention, on ne saurait négliger de faire remarquer, avant tout, que l'élément dominant de la population du Mexique, l'élément qui sera bientôt le pays tout entier, c'est le métis. C'est lui qui se révèle par des aspirations inattendues; c'est lui évidemment qui forme la partie remuante de la nation, comme c'est à lui qu'est réservé tout l'avenir de ces riches contrées. L'originalité nationale est là tout entière. Vous la chercheriez vainement dans les souvenirs d'une époque lointaine; vous ne la trouveriez pas davantage dans l'incarnation absolue du caractère européen. C'est bien un peuple neuf, procédant de deux types principaux, s'acheminant à l'homogénéité par le temps et les influences climatériques. Dans cet état original, cette création nouvelle s'élève à environ 6 millions d'habitants.

On a donc tort de parler aujourd'hui de *races latines* à propos de pays américains. C'est races *américo-latines* qu'il faut dire, et ce sont elles qui doivent attirer vers ces régions les regards et l'attention de l'Europe.

ARTICLE IV. — LES VÉRITÉS QUI PRÉCÈDENT SONT CONFIRMÉES PAR LA STATISTIQUE DE LA NOUVELLE-GRENADE.

J'éprouve une grande satisfaction à dire que je ne suis nullement isolé dans ce jugement. Dans son *Essai sur les révolutions politiques de la République de la Nouvelle-Grenade*, M. Samper termine par ces paroles sensées un éloquent chapitre sur les races néo-grenadines : « Il est consolant de remarquer que ces Cordillères, si ennemies du progrès en apparence, ont été les mandataires de la Divinité dans ce travail merveilleux du mélange des races, destiné à produire toute une société démocratique, une race de républicains, représentation vivante de l'Europe, de l'Afrique et de la Colombie, qui imprime son caractère essentiel au Nouveau-Monde. »

Ces conclusions sont d'ailleurs parfaitement légitimées par l'étude de ce qui se passe dans tous les pays hispano-américains. Prenons-y encore pour exemple la République de la Nouvelle-Grenade. Le général Mosquera, dans son mémoire sur la géographie de cette contrée, nous a donné, comme il suit, le tableau qui représente sa population par races :

NOUVELLE-GRENADE.

TABLEAU REPRÉSENTANT LA POPULATION PAR RACES, CASTES ET SAUVAGES.

DIVISIONS POLITIQUES	RACE BLANCHE ordinaire.	RACE AMÉRICAINE civilisée.	RACE SAUVAGE.	RACE NOIRE éthiopienne.	QUARTERONS	MÉTIS.	MULATRES.	ZAMBOS.	TOTAUX de la population par départements.
1° Isthme....	14,000	8,000	6,000	3,500	1,300	97,658	12,250	14,000	156,708
2° Cauca	49,000	25,000	»	38,000	14,600	33,049	114,600	2,300	276 549
3° Antioquia	50,000	7,000	5,000	15,600	4,000	155,037	54,000	1,400	292.037
4° Cundinamarca	137,790	127,290	10,000	5,100	3,000	252,533	28,000	1,240	564,953
5° Boyaca	102,210	95,710	10.000	740	200	189,452	3,600	2,300	424.212
6° Guanenta	67,000	20,000	400	3,500	1,100	204,174	22,500	1,300	319,974
7° Magdalena	30,000	16,000	3,600	13,500	5,800	46,421	48,200	90,000	253,521
Territoire de Goajira	»	»	20,000	»	»	»	»	»	20,000
Territoire de Mocoa	3	2,000	65,000	60	54	673	150	60	68,000
Totaux par races	450,003	301,000	120,000	80,000	30,054	978,997	283,200	112,600	2,375,954

La première réflexion qui se présente à l'esprit, à la lecture de ce tableau, c'est que la Nouvelle-Grenade a été un des pays du continent américain le plus envahi par la race africaine. Elle y a imprimé très-vivement ses caractères par le métissage, résultat qui produit, parmi une classe nombreuse d'habitants des niveaux inférieurs, une résistance puissante aux influences des pays torrides.

La seconde particularité dont on est frappé dans cette statistique, c'est le chiffre peu élevé de la population qui se compose de race blanche. Elle y représente les dix-neuf centièmes de la population totale. Mais quand on a pratiqué les pays américains, on sait comment s'y calculent les individualités de cette classe. On y incorpore indistinctement toutes les personnalités qui ont acquis les aspects les plus saillants des races européennes. Il n'en est pas moins certain que les deux tiers au moins y sont entachés d'un mélange plus ou moins éloigné; d'où il serait permis de conclure que les blancs *purs* de la Nouvelle-Grenade ne dépassent pas les huit centièmes de la population totale.

Remarquons, en troisième lieu, que le général Mosquera ne signale pas plus de 400 mille Indiens civilisés ou sauvages, ce qui corrobore l'observation, déjà faite au Mexique, de la décadence des races pures.

Nous voyons enfin, dans ce tableau, le nombre considérable d'hommes procédant du mélange, circonstance frappante qui nous indique l'analogie la plus caractéristique avec les populations actuelles de la République mexicaine.

ARTICLE V. — CONCLUSIONS RELATIVES A TOUS LES PAYS HISPANO-AMÉRICAINS.

Somme toute, par conséquent, l'ensemble des vérités qui précèdent me paraît mériter son application, à peu près absolue, à tous les pays qu'on a l'habitude de désigner par l'appellation collective d'Amériques espagnoles. Il est indubitable, en effet, que rien n'y manque pour y constater une analogie complète à tous les points de vue. La situation intertropicale, ou le peu d'éloignement de l'équateur, y est un fait constant, du moins pour les parties de cette vaste région, qui excitent l'intérêt de la manière la plus vive. La montagne y produit également partout ces ondulations profondes de surface qui sont la source d'une variété infinie de climats. L'antiquité s'y distingue par le développement de races humaines dont le type n'est pas précisément identique, au sud et au nord du continent, mais qui peuvent être ramenées à un même rang d'origine par des traits fondamentaux qui les confondent. Ces malheureuses populations, partout dégradées aux débuts du seizième siècle, furent également vaincues au sud et au nord et inhumainement persécutées par l'ennemi commun venu des pays européens. Un même régime colonial, dirigé par un conseil unique, les conduisit, pendant trois siècles, par les péripéties successives d'une oppression systématique, vers cette somme de mécomptes d'où naquirent, aux débuts de notre siècle, les premiers cris d'indépendance des nationalités contemporaines. Une même série d'efforts amena l'Amérique entière à la conquête de ses droits et à sa libération définitive. Une longue succession de luttes intestines y a troublé également partout, depuis l'indépendance, le développement fécond des libertés acquises. De sorte que, du sud au nord des pays hispano-américains, les mêmes destinées dans le passé, comme dans l'actualité, nous présentent le même peuple tour à tour conquis, modifié par le mélange, opprimé par la métropole unique, rendu libre par le même effort, entravé dans ses progrès par la même série de malheurs civils. Comment pourrions-nous croire qu'au milieu de tant d'analogies historiques et de traits communs dans l'ordre des phénomènes physiques, il pût arriver cependant que ce qui est vérité dans un lieu fût mensonge, quelques kilomètres plus loin, en hygiène et en philosophie sociale? Il est sans doute vrai que des dissemblances pourront se produire à la longue par l'éducation et par la variété des mœurs publiques. Mais ce résultat n'a pu s'effectuer encore d'une manière bien sensible et l'on peut être bien convaincu, d'après toutes les considérations qui précèdent, que l'étude que nous venons de faire de la République mexicaine, a son application naturelle à toute l'Amérique méridionale.

Partout les races pures y sont en minorité et le métis y domine, plus ou moins blanchi par le temps et par la succession des mélanges, mais avec une originalité très-perceptible des traits, outre une communauté d'aspirations morales très-nettement accentuées. Cette création nouvelle, indubitablement viable et pleine d'avenir, n'en est pas encore arrivée à l'avantage de distinguer clairement ce qu'elle veut, le but auquel elle aspire; mais elle sait déjà ce qu'elle ne veut pas et elle s'en défend avec une vigueur qui l'honore. Ce qu'elle ne veut pas, c'est l'oppression matérielle ou morale, n'importe d'où qu'elle arrive; c'est l'arbitraire systématique et de principe dans les institutions appelées à la régir. Elle se soumet plutôt avec résignation à une volonté despotique née du désordre, parce qu'une inspiration instinctive semble lui dire que, quel que soit le malheur qui en résulte, il est tarissable par sa propre nature, le caprice du moment en étant la seule origine.

Ce produit anthropologique de la conquête de l'Amérique est un fait des plus importants devant lequel on a fermé les yeux avec trop d'indifférence. C'est bien lui qui succède définitivement aux anciennes races du Nouveau-Monde et qui, créé de toutes pièces sur les contrées qu'il est appelé à régénérer, est le plus propre à en éluder les mauvais effets sur la vie, au moyen d'une adaptation opérée par le temps et par les générations successives. Bien des contrées d'Amérique dévorent trop aisément les enfants de l'Europe. Les populations n'y acquièrent une apparence de prospérité européenne que par une immigration incessante. Mais, grâce aux propriétés de la race nouvelle qui les habite, les pays hispano-américains auront désormais l'avantage de conserver et d'accroître, dans une certaine mesure, les qualités du Vieux-Monde, sans qu'il soit besoin d'un afflux incessant de populations renouvelées. Il est vrai que la statistique du Mexique n'est pas la preuve, à première vue, de la possibilité d'une multiplication bien rapide de l'espèce. On peut même croire, sans avoir recours aux mêmes éléments d'information, que les autres nationalités de l'Amérique du Sud ne se trouvent pas, sous ce rapport, dans une situation plus avantageuse; il suffit de voir les chiffres qui représentent le total actuel de leurs habitants, pour ne pas mettre en doute cette identité de résultats. Chez tous ces peuples, le progrès général de la population est constant, mais d'une lenteur très-réelle. Tous, sans distinction, ont vu diminuer leurs races pures, à côté de l'accroissement de la race mêlée. Je sais bien que, dans une certaine mesure, cette diminution du nombre d'Indiens et de blancs n'est qu'illusoire puisque leur descendance s'est accrue sous une autre forme. Mais il n'en est pas moins avéré que, livrées à elles-mêmes, ces deux races ont une tendance réelle à dépérir. Et cependant (chose bien digne de remarque), ce qu'elles ont donné de déchet dans le passé, n'a pas empêché un progrès constant dans l'ensemble. Cet accroissement s'est donc réalisé en entier dans la race des métis et la raison indique qu'il se réalisera par un chiffre plus considérable, lorsque la décadence des autres races, déjà si réduites, sera définitivement arrêtée et que leur diminution ne troublera plus dans la masse l'augmentation naturelle d'un élément plus vivace.

Cette réflexion a pour but de faire comprendre que la population des pays hispano-américains a plusieurs raisons d'espérer pour l'avenir une progression plus rapide et que, même sans le secours d'une immigration, dont le flot a pris des directions différentes, ces intéressantes contrées trouveront en elles-mêmes les éléments d'un peuplement satisfaisant. Cet isolement, au surplus, aura l'avantage de conserver une originalité qui n'est pas sans mérite et d'effectuer des progrès, plus lents sans doute, mais aussi plus durables, puisqu'ils seront dans les aptitudes propres des hommes qui les auront réalisés par inspiration naturelle et nationale.

On sera peut-être surpris en France de m'entendre, à propos de pays hispano-américains, faire des vœux pour la conservation d'une originalité nationale qui, jusqu'à ce jour, n'a donné que des mécomptes. C'est que nous, Français, nous avons trop longtemps pris la malheureuse habitude de juger les pays étrangers avec une légèreté qui nous a perdus. Un voyageur sensé examine, en général, avec des yeux scrutateurs et impartiaux, les perspectives originales des nationalités diverses qu'il étudie. Il s'anime du désir sincère de célébrer les qualités dont l'imitation serait utile et de ne traiter qu'avec une indulgence bienveillante des défauts qu'il n'est nulle part permis à l'humanité d'éviter d'une manière absolue. Au lieu de tenir cette conduite sage, digne et réservée, le Français en voyage a pris à tâche de ne voir partout que lui-même et, satisfait de ce spectacle égoïste, il ne fait cas des nouveautés qui l'ont entouré que pour y *poser* avec complaisance, ramenant tout aux mœurs de son pays, ainsi qu'à son éducation personnelle, et jetant un éclat de rire sur les choses louables qui s'offrent à ses regards, sans autre raison que de les voir différentes des coutumes au milieu desquelles il s'est élevé.

Les étrangers, en général mieux avisés, n'ont pas dédaigné les qualités natives qui nous distinguent; ils en ont fait sagement leur profit, en ont agrandi leur importance et, riant sous cape de nos ridicules, ils nous ont donné la cruelle leçon de démontrer par nos malheurs combien il est utile, dans le commerce des hommes, de se connaître soi-même, d'étudier les autres et de ne mépriser personne.

Animés des sentiments qu'un sage retour sur nous-mêmes saura nous inspirer, nous reconnaîtrons qu'il serait injuste de juger les Hispano-Américains par les malheurs qui les ont accablés ou par la criminalité qui a revêtu chez eux une certaine couleur locale, à tous égards regrettable. N'imitons pas la conduite des étrangers peu sensés qui, pour dépeindre nos mœurs et nos tendances nationales, en prendraient les couleurs illusoires dans les conceptions homicides de Troppmann, ainsi que dans les débats dramatiques et scandaleusement répétés de nos cours d'assises. Même à ce point de vue, nous gagnerions peut-être peu de chose au parallèle; car il nous amènerait à constater en Amérique l'absence presque absolue de crimes qui déshonorent trop souvent notre société française. Dans les pays hispano-américains, en effet, le parricide est, pour ainsi dire, inconnu; l'infanticide est un crime des plus rares; l'avarice et la crainte des embarras futurs, causés par la famille, n'y limitent pas la propagation de l'espèce par des pratiques dont les détails seraient ici déplacés.

Mais n'anticipons pas. Les qualités de ces peuples seront plus opportunément appréciées dans le chapitre de ce livre qui traitera de leur physiologie. En attendant, faisant un retour sur tous les détails qui précèdent et nous limitant aux considérations qui intéressent le plus notre étude, nous constatons dans les pays montagneux de l'Amérique espagnole une population, peu nombreuse sans doute en proportion de l'étendue qu'elle occupe, mais déjà considérable en elle-même, surtout par l'intérêt qui se rattache à l'élément métis dont elle est principalement constituée.

On arrive à constater le total de sa force par l'énumération qui suit :

Mexique	8 567 000	habitants[1].
Amérique centrale	2 750 000	—
Nouvelle-Grenade	2 800 000	—
Venezuela	1 600 000	—
Équateur	1 300 000	—
Pérou	2 500 000	—
Bolivie	2 000 000	—
Chili	2 000 000	—
Partie montueuse des provinces Argentines (environ).	600 000	—
	24 117 000	—

Mettons 24 millions en chiffres ronds.

Peut-être serait-il vrai de dire, après avoir fait abstraction des Européens résidant à titre étranger, que les nationaux de race blanche pure ne dépassent pas 5 pour 100 de la population totale, ce qui porterait leur nombre à 1 200000.

La proportion de 25 pour 100, dépasse, à mon avis, l'importance que les Indiens purs conservent dans l'ensemble. Nous les ferons figurer, néanmoins, avec ce chiffre, en y comprenant le petit nombre de nègres qui se conservent encore sans mélange dans les pays hispano-américains ; soit. 6,000,000

Il resterait pour les races métisses. 15,800,000

J'ai la conviction que ces appréciations ne s'éloignent guère de la vérité et qu'en résumé on peut dire qu'il y a dans les pays espagnols des Andes :

de 16 à 18 millions de métis,
de 5 à 6 millions d'Indiens,
de 1 à 1 1/2 million de blancs purs, sans aucun mélange, et abstraction faite de ceux qui résident à titre d'étrangers.

Plus des deux tiers sont soustraits, par une altitude suffisante, aux influences naturelles de la latitude ; ci. 16 000 000

Habitent les pays chauds 8 000 000

Les détails qui précèdent seront suffisants sans doute pour qu'on comprenne à quel point les hauteurs de l'Amérique devront influer sur les destinées futures de ces merveilleuses contrées. Indépendamment de tous les calculs auxquels ils donnent lieu au sujet de leur avenir probable, ces détails sont déjà assez éloquents dans leur valeur actuelle, pour démon-

1. Ce chiffre est le résultat d'un recensement fait en 1863.

trer l'opportunité de l'étude que nous faisons dans ce livre. Ils mettent effectivement en évidence un peuple remarquable, d'une originalité réelle et méconnue, disséminé sur de vastes surfaces dans des conditions topographiques qui lui créent une météorologie souvent pleine d'attraits et toujours séduisante par la variété prodigieuse de ses conséquences de tout genre. Faire l'étude de la vie humaine dans ces conditions, que nos habitudes européennes nous portent à considérer comme exceptionnelles, lorsque l'étendue de leurs proportions embrasse un Monde tout entier; dire la somme de biens qu'on en peut attendre pour le développement de l'espèce; jeter le cri d'alarme contre les risques qu'on y court.... est-ce donc là une entreprise sans portée, lors même qu'elle n'aurait d'autre mérite, dans son exécution incomplète, que de frayer la voie à des observations ultérieures mieux mûries et plus sympathiquement rédigées?

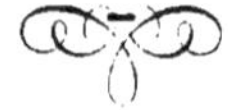

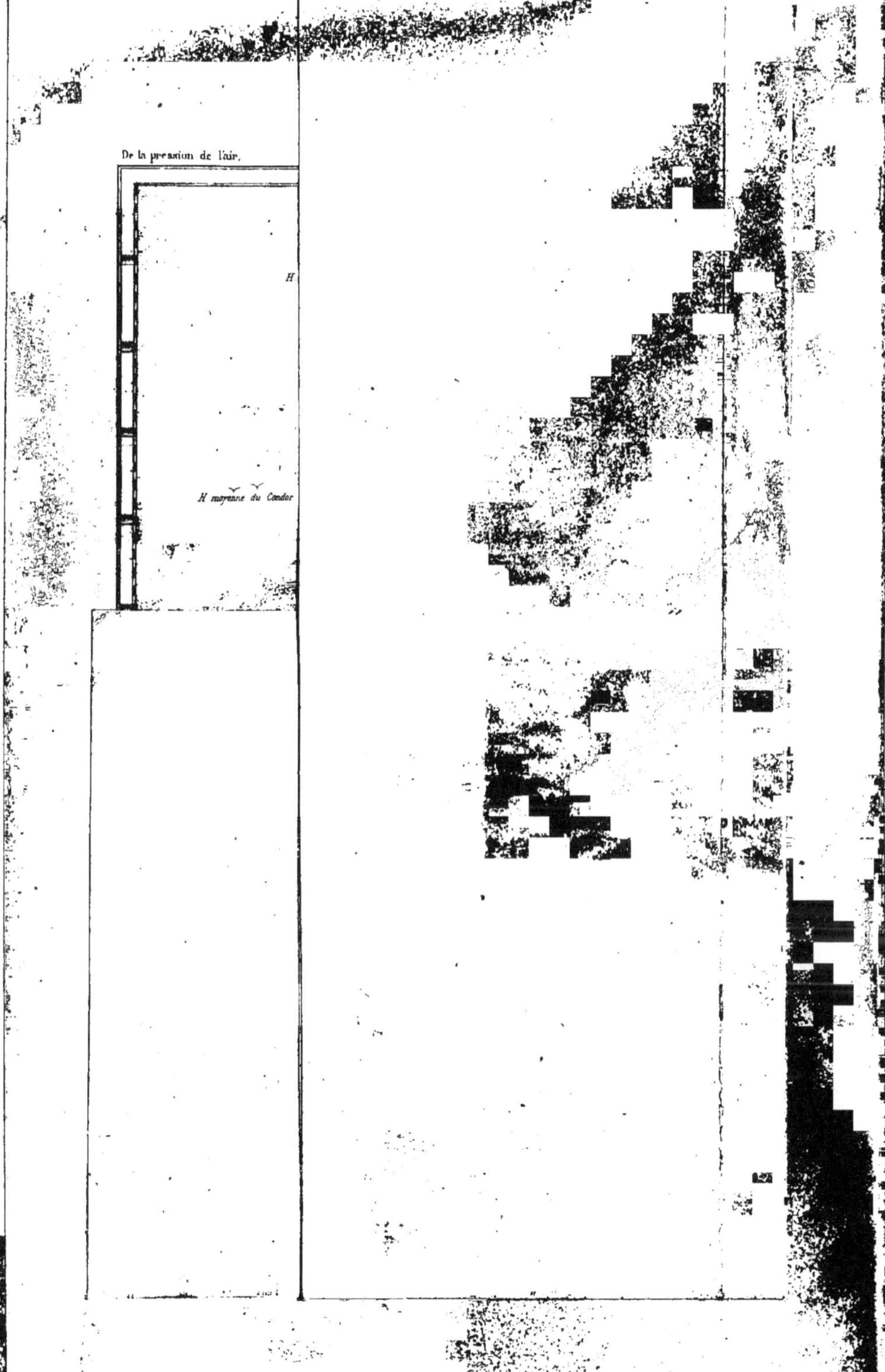
De la pression de l'air.
H
H moyenne du Condor

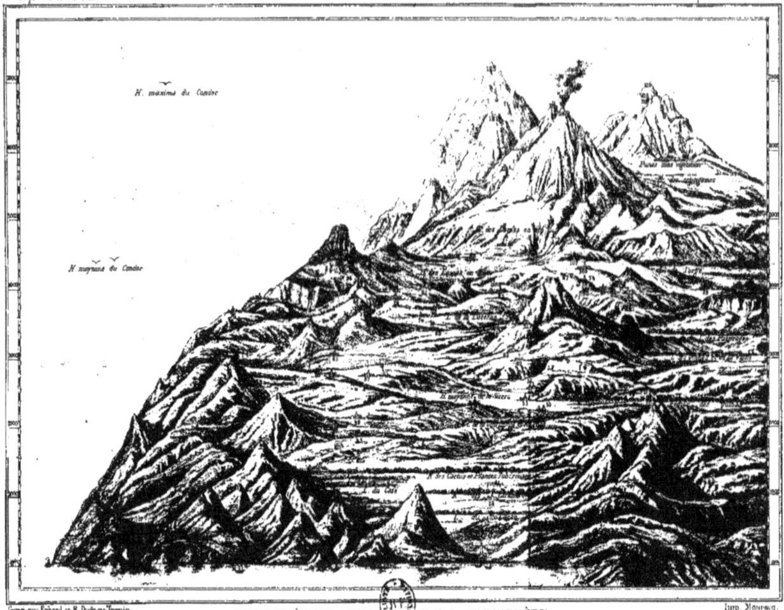

Gravé par Erhard et R. Dufour-Trouin. Imp. Monrocq.

HYPSOMÉTRIE FIGURÉE DE LA CORDILLÈRE DES DEUX AMÉRIQUES

LÉGENDE

Numéros d'ordre		Altitudes en mètres
1	Punta de Sol...	36
2	Punta de Aguja.	65
3	Miraflores (près de Lima)....	78
4	Pucara (hacienda).........	105
5	Nauta.........	132
6	Cabeza de Arica	152
7	Lima.	156
8	Cerro Azul.....	164
9	Isla de Guañape	165
10	Monte Salazar.	177
11	Partie basse du Simpagar....	195
12	Morro de Eten.	196
13	Honda (N. G.)?.	218
14	Morro de Malabrigo........	241
15	San Andres Tuxtla (M.)...	330
16	San Cristóbal (Cs de Lima)	378
17	Sion.....	387
18	Silla de Payta..	396
19	Hacienda de Caballero...	402
20	Morro de Acari	403
21	Temependa...	403
22	Wilson (montagne)......	435
23	San Bartolomé (Cs de Luma)	458
24	Monterey (M.).	486
25	Tacna	560
26	Tingo Mariá.	619
27	Cerro Carretas	762
28	Cordova (M.).	900
29	Bolaños (M.).	914
30	Huantajaya...	1006
31	Chihuangala..	1043
32	Cerro Campana.........	1051
33	Mellersch (montagne).	1085
14	Morro de la Garita......	1134
35	Tarapacá	1138
36	Morro de Chala	1140
37	Cerro Mongon.	1189
38	Beagle (mont).	1219
39	Orizaba (M.)..	1230
40	Guadalajara (M.)....	1550
41	Chihuahua (M.)	1400
42	Cuernavaca (M.).....	1660
43	Darwin (montagne)......	1748
44	Cerro Oyarvide	1767
45	Querétaro....	1880
46	San Felipe....	1914
47	Durango (M.).	2000
48	Huancabamba	2003
49	Ambo.	2063
50	Puebla (M.)...	2150
51	Huatacondo (mont)...	2286
52	Mexico.......	2286
53	Arequipa.....	2392
54	Usborne (montagne)......	4256
55	Perote (M.)...	2380
56	Zacatecas (M.)	2440
57	Bogotá (N. G.).	2661
58	Toluca (M.)...	2680
59	Ayavaca......	2742
60	Chuquisaca (B.)	2840
61	Cajamarca....	2860
62	Urabamba....	2923
63	Quivillo.......	2970
64	Santa Polonia (mont).....	2985
65	Quito.........	3030
66	Tarma........	3086
67	San Mateo....	3194
68	Angostura....	3236
69	Llata.........	3391
70	Páchas.... ..	34'8
71	Cuzco........	3468
72	Chavinillo (Cs des Incas)...	2482
73	Sicuani......	3532
74	Huallanca....	3544
75	Sacsahuaman (forteresse).	3587
76	Hualgayoc....	3619
77	Huanuco viejo	3644
78	La Paz (B.)...	3720
79	Huancavelica	3798
80	Luaipacha....	3824
81	Queropalca...	3894
82	Limatambo...	3902
83	Huancané....	3912
84	Titicaca (Lac de)........	3914
85	Puno.........	3923
86	Have	3941
87	Pampa de Junin.........	3946
88	Pucará.......	3947
89	Lampa	3950
90	Paucarcollo..	3996
91	Chucuito	3956
92	Juli	3992
93	Lagune de Junin.........	4063
94	Potosi (B. ...	4060
95	Cime des Huesos.... ...	4145
96	Nevado de Sarasara......	4150
97	Vincocaya....	4155
98	Yauli........	4172
99	Tacora	4173
100	Tincopalca...	4741
101	Cerro de Pasco (ville)....	4352
102	Pati.........	4390
103	Morococha...	4392
104	Huascar. ...	4465
105	Mine de Cinabre de Chonta.........	4478
106	Mine de mercure de Huancavelica........	4655
107	Cime de la Viuda......	4751
108	Cime de Toledo	4880
109	Volcan de Obinas.......	4891
110	Cime de Dyon	5181
111	Cerro Manahueta.......	5270
112	Pallagua (Nevado).......	5347
113	Apucuncarani (pic).....	5486
114	Sillillica (1e Cordillera)..	5705
115	Achatalhua..	6600
116	Misti (volcan)	6680
117	Pichu-Pichu (volcan).....	6693
118	Pic de Guatatiori......	6714
119	Pic de Parinacota......	6934
120	Pic de Sehama.........	6934
121	Popocatepetl (M.,....	5400
122	Chimborazo (E.)......	6530
123	Illimani (B.)..	7604
124	Sorata (B)...	7314

Nota. — Tous les points appartiennent au Pérou, excepté ceux marqués M., au Mexique; ceux marqués B., à la Bolivie; ceux marqués NG., à la Nouvelle-Grenade et ceux marqués E, à l'Équateur.

CHAPITRE V

INTRODUCTION A LA PHYSIOLOGIE RELATIVE AUX ALTITUDES

En présence de tant d'effets physiques, qui puisent leur origine dans les variétés de pression de l'air, il ne saurait être naturel de croire que les phénomènes de la vie y puissent rester indifférents. L'expérience démontre, en effet, que l'existence des végétaux change de nature et d'aspect sous l'influence des niveaux qui lui servent de support. Les avertissements naturels, quoique d'une forme moins vulgairement appréciable, n'ont jamais fait défaut, non plus, pour prouver que la vie humaine n'a pas échappé aux conséquences de ce même ordre de causes efficientes. Néanmoins, l'attention des hommes d'étude s'était bornée jusqu'ici à mettre en évidence l'ensemble des symptômes très-originaux remarqués sur les voyageurs qui s'élèvent passagèrement à de grandes altitudes. Rien d'analogue ne leur avait paru exister chez les habitants des hautes stations du globe. Bien persuadés, d'ailleurs, que l'homme n'est pas moins cosmopolite dans le sens vertical de la surface terrestre, qu'à propos des distances qui le rapprochent de l'équateur ou l'en éloignent, les observateurs sont restés convaincus que l'habitude détruit absolument les premiers effets des grandes altitudes sur les montagnards qui en ont fait leur séjour définitif. L'expérience des lieux élevés ne m'a pas permis de partager cette pensée et je me suis proposé de dire, dans ce livre, les raisons qui permettent de présenter l'habitation des montagnes sous un jour nouveau. Entrons immédiatement en matière.

Après avoir exercé pendant six ans aux bords du golfe du Mexique, je franchis la Cordillère, bien pourvu d'observations faites à la côte. Ce changement de séjour m'éloignait à peine des localités torrides dont l'hygiène et la pathologie m'étaient devenues familières. Ce ne fut pas sans un véritable et très-vif saisissement que je devins ainsi tout à coup le spectateur de scènes naturelles et d'accidents pathologiques auxquels la brusquerie de transition ne m'avait pas permis d'être préparé. Aurais-je pu voir, en effet, avec indifférence que, sans changer ni de peuple ni de latitude, mon observation se trouvât subitement en présence d'un monde pour ainsi dire tout nouveau? Car les hommes qui m'entouraient, la météorologie dont ils subissaient l'influence, les maladies qui en étaient la suite la plus ordinaire, peuple, physiologie, hygiène et maladies, tout paraissait m'avoir transporté à des milliers de lieues de distance des localités que je venais d'abandonner. « Quel étonnement, me dira-t-on, pourrions-nous en éprouver? Ne savez-vous pas, comme tout le monde, que l'altitude fait varier les conditions de température d'une manière assez radicale pour que l'on puisse confondre le phénomène avec celui que l'on observe en tous lieux, en s'éloignant de l'équateur? » Je suis d'autant plus porté à reconnaître la justesse de cette réflexion que, lors de mon ascension de la Cordillère, mon esprit en était lui-même absolument possédé. J'étais bien convaincu que je trouverais, au bout de mon voyage, les conditions ordinaires dont la latitude a caractérisé partout les pays froids ou tempérés. Or, ma surprise très-réelle, en arrivant sur l'Anahuac, ce fut précisément de ne pas y trouver réunies ces conditions que la température a produites généralement dans les régions de la terre qui s'écartent de la ligne équinoxiale.

J'ai déjà dit dans une autre partie de ce livre que les phénomènes opposés de chaleur et de froid qui s'observent communément dans les pays très-élevés, ne sont pas à confondre avec ceux de même ordre que des degrés variés de latitude présentent à nos méditations. Le moment est venu d'ajouter que l'influence de la météorologie des hauteurs sur l'homme qui les habite, affecte aussi des caractères dont l'originalité est rendue évidente par une observation attentive. Mon arrivée sur le plateau ne tarda pas à me donner le soupçon de cette vérité qu'un séjour prolongé convertit plus tard en conviction inébranlable. Que voit-on, en effet, tout d'abord, sur les localités élevées du Mexique? L'action habituellement corroborante des climats froids ou tempérés y démontre-t-elle son influence dans les allures vives et dans l'organisme puissamment constitué de ses habitants? Un teint frais et rosé y décèle-t-il la présence stimulante de ce qu'on a pris l'habitude d'appeler l'air vivifiant des montagnes? Hâtons-nous d'avouer que la première impression qui s'empare de l'esprit des nouveaux venus semble proclamer l'absence de tous ces avantages. Ce qui les frappe, bien plutôt, en arrivant, c'est le calme habituel, l'aménité douce et tranquille, l'air reposé et méditatif des hommes dont le terme du voyage vient de les rapprocher. D'ailleurs, un teint pâle ou jaunâtre, des muscles bien modérément accusés n'annoncent ni une vigoureuse hématose, ni des forces puissamment développées par l'action. Ce n'est pas ainsi que les faits se seraient déroulés à notre vue, en d'autres lieux, au niveau de la mer, dans un voyage qui aurait eu son point de départ non loin de l'équateur, pour s'étendre jusqu'à des régions refroidies par d'autres latitudes. N'est-il pas vrai que, dans ces conditions de déplacement, nous nous serions vus successivement en présence d'hommes de plus en plus fermement trempés au contact de saisons inégales et souvent rigoureuses? Au centre du Mexique, au contraire, le froid progressivement observé sur les hauteurs de la Cordillère ne paraît nullement s'être associé à un accroissement de vigueur parmi ses habitants. On reste convaincu, dès la première heure de séjour, que ceux qui vivent à la côte ont été plus favorisés sous le rapport de l'activité et des forces physiques; et c'est là, pour le voyageur attentif, une première cause de surprise.

Une observation moins superficielle ne vient nullement détruire plus tard cette impression de l'arrivée. En rendant l'investigation plus réfléchie, sans cesser de lui conserver une direction essentiellement professionnelle, on constate que l'originalité dont on avait d'abord été frappé dans les physionomies et dans les actes les plus ordinaires des habitants des hauts plateaux, ne se dément aucunement dans le champ d'une observation plus approfondie.

La pensée d'un affaiblissement produit par le climat s'affirme, au contraire, davantage à mesure que l'attention se porte sur un plus grand nombre d'éléments d'appréciation. On s'attache d'autant plus à ces convictions nouvelles que l'habitude d'en dire sa pensée ne tarde guère à vous mettre en présence d'hommes qui la partagent et vous découvrent que c'est bien là une opinion généralement acceptée dans le pays même.

La coutume d'y vivre en guerre civile y entretient des animosités persistantes qui se traduisent trop souvent en appellations que la dignité réprouve. C'est à ces sentiments sans doute qu'il faut attribuer l'habitude des habitants des niveaux inférieurs de désigner ceux du Plateau par un mot que la courtoisie la plus vulgaire ne saurait admettre. Cette expression, si elle était adoucie dans sa force par les convenances du langage, renfermerait le principe d'une idée vraie, et c'est sans nul doute la réalité d'une situation évidente qui l'a d'abord inspirée.

Quant à moi, qu'un séjour de vingt années a rempli de respect et de sympathie pour la société aimable et douce des hommes auxquels je dois les plus heureuses années de ma vie, je n'en saurais parler qu'avec estime, dans les termes les plus mesurés. Je ne crois pas m'être écarté de la pratique de ces sentiments en dépeignant ailleurs un certain degré de faiblesse physique produite parmi eux par l'influence du climat. C'est elle que j'ai cru voir encore dans la marche des maladies dont ils sont le plus communément atteints. On en trouvera la peinture fidèle dans la suite de ce livre et j'espère qu'on y verra surabondamment justifiée la pensée d'un état anémique général dominant la santé comme les maladies des habitants de ces hautes contrées. Ce fut, en effet, cette conviction qui s'empara de mon esprit à mesure que ma pratique agrandissait mes éléments d'observation.

Mes premiers essais pour en trouver la preuve ébranlèrent, néanmoins, pour un moment l'idée dont j'étais déjà fermement animé. Des saignées que je fis, à Puebla, en 1849, sur cinq sujets victimes d'accidents, me fournirent l'occasion d'analyses que je jugeais d'avance devoir être favorables à mes pensées. Il n'en fut rien, cependant. Quoique ces cinq malades m'eussent paru très-sensiblement anémiés, à cause de leurs souffrances habituelles et de leur aspect caractéristique, leur sang fournit, à l'analyse, les proportions normales de globules.

Je ne fus pas plus heureux, dans d'autres cas, en demandant aux souffles artériels l'explication d'un ensemble d'accidents que ma pensée qualifiait d'hypoglobulie. Le plus souvent l'absence de ce signe laissait mon diagnostic en suspens et prolongeait mon embarras. D'où pouvait donc provenir cette pâleur si générale et que je voyais surtout avec le plus grand étonnement chez les jeunes enfants? Comment expliquer les actions pernicieuses qui sévissaient sur le bas âge, de manière à causer la mort dans des proportions inusitées? Car, on m'affirmait que 30 pour 100 de ces jeunes victimes disparaissaient dans la première année qui suivait la naissance. Mais, pourquoi donc ces malheurs précoces, lorsque les meilleures conditions semblaient se réunir pour les conjurer? La température, en effet, qui moissonne ailleurs tant de nouveau-nés à une époque de la vie dont la résistance est si précaire, la température, disons-nous, est ici uniformément douce, du moins dans l'intérieur du domicile. Elle ne s'abaisse jamais pendant le jour, et rarement, la nuit, à des degrés qui puissent faire courir des dangers sérieux. D'ailleurs, l'allaitement maternel est communément de règle dans toutes les classes de la société, depuis les plus humbles jusqu'aux plus élevées. Pourquoi donc, demanderons-nous encore, cette mortalité exagérée du premier âge?

Au surplus, fixant maintenant notre attention sur un âge plus avancé, aux époques de la vie où le système musculaire a atteint son complet développement, n'avons-nous pas raison de voir avec surprise que l'abaissement de la température ne nous ait pas mis en présence d'hommes plus vigoureux, supérieurs, à cet égard, aux habitants des climats torrides de la côte?

Pourquoi, d'ailleurs, pour en revenir à l'homme malade, pourquoi cette faiblesse de réactions, en accord parfait avec un état physiologique normalement affaibli? Pourquoi cela, lorsque des températures analogues, dans des pays situés au niveau de la mer, à d'autres latitudes, assurent la marche des maladies par une influence plus régulière et plus soutenue?

Du reste, avant d'avoir pu dégager mon esprit des doutes qui l'obsédaient, quant aux causes réelles de tous ces phénomènes, dont l'originalité paraissait certaine, une considération du moins était consolante : c'est que les faits s'y présentaient avec une telle logique, un tel accord, qu'on ne pouvait douter de l'unité d'influence dont ils découlaient tous. Il devenait en effet incontestable pour moi que les hommes dont j'étais entouré se conduisaient dans leurs souffrances comme ils m'étaient apparus dans leur état ordinaire de santé, réagissant sans énergie contre la maladie dont ils étaient atteints, de même que la vie ne les animait que d'un souffle sans vigueur.

A la vue de ces constants phénomènes, mon esprit continuait à s'attacher obstinément à l'idée d'un état anémique, malgré mon essai malheureux à la recherche de l'hypoglobulie, et l'absence presque complète du souffle carotidien.

J'en étais là de mes doutes et de mon obstination, lorsque, donnant mon concours à une opération qui venait de diviser une grosse artère, la couleur peu rutilante du sang qui s'en échappait fixa pour la première fois mon attention sur le fait de la désoxygénation de ce liquide. A partir de ce moment, je vis une cause rationnelle expliquant tous les phénomènes dont l'originalité avait frappé mon esprit. Ce n'était pas une aglobulie qu'il fallait chercher dans mes anémiques, ce n'était pas une diminution de l'oxygène du sang par suite de l'abaissement des globules chargés de l'y retenir, mais bien une absence plus directe de ce gaz, faute d'une pression suffisante qui pût assurer sa condensation. Je conservais assez le souvenir des leçons de physiologie reçues à l'école pour comprendre que ma pensée devenait hérétique; car on m'avait appris que les efforts de la vie, supérieurs en ceci aux règles normales de la physique, rendaient illusoires les lois ordinaires de solubilité pour retenir l'oxygène sur les globules par un fait analogue à l'affinité chimique. A ce compte, la diminution d'un quart de pression atmosphérique, représentée par la hauteur de Mexico, serait restée indifférente à l'accomplissement parfait de la fonction respiratoire. Malgré mon respect pour de sages leçons, ma conviction, décidément forcée par les faits et cédant à leur évidence, chercha son refuge dans la pensée, déjà exprimée par l'introduction de ce livre, qu'à force de s'élever dans les airs, on finirait par succomber faute d'un aliment respiratoire suffisant. Bien persuadé que l'exactitude de cette croyance était incontestable, je ne vis pas moins de raison à prétendre que les angoisses finales d'un pareil dénouement devraient nécessairement être précédées de quelques souffrances, moins tragiques dans leurs effets, ou même presque insensibles, selon qu'on se serait élevé plus ou moins vers les régions supérieures de l'air. De là à prétendre qu'il y avait une étude à faire sur cette échelle d'accidents, la pente était toute naturelle, et j'avoue que ce fut avec la plus grande sympathie que je me mis à l'œuvre pour en chercher l'éclaircissement dans le seul moyen d'investigation auquel il me fût donné de recourir : l'observation. Je dis « l'observation, » et j'estime que c'est l'honneur du praticien de faire servir ce qu'il voit à la proclamation de ce qu'il croit être la vérité, et que, pour ce résultat, nul n'est en droit de l'assujettir à des règles qui pourraient l'écarter du cercle des occupations où la pratique de ses devoirs l'enchaîne. Dire alors, à sa manière, ce que les circonstances qui s'imposent à lui forcément lui ont permis d'observer, c'est sa tâche, et fût-elle incomplétement remplie, j'ai toujours pensé qu'on y est digne d'estime, dès lors qu'on s'est efforcé d'en retirer une utilité pour la science.

J'ai lieu de me réjouir qu'un concours heureux de circonstances m'ait permis de fournir une preuve personnelle des résultats auxquels les positions les plus modestes en ce genre peuvent quelquefois arriver. Je puis bien dire que ma manière de juger le sujet intéressant qui nous occupe est absolument sans précédent dans la science. A l'exception de l'importante étude de M. le docteur Lombard, de Genève, personne, avant mes premières publications, n'avait traité la question à un point de vue sérieusement médical. Les quelques voyageurs qui ont fait des observations sur les lieux élevés, habités par les hommes, n'ont parlé de ce qui nous intéresse que d'une manière incidente. Nous verrons plus loin et nous analyserons leurs intéressants travaux. L'on y verra dominer leur accord pour proclamer l'innocuité, sur ceux qui les habitent, des localités où ils souffraient eux-mêmes fort souvent en les abordant. Ils nous assurent que l'habitude détruit absolument les effets passagers d'influences dont on peut être soi-même momentanément victime sur les hauts plateaux. Avant d'examiner cette opinion, ainsi qu'il est convenable de le faire, je dois dire qu'on l'a fait reposer sur l'examen de l'homme bien portant et sur l'aspect superficiel des actes les plus ordinaires des sociétés qui se sont formées dans certains pays très-élevés. Il faut bien avouer que de semblables localités nous donnent, en effet, l'occasion d'y observer des populations intéressantes, qui croissent, pensent et agissent — du moins on peut aisément le croire — comme dans toute autre contrée de la terre. Mais de là à prétendre que l'influence dont on y est entouré ne se manifeste par aucun effet, la distance est grande, et je ne conçois pas qu'on se décide à la franchir, après y avoir réfléchi mûrement. Ce serait absolument comme si, plein d'admiration pour l'intelligence, l'activité, l'énergie de la société lyonnaise, on en voulait conclure qu'elle s'est habituée aux conséquences de sa topographie basse et humide et qu'elle n'en reçoit plus aucune influence. Un médecin ne tombera pas dans une semblable hérésie. C'est qu'un praticien digne de ce nom n'étudie pas seulement dans la santé de ses clients les actions extérieures qui peuvent lui être nuisibles. Il les juge bien mieux dans la nature et dans la marche des maladies auxquelles ils succombent le plus communément. L'étude clinique éclaire bien souvent un fait d'hygiène que l'attention portée sur le fonctionnement ordinaire des organes ne serait jamais parvenue à élucider. C'est ainsi que les rapports des voyageurs célèbres ont pu nous laisser dans l'ignorance sur des influences climatériques qui deviennent évidentes au lit de l'homme souffrant. Un touriste, en effet, quelque judicieux qu'il pût être d'ailleurs, pourrait-il, par exemple, avoir une juste idée de l'hygiène de la côte du Mexique, en portant son attention sur la vigueur de corps, la netteté d'esprit, le langage vif et imagé des habitants du Yucatan? Mais s'il prolonge suffisamment son séjour auprès d'eux, il succombera lui-même aux influences qui l'entourent, devenant ainsi par le *vomito* un élément plus certain d'appréciation pour le praticien appelé à le secourir.

Ne savons-nous pas d'ailleurs que ce sont les phénomènes cliniques intermittents qui nous enseignent l'action caractéristique d'un sol humide fortement échauffé? Et n'est-ce pas aussi au lit de l'homme amputé que nous avons appris tout récemment les effets déplorables des boissons alcooliques dont les maisons d'aliénés nous avaient déjà démontré depuis longtemps la désastreuse action? Que vienne donc encore maintenant un observateur enthousiaste, séduit par les douceurs de tout genre et par le charme incomparable du ciel de l'Anahuac, nous prôner à tout propos les merveilleuses influences hygiéniques des altitudes, je demanderai la permission de dire qu'il est, à mes yeux, digne d'être confondu avec l'homme superficiel qui jugerait les effets réels et définitifs de l'alcool par la gaieté aimable et communicative d'un banquet qu'animent agréablement les vapeurs modérées du champagne et du chambertin.

Mais, me dira-t-on, ces pays dont vous faites l'étude n'ont pas eu que des voyageurs pour les observer. Des médecins distingués ont prodigué de tout temps leurs soins aux hommes qui les habitent. C'est vrai, et plus que personne je suis prêt à rendre hommage au zèle éclairé de ceux qu'il m'a été donné d'y connaître. Mais, quels que puissent être leur discernement médical et la sûreté de leur coup d'œil, une chose leur manque d'ordinaire : c'est une occasion de comparer entre elles les mêmes maladies observées à des altitudes différentes. Ils exercent habituellement sur un seul niveau, et ce qu'ils ont la coutume d'y voir est pour eux la pathologie normale.

J'ai déjà fait entrevoir que mon séjour et ma pratique aux bords du

Golfe me mettaient dans des circonstances plus favorables; car je passais tout à coup de localités d'un caractère hygiénique très-tranché à des contrées d'une influence radicalement différente. Le parallèle qui s'établit dans mon esprit fut d'un effet d'autant plus vif que ma propre personne se trouva physiquement affectée de cette transition. J'ai déjà indiqué quels furent les signes qui me frappèrent le plus dans ce travail comparatif, et la conviction qui en fut la conséquence.

Cette idée d'une action débilitante exercée par les stations élevées paraît être, du reste, en contradiction avec ce que l'on croit généralement de l'influence de l'air des montagnes. J'aurai à démontrer qu'il n'en est rien, du moins en ce qui regarde les hauteurs généralement habitées en Europe. Je veux dire que l'élévation dont la rigueur de nos climats ne rend pas l'habitation impossible, ne m'a jamais paru suffisante pour empêcher les effets salutaires que nos croyances lui attribuent. Nous verrons plus loin que mes observations m'avaient toujours fait désigner l'altitude de 2000 mètres comme étant la limite inférieure des mauvaises influences. On aurait tort, du reste, de perdre tout souci à l'annonce de ce chiffre, en voyant qu'il assure une échelle considérable au bénéfice de notre complète sécurité. Des millions d'hommes, en effet, vivent au delà de cette limite, et y forment des sociétés intéressantes sur des plateaux étendus d'un incontestable attrait. Ce serait se réfugier dans les sentiments d'un égoïsme blâmable, que de refuser son attention et ses sympathies à un sujet qui est d'une importance vitale pour un si grand nombre de nos semblables.

C'est sur ces nombreuses populations qu'il m'a semblé voir s'exercer une influence produisant, d'une manière générale, toutes les apparences de l'anémie. On verra dans la suite de ce livre que j'ai cru pouvoir désigner l'ensemble des caractères qui se rattachent à cette manière d'être, par la dénomination d'anoxyhémie, qui a le mérite de faire entrevoir la pensée dont je suis dominé. Il m'a paru, en effet, qu'en approchant d'un quart de raréfaction de l'atmosphère, l'amoindrissement dans la densité de l'oxygène ambiant devient un obstacle à son absorption ou à sa concentration par le sang artériel. De là sa moindre proportion dans ce liquide chez les hommes qui se trouvent aux prises avec des conditions barométriques exceptionnelles. Des témoignages nombreux, puisés à l'observation des maladies et confirmés par l'état physiologique de l'homme sain, amènent graduellement l'esprit à cette conviction, comme je viens de le dire. La suite de ce livre en donnera la démonstration.

Je dois avouer dès à présent que ma pensée n'a pas été privée des honneurs de la critique. Mais on a peine à comprendre qu'une question aussi simple ait pu devenir la source d'un débat contradictoire de quelque durée. En cas de doute persistant, en effet, la preuve la plus naturelle était facile à produire. Elle se trouvait tout entière dans des analyses bien faites du sang pris sur les animaux vivants, autour desquels on aurait exercé plusieurs degrés de dépressions et de compressions atmosphériques. Je résolus de me livrer moi-même à ce travail d'analyse, vers la fin de 1864. Je trouvai un auxiliaire — très-digne d'une mention distinguée dans ce livre — dans le laboratoire et le concours empressé de M. Romualdo Zamora, Espagnol recommandable, qui s'occupait de sciences dans ses heures de loisir. J'analysai le sang artériel de trois lapins au moyen de l'oxyde de carbone, en suivant les indications données par M. Cl. Bernard. Je trouvai une moyenne d'oxygène fort basse, mais pas assez pour qu'on pût s'en croire autorisé à des conclusions générales bien légitimes. Je me voyais d'ailleurs hésitant en présence d'une considération que j'estimais de grand poids : c'est que l'on pourrait toujours se demander si ce ne serait pas cette même quantité d'oxygène que ces mêmes animaux eussent donnée à des niveaux plus inférieurs. Les différences de dosage, en effet, trouvées dans les analyses du sang faites jusqu'alors, prouvent que la proportion de ce gaz est un fait individuel, du moins dans de certaines limites. Il me parut, dès lors, que ce point intéressant ne pourrait être incontestablement jugé que par une double analyse portant sur le sang du même animal, puisé à la pression normale d'abord, et à une dépression plus ou moins prononcée, en second lieu. Je renvoyai donc encore à de meilleurs temps la réalisation de mes désirs.

Ces temps meilleurs sont arrivés. Ce n'est pas à moi qu'il appartient de dire à quel degré mon intervention y figure. M. Bert a la bonté de se charger de ce soin, de même que j'accepte le devoir de lui rendre grâce pour le zèle avec lequel il a mis son expérience et son rare esprit au service de cette question aujourd'hui jugée. Je renvoie le lecteur à la partie de son volume qui donne le résultat des analyses des gaz du sang faites à divers degrés de pression barométrique. Mais il m'a semblé que les développements de mon livre seraient absolument incompréhensibles, si je ne prenais le soin d'y donner un aperçu concis des expériences de mon collègue, au point de vue de leur liaison intime avec le sujet que je vais traiter. Voici ce qu'il me paraît indispensable de dire à ce propos.

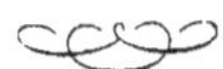

CHAPITRE VI

EXPOSÉ DES EXPÉRIENCES DE M. LE PROFESSEUR PAUL BERT, SUR LES EFFETS DES VARIATIONS DANS LA PRESSION BAROMÉTRIQUE.

LEUR ORIGINE ET LEUR IMPORTANCE.

Après la féconde découverte de Lavoisier, sur l'échange gazeux qui s'effectue dans les poumons des animaux, les physiologistes se trouvèrent en présence de mystères nouveaux. Le corps vivant leur apparut comme un foyer naturel où le carbone et d'autres produits servent d'aliment aux combustions dont l'oxygène est l'agent actif et continu. Merveilleuse situation, dans laquelle nous ne vivons qu'à la condition de mourir partiellement et de renaître sans cesse par molécules tour à tour brûlées et reconstruites ! Pour suffire à ces transformations non interrompues, le sang puise dans l'air l'élément qui en assure la durée, et rejette par l'expiration les résidus que la combustion a changés en acide carbonique.

En ce qu'elle possède d'essentiellement élémentaire, la respiration apparaît donc sous la double face d'un échange aériforme, dans lequel deux gaz, alternativement dissous et rejetés par le sang, se présentent à nos considérations au simple point de vue des phénomènes physiques régis par les lois de dissolution. Déterminer, dès lors, les conditions de leur solubilité dans la circulation sanguine, mettre au jour les causes qui tendent à les y concentrer ou qui président à leur expulsion, faire la part des lois physiques et des phénomènes vitaux dans ce perpétuel va-et-vient gazeux, au milieu duquel tout périt pour revivre sans cesse; tels ont dû être les mobiles des justes préoccupations de nos esprits, du jour que la présence et la nature de ces gaz dans les corps des animaux n'étaient plus un mystère.

Il ne m'appartient point de suivre pas à pas la route déjà tracée par les investigations des physiologistes, pour arriver à l'éclaircissement de la vérité. Mais je dois dire que le sujet est moderne à ce point que les découvertes sont loin d'y avoir dit encore leur dernier mot et que j'ai eu moi-même l'heureuse fortune d'intervenir dans des recherches qui viennent d'y marquer un progrès nouveau.

Déjà depuis longtemps, on a classé parmi les connaissances irrécusables définitivement acquises, ce fait : que le sérum du sang ne dissout qu'une minime partie de l'oxygène nécessaire à la vie. Les globules et tout spécialement l'hémoglobine qui en est la partie colorée, sont les éléments essentiels de cette concentration gazeuse. Ce phénomène est expérimentalement prouvé, et ne laisse plus de doute à personne. Mais dire la nature de cette condensation et son degré de résistance ou d'assujettissement aux lois physiques, telle est encore aujourd'hui la base de difficultés pour l'éclaircissement desquelles ce livre s'est donné la mission de soumettre quelques faits nouveaux à l'attention des hommes de science. Jusqu'ici, nous savions que le sang retiré de la veine présente vis-à-vis des gaz plusieurs phénomènes analogues aux lois de dissolution simple. Ainsi, un courant d'acide carbonique en chasse l'oxygène, et réciproquement; l'hydrogène y remplace également l'un ou l'autre de ces gaz; le vide de la machine pneumatique les amène tous indistinctement au dehors. Cependant, pour ce dernier fait, qui touche à notre sujet d'une manière si directe, des restrictions ont été formulées par Magnus, l'auteur de cette importante expérience. Il déclare que la dépression barométrique exerce une action, d'abord douteuse, et, en fin de compte, empreinte d'originalité, puisqu'il faut approcher beaucoup du vide complet pour obtenir que l'oxygène abandonne le sang auquel il est uni. Et, d'ailleurs, s'appuyant sur cette difficulté de dégagement sous l'action des pompes, tous les physiologistes proclament en chœur que, les efforts de la vie s'ajoutant à l'efficacité naturelle de cette concentration, l'homme est propre à vivre à tous les degrés d'altitude, son hématose y étant essentiellement et toujours assurée.

Élevé moi-même au milieu de ces idées, j'en ai été pour longtemps théoriquement possédé. La suite de ce livre dira comment l'observation de l'homme sain et malade, sur les plateaux élevés d'Amérique, m'inspira forcément des convictions contraires. Mais dans cet aperçu historique sur le développement de la question qui nous occupe, je dois me limiter à dire qu'en 1863 je crus pouvoir résumer mes pensées devant l'Académie de médecine par les conclusions suivantes :

« Mon mémoire a été inspiré par l'observation de ces deux faits, en apparence contradictoires : « Le séjour sur les montagnes peu élevées est « un puissant moyen de guérir l'anémie, tandis qu'une altitude considé- « rable produit sur les habitants les phénomènes généralement observés « chez les anémiques.

« Je m'efforce, dans ce mémoire, de démontrer la nature particulière « de l'anémie des sujets qui vivent sur les lieux élevés, et de préciser « quels sont les degrés barométriques qui servent de transition entre les « effets utiles et les actions nuisibles de la pression de l'atmosphère dans « ses rapports avec l'oxygénation du sang.

« Ce travail se divise en trois parties. Dans la première, je porte mon « attention sur les sujets qui habitent au delà de 2000 mètres sur les pla- « teaux de l'Amérique tropicale, et j'ai cru que cet examen m'autorisait « à constater un état anémique général dominant la pathologie des habi- « tants de ces régions élevées.

« Pour arriver à déterminer la nature de cette anémie, je m'occupe, « dans la deuxième partie, de l'oxygénation du sang dans ses rapports « avec la pression de l'atmosphère. Les réflexions et les expériences sur « lesquelles je m'appuie, à cet égard, m'ont paru légitimer la conviction « que la densité de l'oxygène du liquide nourricier puise à la fois ses « raisons d'être dans le nombre de globules et dans le poids de l'air ; ce « qui me conduit à admettre, en pathologie, une anoxyhémie hypoglobu- « laire et une anoxyhémie barométrique, selon que l'un ou l'autre de ces « éléments d'oxygénation se trouve primitivement altéré. Mais, tandis « qu'une altération dans le nombre des globules est susceptible de don- « ner des résultats physiologiques ou pathologiques immédiats, par suite « d'une diminution de l'oxygène du sang en rapport avec les globules qui « font défaut, l'abaissement du poids de l'atmosphère ne saurait pro- « duire, dans tous les cas, un effet aussi généralement appréciable. C'est « que l'affinité faible qui unit l'oxygène aux globules, représente une « force indépendante jusqu'à un certain point de la pression de l'air. « Mais cette force n'est pas assez puissante pour résister longtemps à la « tension de ce gaz, qu'une diminution graduelle du poids de l'atmo- « sphère tendrait à rendre de plus en plus prépondérante.

« Lors donc que, par une ascension suffisante, on arrive à porter at- « teinte, de la sorte, à l'action chimique qui s'exerce entre l'oxygène et « les globules, on altère la densité physiologique de ces gaz dans le sang. « Mon étude s'efforce de préciser les degrés d'altitude susceptibles de don- « ner ce résultat qui constitue l'anémie des grandes hauteurs du globe.

« Dans la troisième partie, je prétends démontrer la part que l'acide « carbonique prend à son tour dans la régularisation de l'hématose. Après « avoir établi par des preuves que la densité exagérée de ce gaz diminue « forcément l'action de l'oxygène dans le sang, et après avoir constaté,

« par cela même, le rôle que l'acide carbonique joue dans les phénomènes « de l'oxygénation animale, je m'efforce de déterminer les effets du poids « de l'atmosphère sur la densité du gaz carboné qui circule dans les vais- « seaux sanguins.

« Les expériences dont je rends compte dans mon travail à ce sujet, « m'ont paru démontrer que la dépression de l'air influe pour faciliter la « sortie de l'acide carbonique plus promptement que pour altérer la « quantité normale de l'oxygène du sang, ce qui conduit naturellement à « cette conclusion, qu'une altitude modérée modifie au profit de l'oxygène « le rapport normal entre les deux gaz, et favorise ainsi l'hématose par « la prépondérance de celui qui en est l'élément essentiel.

« Il résulte donc théoriquement de mon étude ce que les faits nous « avaient pratiquement enseigné : 1° que le climat des montagnes peu « élevées est corroborant, parce que la densité moyenne de l'acide carbo- « nique de la circulation s'y trouve diminuée; 2° que les grandes altitudes « vers 2000 mètres produisent un effet contraire, parce que la dépression « de l'air y porte atteinte à la densité de l'oxygène, en altérant la force « qui unissait ce gaz aux globules.

« Cherchant alors à préciser par des chiffres ces effets opposés du poids « de l'air sur l'hématose, je dis : 1° que l'atmosphère la plus lourde n'est « pas la plus favorable à la respiration parfaite ; 2° que l'homme se trouve « dans les meilleures conditions de vie entre 75 et 70 c. m. de pression « barométrique; 3° que beaucoup de tempéraments entreraient en souf- « france par la prolongation du séjour entre 65 et 60, et 4° que peu de « sujets jouiraient du bénéfice d'une hématose satisfaisante au delà de « cette dernière limite.

« J'ai la conviction que je suis dans le vrai, d'une manière générale. « Toutefois, je confesse que, dans les exceptions à cette conclusion, il « faut faire la part des tempéraments, des climats et des variations de « l'organisme que le temps et l'habitude peuvent produire. Mais ces « exceptions ne sauraient détruire la vérité fondamentale, puisque les « altitudes impriment aux peuples qui les habitent, des caractères géné- « raux d'une originalité qu'on ne saurait méconnaître. »

Je n'ai pas besoin de dire que je ne convertis personne. Tous les physiologistes me furent contraires. Il faut arriver à l'année 1868 pour trouver le premier témoignage d'un accord devenu fructueux. J'en fus prévenu par la lecture d'un compte-rendu de la Société de Biologie, à propos d'une communication de M. Paul Bert, alors chargé du cours de physiologie expérimentale au Muséum d'histoire naturelle.

Il s'agissait d'expériences de ce physiologiste distingué, faites sur le sang artériel d'animaux soumis à l'inhalation d'oxygène à divers degrés de densité. L'épreuve se faisait au moyen d'une muselière communiquant avec un sac en caoutchouc qui contenait ce gaz sous divers degrés de mélange et même dans un état de pureté complète. Les sujets de ces expériences, saignés par une de leurs artères, fournissaient un sang d'autant plus rutilant que l'oxygène respiré approchait davantage de sa pureté.

M. Bert en concluait que la dissolution de ce gaz dans le sang n'était pas indifférente au degré de sa densité extérieure et qu'il y aurait de l'utilité à agrandir le champ de ces expériences pour bien préciser la vérité sur ce phénomène.

Je n'avais pas l'honneur de connaître ce laborieux et distingué confrère. Je ne m'en crus pas moins autorisé à lui adresser l'offre de mettre à sa disposition tous les moyens matériels qui pourraient nous paraître nécessaires à l'éclaircissement des faits se rapportant aux actions barométriques de l'atmosphère. J'ajoutai que je n'avais nulle prétention aux honneurs d'une collaboration et que mon seul désir était d'assurer ses soins et son zèle éclairé aux développements d'une question qui m'avait séduit depuis un grand nombre d'années.

L'adhésion de M. Bert à cette proposition fut l'origine des expériences qui viennent de donner, à la Sorbonne, les résultats considérables qui occupent actuellement l'attention du monde savant. Elles étaient déjà annoncées par leur auteur, à la fin de 1869, parmi ses titres à l'obtention de la chaire dont il est aujourd'hui titulaire à la Faculté des sciences. M. Bert y disait :

« Enfin, M. Bert croit pouvoir compter au nombre de ses titres scienti- « fiques l'installation qu'il a faite, avec le concours de M. le docteur Jour- « danet, d'appareils destinés à étudier l'influence de la diminution dans « la pression barométrique sur certains phénomènes physiologiques : « appareils qui, fabriqués et prêts à être livrés depuis plus d'un an, n'ont « pu être établis que tout récemment dans le nouveau laboratoire de phy- « siologie de la Sorbonne. Ces appareils sont représentés dans la figure « 25 : Ce sont deux vastes récipients parfaitement éclairés par de larges « lucarnes, et qui peuvent communiquer l'un avec l'autre ou être main- « tenus, grâce à une porte qui clôt hermétiquement, séparés et dans des « conditions de pression différentes. Un autre récipient évite l'impression « désagréable des coups de piston de la machine à vapeur, et permet, à « l'occasion, de faire presque instantanément le vide dans une grande « cloche de verre. Un courant d'air est, si l'on veut, entretenu réguliè- « rement dans l'appareil, et des animaux peuvent y vivre pendant un « temps très-long.

« MM. Bert et Jourdanet se proposent principalement d'étudier, à l'aide « de cet appareil, les modifications que la diminution de la pression « barométrique, amenée à des degrés divers, apportera dans les échanges « gazeux de la respiration, dans la quantité absolue et la proportion

« relative des gaz du sang, et peut-être, après un certain temps, dans la « composition de celui-ci et par suite dans les actes de la nutrition. L'ap- « pareil est disposé de telle manière qu'il sera facile plus tard d'étudier « l'influence des augmentations de la pression barométrique. MM. Bert « et Jourdanet ont commencé par la diminution de pression, pour cette « raison que des millions d'hommes vivent régulièrement dans ces con- « ditions, et qu'ainsi cette question intéresse non-seulement la physio- « logie et la médecine, mais jusqu'à l'hygiène des peuples. «

Dans ce document rétrospectif, je suis présenté, comme on voit, avec l'annonce d'une collaboration qui n'était pas dans ma pensée. Depuis que j'avais le plaisir de connaître M. le professeur de physiologie du Muséum, j'avais pu me convaincre que son esprit le conduirait bien au delà du programme qui nous avait d'abord séduits. Je reconnus l'utilité de l'y laisser absolument indépendant avec toute l'originalité et dans toute l'étendue de ses conceptions ultérieures, pour l'éclaircissement desquelles je me mis en mesure de compléter l'outillage nécessaire. J'écrivis dans ce sens à M. Bert, lui démontrant que, ma vie s'étant écoulée uniquement jusqu'alors dans la pratique de la médecine, je ne devais pas chercher d'autre satisfaction que l'honneur d'avoir, par une observation judicieuse, soulevé les préludes d'une vérité physiologique dont je demandais la justification à l'expérience de laboratoire. Ma situation étant ainsi comprise et acceptée, mon devoir s'est réduit à suivre ces travaux avec constance, à en assurer les moyens matériels, et à y combattre bien souvent des découragements qui s'expliquent par les temps calamiteux qu'ils ont traversés.

Les résultats en sont considérables. Nous nous appesantirons surtout sur les profits qui en ont été la conséquence pour l'étude que nous faisons dans ce livre.

Ainsi que nous l'avons insinué déjà précédemment, aucune tentative expérimentale, réellement topique, n'avait été faite jusqu'ici pour mettre clairement en lumière la puissance respective des agents physiques et des actions vitales dans le phénomène complexe de la respiration. Une appréciation, à certains égards incomplète, erronée dans ses conclusions, donnait pour indubitable que l'organisation du sang et la force de ses affinités rendent illusoires les effets de la pression de l'air dans le dosage des gaz dont ce liquide est constamment accompagné. M. Bert s'est proposé d'établir la vérité sur ces conditions primordiales de l'existence, et, pour ne laisser aucun doute sur l'exactitude de ses résultats, il s'est efforcé de nous y conduire par deux voies différentes.

Dans une première série d'expériences, il a voulu reconnaître la force de résistance des animaux dans l'air confiné, à différents degrés de pression barométrique. On sait depuis longtemps que dans l'air ordinaire, non renouvelé, la plupart des sujets en expérience meurent, lorsqu'ils ont épuisé l'oxygène qui les entoure, de manière à n'en laisser que trois pour cent environ dans l'atmosphère où ils s'asphyxient. Il était très-curieux de savoir si un air fortement dilaté opposerait une résistance à l'absorption, de manière à y faire périr les animaux dans un milieu qui renfermerait encore en oxygène des ressources capables de prolonger la vie sous une pression plus normale. Le résultat a été conforme aux prévisions de M. Bert et voici par quelle manœuvre il y est arrivé.

Quatre cloches de verre ont été placées sur un support disposé pour opérer le vide, comme pour la machine pneumatique. Elles ont des capacités combinées de telle sorte que la première étant de 2 litres, les suivantes sont de 3, 4 et 6 litres. Un manomètre communique avec chacune d'elles, de manière à en marquer exactement la pression barométrique. Après avoir placé quatre petits animaux sous ces récipients, on y fait agir le piston d'une pompe pneumatique jusqu'à ramener le contenu de chaque cloche à la quantité *absolue* d'air qui donnerait deux litres, s'il était rendu à la pression normale de 76 centimètres. On est ainsi assuré que tous les récipients contiennent la même quantité matérielle d'oxygène à différents degrés de dilatation.

Les choses étant ainsi, on ferme exactement les robinets et on attend que les petits sujets de ces expériences finissent par être successivement victimes de leur confinement.

On prend alors une certaine quantité des quatre atmosphères dans lesquelles ils sont morts asphyxiés. On en fait soigneusement l'analyse et l'on arrive à découvrir que sous chaque cloche, l'air se trouve d'autant moins épuisé d'oxygène, que sa dilatation y était plus considérable, c'est-à-dire que les animaux y ont possédé, à des degrés différents, la possibilité de se l'approprier avant de mourir. A la pression normale, quel que soit le nombre de tentatives qu'on fasse, on acquiert la certitude que l'épuisement ne varie guère autour de 3 pour 100 d'oxygène restant. Mais à des pressions moins fortes, les animaux meurent toujours en ayant à leur disposition dans l'air ambiant une proportion plus considérable de ce gaz, et certainement ce qui suffirait à entretenir encore leur existence au moyen d'une pression plus normale.

Cette expérience a été répétée à profusion par M. Bert. J'en ai suivi très-assidûment la marche et je puis dire que je ne l'ai jamais vue démentir le sens général du phénomène. Mais il ne faudrait pas croire que ce résultat échappe au calcul et se produise d'une manière en quelque sorte capricieuse. L'expérience prouve, au contraire, qu'il est régi par une loi, invariable en principe, et qui ne s'altère en pratique que dans des proportions peu dignes d'intérêt.

Comme je l'ai déjà dit, en effet, lorsqu'un animal meurt confiné dans un étroit espace, sous la pression de 76 centimètres, il ne tombe victime de cette situation, qu'après avoir épuisé l'oxygène jusqu'à ce qu'il n'en reste plus que trois ou quatre pour cent dans l'air dont il est entouré. On vient de lire que le résultat n'est pas le même, lorsque le sujet en expérience meurt confiné dans un air sensiblement raréfié; l'analyse de cet air faite, après la mort, indique une proportion qui dépasse toujours le chiffre constaté sous 76 de pression. L'animal y meurt entouré d'une somme totale d'oxygène qui pourrait encore entretenir la vie, si une compression suffisante l'amenait à l'état barométrique du niveau des mers. M. Bert a observé que cet excédant d'oxygène est successivement plus élevé, selon que la pression diminue davantage.

Il était bien naturel de rechercher dans quelle mesure le phénomène était susceptible de calcul et l'on pouvait *a priori* supposer qu'il était soumis à une loi naturelle peu susceptible d'écarts exceptionnels. L'expérience a prouvé à M. Bert qu'il en est, en effet, ainsi. Lorsque l'animal meurt dans l'air confiné, sous 76 de pression, en ne laissant que 4 pour cent d'oxygène dans le milieu où il succombe, on peut dire qu'en expirant il se trouve en rapport avec un oxygène dont la densité est réduite aux 4 centièmes de ce qu'elle serait, si ce gaz se trouvait seul sous la pression de 76 centimètres barométriques. Eh bien! Je veux en venir à vous dire que c'est là une règle générale : quelle qu'ait été, en effet, la pression sous laquelle M. Bert ait fait mourir ses animaux confinés, la mort est toujours arrivée, lorsque l'oxygène y était descendu aux 4 centièmes de sa densité normale. La tension atmosphérique ambiante ne domine donc pas le phénomène; celui-ci se règle uniquement sur la pression exclusive de l'oxygène lui-même, indépendamment de l'état barométrique de l'ensemble, et il se résume par cette vérité d'un intérêt considérable, que dans l'acte de l'absorption respiratoire, l'oxygène se rend indépendant de l'azote qui l'accompagne. Lorsque la pression atmosphérique diminue autour d'un sujet en expérience, les phénomènes essentiels qui en résultent pour sa respiration dépendent uniquement de la densité nouvelle à laquelle l'oxygène est descendu. Plus vous agrandirez la cloche dans laquelle vous confinerez les animaux destinés à votre instruction, plus sera grande évidemment la quantité absolue d'oxygène dont ils seront entourés. Mais le résultat est complètement indépendant de cette somme de gaz considérée dans son ensemble. Vos animaux mourront, lorsque l'oxygène sera réduit à 0,04 de densité, quelle que soit d'ailleurs la quantité qu'il en reste encore dans l'appareil, quantité qui, on le comprend aisément, devra être d'autant plus grande que l'espace occupé est lui-même plus considérable.

Eh bien! ce résultat est extrêmement remarquable; car, entendez-le bien, vous agrandirez autant que vous voudrez la capacité de vos cloches à confinement; vos animaux mourront à la même limite, c'est-à-dire, lorsque la densité de l'oxygène ambiant sera descendue à 0,04 de celle qu'il aurait à 76 de pression. Cela signifie que si vous agrandissez tellement vos cloches qu'elles soient incommensurables, le phénomène de la mort obéira au même principe, et si, enfin, la cloche disparaît et que vous arriviez à l'air libre, votre expérience ne cessera pas d'être une vérité : vous ne pourrez pas vivre, vous mourrez nécessairement dans une atmosphère libre dont l'oxygène n'aura plus que les 4 centièmes de son atmosphère pure du niveau des mers. Ce n'est pas dire alors que l'oxygène vous manquera; car imaginez, je vous prie, les quantités immenses qui en existeraient encore dans cette atmosphère où vous mourriez asphyxié! La vérité est que ce gaz n'a plus le pouvoir de s'incorporer à votre sang dans les proportions nécessaires à la vie et que votre mort arrive faute d'une *pression* suffisante du gaz qui devait garantir votre existence.

Cette expérience serait déjà décisive pour la thèse que nous soutenons dans ce livre. Aussi importe-t-il de faire voir tous les soins dont M. Bert en a entouré la parfaite exécution.

Le génie expérimental de M. Claude Bernard nous avait déjà démontré dans des leçons claires et convaincantes que la présence de l'acide carbonique dans la circulation et sa sortie des veines obéissent certainement aux lois de la pression; que les animaux puisent la vie ou succombent à la mort, selon que la nature régularise ou détruit l'équilibre de ces lois autour des animaux en observation. Dans l'acte complet de la respiration, le rejet de l'acide carbonique n'est pas moins nécessaire que l'absorption de l'oxygène. Or la sortie du gaz carboné paraît toujours assurée dans les voies pulmonaires comme conséquence naturelle de la tension qu'il a acquise par son accumulation dans les veines. C'est donc une pression s'exerçant de dedans en dehors, qui assure ce résultat si nécessaire au soutien de l'existence. Que survienne maintenant un obstacle extérieur, susceptible d'entraver ce libre passage; l'exhalation normale sera interrompue, et la mort surviendra comme suite naturelle de cette interruption insolite. Or, parmi les causes multiples qui seraient susceptibles de produire ce résultat funeste, une atmosphère extérieure d'acide carbonique en serait l'occasion la plus assurée. En exerçant une pression sur les voies pulmonaires, dans une direction opposée à celle que ce gaz est obligé de suivre, pour sortir des veines, l'atmosphère extérieure entraverait la fonction et la rendrait absolument irréalisable, dès l'instant où l'acide carbonique arriverait à faire au dehors une pression égale à celle qui militait au dedans pour l'exhalation naturelle.

C'est précisément ce phénomène de deux forces, en sens contraire, que M. Claude Bernard a mises en présence dans ses démonstrations de la vie et de la mort des animaux soumis à ses expériences, et il a établi par des faits irrécusables que les sujets cessaient de vivre dans des atmosphères suroxygénées, en vase clos, aussitôt que l'acide carbonique, par son accumulation exagérée, formait une pression suffisante sur les voies pulmonaires.

Lors donc que M. Bert a donné ses démonstrations des animaux mourant dans l'air confiné, à divers degrés de pression barométrique, il a dû se prémunir contre l'objection qui lui serait faite avec l'intention de prétendre que ses animaux mouraient dans leurs cloches, étouffés par la présence de l'acide carbonique qu'ils y avaient eux-mêmes exhalé. Mais la non valeur de cette objection se trouverait déjà manifeste par cette expérience que je trouve dans une des leçons célèbres de M. Cl. Bernard, faite le 2 avril 1856 : « Hier nous avons mis un moineau d'environ « 13 grammes sous cette cloche d'une capacité de 2 litres, et nous l'y « avons laissé 3 heures sans retirer ni l'acide carbonique ni la vapeur « d'eau qui s'accumulaient dans la cloche. Au bout de trois heures, l'animal était près d'expirer ; mais il vivait encore assez pour que, retiré « et réchauffé, il ait pu voler. L'air de la cloche sur 100 portions ne con- « tenait plus que

Oxygène dosé par l'acide pyro-gallique	3,5
Acide carbonique dosé par la potasse	17,5
Azote dosé par différence	79 »
	100 »

Or déjà, dans une expérience antérieure, M. Bernard venait de démontrer qu'à l'aide d'un appareil où l'on avait pris soin d'absorber l'acide carbonique et la vapeur d'eau à mesure de leur production, des animaux confinés étaient morts, en règle générale, lorsqu'il ne restait plus que 3,5 pour 100 d'oxygène dans l'air ambiant. Il était donc manifeste que les 17 pour 100 d'acide carbonique trouvé dans la cloche de la dernière expérience, dont nous venons de voir l'analyse, n'avaient pas contribué d'une manière sensible à la mort de l'animal, puisqu'il avait épuisé son oxygène jusqu'à la limite asphyxiante de 3 pour 100. L'atmosphère du gaz carbonique a donc besoin de dépasser cette proportion pour devenir essentiellement mortelle, et l'on peut assurer que, lorsque M. Bert a observé ses animaux dans l'air confiné et variablement décomprimé, leur mort a été due constamment à l'épuisement mortel d'oxygène. Mais pour qu'il ne restât aucun doute, à cet égard, il a eu recours à deux moyens de démonstration d'une valeur péremptoire.

D'abord, il a pris soin d'absorber sous ses cloches l'acide carbonique produit, sans que le sens déjà établi du phénomène de la mort en fût notablement altéré.

En second lieu, M. Bert a eu la pensée d'abaisser la pression barométrique et de la maintenir diminuée au milieu d'un courant d'air; ce qui n'a pas empêché les animaux de mourir, dès lors que, par une raréfaction suffisante de l'air ambiant, l'oxygène approchait du degré de densité capable de produire l'asphyxie. Les essais de ce dernier genre ont été nombreux. Ils ont eu pour résultat de démontrer que la limite de 15 centimètres de pression ne peut être que difficilement atteinte et plus difficilement dépassée. Or ce degré barométrique indique un peu plus de 4 centimètres de densité dans l'oxygène ambiant (4,15). Dans quelques-unes des expériences, il a été possible d'amener des moineaux à 10 centimètres barométriques, mais il fallait beaucoup de temps et la précaution souvent renouvelée de rendre l'air et de le retirer successivement, pour arriver à produire une sorte d'acclimatation au vide partiel. Or, lorsque l'on a pu parvenir à atteindre la limite de 10 centimètres barométriques, les animaux n'avaient à leur disposition qu'un oxygène au 2 3/4 centièmes de sa densité. Mais, comme je l'ai déjà dit, ce point extrême n'a été que bien rarement accessible; de sorte que la proportion de 4 centièmes dans la densité de l'oxygène respiré a toujours paru être le chiffre ordinaire qui indique l'asphyxie.

En somme, aucune précaution n'a manqué, aucun soin n'a été omis pour mettre en évidence ce fait désormais démontré :

Quelle que soit la capacité du milieu, confiné ou non, dans lequel on fait mourir des animaux en expérience, leur mort arrive nécessairement, lorsque l'air ambiant contient l'oxygène ramené aux 3 ou 4 centièmes de sa densité.

Je n'ai pas besoin de dire que cette manière précise d'énoncer le phénomène ne saurait prétendre à une exactitude absolue. Les calculs mathématiques appliqués à la vie sont assujettis à des oscillations qui font résider la vérité dans le sens général des résultats observés; on doit prendre le soin d'en ramener les écarts à une moyenne raisonnable. C'est ainsi que M. Cl. Bernard, que M. Bert et que tous les physiologistes ont l'habitude d'apprécier les réalités qu'ils érigent en principes; c'est aussi de la sorte que le phénomène dont nous faisons ici l'étude, a été constaté dans les expériences du laboratoire de la Sorbonne.

Le résultat en est des plus considérables pour le sujet traité dans ce livre. Ces expériences nous disent, en effet, que si la densité de 4 centièmes d'oxygène dans l'air expiré est une cause irrécusable de mort, une diminution notable de sa dose normale sera nécessairement une occasion de souffrance; car, dans l'action de tout agent destructeur, la nature gradue les effets en rapport avec le dosage de la cause elle-même. La raréfaction de l'air peut être suivie d'accidents appréciables à des degrés très-variés ; mais le fait même de sa nocuité est des plus incontestables. La limite fatale de ses effets mortels est nettement déterminée par l'expérience. Il reste à mettre en évidence les points barométriques où les souffrances commencent pour la vie. C'est là l'objet important des développements ultérieurs de ce livre.

En attendant, voilà un fait bien constaté : soit qu'un animal abandonné à lui-même dans de l'air confiné y épuise lentement son oxygène au moyen de la respiration ; soit qu'en le faisant vivre sous un petit récipient, on lui ménage un courant d'air pur dont on diminue progressivement la pression au moyen de pompes pneumatiques ; la vie cessera d'être possible, dès le moment que la tension extérieure de l'oxygène n'aura plus le pouvoir d'en faire pénétrer dans le sang la quantité nécessaire au soutien de l'existence. Rendons le phénomène saisissant par un exemple. Supposons qu'un petit animal ait été confiné sous une cloche de la capacité de dix litres. Donnons-lui de l'air à 76 centimètres barométriques de pression. L'oxygène contenu dans la proportion de 21 pour 100 y existera aux 0,21 de sa densité propre et l'azote aux 79 centièmes. En d'autres termes, il y aura sous la cloche 7,90 litres d'azote et 2,10 litres d'oxygène.

D'après ce que nous avons dit précédemment, lorsque l'animal mourra, l'air existant dans la cloche devra donner à l'analyse centésimale le résultat suivant :

Oxygène	4	pour 100.
Acide carbonique	17	—
Azote	79	—
Total	100	

Et comme, d'ailleurs, l'analyse et l'expérience se sont faites sous la densité de 76 de pression et que le récipient a une capacité de 10 litres, nous avons :

Oxygène	$0^{l},40$
Acide carbonique	1 ,70
Azote	7 ,90
Total	10

où l'on voit que l'oxygène est à l'azote :: 4 : 79.

Supposons maintenant que dans la même cloche de 10 litres de capacité, où l'animal se trouve confiné, nous fassions agir le piston de la machine pneumatique de manière à amener le contenu à 38 centimètres de pression barométrique, c'est-à-dire à la moitié de ce qu'elle était dans l'expérience antérieure ; il est évident que nous aurons enlevé la moitié de l'air contenu et qu'il ne restera plus que 1,05 litres d'oxygène avec 3,95 litres d'azote, calculés à la pression barométrique du niveau des mers. Par suite des raisons précédemment exposées, l'animal y mourra comme dans l'expérience précédente, lorsque l'oxygène sera épuisé jusqu'aux 4 centièmes de sa densité normale, c'est-à-dire, lorsqu'il en restera un volume qui mesurerait 40 centilitres, à la pression de 76. Et comme d'ailleurs l'azote n'aura pas varié dans sa dose initiale de 3,95 litres, il résultera que si l'on fait l'analyse de l'air restant, on y trouvera que l'oxygène et l'azote y sont : : 4: 39,5 ; c'est-à-dire que, proportionnellement à l'azote, l'oxygène est le double de ce qu'il était dans l'expérience précédente, résultat qui démontre à la fois que l'animal de cette seconde épreuve est mort dans un air le double plus riche en oxygène que dans l'expérience précédente, tandis que, dans les deux cas, les quantités absolues de ce gaz sont complétement identiques.

M. Bert a adopté une expression mathématique qui rend compte du phénomène et permet d'en établir un terme inconnu au moyen de la connaissance des autres. Au moment de la mort de l'animal dans l'air confiné, la proportion centésimale d'oxygène restant dans l'appareil, multipliée par le degré de pression sous lequel l'opération s'est produite, et divisée par 76, pression du niveau des mers, égale le terme à peu près invariable de 3 ou 4 centièmes. D'où cette formule, dans laquelle D représente la densité de l'oxygène au moment de la mort sous la pression de 76, P la pression d'une expérience quelconque, O la proportion centésimale observée à la fin de cette expérience :

$$D = \frac{O \times P}{76}$$

Or, le terme D ayant une valeur connue (4), il suffira dans tous les cas de savoir la pression sous laquelle on opère pour prévoir à l'avance la proportion d'oxygène de l'air mortel. Soit, en effet, 30 cette pression; nous aurons $D = \frac{O \times 30}{76}$ et, comme D est connu : $4 = \frac{O \times 30}{76}$ ou bien $4 \times 76 = O \times 30$, d'où nous tirons : $\frac{4 \times 76}{30} = O = 10,13$, résultat indiquant que, pour une pression de 30 centimètres barométriques, l'air mortel confiné contient de l'oxygène dans la proportion de 10,13 pour cent.

Les divers exemples que nous venons de voir représentent le phénomène dans sa vérité fondamentale. Autour de ce résultat, les aptitudes individuelles des sujets observés pourront faire osciller les chiffres dans des proportions sensibles ; mais les écarts ne seront jamais assez grands pour détruire le sens fixe du principe autour duquel ils se seront balancés, et il restera toujours manifeste que, *pour la pression de 76 et pour des pressions moindres, l'exercice de la faculté que possèdent les animaux de s'ap-*

proprier l'oxygène, se régit par la densité que ce gaz conserve dans l'air ambiant.

Quelles sont les conséquences de cette vérité pour le dosage des gaz contenus dans le sang artériel des animaux? Ce problème fait le sujet de la seconde série des expériences de M. Bert.

C'est ici — je puis le dire sans hésitation — c'est ici que la question m'appartient absolument dans toute son intégrité, ainsi que mon distingué collègue, M. le Dr Bert, le proclame en toute occasion avec justice. J'ai fait mille efforts effectivement, depuis quinze ans, pour faire comprendre les raisons qui me portaient à penser que l'oxygène circule sous une dose amoindrie dans le sang artériel des habitants des grandes altitudes. Mais on serait injuste envers moi-même et l'on s'écarterait du respect que l'art d'observer mérite d'inspirer, si l'on continuait à dire que mes convictions, à l'égal des conceptions ingénieuses d'un homme adonné aux travaux de cabinet, procédèrent uniquement des vues de l'esprit et des rêveries plus ou moins méritoires d'une imagination bien inspirée. Rien, au contraire, n'est plus positif, rien n'est plus matériel que le travail qui m'a conduit à la proclamation de la vérité mise en cause dans ce livre. Je l'ai cherchée, je l'ai vue dans le vaste laboratoire où la nature opère, je l'ai surprise dans le valétudinaire et chez l'homme sain des grandes altitudes ; j'ai eu pour récipient d'expérience les vastes étendues librement habitées, et pour scalpel l'observation laborieusement poursuivie pendant plus de vingt années, au lit du malade et dans les relations sociales.

J'eus même la pensée d'employer les moyens artificiels à la démonstration de cette vérité, lorsque déjà mon esprit en possédait mille preuves naturelles. Ainsi que je l'ai déjà dit, en effet, (page 181) je fis, en 1866, à Mexico, des analyses incomplètes de sang artériel de lapin, dans le but d'y constater la diminution de l'oxygène. Plusieurs motifs m'obligent à avouer qu'elles n'eurent pas un résultat bien digne de l'attention des hommes sérieux. Je n'étais pas suffisamment outillé pour des expériences aussi délicates et je confesse, d'ailleurs, que je n'en avais pas une grande habitude. Trois d'entre elles m'inspirèrent néanmoins assez de confiance pour y voir un nouvel élément de conviction. Mais je ne croirais pas devoir les présenter à l'attention de mes lecteurs, si elles n'étaient le témoignage d'une initiative qui m'honore et si d'ailleurs le souvenir du secours dont elles furent l'occasion de la part de M. Zamora, ne faisait naître en moi le devoir de rendre justice à cet ami désintéressé. M. Zamora, qui n'avait d'autre occupation que l'agriculture, cherchait ses délassements favoris dans la satisfaction de son penchant pour les manipulations chimiques. Il s'était fait un petit laboratoire dans ce but ; c'est là qu'il m'offrit l'hospitalité et le concours de sa main habile. Voici quels furent mes moyens d'exécution.

1° Une seringue en caoutchouc solidifié, dont le piston à manche gradué avait un jeu irréprochable; le bout de cette seringue fut muni d'une sonde mince à trocard explorateur.

2° Un flacon à deux embouchures, de la capacité d'environ 20 centilitres.

3° Un appareil à produire du gaz oxyde de carbone.

L'artère crurale de l'animal étant découverte, j'y pratiquai une petite ouverture, à l'aide d'une pince très-fine et d'un bistouri à lame effilée. J'éprouvai les plus grandes difficultés à y introduire la petite sonde, dont le bout de ma seringue était muni au moyen d'une articulation mobile en tube élastique. J'avais pris soin préalablement de remplir d'eau les minces capacités existant au devant du piston jusqu'au bout des conduits.

Les choses étant ainsi préparées et la sonde maintenue dans l'artère, je retirais très-lentement le piston qui soulevait au-dessus de lui de l'eau introduite à l'avance, pour empêcher toute introduction d'air. Le manche gradué du piston m'indiquait, en se soulevant, le nombre de centimètres cubes de sang qui s'introduisaient dans la seringue.

Ma provision étant faite, je faisais passer le sang dans le flacon où il devait être analysé. Mais ici une nouvelle explication devient nécessaire.

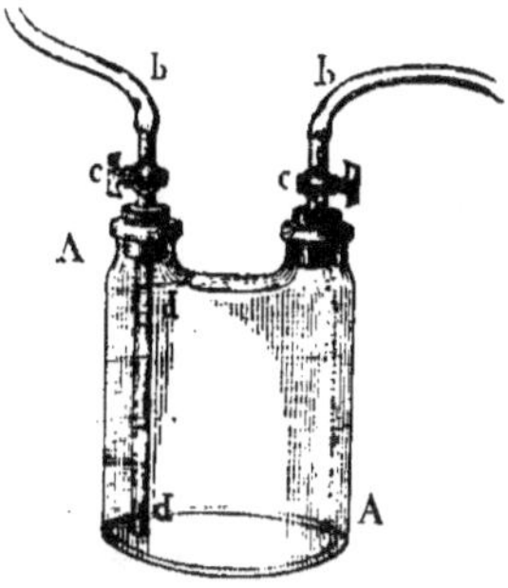

Mon flacon A possède une capacité d'environ 200 centimètres cubes. Il a deux embouchures munies, chacune, d'un robinet, en fer CC encapuchonné d'un tube en caoutchouc bb. Je remplis l'appareil de mercure, de manière à ne laisser aucune particule d'air nulle part. J'ajuste à l'un des tubes en caoutchouc le gazomètre contenant mon oxyde de carbone; j'incline mon flacon de manière à faire couler au dehors environ la moitié du mercure contenu, qui se trouve ainsi remplacé par le gaz.

C'est dans le flacon ainsi disposé que je porte le bout de ma seringue munie de sang et, par une opération à peu près analogue à celle de l'introduction du gaz, m'aidant du piston, j'y pousse 75 centimètres cubes de sang, à mesure que j'amène au dehors un volume égal de mercure, par l'embouchure restée libre.

Je brasse alors convenablement le contenu du petit appareil et, lorsque je crois le déplacement de l'oxygène du sang garanti par une manœuvre suffisamment prolongée, je me mets en mesure de recueillir les gaz existant dans le flacon. Voici comment j'y procède : l'une des embouchures est munie d'un tube en verre dd qui va jusqu'au fond et plonge dans le liquide. C'est ce côté que je choisis pour verser du mercure dans l'appareil, tandis que le robinet ouvert de l'autre embouchure donne passage au gaz qui sort par une pression de bas en haut, à mesure que le flacon se remplit de mercure. Je le recueille dans une éprouvette graduée, munie d'un robinet à sa partie supérieure et placée convenablement sur une cuve.

Les gaz ainsi recueillis, d'abord débarrassés de leur acide carbonique par une solution de potasse, ont été traités par l'acide pyrogallique et ont donné une moyenne d'oxygène de 17 pour 100 du volume du liquide dont ils étaient provenus.

Très-certainement cette quantité d'oxygène est inférieure à celle qu'on devrait dégager d'un sang bien artérialisé. Mais si l'on songe que le choix de l'animal n'était pas des meilleurs — car le lapin ne me paraît pas jouir en général d'une bien riche hématose, — on sera naturellement porté à ne pas attribuer une grande valeur au résultat des expériences que je viens de rapporter. Il n'en est pas moins vrai qu'elles contribuèrent à m'affermir dans mes convictions et qu'elles ont eu, par cela même, leur bonne part d'influence dans les événements qui ont amené les travaux plus concluants du laboratoire de la Sorbonne. A ce titre, elles ont certainement leur importance et méritent d'occuper une place dans ce récit.

Les expériences de M. Bert ont un tout autre caractère ; elles ont d'abord le mérite d'être comparatives, en ce sens qu'elles apprécient la quantité d'oxygène contenu dans le sang artériel, à la pression normale, et la somme de ce gaz obtenue, peu d'instants après, chez le même animal soumis à une pression différente. La conséquence nécessaire de ce mode de procéder, c'est que, si les deux analyses donnent des résultats différents, la cause ne saurait en être raisonnablement attribuée qu'au changement dans les conditions barométriques. Ce n'était pas le cas des recherches de ce genre que j'ai faites moi-même à Mexico. La quantité assez élevée d'oxygène que j'obtenais dans mes analyses pouvait donner lieu à la croyance que les mêmes animaux n'en auraient pas fourni davantage au niveau de la mer. Mon résultat n'était donc pas concluant. Je le compris et je renonçai à poursuivre un travail que les circonstances rendaient d'une pratique difficile et qui ne me paraissait pas appelé à convaincre les gens d'études.

Les expériences fructueuses de M. Bert m'ont grandement dédommagé de ce sacrifice. Oubliant, un moment, leur importance générale pour ne m'occuper que du fait unique de l'analyse des gaz du sang sous des pressions variées, je dois avouer que l'installation qui en devait rendre l'exécution possible, n'a pas été chose précisément facile. Il fallait un grand récipient, à parois résistantes, d'une capacité qui pût permettre d'y faire vivre, pendant un temps prolongé, des animaux soumis à divers mouvements barométriques. Des pompes et un moteur puissant étaient d'ailleurs nécessaires. Mais ce qui préoccupait par-dessus tout, c'était d'arriver à obtenir au dehors de l'appareil le sang artériel des animaux soumis à divers degrés de dépression dans l'intérieur du grand récipient. Toutes ces difficultés ont été vaincues d'une manière extrêmement satisfaisante et, après quelques tâtonnements inévitables, M. Bert est arrivé à un fonctionnement dont la pratique aisée faisait oublier les difficultés réelles du début.

De l'ensemble de ces expériences résulte la certitude que la dépression de l'air diminue la somme des gaz qui circulent avec le sang artériel. Mais le moment précis où cette diminution commence, sous l'action du vide partiel, a été très-difficile à déterminer. Il a paru tout d'abord que l'influence n'en était pas bien sensible pour le premier quart de dépression atmosphérique ; mais on a dû croire que l'altération n'était pas douteuse, du moment qu'on arrivait à une baisse de 19 à 20 centimètres, c'est-à-dire, à une diminution d'un quart dans la densité de l'atmosphère. A partir de ce point et en arrivant surtout à 25 centimètres de dépression, le fait est tellement évident qu'aucun doute raisonnable ne saurait plus l'atteindre. M. Bert a formé le tableau suivant qui résume ses principales expériences.

1.	2.	3.	4.	5.	6.	7.	8.	9.	10.	11.	12.	13.	14.
NUMÉROS.	PRESSION NORMALE. — Gaz du sang dans 100 cc.				DIMINUTION DE PRESSION.					GAZ DISPARU en volume.		GAZ DISPARU pour 100.	
	O.	CO^2.	CO^2 +O.	$\frac{CO^2}{O}$	Pression.	Gaz du sang dans 100 cc. O.	CO^2.	CO^2 +O.	$\frac{CO^2}{O}$	O.	CO^2.	O.	CO^2.
1.	21,6	36,3	57,9	1,7	57 C	18.6	35,4	54,0	1,9	3,0	0,9	13,8	2,5
2.	21,5	35,0	56.8	1,5	56	21,1	34,7	55,8	1,6	0,7	0,3	3,2	0,8
3.	17,4	33,8	51,2	1,9	56	15.5	28.0	43,5	1,8	1,9	5,8	10,9	17.1
4.	16,9	45,7	62,6	2,7	56	12,4	35,0	47,4	2,8	4,5	10,7	26 6	23,4
5.	21,5	35,0	56,8	1,6	46	20,3	30,5	50,8	1,5	12,0	4,5	5,5	12,9
6.	20.1	41,1	61,2	2,0	46	13,2	40,7	53,9	3,0	6,9	0,4	34,3	1 4
7.	17.4	33.8	51,2	1,9	46	12,5	26,4	38,9	2,1	4,9	7,4	28,1	21,8
8.	19,8	29.1	48,9	1,5	44	16,3	23,3	39,6	1,4	3,5	5,8	12,6	19,9
9.	20,6	39,0	59.6	1,9	36	11,9	25,2	37,1	2,1	8,7	13,8	4,2	35,3
10.	20,1	41,1	61,2	2,0	36	8,9	34,3	43,2	3,8	11,2	6.8	55,6	16,8
11.	13.3	34,9	48,2	2,6	36	8,5	21,4	29,9	2 5	4,8	13,5	36,1	38 6
12.	17,4	33,8	51,2	1,9	36	10,8	22.8	33,6	2,1	6,6	11,0	37,9	32,5
13.	16,9	45.7	62,6	2,7	36	9,6	33,9	43,5	3,5	7,3	11,8	43,2	25,8
14.	18,8	39,7	58,5	2,1	31,4	12,0	31,0	43,0	2,6	6,8	8.7	36,2	21,9
15.	19,4	48,4	67,8	2,4	31	13,6	36.5	50,1	2,7	5,8	11,9	29,3	24,4
16.	18,3	32,8	51.1	1,8	26	9,8	24,5	34,3	2,5	8,5	8.3	46,4	25.3
17.	20,8	46.1	66,9	2,2	26	9,2	13.7	22.9	1,5	10,6	32,4	55,7	70,3
18.	22,6	39,7	62,3	1.8	26	9,8	23,1	32,9	2 3	12,8	16,6	55,7	41,8
19.	21.5	41,9	63,4	1,9	22	10,7	22,0	32,7	2,0	10,8	19,9	50,0	47,5
20.	20,8	46,1	66,9	2,2	18	7,6	12,9	20,5	1,7	13,2	33,2	63,4	72,0
21..	20,8	46,1	66,9	2,2	17	7,1	11,9	19,9	1,7	13,7	34,2	65,8	74,2
Moyenne, sauf 20 et 21...				1,9	....				2,3				
MOYENNES.													
1 à 4..	19,3	37,7	»	»	à 65 C	16,9	33,2	»	»	»	»	13,6	10,9
5 à 8..	19,7	34.8	»	»	45	15,6	30,2	»	»	»	»	21,1	14,0
9 à 15.	18.0	40,4	»	»	34	10,8	29,3	»	»	»	»	43,0	29,2
16 à 19. (sauf 17)	20,8	38,1	»	»	25	10,1	23,2	»	»	»	»	50,7	38,2
20 et 21	20.8	46,1	»	»	17	7,3	12,4	»	»	»	»	64,6	73,1

Les animaux qui ont été les sujets des 21 observations résumées dans ce tableau, paraissaient tous bien portants. C'étaient des chiens de taille moyenne. M. Bert a d'abord analysé leur sang pris à la pression normale, au dehors de l'appareil, et, séance tenante, après avoir fait agir convenablement la dépression barométrique, il a pris du sang des mêmes animaux pendant qu'ils étaient décomprimés et en a fait immédiatement l'analyse comparative. Prévoyant qu'on aurait pu dire que l'altération gazeuse observée dans ces dernières conditions devrait être considérée comme étant le résultat des souffrances causées par la première saignée, l'opérateur a pris soin de varier l'ordre d'analyse ; tantôt il a débuté par la saignée sous la pression normale, tantôt il l'a réservée pour la fin, le sang décomprimé ayant été pris le premier. Le résultat définitif n'a pas été sensiblement altéré par ces changements dans l'ordre opératoire. Dans toutes les expériences, la diminution de pression a eu pour conséquence de prouver l'amoindrissement sensible des gaz du sang, au milieu d'atmosphères suffisamment spacieuses et convenablement renouvelées par un courant d'air constant.

M. Bert a voulu savoir quel serait, pour le sang, le résultat de la diminution de la densité seule de l'oxygène dans un air confiné, à la pression totale de 77ᶜ. Le procédé qu'il a employé a été des plus ingénieux; je l'ai vu mettre en pratique avec ce soin scrupuleux et cette habileté de main qui n'ont jamais fait défaut à ce professeur distingué pendant la longue durée de ces investigations délicates. Il a adapté à des chiens une muselière qui communiquait avec un sac contenant de 130 à 150 litres d'air. » A l'expiration comme à l'inspiration, dit M. Bert, l'air barbotait dans une solution de potasse destinée à le dépouiller de son acide carbonique, ce à quoi, pour le dire en passant, il me fut impossible de parvenir complétement : l'air du sac contenait toujours de 1 à 2 pour 100 de ce gaz. L'expérience ainsi disposée, je prenais d'heure en heure des échantillons de l'air du sac et du sang carotidien, pour l'analyse. J'ai vu que, au fur et à mesure de l'appauvrissement de l'air extérieur en oxygène, le sang s'apauvrissait également par rapport à ce gaz, ce qui n'a rien d'étonnant, mais aussi par rapport à l'acide carbonique, ce qui est plus remarquable. C'est ce qu'indique le tableau suivant pour une de mes expériences. »

	Au début.	Après 1 h.	Après 2 h.	Après 3 h.	Après 4 h.	Après 4 h. 1/2.	Meurt à 4 h. 40 m.
Oxygène du sac.	20,9	16,3	13,4	8,3	4,0	3,0	
CO^2.......... ..	0,0	1.6	1,9	2,5	1,6	0,8	
Oxygène du sang	18,2	16,6	15,9	9,8	6,7	0,7	p. 100ᶜᶜ de sang
CO^2............	50,8	47,7	45,1	40,2	37,9	25,0	à 0° et 76ᶜ.

Le résultat de cette expérience est d'un intérêt exceptionnel. Il nous ramène à ce que nous avons déjà dit des animaux morts dans l'air confiné. Aujourd'hui comme alors, nous voyons la mort arriver, lorsqu'il ne reste plus que 3 pour 100 d'oxygène dans l'air respiré. Mais un élément nouveau vient s'ajouter à notre instruction, c'est celui qui nous montre la diminution progressive de l'oxygène du sang, à mesure que ce gaz s'amoindrit dans l'air extérieur, quoique la pression ambiante soit invariablement de 76 centimètres. Il s'ensuit que la vérité du phénomène reste éclaircie et mise au grand jour de l'évidence : *la densité extérieure de l'oxygène est un des régulateurs les plus puissants de la fonction respiratoire.* Oui ! plus de doute : il y a un rapport véritable entre la pression extérieure et le dosage de ce gaz dans le sang des animaux. Pour une première diminution d'un quart d'atmosphère, on dirait qu'une action vitale empêche la réalisation du phénomène; mais il ne faudrait pas croire néanmoins que cette résistance soit absolue et qu'elle conserve son empire jusqu'à une limite invariablement déterminée. Elle est un fait en général irrécusable — cela ne paraît pas sujet à contestation — mais les idiosyncrasies en font osciller singulièrement les proportions et, de même que pour une dépression avancée, le degré de désoxygénation est variable, selon les individus, de même le point précis où la diminution de l'oxygène commence dans le sang est en rapport avec des conditions d'organisation qu'il est absolument impossible d'apprécier *a priori* et que le fait seul dévoile chez chaque sujet en observation.

Toujours est-il qu'en appliquant le phénomène à la raréfaction naturelle de l'air des altitudes, on peut affirmer que, vers une élévation de 2,000 mètres, la densité de l'oxygène de l'atmosphère, descendue alors à 16 centièmes, est déjà assez amoindrie pour avoir son écho dans le sang artériel. A partir de cette hauteur, la fonction respiratoire se trouve aux prises avec des conditions d'aération qui lui sont essentiellement contraires, abstraction faite de toute considération relative aux idiosyncrasies et à l'habitude. Les expériences de M. Bert le prouvent de la manière la plus irrécusable.

Les objections ne manqueront pas sans doute de s'élever contre ces conclusions, cependant bien naturelles. On y voudra voir une contradiction avec le résultat de manœuvres analogues exercées sur le sang retiré de la veine, convenablement défibriné et soumis à l'effort du vide dans des appareils appropriés. Les travaux de Magnus ont prouvé que l'oxygène n'abandonne ce liquide qu'à la suite d'efforts pneumatiques très-voisins du vide absolu. M. Bert les a répétés et en a vérifié l'exactitude. Puis, avec la collaboration du suppléant de sa chaire de Sorbonne, M. Gréhant, il a poussé récemment plus loin que ses devanciers les investigations dans cette voie. Il a introduit dans un vase très-résistant une certaine quantité de sang défibriné pourvu de ses globules. Il a pris soin d'y produire différents degrés de vide barométrique. En agitant très-violemment le sang dans cet air diversement décomprimé, ce physiologiste distingué réussit à lui faire absorber la quantité d'oxygène qui est naturelle pendant la vie ; l'absorption est même souvent supérieure à la normale du sang artériel. On a été jusqu'à observer, sous des efforts considérables d'agitation, l'oxygène montant à 13 pour 100, dans un air qui n'avait plus que 22 millimètres de pression barométrique ; c'était presque le vide absolu.

Mais il est important de faire remarquer que, pour obtenir ces résultats de dissolution gazeuse sous un vide très-prononcé, le sang ne se contente pas de l'agitation la plus violente que la main puisse produire. M. Gréhant se fatiguant à cette manœuvre impuissante, a été obligé d'avoir recours aux énergiques secousses d'un appareil dont les mouvements saccadés de va-et-vient sont produits par un petit moteur hydraulique Bourdon. Quoi qu'il en soit, les résultats de ces expériences ont été comme il suit :

I. 100 volumes de sang de chien agités avec de l'air à 76 C contiennent..	25,3	35,7
— agités avec de l'air à 38 C contiennent.............	23,4	27,5
II. 100 volumes de sang de chien agités avec de l'air à 76 C contiennent..	13,2	44,7
— agités avec de l'air à 34 C contiennent..........	12.1	44
— agités avec de l'air à 18 C contiennent............	11,2	38,2
III. 100 volumes de sang de chien agités avec de l'air à 77 C contiennent..	20,2	28,4
— agités avec de l'air à 34 C contiennent..........	18,9	24,0
— agités avec l'air à 6 C contiennent.................	17,7	19,8
IV. 100 volumes de sang de bœuf agités avec de l'air à 76 C contiennent..	19,3	--
— agités avec de l'air à 8 C,3........................	18,5	—
— agités avec de l'air à 2 C,2........................	13,3	--

Il est donc évident que des mouvements précipités du liquide sanguin s'exerçant sur l'oxygène, même à des degrés de raréfaction très-avancés, peuvent maintenir momentanément la dissolution oxyglobulaire complète. Ce fait, rapproché des expériences moins concluantes de Magnus et de Fernet, serait bien propre à affaiblir les convictions qui motivent ce livre, à propos de l'action des altitudes sur les hommes qui les habitent. Il n'en est rien cependant ; car nous avons vu qu'en renouvelant l'expérience sur les animaux vivants eux-mêmes, la vérité apparaît dans un sens tout contraire et s'impose à l'esprit avec la force de l'évidence.

Les résultats des expériences de M. Bert ne sont pas de ceux qu'on peut mettre en doute. Nous nous trouvons donc en présence de deux ordres de faits également véridiques. Ce n'est pas à les contredire que nos efforts doivent tendre, mais à comprendre comment la raison peut arriver à les concilier. J'admets, pour ma part, sans discussion, les résultats produits *in vitro* par les expériences dont nous venons de rendre compte. Je ne pense pas d'ailleurs que personne arrive à mettre en doute les chiffres qui résultent des investigations antérieures de M. Bert. Les deux travaux ont été simultanés. Ils appartiennent au même laboratoire, à la même direction et à la même main. Ils sont aussi vrais l'un que l'autre, et M. Bert en tire cette conclusion que, si le cœur et le poumon pouvaient se livrer à la même gymnastique exagérée que les appareils dont son collaborateur a fait usage, il n'est pas douteux que l'homme n'eût chance de vivre à toutes les hauteurs. Mais ce système de brassage outré n'est praticable par aucun organe vivant. La suite de ce livre donnera à cet égard tous les développements que le sujet comporte.

En attendant, constatons ici que, contrairement à des prévisions irréfléchies, la décompression de l'air se fait ressentir bien plus vite sur le dosage des gaz du sang qui circule, que sur celui qu'on examine dans des appareils. La raison indique *a priori* qu'il en doit être nécessairement ainsi; car, d'une part, chez l'être vivant, le sang consomme sans cesse l'oxygène qui lui est fourni et en demande le renouvellement immédiat ; tandis que, d'un autre côté, *in vitro*, le liquide prend son temps librement pour s'en emparer et il n'a pas le souci de le renouveler d'une manière continue, au moyen d'un contact momentané.

Avant de suivre les développements naturels de ce livre, je dirai en peu de mots ce que les expériences de M. Bert présentent de plus saillant dans leur intéressant et fructueux ensemble.

Nous avons vu précédemment que des sujets placés dans l'air confiné, à la pression barométrique de 76, meurent par asphyxie, lorsque l'oxygène ambiant s'est abaissé à 4 centièmes de densité, et lorsque, par conséquent, les animaux avaient consommé 17 centièmes sur les 0,21 qui étaient primitivement contenus dans l'air qui les entoure. L'acide carbonique produit étant, du reste, à peu près égal en volume à l'oxygène disparu, il figurera nécessairement pour 17 centièmes dans le mélange gazeux restant après la mort. Nous savons, au surplus, que si l'on ne peut pas considérer cette somme de gaz carboné comme absolument inoffensive, il est du moins très-certain que la mort n'en est pas une suite nécessaire. Quelle est donc la proportion de ce gaz qui menace la vie et peut l'éteindre d'une manière absolue ? M. Bert nous a mis à même de dissiper ce doute de la façon la plus claire.

Mais, bien auparavant, notre maître éminent, M. Claude Bernard, nous avait démontré que des animaux confinés dans un air suroxygéné, mouraient victimes de la présence de l'acide carbonique accumulé dans le récipient par le fait seul de leur respiration. M. Bert s'est attaché à bien préciser la force de tension extérieure sous laquelle ce dénoûment est inévitable. Des analyses nombreuses lui ont démontré que, lorsque la mort a lieu, l'acide carbonique possède autour de l'animal les 26 ou 28 centièmes de sa densité normale sous 76 centimètres barométriques ; c'est-à-dire qu'il représente les 26 centièmes — à peu près un quart — du volume de l'air ambiant, si celui-ci, suffisamment suroxygéné d'ailleurs, se trouve à la pression barométrique de 76.

Le phénomène, au surplus, se présente à l'analyse sous des aspects très-différents, selon que la pression est plus ou moins augmentée dans l'air où le sujet succombe. Mais ces variations ne sont qu'apparentes. La vérité fondamentale n'y subit aucune altération ; car quelle que soit la pression qui s'exerce autour des animaux en expérience, ils périssent par l'acide carbonique, lorsque ce gaz arrive aux 26 centièmes de sa densité normale, sans égard à la pression qui s'exerce sur l'ensemble.

On ne croirait pas, au premier abord, qu'il en est toujours ainsi ; car, si l'on fait l'analyse d'un air confiné qui est devenu mortel sous la pression de 5 atmosphères, par exemple, cet air ramené à 76 centimètres barométriques ne contiendra que 5, 2 pour 100 d'acide carbonique. Mais, il est à remarquer que ce gaz occupe pendant l'analyse cinq fois l'espace qu'il occupait sous le récipient où l'animal est mort. La densité de l'acide carbonique y était donc cinq fois plus grande, et, par conséquent, si elle a été trouvée de 5, 2 centièmes, à l'analyse, elle était de $5,2 \times 5$, c'est-à-dire 26 centièmes, pendant l'expérience qui a causé la mort. Il est, du reste, très-facile, de ramener le fait à une formule générale, et d'écrire :

$$D = \frac{C \times P}{76},$$

D, étant la densité mortelle de l'acide carbonique ;

C, la proportion centésimale de ce gaz dans l'air analysé après l'expérience ;

P, le nombre de centimètres de pression barométrique dont on a fait usage.

Si nous voulons maintenant nous rappeler ce que nous avons déjà dit de l'asphyxie dans l'air confiné, par défaut d'oxygène, nous pourrons formuler les propositions suivantes :

1° Les animaux placés sous des récipients hermétiquement clos meurent sous l'influence de phénomènes différents, selon la pression sous laquelle ils périssent ;

2° Pour une pression de 76 et au dessous, ils meurent, lorsque la densité de l'oxygène ambiant est descendue à 0,04 ;

3° Pour des pressions dépassant deux atmosphères, ils meurent, lorsque l'acide carbonique qu'ils exhalent, acquiert dans l'air ambiant une densité de 0,26 à 0,28 ;

4° Pour une pression de 1 à 2 atmosphères, les limites des deux actions se rapprochent et paraissent agir simultanément, pour causer la mort à la fois par privation d'oxygène et par excès d'acide carbonique.

En d'autres termes, chez les animaux confinés, la mort survient, soit lorsque l'acide carbonique contenu dans les veines acquiert une tension faisant équilibre à 26 ou 28 pour 100 de ce gaz contenu dans l'air ambiant, soit lorsque les sujets des expériences n'ont plus dans le sang artériel qu'une quantité d'oxygène faisant équilibre à la pression de 4 pour 100 de ce gaz contenu dans l'air du récipient.

Dans le premier cas, c'est l'accumulation du gaz d'excrétion qui les tue; dans le second cas, ils meurent d'asphyxie par privation d'oxygène.

Les expériences de M. Bert changent complétement d'aspect et s'animent d'un intérêt tout à fait nouveau, lorsqu'elles s'appliquent à comprimer l'air sur les animaux avec le but d'en voir les effets dans le dosage des gaz du sang artériel. Nous ferons d'abord, à ce propos, cette première observation : c'est que l'action des pompes s'est montrée bien plus puissante pour priver leur sang d'oxygène par la diminution de pression, que pour y augmenter ce gaz en l'y comprimant. Les analyses ont, en effet, démontré que les efforts faits pour opérer le vide agissent sur la combinaison gazeuse de l'hémoglobine et tendent à la détruire absolument, tandis que les efforts de compression réussissent bien rarement à dépasser, dans le fait de la dissolution de l'oxygène, les proportions que la loi de Dalton permet de prévoir.

Il résulte clairement de cette première étude la conviction que les lois vitales de concentration gazeuse s'exercent en totalité et dans toute leur puissance, dans les conditions de pression barométrique qui sont les plus habituelles sur la terre. La nature se refuse obstinément, malgré les efforts tentés, à laisser pénétrer dans le sang une dose d'oxygène supérieure à celle que l'hémoglobine peut s'approprier par sa force d'affinité.

Empressons-nous de nous réjouir de cette heureuse disposition de la vie; car, une proportion plus exagérée de ce gaz dans la circulation serait pour nous l'origine des accidents les plus redoutables. Nos appareils, en effet, ont dévoilé que l'oxygène pur, comprimé et respiré par les animaux à quatre atmosphères ne tarde pas à produire des accidents dont la nature ne paraît pas encore bien déterminée et que l'infatigable M. Bert qualifie déjà avec le discernement qui lui est habituel. La réalité, c'est que les animaux sont pris de convulsions violentes, entremêlées de moments de calme pendant lesquels un choc, un attouchement violent suffit à reproduire les accidents. Ces mouvements convulsifs s'aggravent jusqu'à la mort, ou se calment insensiblement et se terminent par le retour à la santé, selon que la pression qui les a produits a été plus ou moins prolongée. Toujours est-il que l'oxygène y paraît agir à la manière des poisons violents, sans qu'il soit besoin, pour ce résultat déplorable et tout à fait inattendu, que la quantité d'oxygène circulant avec le sang dépasse de beaucoup le dosage le plus habituellement physiologique.

Il est, en outre, tout à fait digne d'intérêt de remarquer que, pour produire ces accidents redoutables, il n'est nullement nécessaire d'employer l'oxygène à l'état de pureté. L'air atmosphérique, lui-même, suffit à les déterminer, dès lorsque, par une compression de vingt atmosphères, on y porte l'oxygène à la même densité qu'il aurait, s'il était seul, à une pression 5 fois moins élevée. L'expérience en a été faite par M. Bert avec un résultat constant.

Deux conclusions très-dignes d'intérêt se présentent immédiatement à l'esprit, à la suite de ces dernières expériences, c'est qu'on ne saurait nullement considérer comme indifférentes des manœuvres industrielles ou thérapeutiques qui auraient pour base des applications immodérées d'oxygène pur ou d'air atmosphérique démesurément comprimé. On est d'autant plus en droit d'en redouter les effets que, outre les convulsions mortelles que M. Bert a produites par un oxygène comprimé à trois ou quatre atmosphères, il a constaté chez les sujets affectés à un moindre degré par ce genre d'expériences, un abaissement remarquable de leur température intérieure. Ce n'est donc pas là un sujet de vulgaire surprise, puisque l'élément comburant dont on devrait attendre des effets d'autant plus actifs qu'il serait lui-même plus concentré, devient au contraire un obstacle à sa propre action par une accumulation exagérée. Résultat surprenant qui nous conduit à constater que cet agent, tour à tour redoutable et nécessaire, laisse la vie sans soutien en abandonnant nos tissus par raréfaction extérieure, de même qu'il l'oblige à s'éteindre en s'y accumulant sans mesure par la compression de l'air ambiant.

Ce n'est pas tout, en fait de dangers. L'industrie a parfois recours à l'air comprimé à plusieurs atmosphères. M. Bert s'est attaché à reproduire sur les animaux les conséquences possibles de ces manœuvres, et voici ce que nous avons pu voir nous-même à côté de ce professeur distingué. Un chien de taille moyenne est introduit dans un cylindre en tôle, où il est soumis à une compression de huit atmosphères. Après quelques minutes de séjour dans ce milieu, on le ramène brusquement à la pression normale en ouvrant de larges robinets. L'animal sort, en apparence satisfait de sa liberté. Il court sans être troublé dans sa marche et sans pousser aucun cri plaintif. Mais, tout à coup, son train de derrière s'affaisse, il tombe complétement paraplégique et quelquefois il ne tarde pas à expirer avec les apparences de l'asphyxie. Souvent, la mort est plus lente à venir, et dans ces cas, l'autopsie présente plusieurs points de la moelle très-visiblement ramollie dans des étendues variables, et sans le moindre signe d'apoplexie sanguine. Si chez les animaux rapidement morts l'on ouvre les gros vaisseaux et le cœur, on y peut recueillir des gaz libres en abondance et l'analyse y fait découvrir la présence presque exclusive de l'azote accompagné d'une petite proportion d'acide carbonique. Dans ces cas, c'est donc l'azote, d'abord tenu dissous par un excès de pression ambiante et bientôt rendu libre par une dépression subite, sans trouver une issue vers le dehors, c'est l'azote, disons-nous, qui cause la paralysie et la mort en obstruant les petits vaisseaux artériels, devenus ainsi imperméables au liquide qui porte la vie.

Constatons donc, chez les ouvriers occupés aux industries qui s'exercent par l'air comprimé, l'existence de deux périls : l'un, se rattachant à l'action directe d'un oxygène trop condensé ; l'autre, provenant d'une décompression trop brusque, par le retour à l'air libre. Nous n'avons pas à nous occuper ici, de la mesure qui, dans la pratique, peut dissimuler ou détruire absolument ces dangers. Notre devoir se limite à dire que les expériences de M. Bert paraissent indiquer que l'usage de trois atmosphères n'offre pas de danger sérieux, au point de vue du retour plus ou moins brusque aux conditions de l'air ambiant ; mais il n'est pas certain que l'innocuité soit aussi complète en ce qui regarde les effets trop prolongés de l'oxygène, à ce degré de compression atmosphérique. Quelques problèmes restent encore à résoudre dans le champ, chaque jour agrandi, des expériences de M. Bert ; mais les résultats sont déjà, comme on vient de le voir, par le récit qui précède, d'une importance tout à fait exceptionnelle en physiologie expérimentale. Un fait extraordinaire, absolument inattendu, y domine par son étrangeté et par les riches conséquences qui pourront s'en déduire : c'est l'influence délétère, vénéneuse et qui plus est, anti-respiratoire, de l'oxygène élevé à une trop grande densité dans le sang. Et remarquez que la diminution ou l'arrêt subit de ses effets physiologiques, sous une trop grande condensation, s'exerce sur toutes les fonctions et se généralise à la série entière des opérations qui dépendent de la vie et qui s'entretiennent normalement par l'action de ce gaz. En voyant, en effet, les altérations respiratoires qui se manifestent par les analyses des gaz du sang et de l'air expiré, sous des pressions diverses, on se livre bien naturellement à la pensée que ce désordre doit avoir son écho dans l'urine. On y porte l'analyse, et l'on y découvre le témoignage de combustions organiques altérées ; car, il y a moins d'urée et l'on trouve du sucre. D'autre part, la végétation languit et s'éteint sous l'air comprimé ; les fermentations sont évitées ou s'arrêtent ; la putréfaction des substances animales est elle-même rendue impossible par la pression de quelques atmosphères.... de sorte qu'on ne vit jamais une longue série de phénomènes se présenter dans un ordre plus logique et plus naturel. La partie du livre de M. Bert, qui traite de ce résultat dominant de ses expériences, est des plus dignes de l'attention de ses nombreux lecteurs.

Tout, du reste, se lie et s'enchaîne, dans ce travail vraiment remarquable, avec une logique rigoureuse, qui ne saurait être considérée comme étant le moindre de ses attraits. Ce n'est point effectivement un sujet de vulgaire contentement pour l'esprit de pouvoir appliquer son attention à des phénomènes qui, procédant invariablement d'un seul principe, lui obéissent dans leurs nombreux développements, et permettent de prévoir *à priori* les faits dont l'expérimentation confirme ensuite l'existence. Telle est, en réalité, la satisfaction qu'on ressent à suivre l'enchaînement des résultats du laboratoire de la Sorbonne. Ce sera sans doute aussi le sentiment qu'éprouveront les nombreux lecteurs de l'ouvrage de M. Bert, auquel je renvoie ceux qui ont la bonté de suivre les développements du mien.

CONCLUSIONS APPLIQUÉES AUX DÉVELOPPEMENTS DU SUJET DE CE LIVRE.

Voilà la situation telle que l'usage des appareils, mis à profit par la science expérimentale, a permis de la constater. L'observation portant sur l'homme lui-même, habitant ou voyageur des altitudes, autorise-t-elle les conclusions auxquelles on est arrivé par ces procédés artificiels? La réponse tout entière à cette question se trouve dans les travaux qui m'ont permis de proclamer des vérités absolument identiques par l'observation pure, sans le secours de l'expérience de laboratoire. Pourrait-on dire, d'ailleurs, que ces deux moyens d'investigation diffèrent essentiellement dans leur nature? Je ne le pense pas, et j'espère que la plus simple réflexion rendra tout le monde de mon avis. Renfermer des animaux dans de grands récipients et diminuer autour d'eux la pression de l'air par le moyen de pompes, ce n'est pas mettre les sujets de l'expérience dans des conditions qui diffèrent, quant au résultat, de celles que l'homme va chercher en s'élevant dans l'atmosphère. Des deux parts, en effet, l'air artificiellement ou naturellement raréfié altère les conditions de densité extérieure dans des proportions dont le baromètre rend également compte. Les effets immédiats sur la vie doivent être identiques, car les gaz intérieurs ne sauraient avoir, dans l'un ou l'autre cas, plus ou moins de tendances à s'équilibrer avec la pression ambiante. L'ascension en ballon ou sur les flancs d'une montagne n'est donc pas autre chose que notre transport lent ou rapide vers des conditions analogues à celles que les pompes préparent dans la capacité d'un immense récipient. Comparer alors les fonctions de l'homme sur les hauteurs, ainsi que les phénomènes variés qu'il y peut présenter, à ceux que l'expérimentation a constatés sur les animaux dans des appareils appropriés, c'est rester dans les limites d'une saine appréciation des faits observés.

Singulière destinée de cette question intéressante! Lorsqu'elle fut jugée, de prime abord, par des travaux qui, tous, avaient l'observation pour base, on leur opposa la nécessité de preuves par des manœuvres expérimentales qu'on prédisait, du reste, devoir leur être contraires. Aujourd'hui, la question se retourne et présente sa face opposée : la physiologie expérimentale a donné pleinement raison aux vues de l'esprit en démontrant : 1° qu'un premier degré de dépression barométrique dans l'air ambiant ne porte aucune atteinte à l'affinité de l'oxygène pour les globules; mais, 2°, qu'en approchant d'un quart de diminution dans la pression atmosphérique, la densité de l'oxygène s'amoindrit dans le sang artériel. La critique, alors, s'obstine contre les conséquences de cette expérimentation qui, par elle-même, proclame une vérité irrécusable. « L'oxygène du sang a des rapports de densité avec la pression exté« rieure; soit, nous disent les incrédules; mais ce fait même est dominé « par l'habitude dans les contrées élevées, habitées par les hommes. La « vie animale, pleine de ressources contre les mauvaises influences, s'é« quilibre, par des efforts naturels, à ces conditions d'atmosphère, qui « tendraient à l'amoindrir. »

Arrivé, de la sorte, à l'inverse de la situation précédente, j'accepte volontiers la tâche nouvelle de démontrer que ce qui est devenu un fait incontestable de laboratoire a son influence très-marquée et non moins incontestable dans les phénomènes de la vie humaine. C'est-à-dire que je vois aujourd'hui le plus grand intérêt à rendre évidente l'importance de l'appui que se prêtent mutuellement, dans la science, l'observation pure et les manœuvres expérimentales. Faisons donc l'étude des phénomènes présentés par la vie chez l'homme qui se trouve plongé dans une atmosphère naturellement raréfiée. Il y peut être considéré dans les phénomènes qu'il présente à l'observateur, au moment de passer d'un air dense à des couches sensiblement plus légères; et l'on en peut aussi faire l'étude sur l'habitant des altitudes, habitué dès longtemps aux influences de la raréfaction atmosphérique. Nous suivrons cette division naturelle de notre sujet.

Mais, avant d'en aborder les développements, portons l'attention sur ce fait : les expériences de M. Bert ont prouvé que les premiers degrés de raréfaction ambiante sont impuissants à troubler, d'une manière bien sensible, le dosage de l'oxygène artériel. Un quart, au moins, de la pression barométrique doit être soustrait pour que les effets en soient perceptibles à l'analyse. Au surplus, les observations dont j'ai précédemment rendu compte dans mes écrits, m'avaient appris depuis longtemps à moi-même qu'au-dessous de 2000 mètres d'élévation, l'expérience n'indiquait pas que l'oxygénation du sang eût à souffrir du séjour des hautes stations. Il est donc rationnel d'établir, dès à présent, une division des plus naturelles dans le sujet que nous allons traiter. Au delà de deux kilomètres de hauteur, à des niveaux qui portent une atteinte essentielle à l'accomplissement des phénomènes de respiration, nous donnerons la dénomination de *climats d'altitude.* Nous réserverons les mots de *climats de montagne* pour les élévations qui ne paraissent pas agir d'une manière bien appréciable dans le sens d'une désoxygénation sanguine.

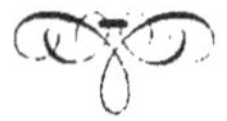

CHAPITRE VII

ASCENSIONS

MAL DE MONTAGNE.

De tout temps, les sommités inaccessibles des hautes montagnes ont excité la curiosité des hommes. Ce sentiment naturel, d'abord instinctif et diversement développé par le désir de connaître, devint tour à tour adoration timide, admiration respectueuse ou défi présomptueux, lorsque des bouches volcaniques vinrent ajouter à la majesté des masses montagneuses l'imposant spectacle des éruptions ignées. La plupart des hommes fuyaient avec une horreur craintive ces scènes effrayantes de la nature. Quelques-uns y trouvaient, au contraire, des motifs d'attraction et cherchaient à en dévoiler les mystères. Mais la vraie pensée de gravir les sommités les plus escarpées, à des hauteurs encore inconnues, pour enrichir la science d'observations empreintes de nouveautés; l'ascension des sommités neigeuses, dans le but unique d'en calculer toutes les influences sur la vie : ce sont là des entreprises tout à fait modernes et à peu près contemporaines. Les hommes y ont même trouvé, de nos jours, un tel attrait qu'ils en ont multiplié les exploits, souvent avec un grand mépris de dangers véritables, à la seule fin d'y chercher la satisfaction d'une vaine gloriole. Beaucoup de voyageurs, en effet, gravissent à grande peine les pics les plus élevés, dans le but unique de pouvoir dire qu'ils ont accompli cette entreprise périlleuse, et, d'ailleurs, sans y rien chercher d'utile à l'humanité ou à soi-même.

Le Mont Blanc surtout est devenu le but moderne de ces fréquentes tentatives. Les explorateurs qui en ont atteint la cime, ne se comptent déjà plus, depuis quelques saisons, et l'on a presque peine à comprendre maintenant les préoccupations qui assaillirent l'esprit de de Saussure, pendant un grand nombre d'années, à propos de cette ascension longtemps méditée. Il en était constamment obsédé, comme nous l'expliquerons plus loin, et lorsque, enfin, il eut l'heureuse chance d'accomplir ce prodige, l'Europe entière y applaudit sans mesure, en témoignant de son admiration pour sa grande hardiesse.

Si l'on n'y voulait voir, cependant, que le côté réellement dramatique, on trouverait, à trois siècles et demi de distance, des prédécesseurs plus résolus, dont de Saussure ne fut qu'un bien pâle imitateur. Les Compagnons de Cortès le devancèrent, en effet, dans cette hasardeuse aventure en montant sur le Popocatepetl, au mépris des vapeurs ignées qui s'en échappaient en abondance, et tandis que d'incessantes détonations en faisaient trembler le sol sous leurs pas.

ARTICLE PREMIER. — EXPÉDITION DE FERNAND CORTÈS.

C'était en 1519. Cortès occupait avec les quatre cent cinquante héros qui formaient sa vaillante troupe, les domaines fertiles de la République de Tlascala. L'Istatzihuatl et le Popocatepetl s'étalaient devant lui pour cacher à ses regards la vallée grandiose de Mexico. Du sommet de ce dernier volcan s'élevaient constamment d'épaisses vapeurs, quelquefois de vives flammes. Ordaz, l'un des officiers de l'expédition, demanda à son capitaine l'autorisation de monter jusqu'à la cime fumante. Cortès lui répondit par l'ordre formel d'exécuter la tentative.

Quoique la réussite complète de cette ascension soit mise en doute dans la correspondance de ce grand capitaine, le récit très-circonstancié qu'en donne Bernald Diaz, ne permet pas la moindre hésitation de nos esprits à ce sujet. Ordaz arriva réellement au bord du cratère et en mesura du regard la vaste étendue, à la grande stupéfaction des Indiens dont il fut accompagné, et qui restèrent en chemin, saisis de frayeur. Ce soldat intrépide reçut la récompense de son audace en obtenant pour lui et ses successeurs le droit de porter sur ses armes le volcan qu'il avait gravi.

Une autre ascension plus mémorable suivit de près celle d'Ordaz, et nous devons d'autant plus l'inscrire dans cet historique, qu'elle fut entreprise dans un but des plus louables et suivie d'un résultat utile. Elle eut lieu en 1522. Nous donnerons la parole au célèbre historien Herrera, qui nous en a légué l'éloquent récit.

« Au milieu de bien d'autres préoccupations, Cortès était assailli par le souci cuisant de voir l'état précaire de ses munitions et l'épuisement de ses poudres de guerre. Il désirait vivement se créer des ressources de ce genre en prévision des événements futurs. Jugeant donc qu'il pourrait se trouver du soufre dans le volcan qui est à douze heures de Mexico, et qu'il serait facile de fabriquer de la poudre avec ce produit, et comme, d'ailleurs, le capitaine Diego de Ordaz, en 1519, avait cru pouvoir en affirmer la présence par l'odeur qu'il en avait perçue, Cortès, toujours soucieux à cet égard, gagna pour cette entreprise l'assentiment de Montaño, homme plein de courage et de zèle, et de Mesa, l'employé dans l'artillerie. Il renchérit sur la gloire qui en serait pour eux la conséquence et leur offrit des récompenses peu communes. Ils s'engagèrent sur leur vie à ne pas revenir sans butin et ils partirent accompagnés de Peñalosa, Juan de Larios, un autre Castillan et quelques Indiens. Ils arrivèrent à Chalco et s'arrêtèrent à un village appelé Amecamec, situé à deux lieues du volcan. Plus de 40 000 hommes les suivaient, désireux de savoir si c'étaient les mêmes Castillans qui avaient déjà affronté les mêmes dangers. Ces Indiens s'approchèrent de la montagne et s'y arrêtèrent pour s'installer, dans l'attente de l'événement. Peu de temps après midi, les intrépides voyageurs s'avancèrent couverts de peaux de chevreuil et emportant deux amples couvertures pour s'abriter pendant la nuit. Les Indiens étonnés les regardaient monter, témoignant les uns leur confiance, les autres leur peu d'espoir dans la réussite.

« Après avoir gravi le quart environ de la sierra du volcan, les voyageurs furent surpris par la nuit, et comme le froid était excessif, ils s'occupèrent à faire un trou dans la terre pour s'y étendre sous leurs couvertures; mais, à environ $0^{m},40$ de profondeur, ils trouvèrent une chaleur si forte, avec le dégagement d'une odeur sulfureuse si repoussante, qu'ils en furent comme effrayés. L'excès du froid du dehors leur donna le courage de résister un moment à ces embarras pénibles; mais la situation devenant enfin insupportable, ils résolurent, vers minuit, de continuer leur route.

« Ils marchaient dans l'obscurité, et, comme le terrain était parfois glissant, un des voyageurs fut emporté et tomba dans le fond d'un ravin à plus de treize mètres de profondeur. Si les glaçons qui le reçurent avaient cédé sous son poids, il aurait été précipité dans un gouffre sans fond. Il se blessa sur plusieurs parties du corps; il cria, appelant ses compagnons et les suppliant de le secourir. Ils accoururent, non sans s'exposer au risque de tomber eux-mêmes dans le ravin, et lui lancèrent une corde terminée par un nœud coulant. Le malheureux eut grand'peine à se la passer sous les bras; et jouant alors des pieds et des mains pour se venir en aide, il eut la chance que ses camarades le retirassent du gouffre. Alors, tous ensemble, perdus de fatigue, ne pouvant plus remuer et ne sachant que faire, ils résolurent de ne pas avancer d'un pas de plus jusqu'au jour. Et certes, on pouvait assurer que si le soleil tardait quelques heures de plus à paraître, pas un d'eux n'allait survivre, tant ils étaient déjà refroidis. En attendant, rapprochant leur figure l'un de l'autre, ils se chauffaient les mains avec leur haleine, tandis que leurs pieds et leurs jambes étaient devenus insensibles par le froid. Au soleil levant, ils continuèrent leur route, et une demi-heure après, il sortit du volcan une grande quantité de fumée, et même des flammes. Une pierre brûlante fut lancée dans les airs; elle vint, en roulant, passer devant les Castillans, et comme elle était très-légère, ils la retinrent aisément au passage, la mirent à profit pour se réchauffer et y prirent une animation nouvelle. Ils continuèrent leur route; mais l'un d'eux (probablement celui de la chute) perdit ses forces et tomba en syncope. Les autres s'en éloignèrent en lui promettant de revenir bientôt le chercher. *Mais il les pria de ne penser qu'à l'accomplissement de leur devoir*, ajoutant qu'*il importait fort peu qu'une affaire aussi intéressante coûtât la vie d'un homme*. Ils continuèrent donc à monter, et à dix heures, ils arrivèrent au sommet du volcan. Des bords du cratère, ils en purent distinguer le fond, lequel — chose horrible à voir ! — brûlait comme un grand foyer naturel. On put juger que de l'endroit où ils se trouvaient jusqu'au point de départ des flammes, il y avait une distance d'environ 150 mètres. Ils parcoururent le bord, pour y chercher un accès possible, et ils s'aperçurent que l'entrée en serait partout si épouvantable et si périlleuse, que tous ensemble convinrent qu'il eût mieux valu n'y pas venir. Mais, en hommes d'honneur, ne consultant que leur devoir et leur courage, ils décidèrent de tirer au sort celui qui devait descendre dans le gouffre. C'est Montaño qui fut désigné. Mis dans un sac de chanvre, portant une sacoche à la main, attaché au bout d'une corde, il entra jusqu'à une profondeur de 25 mètres. Il revint une première fois avec sa sacoche pleine de soufre, et il renouvela sept fois l'aventure, jusqu'à ce qu'il eût fait une provision de huit arrobas et demie (100 kilos). Un autre compagnon entra ensuite dans le volcan (ce fut Juan de Larios, suivant Murillo); il en rapporta quatre arrobas à peu près, de sorte que le tout faisait douze arrobas, qui leur parurent suffisantes pour une bonne provision de poudre. Ils prirent le parti de n'y plus descendre ; car, ainsi que le disait Montaño, on ne pouvait pas regarder en bas sans frémir ; non-seulement la tête tournait à la vue de cette immense profondeur, mais on avait encore à redouter le feu et la fumée qui s'en élançaient de moment en moment avec des pierres brûlantes. Ce qui augmentait l'horreur de celui qui s'y aventurait, c'était la crainte d'être abandonné par les camarades, non moins que la pensée de voir la corde se rompre ou de glisser soi-même hors du sac ; c'étaient encore d'autres perspectives sinistres qu'une émotion exagérée ne manque jamais d'enfanter. Ils furent donc tous très-contents de se voir délivrés de leurs sujets de crainte, et ils se disposèrent à descendre ; mais il leur vint bientôt un autre souci : celui de choisir la direction la plus convenable pour leur retour ; car la descente présentait des dangers, même pour des hommes sans fardeaux. Montaño se décida à faire lui seul le tour du cratère, pendant que ses compagnons préparaient leurs colis, et il explora les lieux avec le plus grand soin ; mais n'ayant vu ni sentier, ni descente sûre, il dit que, pour s'en retourner avec moins de danger, il fallait faire le tour du volcan, bien que de cette manière ils dussent allonger considérablement leur chemin. Ils approuvèrent tous cet avis, et chacun se chargea de ce qu'il put emporter, sans rien abandonner. Ils descendaient avec une grande prudence, — car ils rencontraient des précipices à chaque pas, — se laissant aller très-souvent sur le dos avec leur charge sur la poitrine, et glissant ainsi jusqu'aux endroits où ils pouvaient s'arrêter avec les pieds. Ils firent de la sorte beaucoup de chemin, ayant bien souvent la mort en perspective à la vue des périls qu'ils côtoyaient sans cesse. Souvent ils se virent obligés de retourner sur leurs pas ; d'autres fois, il fallait se dévier de sa route, car sans cette précaution, la mort eût été certaine.

« Ils n'oublièrent pas le lieu où ils avaient laissé leur compagnon à bout de forces. Ce malheureux n'espérait plus pouvoir survivre ; il ne pensait qu'à demander à Dieu pardon pour ses péchés. En entendant le bruit et les voix de ses camarades, ne pouvant en croire ses oreilles, et pensant que c'était un songe, il s'écria avant qu'ils lui parlassent : « Sont-ce bien mes amis que j'entends? — Nous-mêmes ! répondirent-ils.
« — Béni soit le bon Dieu ! fit aussitôt le malheureux abandonné ; je renais aujourd'hui
« pour la seconde fois. »

« Ils s'arrêtèrent ensemble pendant quelques instants, avec des démonstrations d'une grande joie, rendant grâces à Dieu qui avait conduit si heureusement les choses. Ils continuèrent ensuite à descendre, prêtant leur aide à leur camarade, qui conçut une si grande frayeur des choses qu'il vit ou qu'il s'imagina voir cette nuit-là, que plusieurs jours après il n'était pas encore complétement revenu à lui. A quatre heures

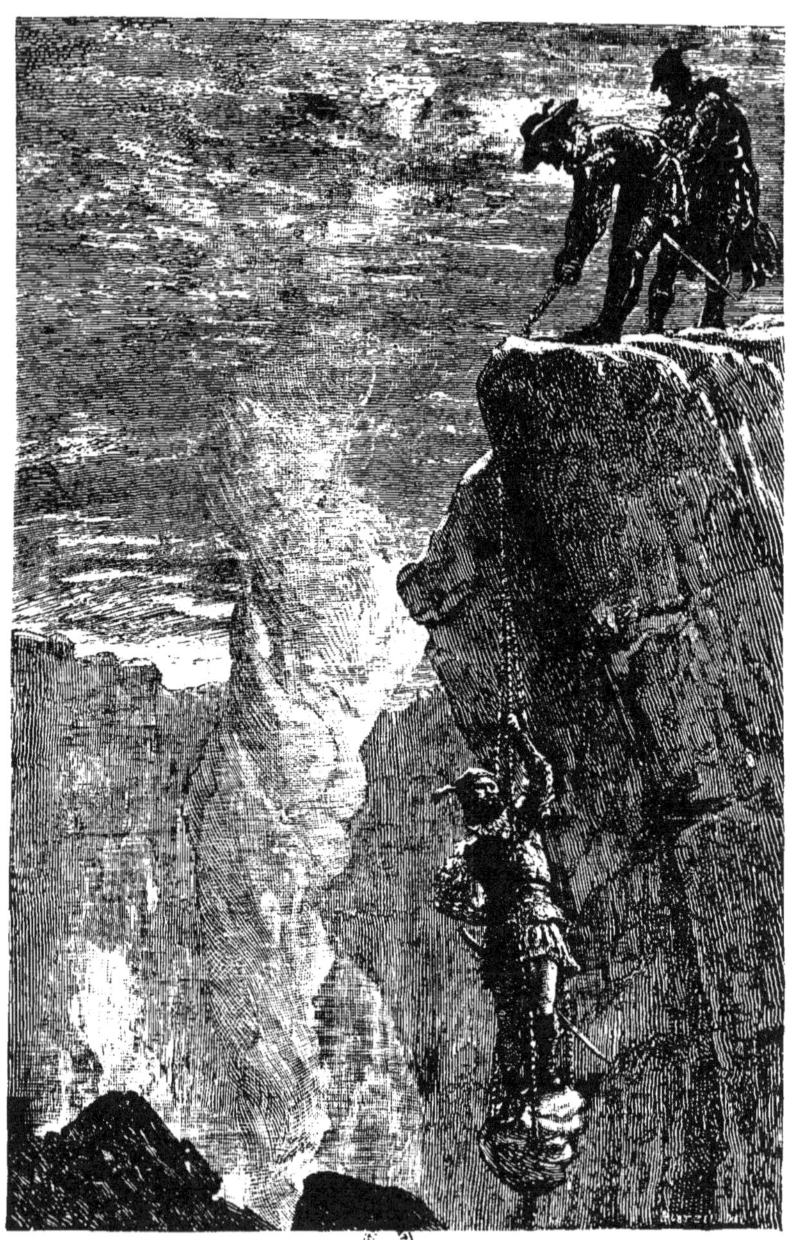

MONTAÑO, SOUTENU PAR SES COMPAGNONS, DESCEND AU CRATÈRE DU POPOCATEPETL (ALTITUDE : 5400 MÈTRES), POUR FAIRE UNE PROVISION DE SOUFRE (CAMPAGNE DE FERNAND CORTÈS)

D'après les indications de l'auteur.

du soir, ils arrivèrent au bas du volcan, à travers une multitude énorme d'Indiens qui les suivaient des yeux....

« Les caciques, suivis de la foule, coururent à eux avec les signes d'une grande joie. On leur donna à manger, car ils n'avaient pas pris une seule bouchée depuis l'après-midi de la veille. On plaça chacun d'eux sur un brancard et on les porta sur les épaules, comme on est dans l'habitude de le faire pour les grands seigneurs. A la suite venaient un grand nombre d'Indiens, qui trébuchaient et tombaient les uns sur les autres. pour avoir voulu trop se presser à voir les figures des voyageurs, tant ils étaient en admiration qu'ils eussent accompli un fait aussi merveilleux, fait qui jusque-là ne s'était jamais ni vu ni conté parmi eux. Il firent six lieues, jusqu'à un embarcadère de la lagune où ils prirent des chaloupes qu'un grand nombre d'autres accompagnèrent.... Cortès fut les recevoir hors de la ville. Il les serra dans ses bras en signe de reconnaissance, et leur promit de bonnes récompenses; car il avait donné à entendre aux Indiens alliés et ennemis que rien n'était impossible pour des Castillans. Il donna l'ordre de raffiner le soufre, et des douze arrobas qu'ils apportèrent, il en resta dix, dont on fit de la poudre. »

Ce récit d'Herrera est remarquable à plus d'un titre. Il ne nous appartient pas d'en faire ressortir l'intérêt au point de vue de l'élan aventureux et certainement héroïque des hommes qui suivirent les pas de Cortès dans la conquête de la Nouvelle-Espagne. Mais il nous importe de relever le fait le plus saillant de cette époque mémorable, en ce qui regarde les rapports de l'homme avec les grandes altitudes. Nous devons même y signaler ce trait significatif, qui enlève à cette ascension tout caractère de banalité : c'est que les dangers dont elle était entourée furent affrontés dans un but louable d'utilité générale pour l'expédition. Elle n'est pas moins digne d'attention, au point de vue de notre étude; car elle nous sert à consigner le premier fait bien constaté de *mal de montagne*. Il est clair, en effet, que ce généreux Castillan succombant à la fatigue et à la syncope, qui faisait si peu de cas de sa vie en la comparant à l'intérêt de sa mission, ce fut certainement le premier voyageur auquel se rattache pour nous le souvenir des angoisses, aujourd'hui bien connues, dont les hautes montagnes sont souvent l'occasion.

Quant au soufre dont Montaño et ses camarades firent provision au Popocatepetl, nous verrons dans un autre passage de ce livre que ce produit y est devenu de nos jours l'objet d'une industrie courante, de sorte que ces périls valeureusement bravés par les premiers Castillans, cette marche au hasard et ces frimas étranges que l'imagination, brodant sur l'inconnu, rendit autrefois si dramatiques, c'est aujourd'hui la lutte prosaïque contre des éléments étudiés que la pratique a rendus vulgaires. Remarquez bien que je ne dis point qu'en les affrontant chaque jour, l'homme moderne soit parvenu à en détruire l'influence toujours funeste. Mais nous ne devons point en parler ici, à ce point de vue, afin de ne pas nous distraire du fil naturel de notre récit.

ARTICLE II. — LE P. JÉSUITE ACOSTA.

Dans le siècle même où se passèrent les événements du Mexique, dont nous venons de faire mention, un jésuite recommandable, le Père Acosta, nommé provincial de son ordre au Pérou, fit en Amérique des études et des observations consciencieuses. Il nous en a laissé l'intéressant récit dans un livre justement estimé, publié à Séville en 1590. Régnault Cauxois en donna, en 1598, une traduction fidèle, d'un style fort original et d'une lecture des plus attachantes. Le Père Acosta visita le Mexique et différents points de l'Amérique méridionale. Un passage de son livre qui traite de ce dernier pays, a été sans doute le point de départ de l'appellation de *mal de montagne*, qui sert à désigner aujourd'hui l'ensemble des symptômes qui se développent sur les voyageurs parvenus à de grandes hauteurs. Je ne veux pas dire que ce jésuite distingué ait fait usage lui-même en propres termes de cette dénomination; mais il est naturel de croire que son livre en fut l'occasion véritable, à cause de la comparaison qu'il établit entre le *mal de mer* et les angoisses éprouvées sur les grandes altitudes. Le passage de son écrit qui traite de cette question m'a paru digne d'être reproduit. Le lecteur aura l'occasion d'en juger l'intérêt au double point de vue du sujet lui-même et de l'originalité sympathique de la traduction; car je copie textuellement la version de Cauxois.

Les troubles physiques du mal de montagne y sont parfaitement décrits, non moins que les angoisses morales dans lesquelles se voyaient tomber des hommes pour qui ces symptômes étaient nouveaux et pouvaient, au premier abord, paraître redoutables et même mortels. Quant au Père Acosta, qui nous a transmis si fidèlement ses impressions personnelles, il a vraiment mérité que nous rendions hommage à son esprit distingué, pour avoir pu écrire, deux cents ans avant les découvertes de Lavoisier : « L'élément de l'air est en ce lieu-là si subtil et si délicat, qu'il ne se proportionne pas à la respiration humaine, laquelle le requiert plus gros et plus tempéré, et crois que c'est la cause d'altérer si fort l'estomac et troubler la disposition. »

Voici, du reste, ce récit tout entier.

« Ce seroit chose fort difficile de raconter par le menu les effects admirables que causent aucuns vents en diuerses regions du monde, et d'en donner la raison. Il y a des vents qui naturellement troublent l'eaue de la mer, et la rendent vertenoire, et d'autres qui la rendent claire comme vn miroir, les vns esgayent et resiouyssent de soy, et les autres apportent de l'ennuy et de la tristesse.

« Mais laissant à part plusieurs autres et merueilleux effects, i'en veux seulement raconter deux. L'vn desquels, encor qu'il cause des douleurs plus grandes que la mesme mort, n'apporte point de mal ny d'incommodité d'auantage, l'autre destruit et oste la vie sans le sentir. Le mal de la mer dont ceux là sont trauaillez, qui commencent à nauiger, est vne chose fort ordinaire, et neantmoins si l'on ignoroit son naturel, qui est tant cogneu à tous les hommes, l'on penseroit que ce fust le mal de la mort, de la façon qu'il afflige et tourmente pendant le temps qu'il dure par le vomissement d'estomach, douleurs de teste et autres mil accidens fascheux. Mais à la verité ce mal si commun et si ordinaire vient aux hommes, pour la nouueauté de l'air de la mer. Car combien qu'il soit vray que le mouuement du nauire y aide beaucoup en ce qu'il s'esmeut plus ou moins, et mesme l'infection et mauuaise odeur des choses des nauires. Neantmoins, la propre et naturelle cause est l'air et les vapeurs de la mer, lequel debilite et trauaille tellement le corps et l'estomach, qui n'y sont point accoustumez, qu'ils en sont merueilleusement esmeus et changez. Car l'air est l'element par lequel nous viuons et respirons, l'attirant dedans nos mesmes entrailles, lesquelles nous baignons et arrousons d'iceluy : c'est pourquoy il n'y a chose qui altère si tost et auec tant de force, que le changement de l'air que nous respirons, comme l'on void en ceux qui meurent de peste. C'est chose approuuée par plusieurs experiences, que l'air de la mer est principal moteur de ceste estrange disposition ; l'vne est que quand il court de la mer vn air fort, nous voyons que ceux qui sont en terre se sentent du mal de la mer, comme il m'est aduenu plusieurs fois. Vne autre que tant plus auant l'on entre dans la mer, et que l'on s'esloigne de terre, plus on est atteint et estourdy de ce mal ; vne autre qu'allans le long de quelque Isle, et venans par après à embouscher en la plaine mer, l'on y trouue en cest endroit l'air plus fort. Encor que ie ne vueille pas nier que le mouuement et agitation ne puisse causer ce mal, puis que nous voyons des hommes qui en sont épris, passans des riuieres en des barques, et d'autres qui en sont de mesme en allant dans des chariots ou carosses, selon les diuerses complexions d'estomacs : comme au contraire y en a d'autres, qui pour grosse et esmeuë que puisse estre la mer, ne s'en sentent iamais. Parquoy c'est chose certaine et experimentée, que l'air de la mer cause ordinairement cest effect en ceux qui de nouueau entrent sur icelle. I'ai voulu dire tout cecy, pour declarer vn effect estrange qui aduient en certains endroits des Indes, où l'air et le vent qui y court estourdit les hommes, non moins, mais d'auantage qu'en la mer. Quelques-vns le tiennent pour fable, d'autres disent que c'est addition, de ma part, ie diray ce qui m'est aduenu. Il y a au Peru vne montagne haute qu'ils appellent Pariacaca, et ayant ouy dire et parler du changement qu'elle causoit, i'allois preparé le mieux que ie pouuois selon l'enseignement que donnent par delà ceux qu'ils appellent Vaquinos ou experts : mais neantmoins toute ma preparation quand ie vins à monter les escalliers qu'ils appellent, qui est le plus haut de ceste montagne, ie fus subitement atteint et surprins d'vn mal si mortel et estrange, que ie fus presque sur le poinct de me laisser choir de la monture en terre, et encor que nous fussions plusieurs de compagnie, chacun hastoit le pas sans attendre son compagnon, pour sortir vistement de ce mauuais passage. Me trouuant donc seul auec vn Indien, lequel ie priay de m'aider à me tenir sur la monture, ie fus épris de telle douleur de sanglots et de vomissemens, que ie pensay ietter et rendre l'ame. D'autant qu'après auoir vomy la viande, les phlegmes et la colère, l'vne iaune et l'autre verde, ie vins iusques à ietter le sang, de la violence que ie sentois en l'estomach, ie dis en fin, que si cela eust duré, i'eusse pensé certainement estre arriué à la mort. Mais cela ne dura que comme trois ou quatre heures, iusques à ce que nous fussions descendus bien bas, et que nous fussions arriuez en vne temperature plus conuenable au naturel, où tous nos compagnõs, qui estoyent quatorze ou quinze, estoyent fort fatiguez, quelques vns cheminans demandoient confession, pensans reallement mourir, les autres mettoyent pied à terre, et estoyent perdus de vomissement, et de force d'aller à la selle, et me fut dict qu'autresfois quelques-vns y auoyent perdu la vie de cest accident. Ie veis vn homme qui se despitoit contre terre, s'escriant de rage et douleur que luy auoit causé le passage de Pariacaca. Mais ordinairement il ne fait point aucun dommage qui importe, autre que cest ennuy et fascheux desgoust qu'il donne pendant qu'il dure, et n'est pas seulement le pas de la montagne Pariacaca, qui a ceste propriété, mais aussi toute ceste chaine de montagnes qui court plus de cinq cens lieuës de long; et en quelque endroit que l'on la passe, l'on sent ceste estrange intemperature, combien que ce soit en quelques endroits plus qu'és autres, et plus à ceux qui montent du costé de la mer, qu'à ceux qui viennent du costé des plaines. Ie l'ay passée mesme outre de Pariacaca par Lucanas et Soras, et en autre endroit par Colleguas, et en autre par Cauanas, finalement par quatre lieux differens en diuerses allées et venues, et tousiours en cest endroit ay senty l'alteration et estourdissement que i'ay dict, encor qu'en nul endroit ce n'a esté tellement que la première fois en Pariacaca, ce qui a esté experimenté par tous ceux qui y ont passé. Et n'y a point de doute que la cause de ceste intemperature et si estrange alteration est le vent, ou l'air qui y regne, pource que tout le remede (et le meilleur qu'ils y trouuent) est de se bouscher tant que l'on peut le nez, les oreilles et la bouche, et de se couurir d'habits, specialement l'estomac, d'autant que l'air est si subtil et penetrant, qu'il va donner iusques aux entrailles : et non seulement les hommes sentent ceste alteration, mais aussi les bestes, qui quelquesfois s'arrestent, de sorte qu'il n'y a esperon qui les puisse faire aduancer. De ma part, ie tiens que ce lieu est vn des plus hauts endroits de la terre qui soit au monde : car l'on y monte vne espace desmesuree, et me semble que la montagne Neuade d'Espagne, les Pyrenées et les Alpes d'Italie sont comme maisons communes à l'endroit des hautes tours. Parquoy ie me persuade, que l'element de l'air est en ce lieu là si subtil et si delicat, qu'il ne se proportionne point à la respiration humaine, laquelle le requiert plus gros et plus temperé, et croy que c'est la cause d'alterer si fort l'estomac, et troubler toute la disposition. Les passages des montagnes Neuades et autres de l'Europe que i'ai veuës, combien que l'air y soit froid, et qu'il trauaille et contraigne ceux qui y passent de se vestir, neantmoins ce froid n'oste pas l'appetit de manger, au contraire il le prouoque, ny ne cause point de vomissement en l'estomac, mais seulement quelque douleur aux pieds, et aux mains. Finalement leur operation est exterieure. mais cil des Indes que ie dy, sans trauailler ny les pieds ny les mains, ny aucune partie exterieure, brouille toutes les entrailles au dedans, et ce qui est plus admirable, il auient au mesme endroit que le Soleil y est chaud, qui me fait croire que le mal que l'on en reçoit vient de la qualité de l'air que l'on y respire, d'autant qu'il est tres-subtil et tres-delicat, et que son froid n'est pas tant sensible comme il est penetrant. Toute ceste chaine de montagnes est communement deserte, sans aucuns villages ny habitations des hommes, de sorte qu'à peine l'on y trouue des petites maisons ou retraittes pour y loger les passans de nuict. Il n'y a non plus d'animaux, ou bons ou mauuais, si ce n'est quelques Vicunos, qui sont des moutons du pays, lesquels ont vne propriété estrange et merueilleuse, comme ie diray en son lieu. L'herbe y est souuentesfois bruslée et toute noire de l'air que ie dis, et ce desert dure comme vingt cinq à trente lieües de trauerse, et contient de longueur, come i'ai dict, plus de cinq cens lieües. Il y a d'autres deserts ou lieux inhabitez, qu'ils appellent au Peru Punas (pour parler du second poinct que nous auons promis) où la qualité de l'air trenche les corps et la vie des hommes, sans le sentir. Au temps passé les Espagnols cheminoyent du Peru au Royaume de Chillé, par la montagne : aujourd'huy l'on va ordinairement par mer, et quelques fois le long de la coste : et combien que le chemin y soit ennuyeux et fascheux, il n'y a pas toutesfois tant de danger, qu'en l'autre chemin de la montagne, où il y a des plaines, au passage desquelles plusieurs hommes sont morts et peris, et d'autres en sont eschappez par grande aduanture, dont les vns sont demeurez estropiez. Il court en cest endroit vn petit air, qui n'est pas trop fort ny violent, mais il penetre de telle façon, que les hommes y tombent morts quasi sans se sentir, ou bien les doigts des pieds et des mains y demeurent : ce qui pourra sembler chose fabuleuse, et toutesfois c'est chose veritable. I'ai cogneu et long temps frequenté le general Hierosme Costilla, ancien peupleur de Cusco, qui auoit perdu trois ou quatre doigts de pieds, qui luy tomberent en passant les deserts de Chillé, par ce qu'ils auoient esté atteints et penetrez de ce petit air, et quand il les vint à regarder, ils estoient desia tous morts, et tomberent d'eux mesmes sans luy faire aucune douleur, tout ainsi que tombe de l'arbre vne pome gastée. Ce Capitaine racontoit que d'vne bonne armée qu'il auoit conduite et passée par ce lieu les années precedentes, depuis la descouuerte de ce Royaume faicte par Almagro, vne grande partie des hommes y demeurerent morts, et qu'il y vid les corps estendus parmy le desert, sans aucune mauuaise odeur ny corruptiõ. Adioustant d'auantage vne chose fort estrange, qu'ils y trouuerent vn ieune garçon viuant, lequel estant enquis come il auoit vescu en ce lieu, dist qu'il s'estoit caché en vne petite cauerne, d'où il sortoit, pour couper auec vn petit cousteau, de la chair d'vn cheual mort, et qu'il s'estoit ainsi substanté long temps, auec ne sçay combien de compagnons, qui se maintenoient de ceste façon, mais que desia ils y estoient tous demeurez, l'vn mourant auiourd'huy et demain l'autre : disant qu'il ne desiroit autre chose que de mourir là auec les autres, veu qu'il ne sentoit desia plus en luy aucune disposition pour aller en vn autre endroit, ny pour prendre goust en aucune chose. I'ai entendu le mesme d'autres, et particulierement d'vn qui estoit de nostre compagnie, lequel pour lors estant seculier auoit passé par ces deserts, et est vne chose merueilleuse que la qualité de cest air froid, qui tuë et conserue aussi tout ensemble les corps morts sans corruption. Ie l'ay aussi entendu d'vn venerable Religieux de l'ordre de Sainct Dominicque et Prelat d'icelle, qui l'auoit veu passant par ces deserts, et qui plus est, me conta, qu'estant contrainct d'y passer la nuict, pour se deffendre et remparer contre ce vent si mortel que ie dy qui court en ce lieu, ne trouuant autre chose à propos assembla grande quantité de ces corps morts qui estoient là, et fit d'iceux comme vne muraille et cheuet de lict, de ceste façon il dormit, les morts luy donnans la vie. Sans doute c'est vn genre de froid que cestuy-là si penetrant qu'il esteint la chaleur vitale en coupant son influence : et d'autant qu'il est ausi tres-froid il ne corrompt ny donne putrefaction aux corps morts, parce que la putrefaction procede de chaleur et d'humidité. »

ARTICLE III. — BOUGUER, LA CONDAMINE ET GODIN.

Un siècle et demi plus tard, une Commission française de l'Institut, composée de Bouguer, la Condamine et Godin, se transporta dans l'Amérique du Sud, avec la mission d'y mesurer le méridien et la figure de la terre. Ils partirent de Paris en 1735. Ce voyage mémorable, outre l'intérêt général qu'il présente pour les sciences astronomiques, est extrêmement attachant, au point de vue de notre étude. Les trois académiciens, en effet, restèrent, près de dix ans, absents de France et l'on peut dire qu'ils en passèrent sept tout entiers dans la vallée de Quito, puisqu'ils n'en partirent qu'en l'année 1743. Pendant tout ce temps, ils n'abandonnèrent que passagèrement ces hauteurs extraordinaires qui ne sont guère au-dessous de 3000 mètres. Leurs ascensions sur les flancs des hautes montagnes qui bordent cette vallée célèbre, furent nombreuses et elles n'eurent pas seulement pour but la satisfaction d'une banale curiosité. Ils y établirent des postes d'observation dont le plus élevé, au pic du Carazon, leur servit d'asile pendant trois semaines, à l'altitude de 4736 mètres.

« Nous partîmes de Quito le 14 août, dit à ce propos La Condamine, pour travailler sérieusement à la mesure des triangles de la méridienne; nous montâmes d'abord sur le Pichincha, M. Bouguer et moi, et nous allâmes nous établir auprès du signal que j'y avais placé depuis près d'un an, 970 toises au-dessus de Quito. Le sol de cette ville est déjà élevé sur le niveau de la mer de 1460 toises, c'est-à-dire plus que le Canigou et le Pic du Midi, les plus hautes montagnes des Pyrénées. La hauteur absolue de notre poste d'observation était donc de 2430 toises ou d'une grande lieue : c'est-à-dire, pour donner une idée sensible de cette prodigieuse élévation, que si la pente du terrain était distribuée en marches d'un demi-pied chacune, il y aurait 29 160 marches à monter depuis la mer jusqu'au sommet du Pichincha. Don Antoine d'Ulloa, en montant avec nous, tomba en faiblesse, et fut obligé de se faire porter dans une grotte voisine, où il passa la nuit.

« Notre habitation était une hutte, dont le faîte, soutenu par deux fourchons, avait un peu plus de six pieds de hauteur. Quelques perches inclinées à droite et à gauche, et dont une des extrémités portait à terre, tandis que l'autre était appuyée sur le comble, composaient la charpente du toit, et servaient en même temps de murailles.

« ... Je ne ferai point ici le détail de toutes les incommodités que nous éprouvâmes dans ce poste, et je ne répèterai point tout ce qu'à dit sur ce sujet M. Bouguer dans les Mémoires de 1744 : je me contenterai de faire les remarques suivantes.

« Notre toit était presque toutes les nuits enseveli sous la neige : nous y ressentîmes un froid extrême; nous le jugions même plus grand par ses effets qu'il ne nous était indiqué par un thermomètre de M. de Réaumur, que j'avais porté, et que je ne manquai pas de consulter tous les jours matin et soir. Je ne le vis jamais, au lever du soleil, descendre tout à fait jusqu'à cinq degrés au-dessous du terme de la glace : il est vrai qu'il était à l'abri de la neige et du vent, et adossé à notre cabane; que celle-ci était convenablement échauffée par la présence de quatre, quelquefois de cinq ou six personnes; et que nous y avions des brasiers allumés. Rarement cette partie du sommet du Pichincha, plus orientale que la bouche du volcan, est tout à fait dépouillée de neige; aussi sa hauteur est-elle, à très peu près, celle où la neige ne fond jamais dans les autres montagnes plus élevées, ce qui rend leurs sommets inaccessibles. Personne, que je sache, n'avait vu avant nous le mercure dans le baromètre au-dessous de seize pouces, c'est-à-dire douze pouces plus bas qu'au niveau de la mer; en sorte que l'air que nous respirions était dilaté plus de moitié plus que celui de France quand le baromètre y monte à 29 pouces. Cependant je ne ressentis, en mon particulier, aucune difficulté de la respiration. Quant aux affections scorbutiques dont M. Bouguer fait mention, et qui désignent apparemment la disposition prochaine à saigner des gencives, dont je fus alors incommodé, je ne crois par devoir l'attribuer au froid du Pichincha, n'ayant rien éprouvé de pareil en d'autres postes aussi élevés, et le même accident m'ayant repris cinq ans après à Cotchesqui, dont le climat est tempéré. »

La santé de Bouguer était sérieusement altérée. Après trois semaines de ce séjour extraordinaire, dans des conditions qui le rendaient sans précédents, il dut descendre à Quito le 6 septembre avec son collaborateur. Il dit, à ce propos, dans la relation de son voyage : « L'expérience avait fait sentir à la plupart d'entre nous qu'il ne leur était pas permis de s'exposer à une si extrême fatigue. » Pendant ces vingt jours, ces voyageurs célèbres eurent, en effet, à souffrir des tourments très-sérieux. Il est très-regrettable que Bouguer, qui y fut personnellement fort sensible, en ait si peu parlé dans la relation de son voyage. On est surpris que son esprit si distingué ait paru rester indifférent sur l'intérêt que ces souffrances méritent d'inspirer. Les observer pendant sept ans consécutifs; conclure, par l'expérience acquise, qu'on ne saurait longtemps les braver impunément... et ne leur consacrer que quelques lignes qui témoignent d'une attention des plus superficielles : c'est ce qui nous a laissé péniblement affecté, après la lecture de la relation de Bouguer qui, à d'autres égards, est si attrayante. Voici son récit :

« ... Ainsi, il ne faut pas s'étonner si nous avons appris aux habitants de Quito qu'ils étaient, de toute la terre connue, les peuples les plus élevés; que leur hauteur au-dessus du niveau de la mer était de 14 à 1500 toises, et qu'ils respiraient un air plus rare de plus d'un tiers que celui que respirent les autres hommes...

Nous nous sommes tous trouvés d'abord considérablement incommodés de la subtilité de l'air. Ceux d'entre nous qui avaient la poitrine plus délicate sentaient davantage la différence et étaient sujets à de petites hémorragies; ce qui venait sans doute de ce que l'atmosphère, ayant un moindre poids, n'aidait pas assez par sa compression les vaisseaux à retenir le sang qui, de son côté, était toujours capable de la même action. Je n'ai pas remarqué dans mon particulier que cette incommodité augmentât beaucoup, lorsqu'il nous est arrivé ensuite de monter plus haut ; peut-être parce que je m'étais déjà fait au pays, ou peut-être aussi parce que le froid empêche la dilatation de l'air d'être aussi considérable qu'elle le serait sans cela. Plusieurs d'entre nous, lorsque nous montions, tombaient en défaillance et étaient sujets aux vomissements. Mais les accidents étaient encore plus l'effet de la lassitude que de la difficulté de respirer. Ce qui le prouve d'une manière incontestable, c'est qu'on n'y était jamais exposé, lorsqu'on allait à cheval ou qu'on était une fois parvenu au sommet, où l'air cependant était encore plus subtil. Je ne nie pas que cette grande subtilité ne hâtât la lassitude, et ne contribuât à faire augmenter l'épuisement, car la respiration y devient extrêmement pénible pour peu qu'on agisse; on se trouve tout hors d'haleine par le moindre mouvement; mais ce n'est plus la même chose aussitôt qu'on reste dans l'inaction. Je ne dis rien dont je n'aie été le témoin plusieurs fois, et ce que j'eusse vu sans doute encore plus souvent, si l'expérience n'avait bientôt fait sentir à la plupart d'entre nous qu'il ne lui était pas permis de s'exposer à une si extrême fatigue.

« ... Cette partie du Pitchincha est très-difficile à escalader. Nous passâmes trois semaines sur son sommet ; le froid y était si vif que quelques-uns d'entre nous commencèrent à sentir quelques affections scorbutiques, et que les Indiens et les autres domestiques que nous avions pris dans le pays eurent des tranchées violentes. Ils rendirent du sang, et il y en eut qui furent obligés de descendre; mais l'indisposition ne venait toujours, lorsque nous fûmes une fois logés sur la pointe du rocher, que de la seule rigueur du froid, auxquel ils n'étaient pas habitués, sans que la dilatation de l'air parût en être la cause au moins immédiate ou prochaine. C'est ce que j'examinais avec d'autant plus de soin, que je savais que la plupart des voyageurs y avaient été trompés, faute de démêler assez les différents effets....

« ... Nous eûmes besoin d'assez de constance pour lutter pendant plus de vingt jours contre les rigueurs d'un pareil poste. Nous fûmes obligés de reconnaître à la fin qu'il fallait absolument renoncer aux sommets très-élevés......

« ... Les plus hautes de nos stations dans le travail de la méridienne ont toujours été les plus pénibles pour nous. Le poste le plus élevé qui ait réellement servi à nos triangulations est 2334 toises au-dessus de la mer; il se nomme Sinazalman. Il forme un des sommets de la montagne de Lasouay, qui sépare les juridictions de Riobamba et de Cuença. On s'étonnera d'apprendre que les Incas y pratiquèrent un chemin qu'on fréquente encore tous les jours. Mais on tâche de bien prendre son temps; car lorsqu'on a le malheur d'y être surpris par quelque orage mêlé de frimas ou de neige, on court risque de n'en pas revenir.... »

Nota. — Nous éprouvions parfois un froid très-rigoureux, tandis que le thermomètre n'en indiquait qu'un médiocre. »

Tel est le récit de Bouguer au sujet des souffrances causées par le mal de montagne. Il paraîtrait, du reste, que La Condamine n'en fut que fort modérément affecté. Sur ces mêmes hauteurs où son collaborateur voyait ses forces défaillir, il conservait encore lui-même le calme de son esprit et sa vigueur physique, sinon dans leur plénitude, du moins d'une façon relativement satisfaisante. Il en donna de nouvelles preuves, l'année suivante, lorsqu'ils gravirent ensemble les escarpements du Cotopaxi, jusqu'à la hauteur de 4813 mètres. C'était le 20 juillet 1738. Leurs prédispositions si différentes, au point de vue du *mal de montagne*, se manifestèrent avec la même évidence qu'un an auparavant. Il en fut encore de même sur le Chimborazo, au mois de novembre suivant.

Ces deux savants nous présentent donc individuellement le modèle de ce que nous aurons à voir se développer, d'une manière générale, dans le courant de ce livre, savoir; les différents degrés d'aptitude que les hommes possèdent pour résister aux influences de la raréfaction atmosphérique, soit passagèrement, soit au point de vue du séjour définitif. Mais ces deux académiciens distingués ne tarderont pas à nous donner l'occasion de confondre leurs personnalités, pour démontrer que, cédant différemment, en apparence, aux effets de l'altitude, en ce qu'on y voit tout d'abord de plus manifestement saillant, leurs idiosyncrasies s'effacèrent pour arriver à un résultat final identique.

Il n'est que juste de dire, en effet, qu'après leurs dix ans d'existence hors de leur patrie, l'opinion fut unanime en France, parmi leurs contemporains, pour estimer que ce que la science gagnait à leur voyage ne s'élevait nullement à la hauteur des espérances que les antécédents de ces grands esprits avaient fait concevoir. Les plaintes n'attendirent pas leur retour. Ce qui contribua même à faire croire au peu de valeur de ces récriminations, ce fut l'aigreur exagérée avec laquelle on les vit parfois se produire. Ces deux savants estimables eurent à s'en défendre et ils le firent avec conviction. Mais, quoi qu'ils aient pu dire, et quelle que soit l'importance qu'on attribue à l'ensemble de leurs travaux, on peut réellement croire, sans diminuer en rien l'estime qu'ils méritent, que dix ans n'étaient pas nécessaires pour arriver à ces résultats, au moyen des efforts réunis de trois hommes incontestablement distingués. La Condamine en était lui-même bien convaincu; car, il nous dit dans son journal de voyage que, « dispensé de la partie la plus difficile de leur ouvrage, qui avait pour but de mesurer l'équateur, ils pourraient se flatter que leurs opérations ne souffriraient plus de retardements et qu'ils en verraient la fin dans le cours de l'année 1738. Pouvions-nous prévoir, ajoute-t-il dans son livre, que les obstacles naîtraient successivement les uns des autres et se multiplieraient à chaque pas? Il faut avouer que la nature du pays où nous allions opérer, n'y a pas peu contribué[1]. »

Il est, par conséquent, évident que, de l'aveu même de celui qui devait en être le principal auteur, les travaux des académiciens auraient dû, naturellement, finir cinq ans avant leur conclusion véritable. Ils durèrent donc, pour arriver à un résultat incomplet, sept ans, au lieu de deux ans qui étaient dans leurs prévisions. Car, c'est la Condamine lui-même qui, arrivé en 1736 à la vallée de Quito, nous exprime l'espoir, conçu par eux, de voir leurs travaux terminés en 1738.

Je désire que mes lecteurs en prennent note; car ils auront plus tard à vérifier la justesse de mes convictions, lorsque je leur dirai qu'en général la somme de travail d'esprit à laquelle on peut atteindre sur les grandes altitudes, se calcule par de visibles défaillances, non moins que le produit de la force musculaire. Pénétré de cette pensée, j'ai senti le besoin de faire observer que, sur dix ans d'absence, nos voyageurs en passèrent sept tout entiers à des hauteurs qui ne furent pas souvent bien sensiblement inférieures à 3000 mètres et qui s'élevèrent passagèrement à une altitude équivalant au sommet du Mont-Blanc. Ils nous offrent donc la double occasion d'observer en leurs personnes et les effets des hauteurs habitables et l'influence des altitudes extrêmes où l'homme ne saurait aspirer à résider dans les conditions d'une vie durable.

Cette situation pourrait, jusqu'à un certain point, faire comprendre et même excuser les pénibles discordes dont ces voyageurs célèbres nous ont légué la triste mémoire. Nous voyons ainsi, sans surprise, que Bouguer, esprit naturellement actif, essentiellement laborieux, devenant accidentellement apathique et désœuvré par impuissance, s'irrite contre lui-

1. *Journal du voyage*, p. 47.

même tout d'abord et bientôt contre ceux qui l'entourent, dans ses moments d'oisiveté maladive. La Condamine moins souffrant, mais non moins affaibli que son compagnon, en ce qui regarde son activité mentale, cherche à s'en distraire par des taquineries enfantines qui ont pour but blâmable les souffrances de son respectable collaborateur. N'ayant nul besoin, en effet, pour la netteté de leurs observations, de placer ses postes à des hauteurs absolument inhabitables, il éprouve une satisfaction puérile à les pousser jusqu'à la ligne des neiges, où Bouguer ne peut vivre et dont il demande obstinément à s'éloigner[1].

Convaincus, du reste, tous deux que le butin scientifique qu'ils préparent menace de ne pas atteindre aux proportions que leur mérite a fait espérer, ils s'en irritent et s'en attribuent mutuellement la cause inconnue, dans des récriminations qui sont devenues publiques, et ils arrivent ainsi, taquins, mécontents, désorientés, au terme trop retardé de leur voyage américain, espérant trouver dans l'inspiration et l'activité qui suivront leur retour en France, la possibilité de donner une forme vivante aux notes nombreuses que leur séjour des altitudes leur a permis de recueillir. Bouguer part à l'avant-garde, le 20 février 1743. La Condamine le suit trois mois après, le 11 mai, tandis que Godin accepte au Pérou un professorat universitaire dont l'exercice facile lui promet un repos que les grandes hauteurs de Quito lui ont appris à savourer avec délices.

Ajoutons tout de suite que le retour en Europe, effectué par chacun d'eux à des époques différentes, rendit à ces grands esprits les belles et puissantes qualités qui leur étaient naturelles, et qu'ainsi, ils purent amener à une maturité complète ce qu'ils n'avaient fait qu'ébaucher péniblement sous des influences climatériques qui leur furent contraires.

ARTICLE IV. — DE SAUSSURE.

Les récits de Bouguer et de La Condamine s'ajoutant à l'attraction que les hautes montagnes exercent naturellement sur l'imagination, on vit, dans ce siècle même, un surcroît de mouvement se produire à ce sujet sur les esprits européens. Les Alpes en devinrent le but le plus aisément accessible et Horace Bénédict de Saussure en fut le souffle animateur et fécond. Enthousiaste, depuis son enfance, des beautés grandioses du sol profondément ondulé de son pays, il voua sa vie aux soins d'en dévoiler les phénomènes naturels les plus dignes d'intérêt. Mais parmi les scènes

1. La Condamine nous dit : « Rebuté des incommodités de notre ancien signal du Pichincha, M. Bouguer désira qu'on en placât un autre dans un lieu plus commode. Je choisis un point de la montagne, à 210 toises plus bas que le premier. Loc. cit., p. 38.

imposantes qui avaient agi sur son esprit de la manière la plus vive, le Mont-Blanc domina sans cesse comme par une sorte de fascination dont son imagination était invinciblement possédée. Il n'en pouvait regarder la cime blanchie, ainsi qu'il en fait lui-même l'aveu, sans sentir bouillonner dans sa tête mille projets qui avaient pour but d'en tenter l'ascension. Mais il n'ignorait pas que les tentatives que quelques guides résolus avaient faites pour y parvenir, étaient restées infructueuses. Il poussait activement à leur réussite future, les encourageant lui-même par l'appât de récompenses qui devaient de sa part en être le prix[1].

A la nouvelle qu'un essai d'ascension, par son compatriote Bourrit, avait failli donner un résultat définitivement heureux, il résolut de tenter lui-même l'aventure en 1785. Accompagné de Bourrit et du nombre nécessaire de guides, il s'éleva à la hauteur de 3716 mètres; mais les difficultés que les neiges opposaient sur ce point, l'obligèrent à renoncer à sa tentative.

Ce fut l'année suivante que le guide Jacques Balmat, resté seul en arrière après une expédition infructueuse, revint sur ses pas, étudia mieux le sol, et découvrit la vraie route qui conduit au sommet. Il en fit part au docteur Paccard et lui fournit ainsi l'honneur d'escalader le premier, jusqu'à sa cime, le grand géant des Alpes. L'événement eut lieu au mois d'août 1786. De Saussure y fut très-sensible. Je n'oserais même assurer qu'il n'en ressentit pas un secret mouvement de dépit, en voyant que la gloire du premier triomphe ne lui eût pas été réservée; néanmoins, il faut dire à sa louange qu'il n'en témoigna que de la joie. Mais l'émotion qu'il ressentit à la nouvelle du voyage de Paccard fut telle, qu'à l'instant il voulut se mettre en route pour réaliser lui-même l'entreprise. « Je le sus dès le lendemain, écrit-il dans son livre, et je partis sur-le-champ pour essayer de suivre leurs traces. Mais il survint des pluies et des neiges qui me forcèrent à y renoncer pour cette saison. »

Il fut plus heureux, l'année suivante. Accompagné d'un domestique et de dix-huit guides qui portaient ses instruments de physique et tout l'attirail dont il avait besoin, il se mit en marche vers la cime, le 18 août 1787. Il passa la première nuit sous une tente, au sommet de la montagne de la Côte, qui est située au midi du Prieuré et à 1518 mètres au-dessus de ce village. Cette première journée fut exempte de fatigue. Les voyageurs n'y coururent d'ailleurs aucun danger sérieux; car ils trouvèrent partout un sol rocailleux ou gazonné, sur lequel leurs pas avançaient sans hésitation et sans inquiétude.

Ils ne furent pas aussi heureux, le jour suivant. Ce n'est pas qu'aucun accident déplorable vînt attrister leur marche en avant; mais les neiges

1. *Voyage dans les Alpes*, t. IV, p. 37.

amoncelées, souvent peu résistantes et couvrant un sol mystérieux, inspiraient des sentiments de méfiance à leurs esprits déjà abattus par la fatigue et le manque d'air. Ils avaient-à traverser trois petits plateaux couverts de neiges et séparés par des escarpements. Ils campèrent à l'entrée du second, à 3888 mètres d'altitude, pour y passer leur deuxième nuit, au grand regret des guides, qui en redoutaient l'influence glacée. Ils se résolurent néanmoins à l'obéissance, mais ce fut avec une répugnance d'autant plus facile à comprendre que la plupart étaient déjà sous l'influence du mal de montagne et cédaient au découragement qui en est la suite habituelle. « Mes guides, dit de Saussure, se mirent à excaver la place dans laquelle nous devions passer la nuit; mais ils sentirent bientôt l'effet de la rareté de l'air. Ces hommes robustes, pour qui sept ou huit heures de marche que nous venions de faire ne sont absolument rien, n'avaient pas soulevé cinq ou six pelletées de neige qu'ils se trouvaient dans l'impossibilité de continuer; il fallait qu'ils se relayassent d'un moment à l'autre. L'un d'eux, qui était retourné en arrière, pour prendre dans un baril de l'eau que nous avions vue dans une crevasse, se trouva mal en y allant, revint sans eau et passa la soirée dans les angoisses les plus pénibles. Moi-même, qui suis si accoutumé à l'air des montagnes, qui me porte mieux dans cet air que dans celui de la plaine, j'étais épuisé de fatigue en observant mes instruments de météorologie. Ce malaise nous donnait une soif ardente[1]. »

Les voyageurs passèrent la nuit sous une tente dont les dimensions n'étaient pas en rapport avec leur nombre. S'ils réussirent à se préserver du froid en s'y tassant, ils ajoutèrent aux inconvénients déjà si grands de la raréfaction de l'air celui de sa viciation par un trop long séjour dans cet espace si étroitement confiné. Ils en souffrirent doublement, et ce fut au point que de Saussure fut obligé de sortir pour respirer une atmosphère plus pure, au mépris du froid qui était extrêmement vif, par trois degrés au-dessous de zéro.

Le jour suivant, ils préparèrent leur départ avec une lenteur exigée par l'abattement général de leurs forces. La proximité du résultat ranimant néanmoins leur courage, ils se remirent en route et franchirent péniblement l'espace qui les séparait du but de leur entreprise.

« Nous commençâmes, dit de Saussure, par monter au troisième et dernier plateau, puis nous tirâmes à gauche pour arriver sur le rocher le plus élevé à l'est de la cime. La pente est extrêmement rapide, de 39 degrés en quelques endroits; partout elle aboutit à des précipices, et la surface de la neige était si dure que ceux qui marchaient les premiers ne pouvaient pas assurer leurs pas sans la rompre avec une hache. Nous mîmes deux heures à gravir cette pente, qui a environ 250 toises de hauteur. Parve-

1. T. VII, p. 231.

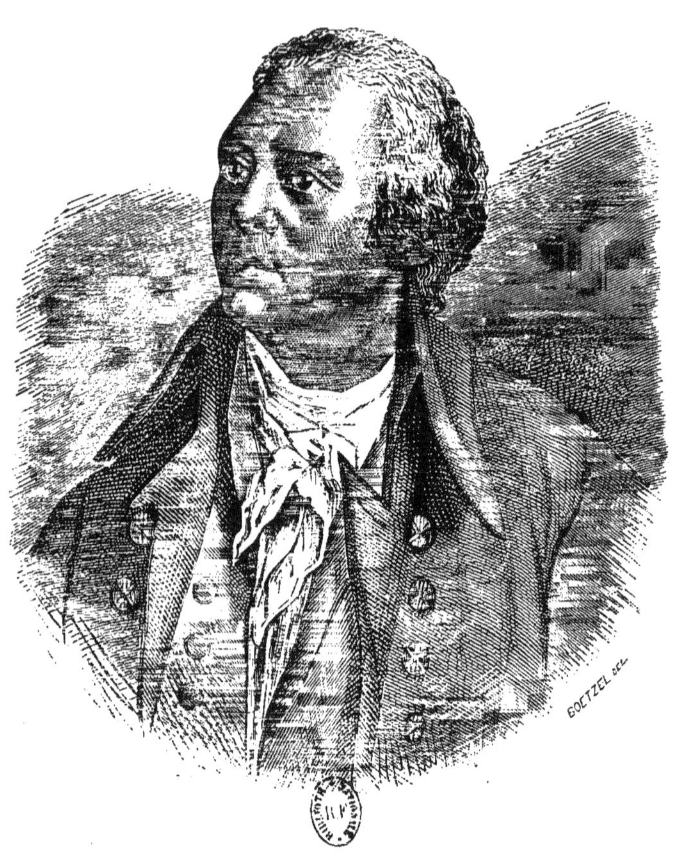

DE SAUSSURE

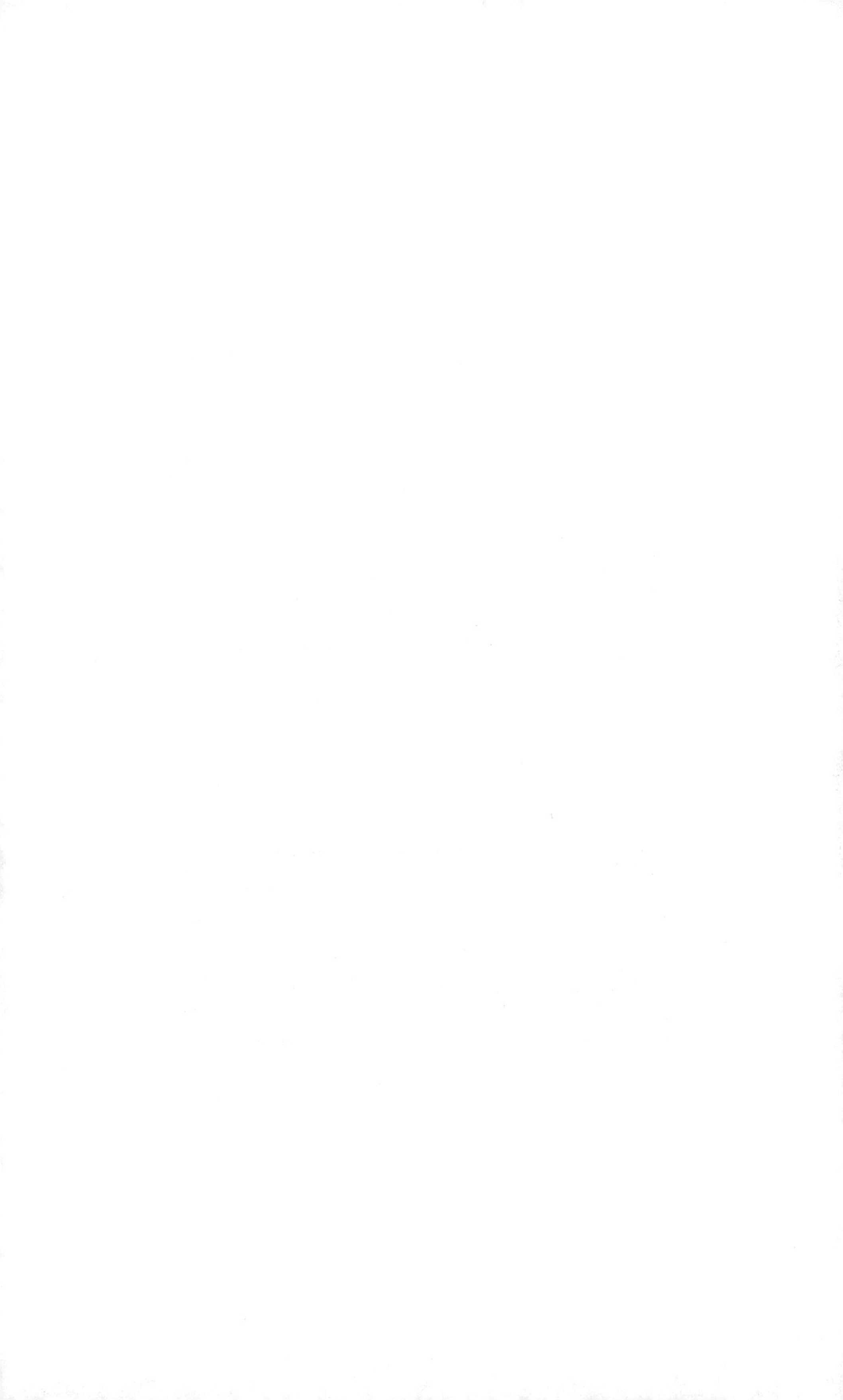

nus au dernier rocher, nous reprîmes à droite, à l'ouest, pour gravir la dernière pente, dont la hauteur perpendiculaire est à peu près de 150 toises. Cette pente n'est inclinée que de 28 à 29 degrés et ne présente aucun danger; mais l'air y est si rare que les forces s'épuisent avec la plus grande promptitude; près de la cime, je ne pouvais faire plus de quinze ou seize pas sans reprendre haleine; j'éprouvais même de temps en temps un commencement de défaillance qui me forçait à m'asseoir; mais à mesure que la respiration se rétablissait, je sentais renaître mes forces; il me semblait, en me remettant en marche, que je pourrais monter tout d'une traite jusqu'au sommet de la montagne. Tous mes guides, proportions gardées de leurs forces, étaient dans le même état. Nous mîmes deux heures depuis le dernier rocher jusqu'à la cime, et il en était onze quand nous y parvînmes.

« Mes premiers regards furent sur Chamouni, où je savais ma femme et ses deux sœurs, l'œil fixé au télescope, suivant tous mes pas avec une inquiétude trop grande, sans doute, mais qui n'en était pas moins cruelle, et j'éprouvai un sentiment bien doux et bien consolant lorsque je vis flotter l'étendard qu'elles m'avaient promis d'arborer au moment où, me voyant parvenu à la cime, leurs craintes seraient au moins suspendues.

« Je pus alors jouir sans regret du grand spectacle que j'avais sous les yeux. Une légère vapeur suspendue dans les régions inférieures de l'air me dérobait à la vérité la vue des objets les plus bas et les plus éloignés, tels que les plaines de la France et de la Lombardie; mais je ne regrettai pas beaucoup cette perte; ce que je venais voir, et ce que je vis avec la plus grande clarté, c'est l'ensemble de toutes les hautes cimes dont je désirais depuis longtemps de connaître l'organisation. Je n'en croyais pas mes yeux, il me semblait que c'était un rêve, lorsque je voyais sous mes pieds ces cimes majestueuses, ces redoutables aiguilles : le Midi, l'Argentière, le Géant, dont les bases mêmes avaient été pour moi d'un accès si difficile et si dangereux. Je saisissais leurs rapports, leur liaison, leur structure, et un seul regard levait des doutes que des années de travail n'avaient pu éclaircir.

« Pendant ce temps-là, mes guides tendaient ma tente et y dressaient la petite table sur laquelle je devais faire l'expérience de l'ébullition de l'eau. Mais quand il fallut me mettre à disposer mes instruments et à les observer, je me trouvai à chaque instant obligé de suspendre mon travail pour ne m'occuper que du soin de respirer. Si l'on considère que le baromètre n'était qu'à 16 pouces 1 ligne, et qu'ainsi l'air n'avait guère plus de la moitié de sa densité ordinaire, on comprendra qu'il fallait suppléer à la densité par la fréquence des inspirations. Or, cette fréquence accélérait le mouvement du sang, d'autant plus que les artères n'étaient plus contrebandées au dehors par une pression égale à celle qu'elles éprouvent à l'ordinaire. Aussi avions-nous tous la fièvre, comme on le verra dans le détail des observations[1].

« . . . . . Mon but n'était pas seulement d'atteindre le point le plus élevé; il fallait surtout y faire les observations et les expériences qui seules donnaient quelque prix à ce voyage, et je craignais infiniment de ne pouvoir faire qu'une petite partie de ce que j'avais projeté; car j'avais déjà éprouvé, même sur le plateau où nous avions couché, que toute observation faite avec soin fatigue dans cet air rare, et cela parce que, sans y penser, on retient son souffle, et comme il fallait là suppléer à la rareté de l'air par la fréquence des inspirations, cette suspension causait un malaise sensible, et j'étais obligé de me reposer et de souffler après avoir observé un instrument quelconque, comme après avoir fait une montée rapide[2].

1. T. VII, p. 233 à 236.
1. Loc. cit., p. 284.

« Lorsque je demeurais parfaitement tranquille, je n'éprouvais qu'un peu de malaise, une légère disposition au mal de cœur. Mais lorsque je prenais de la peine, ou que je fixais mon attention pendant quelques moments de suite, et surtout lorsqu'en me baissant je comprimais ma poitrine, il fallait me reposer et haleter pendant deux ou trois minutes. Mes guides éprouvaient une sensation analogue. Ils n'avaient aucun appétit; et à la vérité nos vivres, qui s'étaient tous gelés en route, n'étaient pas bien propres à l'exciter; ils ne se souciaient pas même du vin et de l'eau-de-vie. En effet, ils avaient éprouvé que les liqueurs fortes augmentent cette indisposition, sans doute en accélérant encore la vitesse de la circulation. Il n'y avait que l'eau fraîche qui fît du bien et du plaisir, et il fallut du temps et de la peine pour allumer du feu, sans lequel nous ne pouvions point en avoir raison.

« Je restai cependant sur l'abîme jusqu'à trois heures et demie, et quoique je ne perdisse pas un seul moment, je ne pus faire dans ces quatre heures et demie toutes les expériences que j'ai fréquemment achevées en moins de trois heures au bord de la mer. Je fis cependant avec soin celles qui étaient les plus essentielles.

« Je descendis beaucoup plus aisément que je ne l'avais espéré. Comme le mouvement que l'on fait en descendant ne comprime point le diaphragme, il ne gêne pas la respiration, et l'on n'est pas obligé de reprendre haleine. La descente du rocher au premier plateau était cependant bien pénible par sa rapidité, et le soleil éclairait si vivement les précipices que nous avions sous nos pieds, qu'il fallait avoir la tête bonne pour ne pas en être effrayé. Je vins coucher encore sur la neige, à 200 toises plus bas que la nuit précédente. Ce fut là que j'achevai de me convaincre que c'était bien la rareté de l'air qui nous incommodait sur la cime; car si c'eût été la fatigue, nous aurions été beaucoup plus malades après cette longue et pénible descente; et au contraire, nous soupâmes de bon appétit, et je fis mes observations sans aucun sentiment de malaise. Je crois même que la hauteur où commence cette indisposition est parfaitement tranchée pour chaque individu. Je suis très-bien jusqu'à 1900 toises au-dessus de la mer, mais je commence à être incommodé lorsque je m'élève davantage. »

Tel fut ce voyage célèbre dont le récit simple et sans ostentation, en même temps que plein d'animation et de vie, nous dévoile dans leur plus grande et sympathique clarté les qualités éminentes de son illustre auteur. Nous l'y voyons, en effet, enthousiaste de la science, adorateur des choses de son pays, pratiquant les vertus de la famille et mêlant les douces et légitimes jouissances du foyer aux enivrements passionnés des études de la nature : généreux, zélé, patriote, cœur aimant, intelligence dévouée. Il avait tant rêvé cette ascension périlleuse, il sentit jusqu'alors, pendant toute sa vie tant de regret de ne pouvoir la rendre possible, qu'il regardait en quelque sorte le Mont-Blanc comme un ennemi de son repos et de ses plus douces joies. Aussi ne peut-on lire sans un véritable attendrissement sympathique ces naïves paroles qui dépeignent la satisfaction de son triomphe :

« Nous soupâmes ensuite gaiement et de très-bon appétit; après quoi je passai sur mon petit matelas une excellente nuit. Ce fut alors seulement que je jouis du plaisir d'avoir accompli ce dessein formé depuis vingt-sept ans, savoir, dans mon premier voyage à Chamouni, en 1760; projet

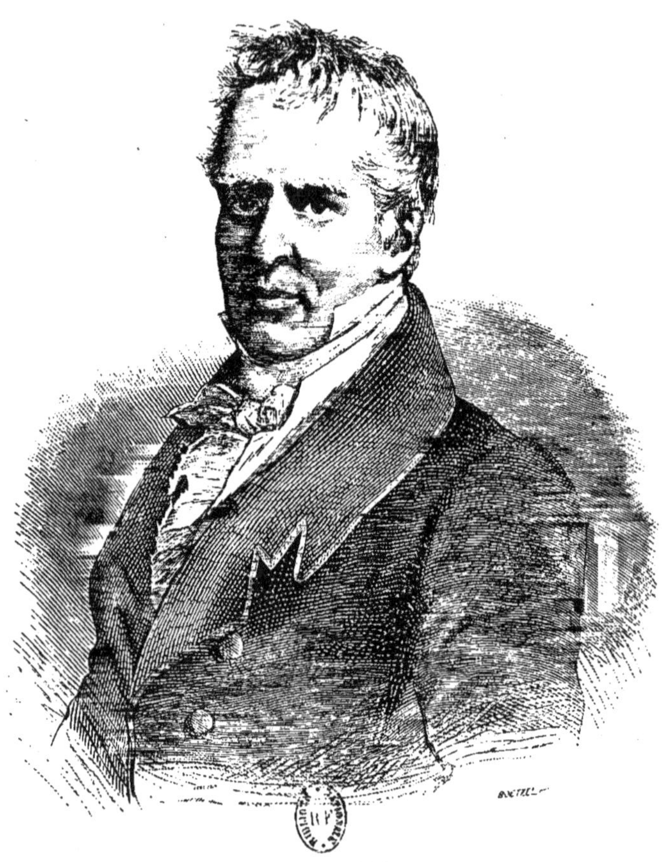

DE HUMBOLDT

D'après Gérard. 1832.

que j'avais si souvent abandonné et repris, et qui faisait pour ma famille un continuel sujet de souci et d'inquiétude. Cela était devenu pour moi une espèce de maladie : mes yeux ne rencontraient pas le Mont-Blanc, que l'on voit de tant d'endroits de nos environs, sans que j'éprouvasse une espèce de saisissement douloureux. Au moment où j'y arrivai, ma satisfaction ne fut pas complète ; elle le fut encore moins au moment de mon départ : je ne voyais alors que ce que je n'avais pas pu faire. Mais dans le silence de la nuit, après m'être bien reposé de ma fatigue, lorsque je récapitulais les observations que j'avais faites, lors surtout que je me retraçais le magnifique tableau de montagnes que j'emportais gravé dans ma tête, et qu'enfin je conservais l'espérance bien fondée d'achever, sur le col du Géant, ce que je n'avais pas fait, et que vraisemblablement on ne fera jamais sur le Mont Blanc, je goûtais une satisfaction vraie et sans mélange. »

Disons tout de suite que cette satisfaction fut des plus légitimes. Il est incontestable en effet que, si d'autres ascensions réussirent plus tard à mieux fixer les rapports de la vie avec la densité de l'atmosphère, si des voyages effectués dans des régions équatoriales permirent de parler avec plus de précision des phénomènes naturels des grandes altitudes; si le temps, toujours nécessaire aux observations, a mis les savants à même d'établir avec exactitude les principales lois de la météorologie des pays montagneux, de Saussure a du moins eu la gloire d'avoir posé solidement les bases générales de cette importante étude, et il a surtout pour nous le mérite d'avoir énoncé et décrit avec la plus grande clarté les phénomènes qui caractérisent le mal de montagne. Ce qu'il en a dit est même à ce point la reproduction de la réalité, que les descriptions ultérieures n'apparaissent que comme une copie de ce que ce grand naturaliste nous a légué. Je ne veux pas dire par là que rien n'ait été fait après lui sur ce sujet intéressant. Ce livre a même la prétention d'y apporter son tribut de lumières nouvelles; mais ma pensée est que de Saussure a groupé dans ses descriptions presque tous les phénomènes qui caractérisent les souffrances des voyageurs des altitudes, de manière à en former un tableau plein de vérité. C'est même parce que je possède cette conviction avec la plus grande fermeté, que je crois devoir m'arrêter un moment, dans cet exposé historique, pour faire ressortir l'importance des premiers travaux, dont je viens de donner l'analyse succincte. Dans leur intéressant ensemble, où les noms d'Acosta et de Bouguer figurent avec honneur, ces travaux, dus surtout à l'initiative intelligente de de Saussure, nous permettent déjà de donner un corps saisissable aux fugaces et mobiles symptômes du mal de montagne. Nous nous y arrêterons donc pour en faire ressortir dès à présent toute l'originalité, sauf à compléter les vérités qui s'y rapportent, à mesure que les études ultérieures, dont nous passerons la revue, nous en fourniront les moyens.

Ce qui fixe d'abord l'attention et domine en quelque sorte l'ensemble de symptômes qui constituent le mal de montagne, c'est l'épuisement extrême des forces musculaires et la prostration générale qui en est la conséquence. Ce phénomène est si marqué et peut d'ailleurs atteindre un degré si considérable d'annihilation, que, comme le dit de Saussure, « fût-ce pour éviter le danger le plus imminent, on ne ferait pas, à la lettre, quatre pas de plus, et peut-être même pas un seul. Car si l'on persiste à faire des efforts, on est saisi par des palpitations et par des battements si rapides et si forts dans toutes les artères, que l'on tomberait en défaillance si on les augmentait encore en continuant de monter[1]. »

Mais quelle que soit la gravité apparente d'un pareil phénomène, il est à ce point fugace par sa nature, qu'il suffit de suspendre tout mouvement et de s'asseoir un petit nombre de minutes pour arriver à la conviction du retour absolu des forces. On se lève, on part de nouveau très-résolu, persuadé que le rétablissement est complet et sera durable. Malheureusement, cette pensée est suivie d'une déception des plus promptes. Quelques pas suffisent, en effet, pour amener le même abattement et dévoiler la même impuissance. Ainsi donc, nous voyons dans ce symptôme, si essentiellement caractéristique, non une altération matérielle absolue, mais une incapacité d'agir : le muscle reste absolument intact, sa fonction seule est abolie.

Bouguer ne vit dans ce phénomène autre chose que le résultat vulgaire de la fatigue, ainsi que le lecteur pourra s'en convaincre, en lisant le passage de son livre qui traite de ce point incompris. De Saussure lui répond, avec beaucoup de raison, que les lassitudes qu'on ressent en plaine, à des niveaux rapprochés de la mer, n'arrivent jamais à produire des résultats de cette nature, quelle que soit d'ailleurs l'intensité extrême à laquelle ces fatigues aient été portées. Les raisons que Bouguer donne pour appuyer sa pensée sont absolument sans valeur, lorsqu'il nous dit que les symptômes de défaillance n'existant pas ou ne se remarquant qu'à un degré moindre chez les gens qui gravissent à cheval des montagnes élevées ou chez ceux qui restent en repos à des hauteurs excessives, il est permis de conclure que la lassitude est la seule raison qui les produise et les puisse expliquer. De Saussure a détruit cette singulière illusion, en disant que ces hommes en repos sur les hauteurs ou qui s'y transportent à cheval ne sont préservés qu'en apparence du mal de montagne ; car s'ils se résolvent à entrer en action, quelque reposés et dispos qu'ils puissent paraître, vingt pas suffiront pour les abattre, quoique vingt pas ne soient nullement capables de produire une lassitude quelconque dans les circonstances ordinaires, près du niveau de la mer.

1. T. II, p. 294.

Tout cela, de la part de de Saussure, est très-exact, très-judicieux. Mais pourquoi ce bon esprit, cet observateur distingué ne voit-il pas que l'abattement musculaire n'est pas unique dans le mal de montagne? Ce n'est en réalité qu'un phénomène partiel faisant partie d'une souffrance analogue tout à fait générale. L'estomac, en effet, ne digère plus et repousse tout aliment, toute boisson même, malgré la sécheresse buccale qui la fait désirer. La respiration, si essentiellement indispensable toujours et si universellement instinctive, nous la voyons ici devenir paresseuse par elle-même ; car de Saussure était « obligé d'abandonner ses instruments pour ne s'occuper que du soin de respirer. » Cette fonction, si nécessaire au milieu de cet air subtil, devient anxieuse, pleine d'angoisse, parce qu'elle n'est plus qu'une lutte volontaire contre les causes qui tendent à la rendre impuissante et qui réussissent à entraver ses efforts habituels. La pensée elle-même, que devient-elle? Un labeur difficile, une défaillance qui rendait impossible à de Saussure le travail qu'il s'était promis d'exécuter et que très-probablement, dit-il, « on ne pourra jamais faire sur le Mont-Blanc. » L'état moral cède également à cette influence essentiellement annihilante : l'esprit de conservation s'affaiblit au point qu'on ne ferait pas un mouvement pour éviter le danger le plus imminent, et qu'on en arrive à cet état étrange du voyageur cité par Acosta, « lequel ne désirait autre chose que mourir là avec les autres, vu qu'il ne sentait déjà plus en lui aucune disposition pour aller en un autre endroit, ni pour prendre goût en aucune chose. Quelques-uns, dit encore le bon Père, demandaient confession, pensant réellement mourir. »

De sorte que, à bien dire, la résolution musculaire du mal de montagne n'est qu'un phénomène partiel qui se fond dans l'abattement général de l'économie entière. C'est ce que de Saussure n'a pas vu ou n'a pas fait ressortir dans ses écrits, et c'est cependant ce qui rend ce mal si logique, qu'il n'en est pas d'autre dont les signes soient plus rationnellement déduits d'une cause bien déterminée, ainsi que nous le verrons dans la suite de cette étude. Hâtons-nous de dire, du reste, qu'il n'était pas encore bien facile pour de Saussure d'attribuer l'ensemble des phénomènes du mal de montagne au véritable désordre fonctionnel qui est leur unique raison d'être. Les découvertes de Lavoisier n'entraînaient pas à ce point tous les esprits, que personne ne se refusât à confondre l'économie vivante avec un foyer naturel dans lequel tout agit sous l'influence de combustions incessantes, dans lequel aussi tout s'éteint lorsque le souffle animateur cesse de donner son indispensable concours.

Rendons hommage aux efforts ingénieux de de Saussure pour suppléer par le raisonnement aux convictions physiologiques qui faisaient défaut à son époque. Admirons surtout la justesse de son coup d'œil en ce qui pouvait être jugé par l'étude attentive des symptômes les plus dignes d'être notés. La plus grande partie de ses observations ont été confirmées par ceux qui se sont élevés, après lui, à des hauteurs considérables. Ainsi, personne n'a pu contredire que le mal de montagne atteint plus ou moins tous les voyageurs. Si quelques personnes y sont moins sujettes, ce ne saurait être qu'une question d'intensité ou de différence dans le degré d'élévation qui en provoque le début. Ce dernier point surtout est extrêmement variable; car quelques-uns commencent à souffrir dès l'altitude de 1600 mètres, tandis que d'autres arrivent impunément à 3800 mètres. Mais de Saussure n'a connu personne qui pût dépasser cette limite sans accidents plus ou moins sensibles.

« La nature, dit-il, n'a point fait l'homme pour ces hautes régions ; et comme il n'y trouve ni animaux ni plantes, ni même des métaux, rien ne l'y attire. La curiosité et un désir ardent de s'instruire peuvent seuls lui faire surmonter pour quelques instants les obstacles de tout genre qui en défendent l'accès. »

Ce jugement de de Saussure repose sur une vérité générale dont nous aurons à démontrer la constance. Nous verrons que les latitudes ont pu lui donner des apparences d'exceptions qui tendraient à en détruire la valeur. Mais ces différences ne portent que sur les chiffres, en réalité peu variés, qui indiquent quelques fluctuations de peu d'importance dans les degrés d'altitude où l'homme peut se soutenir. Quant au fait lui-même des limites nécessaires imposées par la nature, nous n'aurons pas de peine à démontrer, dans un autre chapitre, qu'il est partout incontestable et que de Saussure ne s'est pas mépris, quand il a cru pouvoir le proclamer dans le passage de ses écrits que nous venons de lire.

J'espère que le lecteur me saura gré de reproduire maintenant les observations de l'éminent naturaliste sur les altérations que son célèbre voyage lui permit de constater dans les phénomènes circulatoires et dans le rhythme de la respiration. On ne sera sans doute pas surpris de le voir, tout d'abord, tomber dans une erreur d'autant plus pardonnable pour son époque, qu'elle se trouve généralement reproduite encore de nos jours. Elle consiste à dire que, « une certaine quantité d'air étant nécessaire pour soutenir la vie des animaux, si l'air qu'ils respirent est *le double* plus rare, il faudra que leurs respirations soient *le double* plus fréquentes, afin que la rareté soit compensée par le volume. » Je me propose de dissiper plus tard l'illusion de cette pensée généralement acceptée, mais ici je ne peux faire autre chose que constater l'adhésion que de Saussure lui a donnée.

S'il est vrai de dire que son interprétation n'est nullement exacte, le fait en lui-même de l'accélération des mouvements respiratoires dans le mal de montagne est généralement observé. Mais il faut se hâter d'ajouter que, non-seulement le phénomène ne se prête pas à cette précision du calcul énoncé par de Saussure, que pour une raréfaction de moitié dans la densité de l'air ambiant, les mouvements respiratoires seront naturellement doublés, pour établir la compensation; non-seulement, dis-je, la nature ne procède pas avec ce soin mathématique, mais il est aisé de voir que le caractère dominant de la respiration des voyageurs atteints du mal de montagne, c'est d'être irrégulière, anxieuse et quelquefois suspendue : « On oublie de respirer. » La vérité du phénomène n'est donc pas autre que celle-ci : La fonction respiratoire étant troublée, comme toutes les autres, dans ce qu'elle a d'instinctif, la volonté est appelée à suppléer à ce qui lui manque accidentellement, et comme cela n'est pas dans ses habitudes, elle l'exécute fort mal et quelquefois ne l'exécute pas du tout; de là des pauses pénibles, des contorsions sans effets réguliers, et en somme, des angoisses et une fonction absolument dévoyée. Nous reviendrons ailleurs sur ces faits.

Le mouvement circulatoire se prête mieux à des observations d'un caractère plus positif. De Saussure ne faillit pas au devoir de le constater. Pour que l'action de la fatigue du voyage ne pût pas se confondre avec celle de la rareté de l'air, il ne fit son épreuve qu'après qu'ils furent restés tranquilles, ou à peu près tranquilles pendant quatre heures sur la cime de la montagne. Alors le pouls de Pierre Balmat se trouva battre 98 pulsations par minute; celui de Tètu, domestique de de Saussure, 112, et le sien, 100. A Chamouni, également après le repos, les mêmes, dans le même ordre, battirent 49, 60, 72[1].

Au col du Géant, à 3436 mètres de hauteur, de Saussure renouvela l'expérience, à la prière du docteur Odier. Il trouva d'abord 2,5 pulsations pour chaque aspiration et autant pour chaque expiration. Mais une autre fois, en prenant un plus grand nombre, et qui par cela même méritaient une plus grande confiance, il remarqua qu'il faisait 10 inspirations et expirations en 35 secondes, ce qui revient à 17 par minute, et que son pouls faisait 79 pulsations aussi dans une minute[2].

C'est encore au col du Géant qu'il fit une expérience fort curieuse qui prouve bien à quel point s'étendit son désir d'être utile. Il voulait préciser l'état de la chaleur animale, à cette altitude, et, à cet effet, il plaça sous sa langue un petit thermomètre à mercure en tenant la bouche fermée. Il constata 29 1/2 degrés et c'était aussi le même nombre de degrés dans la plaine.

Voici, du reste, la *suite des questions du Dr Odier.*

« A. — *Essayer de faire inspirer assez profondément pour arrêter le pouls du poignet gauche, en supposant que le même individu puisse le faire dans la plaine.*

1. T. VII, p. 338.
2. T. VII, p. 523.

« Le 19, en me levant, et assis sur mon matelas, j'ai réussi à arrêter le pouls du poignet gauche, en prolongeant pendant 10 secondes l'inspiration; sur-le-champ, je répétai l'épreuve, et le pouls s'arrêta à la 15e seconde; la troisième fois, à la 35e seconde, le pouls résistait encore, lorsque je fus forcé de reprendre haleine. En faisant la même épreuve debout, je ne pus point arrêter le pouls; mais il est vrai que je ne pus prolonger l'inspiration que pendant 32 secondes. Cette épreuve ne paraît donc pas, au moins pour moi, susceptible d'une comparaison régulière.

« B. — *Compter le pouls dans une situation parfaitement verticale; si la différence est plus grande que dans la plaine, c'est une preuve que l'air des montagnes augmente l'irritabilité du cœur.*

« Le 18 juillet, dans l'après-midi, après avoir fait à terre, sur mon matelas, un petit sommeil, dans une situation horizontale, je comptais dans cette même situation, 83 pulsations par minute. Je me levai alors, et étant debout, j'en comptai 88; mais soupçonnant que l'effort que j'avais fait en me levant de terre, pouvait avoir contribué à cette accélération, je me reposai pendant quelques instants, et alors je ne comptai plus que 82 pulsations.

« C. — *Déterminer par comparaison si l'inspiration peut être aussi longtemps prolongée sur la montagne, que dans la plaine.*

« J'ai rapporté dans le § 2104 les essais que j'avais faits sur la montagne. J'oubliai ensuite de les répéter dans la plaine à mon retour, et dès lors mon tempérament a été si fort altéré par les fatigues et les maladies, que les épreuves comparatives que je pourrais faire, ne donneraient aucune induction sur laquelle on pût compter.

« D. — *Déterminer, s'il est possible, comparativement, la proportion des urines à la boisson.*

« Nous manquions des facilités nécessaires pour faire cette comparaison.

« E. — *Vérifier surtout si les effets de l'air raréfié se manifestent tout d'un coup ou graduellement.*

« Il nous a paru que les effets généraux ont été à peu près les mêmes pendant toute la durée de notre séjour. En arrivant, nous nous trouvâmes tous plus essoufflés que nous ne l'aurions été, après avoir fait dans la dernière matinée une montée égale à celle-là sur une montagne moins élevée. Les jours suivants, bien loin que l'incommodité allât croissant, nos compagnons, de même que mon fils et moi, nous croyions nous être accoutumés à cet air : cependant lorsque nous y faisions attention, et surtout lorsque nous faisions des essais dans ce but, nous trouvions que si l'on courait, si l'on se tenait dans une attitude gênée, et principalement dans une situation où la poitrine fût comprimée, on était beaucoup plus étouffé que dans la plaine, et cela dans une progression croissante; en sorte que, de moment en moment, il devenait plus difficile et même enfin impossible de soutenir ces efforts.

« F. — Comme nos observations nous obligeaient à nous tenir en plein air pendant presque tout le jour, j'avais recommandé à mon fils et à mon domestique d'avoir toujours, comme je le faisais moi-même, un crêpe sur le visage. Mon domestique crut pouvoir s'en passer, mais il lui survint une enflure de toute la face, et en particulier des lèvres, qui le rendait hideux, et qui fut même accompagnée de gerçures très-douloureuses. Cela fit penser à mon fils que peut-être l'action du soleil produisait-elle un dégagement d'air qui occasionnait cette enflure.

« Pour voir si cet air se manifesterait au dehors, il fit tenir à ce même jeune homme les mains dans l'eau au soleil; elles se couvrirent aussitôt de petites bulles; on les essuya, puis on les replongea dans l'eau, il reparut encore des bulles; on les fit essuyer une seconde fois, et on les replongea pour la troisième fois; mais alors on ne put plus apercevoir aucune bulle. Nous conclûmes de là que les bulles que nous avions vues d'abord n'étaient que de l'air adhérent à la surface de la peau.

« G. — Il nous parut qu'en général nous avions le genre nerveux plus irritable, que nous étions plus sujets à l'impatience, et même à des mouvements de colère; la faim paraissait plus inquiétante et plus impérieuse; mais aussi nous étions plus faciles à rassasier, et mes digestions paraissaient se faire plus promptement que dans la plaine. D'ailleurs, il nous semblait, à mon fils et à moi, que dans nos travaux et nos observations relatives à la physique, nous avions l'esprit sensiblement plus libre, plus actif et moins facile à fatiguer; je dirai même plus inventif que dans la plaine, et je souhaiterais que nos lecteurs en trouvassent la preuve dans l'exposé de nos occupations pendant ces 17 jours.

Si nous voulons maintenant récapituler ce que l'expérience déjà acquise permit à de Saussure de dire sur le mal de montagne, nous y constatons les vérités principales qui suivent :

1° Tous les voyageurs, sans exception, y sont plus ou moins sujets ; mais il commence pour chacun d'eux à des hauteurs variées, avec ces deux particularités très-dignes de remarque, que dans des ascensions successives, chaque individu commence à souffrir à peu près tout d'un coup, à un niveau toujours identique, et que presque personne n'est préservé au-delà d'une hauteur qu'on peut placer dans les environs de 3700 mètres.

2° Le caractère dominant de ces souffrances, c'est la résolution musculaire avec l'illusion du rétablissement des forces par le repos; la tendance invincible au sommeil ; le vertige; la syncope; le vomissement; le dégoût pour l'aliment et les boissons alcooliques; la prostration des forces morales avec un abattement extrême de la volonté.

3° La circulation est accélérée, ordinairement sans irrégularité.

4° La respiration est irrégulière, anxieuse, entrecoupée par des pauses involontaires.

5° La chaleur animale ne fut pas appréciée sur le Mont-Blanc, au milieu des symptômes du mal de montagne. Mais au col du Géant, à 3436 mètres d'altitude, en l'absence de tout phénomène morbide, le thermomètre placé sous la langue, la bouche étant fermée, donna la température normale.

6° Le retour à la santé est immédiat au moyen de la descente.

7° L'opinion de de Saussure sur la cause de ces symptômes, c'est que la raréfaction de l'air en doit être considérée comme l'occasion; mais il ne s'explique que fort vaguement sur les raisons de cette action.

Avant d'aller plus loin dans cet examen du développement de nos connaissances sur le mal de montagne, je vois un très-grand intérêt à comparer entre eux les voyages de de Saussure et de ses prédécesseurs en

Amérique. Ce parallèle, en effet, nous fournira l'occasion d'établir ce qui doit être considéré comme essentiellement immuable et constant dans les effets des ascensions à de grandes hauteurs, et de distinguer les différences que les latitudes peuvent leur imprimer. Nous y voyons d'abord que les souffrances qui en sont la conséquence la plus naturelle ont paru présenter les caractères d'une parfaite analogie dans l'Ancien et dans le Nouveau Monde. Mais, tandis que la rigueur du climat a contribué à les rendre extrêmement sensibles, insupportables même à la hauteur du sommet du Mont Blanc, La Condamine et Bouguer ont pu vivre trois semaines et faire leurs observations au Pic du Corazon, à une altitude de 4736 mètres, et s'élever sur le Cotopaxi à l'altitude de 4813 mètres. Les voyageurs qui se transportèrent à ces hauteurs américaines, et qui réussirent à y prolonger leur séjour, ne furent pas exempts de souffrances, certainement; ils nous disent même qu'ils reconnurent l'opportunité de placer leur poste d'observation à des altitudes moins considérables; mais il est bien certain qu'ils n'éprouvèrent pas le degré d'angoisses et l'annihilation de facultés, que de Saussure et ses compagnons de voyage ressentirent au sommet du Mont-Blanc.

Nous pouvons donc retirer déjà de cette première étude cet important enseignement : que les mêmes effets se font sentir en Europe et en Amérique, que très-probablement encore ils sont perceptibles, pour les mêmes sujets, à des hauteurs identiques dans les deux pays ; mais que leur intensité paraît être moins considérable en Amérique jusqu'à l'élévation de 4800 mètres, qui était le point observé le plus haut jusqu'au temps de de Saussure.

Nous ne tarderons pas à voir que la vie de l'homme a pu lutter contre des hauteurs beaucoup plus considérables, en Asie et en Amérique. La conformation des lieux et le maintien d'une température uniformément modérée y ont rendu possibles des tentatives qui apportèrent d'autres lumières à l'éclaircissement du sujet dont nous faisons l'étude dans ce livre. Cette nouvelle phase de notre examen nous conduit au début de ce siècle, où nous trouvons inscrits en première ligne deux noms célèbres, dont les sciences s'honorent à si juste titre : Humboldt, qui doit remplir nos cœurs de sympathie au souvenir de sa grande admiration pour la France, et M. Boussingault, à qui la Providence réservait, dans sa longue carrière, le double honneur d'être aussi légitimement vénéré dans une vieillesse encore fructueuse, qu'il fut sympathiquement applaudi dans une jeunesse prématurément utile.

ARTICLE V. — DE HUMBOLDT ET BONPLAND.

Qui dit Humboldt a nommé Bonpland. Ces deux hommes, à destinées si diverses, se complètent à ce point, qu'ils fussent peut-être restés sans grand renom dans l'histoire des sciences, si le sort ne les eût rassemblés. Humboldt, homme aimable, insinuant et doux, nature ouverte et expansive, intelligence à beaucoup d'égards supérieure, était avant tout homme d'observation et possédait au suprême degré ce don précieux qui consiste à écouter tous les hommes avec bienveillance, à discerner leur valeur individuelle et à s'assimiler ce qu'il découvrait d'utile dans le butin de leurs connaissances acquises. Il avait 29 ans lorsqu'il rencontra Bonpland, en 1798, dans les salons du docteur Corvisart. Il comprit bien vite que son nouvel ami, de quatre ans plus jeune que lui, possédait tout ce dont il était lui-même privé : des connaissances profondes en histoire naturelle, une grande réserve dans le maintien, une certaine timidité méditative qui, en même temps qu'elle nuit à l'avancement personnel, est des plus profitables à celui qui s'y associe avec les prérogatives de poser au premier plan.

Je ne veux pas dire, Dieu m'en préserve! que Humboldt prévît ces avantages au détriment de celui qu'il destinait à être son collaborateur; car il était d'une nature bonne et bienveillante..... mais il dut comprendre certainement qu'il trouverait, dans ce concours, des conditions utiles à ses intérêts futurs.

Après bien des traverses et des déceptions qui précédèrent leur départ, ils se décidèrent à débuter par l'Espagne où ils eurent l'heureuse fortune de plaire au ministre Don Luis de Urquija et de s'attirer les bonnes grâces de Charles IV. Ils en obtinrent des recommandations pressantes, presque des ordres d'appui, pour tous les employés de l'administration supérieure des provinces d'outre-mer. Ce ne fut pas seulement une chance fortunée pour les voyageurs, mais une sorte de prodige opéré en leur faveur, à une époque où l'accès des possessions espagnoles, leur étude et la proclamation publique de ce qu'elles offraient d'intérêt, étaient, pour ainsi dire, une chose absolument impossible à des étrangers.

Ils s'embarquèrent à la Corougne, le 5 juin 1799, sur la frégate *Pizarro*.

Après avoir vu Ténériffe, Cuba et les régions basses de l'Orénoque, nos célèbres voyageurs débarquèrent à Carthagène, remontèrent le Magdalena, séjournèrent à Bogota, traversèrent la Cordillère du Quindiù et arrivèrent à Quito, le 6 janvier 1802. Nous n'avons pas à les suivre plus loin, pour le moment, dans l'histoire de leur voyage, mais à constater et à décrire leurs ascensions, restées célèbres, sur les grandes élévations de cette partie de la Cordillère.

Nous avons dejà dit le développement général de la chaîne des Andes. Nous rappellerons ici seulement que, par sa séparation, vers Loxa, en deux rameaux d'une élévation gigantesque, elle a contribué à former la vallée longitudinale de Quito. L'excavation qui résulte de l'écartement de ces deux branches, diversement accidentée suivant les localités où on la considère, s'étend sur plusieurs points en petits plateaux qui n'ont pas eux-mêmes une base bien éloignée de 2600 mètres pour les points les plus abaissés. Ce sont les lieux justement vantés qui furent la résidence de prédilection des anciennes familles péruviennes; c'est là que les descendants de la conquête soutiennent encore un reste bien amorti des antiques splendeurs de la célèbre Quito, qui fut une des villes les plus renommées du grand empire des Incas. Ainsi que nous avons eu déjà l'occasion de le dire, cette capitale est merveilleusement située comme point de départ d'ascensions sur les hautes montagnes. Le Pichincha est lui-même le sol sur lequel elle est bâtie; le Cotopaxi, l'Antisana, le Chimborazo n'en sont que très-peu distants. Et d'ailleurs les dimensions de la vallée, très-restreintes en largeur, tiennent constamment l'esprit obsédé par le sentiment des grandes masses qui s'élèvent de toutes parts et dominent l'horizon dans des proportions gigantesques. Il n'est donc point surprenant que cette contrée excitât les jeunes et vivaces aspirations de Humboldt et de Bonpland, en 1802, de même qu'elle avait précédemment fixé les prédilections de La Condamine, Bouguer et Godin.

Ces voyageurs associés tentèrent leur première ascension du Pichincha par une belle journée du mois d'avril. Elle n'offre à notre étude que la particularité curieuse qui la fit avorter à la hauteur de 4592 mètres. « Une circonstance fortuite, dit Humboldt, détermina mes compagnons à presser le retour. J'étais resté assez longtemps sur la croupe du Tablahuma, pour renouveler d'une manière plus complétement satisfaisante l'expérience de l'ébullition de l'eau. La fatigue que j'éprouvais à la suite d'une marche de dix heures par des chemins escarpés, le froid et l'épaisse vapeur du charbon que j'avais respirée, le brasier sur lequel je m'étais penché imprudemment afin de mieux observer, et dont les flammes débordaient, comme cela arrive d'ordinaire sur les hauteurs où la pression de l'air n'est plus que de 15 à 16 pouces (406 à 433^{mm}.) m'avaient causé un moment de faiblesse et de vertige. Même en faisant beaucoup d'efforts, et à des hauteurs beaucoup plus considérables, je n'avais jamais éprouvé auparavant et je n'ai jamais éprouvé depuis rien qui ressemblât à ce que je sentis alors. La vapeur du charbon y était pour beaucoup plus sans doute que la hauteur relativement insignifiante de 4592 mètres. Mes compagnons, qui étaient sur le versant oriental, s'aperçurent bientôt de cet accident, et vinrent en hâte me relever et me ranimer avec un peu de vin. Nous redescendîmes lentement à travers la vallée de Yuyucha, et nos regards furent charmés par l'aspect du volcan de Cotopaxi que la lune illuminait splendidement. De toutes les montagnes neigeuses, c'est celle à laquelle il arrive le plus souvent d'être complétement libre de nuages; peut-être la cause en est-elle dans la perfection de sa forme conique et dans l'absence de toute aspérité. Nous rejoignîmes nos mulets sans nouvel encombre, et, à sept heures du soir, nous étions de retour à Quito. »

De Humboldt renouvela la tentative avec plus de succès, le 26 mai 1802, en l'absence de Bonpland, qui était allé à la solitude de Chillo préparer un squelette de lama. Parti avant six heures du matin, il arriva aux bords du cratère du Rucu-Pichincha deux heures avant le coucher du soleil. C'est une altitude de 4850 mètres.

« Le 27 mai, dit Humboldt, le lendemain par conséquent de notre ascension, on ressentit vers le soir à Quito des ébranlements souterrains très-violents. La nouvelle que le volcan s'était rallumé avait causé aux habitants une inquiétude mêlée d'irritation. Le bruit se répandait que des étrangers hérétiques (los hereges) avaient jeté certaines poudres dans le gouffre, et qu'à cette cause devaient être attribués les derniers tremblements de terre. Nos compagnons étaient arrivés de la maison de campagne de Chillo. Le 28 donc, à quatre heures et demie du matin, je me retrouvais de nouveau sur la route du Rucu-Pichincha avec Bonpland, le savant José Caldas, élève du grand botaniste Mutis, et Carlos Montufar, plus jeune et si digne d'être aimé, qui, fait prisonnier quelques années plus tard par le général Murillo, ainsi que José Caldas, devait être comme lui passé par les armes. Nous suivîmes le même chemin que lors de notre première ascension. De l'espèce de chaussée qui sépare la montagne de Tuiles et le Tablahuma, et sur laquelle j'avais déterminé le point d'ébullition de l'eau, nous redescendîmes dans la plaine de pierre ponce de la Cienega. Bonpland, qui recueillait notre beau Sida pichinchensis jusqu'à une hauteur de 4590 mètres et qui, pour chercher les racines de la plante cotonneuse appelée Culcitium rufescens, dut atteindre la limite inférieure des neiges éternelles, tomba deux fois en défaillance, moins certainement à cause de l'insuffisance de la pression atmosphérique que par suite des efforts musculaires qu'il avait faits. Jamais, à la hauteur où nous nous trouvions, nous n'avons saigné ni des gencives, ni des yeux. »

Telles furent les trois ascensions que de Humboldt et Bonpland exécutèrent sur le Pichincha. Leur intérêt, déjà très-grand, fut bientôt dépassé par la tentative qu'ils firent pour arriver à la cime du Chimborazo, le 23 juin 1802. Nous omettrons donc ici toute réflexion sur l'importance des trois premiers voyages, afin de grouper, plus tard, avec plus de méthode et de présenter plus clairement au lecteur le jugement qu'ils inspirent tous dans leur ensemble. Nos intrépides voyageurs, en s'élevant sur le Chimborazo avec l'intention d'atteindre son sommet, allaient se livrer à des hasards tout à fait inconnus. Je ne veux pas dire qu'ils n'avaient pas été précédés déjà dans cette tentative périlleuse, mais que leur intention de dépasser les résultats antérieurs les obligeait à suivre des chemins non encore explorés. Après avoir vaincu sans difficultés sérieuses les premières pentes de la montagne, ils arrivèrent à la ligne inférieure des neiges et ne tardèrent pas à la dépasser. Bientôt le chemin qu'ils suivaient au milieu de précipices effrayants, se rétrécit et n'offrit plus à leurs pas chancelants qu'une largeur de huit ou dix pouces. A gauche, la pente inclinée de 30 degrés et couverte de neige durcie par la gelée, est unie comme un miroir; à droite, le regard ne peut plonger sans effroi dans un abîme de 800 à 1000 pieds de profondeur, d'où s'élèvent perpendiculairement des rochers dépourvus de neiges. Les voyageurs sont cependant obligés de marcher penchés de ce côté; car le danger paraît plus redoutable encore à gauche, parce qu'il n'y a pas même la ressource de se tenir avec les mains aux aspérités du rocher. Ajoutez au tableau de cette effrayante situation, que la tête pouvait tourner tout à coup et le muscle refuser son office habituel; car le mal de montagne est inévitable, à ce niveau, avec son cortége de vertiges et de défaillances. On en pourra juger par la peinture saisissante que de Humboldt lui-même nous en a faite dans la relation de ce voyage célèbre:

« Après une heure passée à gravir avec précaution la même arête de rocher, la pente devint moins rapide, mais hélas! le brouillard demeura toujours aussi épais. Peu à peu nous commençâmes à éprouver tous un vif malaise; le mal de cœur, accompagné d'une sorte de vertige, nous faisait souffrir beaucoup plus que la difficulté de respirer. Un métis du village de San Juan, paysan pauvre et robuste, qui avait voulu nous suivre jusqu'au bout par pur dévouement et sans aucune vue d'intérêt, était plus mal à l'aise encore que nous. Nous saignions tous des gencives et des lèvres; tous aussi nous avions la *tunica conjunctiva* des yeux injectée de sang. Ces symptômes d'extravasion et de suintement ne pouvaient d'ailleurs nous inquiéter beaucoup, puisque nous les avions déjà éprouvés plusieurs fois. En Europe, M. Zumstein avait commencé à saigner sur le Monte-Rosa, à une hauteur beaucoup moins considérable. Les Espagnols, lors de la conquête de l'Amérique équinoxiale, ne dépassèrent pas la limite des neiges éternelles, et ne s'élevèrent pas, par conséquent, beaucoup au delà du Mont-Blanc; cependant Acosta, dans son *Historia natural de las Indias*, espèce de description physique de la terre qui, pour le seizième siècle, peut être considérée comme un chef-d'œuvre, parle en détail des crampes d'estomac et d'autres douleurs qu'il signale comme les symptômes du mal de montagne, analogue au mal de mer. Sans saigner, j'ai senti une fois, dans mon expédition au Pichincha, sur un mur de rocher qui domine la crevasse de Verde-Cruchu, un si violent mal d'estomac, accompagné de vertige, que mes compagnons, dont je m'étais séparé, pour me livrer, dans un emplacement favorable, à des expériences électrométriques, me retrouvèrent étendu sans connaissance. L'élévation cependant était peu considérable et inférieure à 4600 mètres; mais sur l'Antisana, à la hauteur de 5530 mètres, notre jeune compagnon Carlos Mantufar saigna abondamment des lèvres.

« Tous ces accidents diffèrent beaucoup suivant l'âge, la constitution, la délicatesse ou la dureté de la peau, et suivant la dépense de force musculaire que l'on a pu faire auparavant. Ils fournissent cependant aux voyageurs un moyen de mesurer, chacun de son côté, la rareté de l'air et la hauteur à laquelle on est parvenu. D'après les observations que j'ai faites dans les Cordillères, les symptômes commencent à se manifester sur les hommes blancs au moment où le baromètre marque 15 pouces 10 lignes à 14 pouces. On sait que les indications des hauteurs auxquelles les aéronautes prétendent s'être élevés méritent généralement peu de confiance; si un observateur dont on ne peut mettre en doute l'exactitude et la bonne foi, M. Gay-Lussac, atteignit sans saigner, le 16 septembre 1804, l'immense hauteur de 7000 mètres, c'est-à-dire un point intermédiaire entre la cime du Chimborazo et celle de l'Aconcagua, cela peut tenir à l'absence de tout mouvement musculaire. D'après l'état actuel de l'eudiométrie, il paraît que l'air n'est pas moins riche en oxygène dans les hautes régions que dans les régions inférieures; mais, comme au milieu de ces couches raréfiées, où la pression atmosphérique est réduite à la moitié de celle qui pèse ordinairement sur nous dans les plaines, une moindre quantité d'oxygène est absorbée par le sang à chaque aspiration, on conçoit qu'il en résulte un sentiment général de faiblesse. Pourquoi cette asthénie et l'espèce de vertige qui l'accompagne produisent-elles surtout l'envie de vomir? Ce n'est point ici le lieu de traiter cette question, non plus que de montrer que le suintement du sang qui s'échappe des lèvres, des gencives et des yeux, et que tout le monde d'ailleurs n'éprouve pas, ne peut s'expliquer d'une manière satisfaisante par la diminution d'une pression mécanique pesant sur le système vasculaire. Il serait probablement plus conforme à la vérité d'expliquer ce phénomène parce que l'insuffisance de la pression atmosphérique peut ajouter, dans les hautes régions, à la fatigue de la marche, puisque, d'après la remarquable découverte de deux naturalistes distingués, Guillaume et Edouard Weber, la jambe, lorsquelle est suspendue en l'air, n'est supportée et soutenue que par la pression atmosphérique. »

De Humboldt et Bonpland se trouvaient alors à l'altitude de 5878 mètres. Ce fut là que des obstacles nouveaux leur coupèrent la route, et les obligèrent à prendre le parti de retourner sur leurs pas. La cime tant enviée ne put donc être atteinte. Nos célèbres voyageurs se consolèrent de ce mécompte en pensant que Bouguer et La Condamine ne purent point parvenir à la hauteur qu'eux-mêmes venaient de gravir; car ces académiciens illustres s'arrêtèrent à 14400 pieds (4665 m.) sur le Chimborazo. Au Corazon, ils virent, il est vrai, le baromètre à 15 pouces 10 lignes (428^{mm}); ils purent même s'écrier que « personne ne l'avait jamais observé si bas dans l'air libre. » Mais de Humboldt et Bonpland eurent la consolation d'écrire, à leur tour, que « sur la partie du Chimborazo où ils furent arrêtés, la pression de l'air était plus faible encore de près de 2 pouces (54^{mm}) » (p. 171. *Géologie et Physique générale.*) De sorte que dans ce singulier steeple-chase vertical dont les hauteurs de l'air sont le but, Bouguer et La Condamine puisèrent leur satisfaction dans la pensée d'être montés plus haut que personne avant eux; Humboldt et Bonpland sont heureux aujourd'hui d'avoir dépassé ces deux illustres devanciers, et nous verrons bientôt M. Boussingault témoigner sa vive joie en proclamant à son tour les fortunés quelques mètres dont ses prédécesseurs auront été par lui distancés. Et quand, après tant d'efforts, tour à tour triomphants et vaincus, nous viendrons chercher le bilan de bénéfices dont la science médicale se sera enrichie, nous y trouverons uniquement la constatation des souffrances dont de Saussure nous avait donné le détail. Mais en exprimant à ce point de vue un regret égoïste, je suis loin de prétendre qu'à d'autres égards, tant de peines aient été perdues. Les expériences de de Saussure au col du Géant; les travaux au poste du Pichincha par Bouguer et La Condamine; la détermination des hauteurs dans leurs effets sur la vie végétale, dont Bonpland et de Humboldt ont enrichi nos connaissances; les calculs sur la décroissance de la température par l'ascension, et autres constatations importantes dont la météorologie est redevable au zèle infatigable de M. Boussingault; ce sont là des conquêtes dont la science doit être d'autant plus reconnaissante qu'elles furent faites dans des conditions dont la souffrance n'est presque jamais exclue. Elles ne détruisent, du reste, en rien la justesse de mes affirmations antérieures; car, en général, elles ne furent pas dues à des travaux effectués au delà de 5000 mètres, si tant est que quelques-uns y soient arrivés.

Mais nous venons de troubler l'ordre logique de notre récit en parlant déjà de résultats obtenus par M. Boussingault, avant d'avoir rien dit des voyages de ce contemporain illustre. Le moment va venir de redresser cette irrégularité de rédaction; mais, auparavant, examinons avec réflexion ce que Humboldt et Bonpland nous ont dit de leurs souffrances, afin d'en enrichir notre étude sur le mal de montagne.

Dans leur première ascension au Pichincha, effectuée au mois d'avril, ils ne parvinrent qu'à l'altitude de 4592 mètres, c'est-à-dire, environ 250 mètres plus bas que la ligne des neiges permanentes. Quelle que fût leur habitude déjà acquise de ces sortes d'expéditions et malgré la modération relative de cette hauteur, de Humboldt y éprouva des vertiges graves et une syncope avec perte complète de connaissance. La proximité d'un réchaud de charbon brûlant à l'air libre inspira au voyageur la pensée, évidemment illusoire, que l'acide carbonique de ce foyer figura pour la plus grande part dans les causes de cet accident. Il n'en fut rien certainement, et il ne saurait être douteux que la syncope dont il fut alors atteint, renferme pour nous cet enseignement précieux : que l'homme le mieux habitué aux influences des grandes altitudes peut tout à coup y puiser l'occasion d'un accident des plus sérieux, à des hauteurs où il jouissait d'ordinaire d'une préservation absolue. Son retour immédiat à la santé, sans la moindre suite fâcheuse, caractérise du reste nettement la

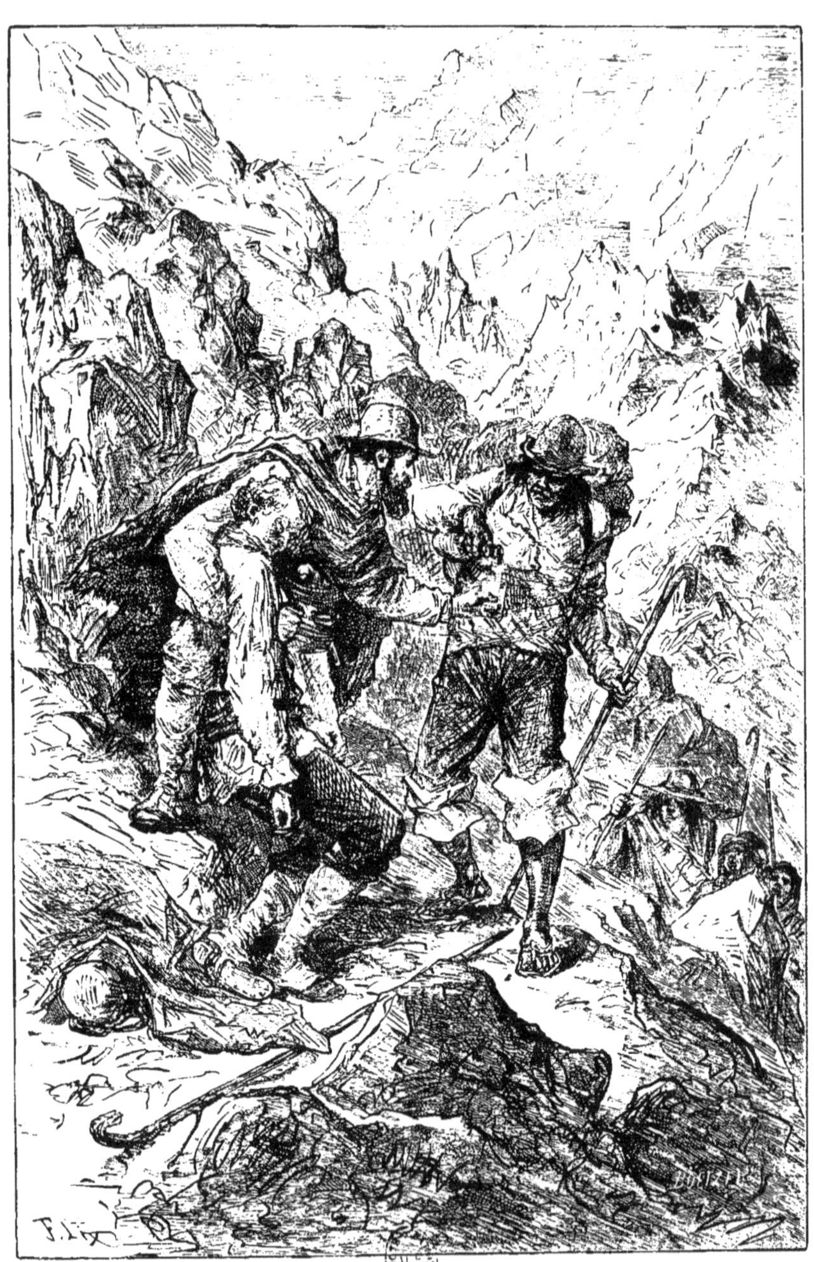

HUMBOLDT TOMBE EN SYNCOPE, SUR LE PICHINCHA, A 4592 MÈTRES D'ALTITUDE

« Mes compagnons.... vinrent en hâte me relever
« et me ranimer avec un peu de vin. »

(*Relation de Humboldt.*)

nature de cette souffrance, en en excluant toute idée de phénomène congestif des centres nerveux. C'est bien une syncope des moins contestables.

Au troisième voyage du 27 mai, Bonpland éprouva deux accidents analogues, à 4590 mètres de hauteur. Je ne puis du reste m'empêcher de faire remarquer l'incohérence des paroles par lesquelles de Humboldt nous annonce cet événement, en disant qu'il doit être attribué « moins à l'insuffisance atmosphérique qu'aux efforts musculaires. » Qui ne voit que le travail des muscles n'aurait pu causer ce résultat au niveau de la mer et que la défaillance par conséquent puisa sa raison d'être dans la diminution des densité de l'air ambiant?

Il est donc évident que les deux voyageurs, dans ces deux occasions, témoignèrent de leur impuissance musculaire dans une atmosphère fortement raréfiée et qu'ils eurent des accidents sérieux se caractérisant par des phénomènes de lipothymie d'apparence alarmante.

Leur ascension au Chimborazo présente pour nous un intérêt beaucoup plus considérable. Le premier fait digne de nous frapper, c'est que le plus malade, parmi les gens qui les accompagnèrent, ce fut un paysan habitué aux altitudes, homme robuste, qui s'était joint au cortége par pure fantaisie pour le voyage. Nous puisons donc là, pour la seconde fois, cette leçon : que la coutume d'un haut séjour n'est pas un préservatif absolu des accidents auxquels on est exposé dans les localités très-élevées.

Voici maintenant un autre phénomène que ce voyage célèbre mit très-clairement en évidence : *Nous saignions tous des gencives et des lèvres*, a dit de Humboldt. Nous aurons à donner bientôt l'attention la plus sérieuse à la discussion de cet accident. Il avait déjà été observé auparavant par Zumstein en Suisse. D'autres voyageurs en ont également rendu compte, et nous savons que Montufar saigna abondamment des lèvres sur l'Antisana, à 5530 mètres; mais il est très-certain que ce suintement sanguin est fort inconstant dans le mal de montagne. Aussi avons-nous le droit d'être très-surpris que, dans le voyage au Chimborazo, *tous* les voyageurs aient fourni l'occasion de l'observer.

Nous donnerons bientôt notre attention à cette hémorragie, lorsque nous aurons développé les arguments susceptibles de nous en rendre l'interprétation plus facile. En attendant, il est juste de dire que de Humboldt s'en montra préoccupé. Mais l'explication qu'il en donna est des plus confuses. On ne lui voit d'autre clarté que celle de présenter l'accident comme inséparable du fonctionnement musculaire par la marche. Quoiqu'il n'énonce cette pensée que comme étant la constatation d'un fait, sans en donner la raison, je pense que de Humboldt est entré dans la voie de la vérité et j'espère en fournir bientôt la démonstration convaincante.

Le séjour de Humboldt et Bonpland dans les Amériques se prolongea par leur voyage au Mexique. Les y suivre et analyser les travaux qui en ont été la conséquence serait pour moi certainement une occupation pleine d'attraits. Mais je ne pourrais m'y livrer sans dépasser les limites que mon livre s'est imposées. Mon devoir est de ne pas m'écarter des questions qui intéressent la santé de l'homme d'une manière plus ou moins directe. Le chapitre que nous développons en ce moment ne nous autoriserait même pas à porter nos regards au delà de l'intérêt exclusif qui se lie aux hautes ascensions de montagnes et aux accidents aigus qu'elles provoquent. Mais le lecteur me permettra d'y faire une digression de courte durée pour dire ce que de Humboldt a pensé des effets définitifs d'altitudes plus modestes sur la vie et les destinées de leurs habitants. Son opinion, si on s'en rapportait à la lecture de son livre sur la Nouvelle-Espagne, devrait nous apparaître sous les aspects du plus consolant optimisme. En s'abandonnant à l'impression qu'on en retire, on reste inévitablement convaincu que les altitudes habitées de l'Amérique, du Mexique surtout, ne promettent que prospérités aux races humaines qui les habitent.

C'est ainsi que les jugements des hommes sur les choses qui les entourent ne sont bien souvent que le résultat du prisme où elles ont passé et du coloris que leur donne l'état d'esprit de celui qui les considère. De Humboldt avait une intelligence pénétrante, sans doute, et un sens droit incontestable. Mais il voyageait et cherchait à s'instruire rapidement. Il interrogeait donc beaucoup, écoutait avec discernement; mais il ne pouvait pas toujours aller aux preuves, le temps et les occasions lui manquant.

Il s'était d'ailleurs fait une habitude de ne chercher dans les hommes que ce qu'ils possédaient d'utile; c'est-à-dire, qu'il ne les envisageait guère que par leurs bons côtés, et qu'il avait une tendance naturelle à l'optimisme en toutes choses. Ses réelles qualités personnelles de toutes sortes lui créèrent d'ailleurs tant de sympathies, et il eut la chance heureuse d'être habituellement si bien traité, qu'il aurait regardé comme de l'ingratitude de ne pas louer ce qui l'entoura, fût-ce même les choses de la nature les moins dignes d'éloges. Ses jugements puisaient donc leur source dans des qualités généreuses. C'est un motif bien digne de leur servir d'excuse, dans les circonstances où ce savant vénérable s'est involontairement écarté de la vérité. Cela lui est arrivé assurément toutes les fois qu'il a parlé, avec l'air de la plus sincère conviction, du développement des forces de l'organisme, et de la propagation rapide des races qui peuplent les grandes hauteurs des Amériques. Il suffisait d'ouvrir les yeux, pour voir que ce jugement n'était pas conforme à la réalité; car, s'il n'est pas juste de préjuger, en faveur de l'avenir, ce que le passé avait été impuissant à assurer, on pouvait prédire, du temps du voyage de Humboldt, que ces contrées étaient appelées à se peupler avec une extrême lenteur. La population, en effet, n'était abondante nulle part, malgré les douceurs apparentes du climat et quoique les ressources les plus nécessaires à l'existence ne fissent défaut en aucun endroit habité. La réflexion pouvait même faire aisément justice de l'objection tirée des guerres de conquêtes et des vexations dont ces peuples avaient été victimes; car la race conquérante n'avait pas prospéré non plus, quoique jouissant des avantages du triomphe, et d'ailleurs, pourrions-nous dire, est-ce que les guerres dévastatrices détruisent aisément les habitants du sol conquis, lorsqu'ils sont par eux-mêmes essentiellement propagateurs? L'Hindoustan pourrait au besoin dissiper les doutes, à cet égard, ou du moins inspirer des opinions plus modérées. Mais n'anticipons pas sur les développements ultérieurs de ce livre, et reportons l'attention sur l'historique des grandes ascensions de montagnes, puisque c'est là l'objet de ce chapitre. L'optimisme que nous venons de constater dans les opinions du célèbre voyageur allemand est un moyen de transition des plus naturels pour nous conduire à parler de M. Boussingault; car ce vénérable savant n'a pas été moins optimiste que son illustre devancier, ainsi que nous allons avoir l'occasion de nous en convaincre.

ARTICLE VI. — BOUSSINGAULT.

M. Boussingault était fort jeune encore lorsqu'il partit pour l'Amérique. Il possédait alors les plus belles qualités, mais aussi, les illusions de son âge : le zèle, l'enthousiasme, la confiance. La nature américaine et ses aspects grandioses le mirent dans le ravissement; la nouveauté des divers éléments qui la constituent excita à un haut degré ses désirs d'étude; les cris d'indépendance et de liberté que l'insurrection faisait alors résonner de toutes parts, trouvèrent de très-vifs échos dans son âme généreuse. Le prodigieux développement des Andes à étudier, les hautes régions de l'air à conquérir, des institutions libérales à fonder dans des pays qui n'avaient connu jusqu'alors qu'une servitude plusieurs fois séculaire; partout autour de lui, le mouvement merveilleux des scènes de la nature; les campagnes incessantes des héros du temps contre la Métropole; et dans son âme, le bouillonnement de ses aspirations personnelles.... comment M. Boussingault aurait-il pu se croire transporté dans le pays du repos et de l'apathie? Et quel étonnement pouvons-nous ressentir en lisant ces paroles que les illusions de sa plume nous ont léguées : « Quand on a vu le mouvement qui a lieu dans les villes comme

Bogota, Micuipampa, Potosi et d'autres encore, qui atteignent 2600 et 4000 mètres de hauteur; quand on a été témoin à Quito, dont le sol est élevé de 3000 mètres, de la force et de la prodigieuse agilité des toréadors; quand on a vu des femmes jeunes et délicates se livrer à la danse, pendant des nuits entières dans des localités presque aussi hautes que le Mont-Blanc, où le célèbre de Saussure trouvait à peine assez de force pour consulter ses instruments, et où ses vigoureux montagnards tombaient en défaillance en creusant un trou dans la neige; quand on se rappelle enfin qu'un combat célèbre, celui de Pichincha, s'est donné à une hauteur peu différente de celle du Mont-Rose, il faut bien reconnaître que l'homme peut s'accoutumer à respirer l'air raréfié des plus hautes montagnes [1]. »

La suite de ce livre démontrera que ces paroles dépeignent l'état d'esprit de leur auteur, mais nullement la réalité des choses. Ces convictions lui furent d'ailleurs d'autant plus naturelles qu'il eut personnellement fort peu à souffrir des influences de l'altitude. Il fut de ces natures privilégiées dont j'ai vu bien des exemples, sur lesquelles la dilatation de l'air n'exerce qu'un fort minime empire. Il était, au surplus, actif et fort enclin au mouvement. Or, c'est là la sauvegarde la plus sûre contre l'action débilitante des hautes régions, ainsi que nous aurons occasion de le voir dans la suite de ce livre.

Du reste, je n'ai pas à m'occuper ici de la généralité des travaux qui furent le résultat de ses fructueux voyages. Mes lecteurs savent que notre étude se renferme dans un cercle plus modeste, et que l'action des hauteurs sur la vie est notre unique sujet. C'est seulement à titre de voyageur hygiéniste que la personnalité éminemment respectable de M. Boussingault nous appartient. Il serait intéressant sans doute de le suivre partout, des rives du Magdalena à la vallée de Quito, sur le Cotopaxi, sur l'Antisana; mais son ascension sur le Chimborazo, rédigée à la prière de Humboldt, résume assez exactement ce qui nous intéresse, pour que nous puissions rester satisfaits en en donnant l'analyse.

Ce célèbre voyage se réalisa, le 16 décembre 1831. M. Boussingault se trouvait depuis quelque temps à Rio-Bamba, dont le séjour enchanteur captivait son âme sans cesse éprise des paysages grandioses de la Cordillère des Andes. Dans ce lieu fortuné d'étude et de repos, sa mémoire lui retraçait les nombreux travaux qu'il avait accomplis : la détermination de la hauteur du baromètre sous l'équateur, ses calculs pour fixer la position géographique des villes principales du Venezuela et de la Nouvelle-Grenade, ses nivellements faisant reconnaître les reliefs de la Cordillère, ses données précises sur les gisements d'or et de platine d'Antio-

1. Relation de M. Boussingault.

quia et du Choco. Il ressentait une joie légitime au souvenir de ces intéressantes et fructueuses études, non moins qu'à la pensée d'avoir successivement établi son laboratoire dans les cratères des volcans voisins de l'Équateur. En pensant à tous ces triomphes de son activité, il songeait à en couronner le puissant intérêt par la pénible ascension du Chimborazo.

Ce projet lui était surtout inspiré, disait-il, par le désir de constater la température moyenne d'un lieu très-élevé, bien au-dessus des neiges perpétuelles. On sait que cet illustre voyageur naturaliste a pensé qu'il suffit de creuser la terre de quelques centimètres au-dessous de sa surface, dans une localité quelconque, pour que le thermomètre s'y fixe précisément à un chiffre équivalant à la chaleur annuelle de cette localité. En nous avouant que tel fut le mobile de son voyage, M. Boussingault témoigne, en quelques paroles bien senties, de l'indignation que lui inspirent de semblables excursions, escortées des plus graves périls, lorsqu'elles ne sont pas entreprises dans l'intérêt de la science. Oserai-je dire, à mon tour, que ces expéditions ne compensent pas, en général, par les résultats, les dangers qu'elles font courir, et qu'on n'en retire guère, pour toute gloire, que les angoisses qu'on y éprouve et la satisfaction assez vaine de raconter qu'on y est allé ?

Je ne veux pas dire que des observations d'un attrait tout nouveau ne trouveraient pas naturellement l'occasion d'être faites dans les conditions météorologiques originales qui découlent du séjour des hautes régions de l'air. Mais, par malheur, la vie s'y altère au point que toute réflexion judicieuse y devient difficile, et l'on ne garde généralement, après le retour, que le souvenir confus des souffrances et de l'abattement dont on y fut pour un moment victime. Vous me direz que c'est déjà beaucoup d'avoir pu apprendre qu'il en est ainsi, et je reconnais qu'en effet la leçon, comprise de la sorte, peut être réellement profitable, mais que c'est le seul service qu'on ait retiré jusqu'ici de toute ascension qui a dépassé 5000 mètres. Nous aurons à rechercher si les obstacles qu'on y trouve pourraient être, jusqu'à un certain point, éludés ou détruits par des soins appropriés.

Quoi qu'il en soit, M. Boussingault, accompagné du colonel Hall, alla prendre gîte, le 14 décembre 1831, dans la métairie du Chimborazo, à 3800 mètres d'altitude. Le 15, à 7 heures du matin, ils se mirent en route guidés par un Indien de cet établissement. Mauvais conducteur, assurément ; car les hommes de cette race se refusent à dépasser la ligne des neiges et sont par conséquent très-ignorants des hauts sommets.

Ils montaient insensiblement. Les mulets dont ils se servaient encore étaient haletants et se refusaient à poursuivre. Ils se trouvaient à 4808 mètres, hauteur du Mont-Blanc. « Ils abandonnèrent leurs montures.

Il était midi, dit M. Boussingault, et à mesure que nous nous engagions au milieu de la neige, la difficulté de respirer se faisait de plus en plus sentir. Nous rétablissions aisément nos forces en nous arrêtant, sans toutefois nous asseoir, tous les huit ou dix pas. A hauteur égale, je crois avoir remarqué que l'on respire plus difficilement sur la neige que lorsque l'on se trouve sur un rocher. »

C'est là une particularité qui préoccupa beaucoup M. Boussingault. Nous le verrons bientôt y reporter son attention, et nous aurons à le suivre, à le combattre même dans l'interprétation qu'il en a donnée.

Nos voyageurs s'élevèrent encore. Mais peu à peu leur fatigue devint insupportable, car ils foulaient un sol incertain, couvert d'une neige spongieuse dans laquelle ils enfonçaient quelquefois jusqu'à la ceinture. Bientôt, ils durent se convaincre que tous les efforts deviendraient impuissants; car la neige meuble acquit peu à peu plus de 4 pieds de profondeur. Ils s'arrêtèrent donc et prirent du repos sur un bloc de trachyte, à l'altitude de 5115 mètres. 307 mètres seulement avaient été franchis à pied avec des fatigues inouïes. On descendit au point où l'on avait laissé les montures. A six heures du soir, on rentrait à la métairie.

Le lendemain, à 7 heures du matin, nos intrépides et résolus voyageurs prirent la route de l'Arenal, pour entamer le colosse par une autre face. Ils s'élevèrent, à dos de mulets, jusqu'à la hauteur de 4945 mètres. Là, le terrain devenant impraticable aux animaux, ces pauvres bêtes, désorientées cherchaient à faire comprendre que le labeur était au-dessus de leurs forces. « Leurs oreilles, ordinairement si droites et si attentives, étaient entièrement abattues et, pendant des haltes fréquentes qu'on faisait pour respirer, elles ne cessaient de regarder vers la plaine. »

Une fois à pied, les voyageurs gravirent une pente rapide. Tant qu'ils marchaient sur les rochers, ils n'éprouvaient pas de bien grandes difficultés. Ils reprenaient haleine tous les six ou huit pas, sans s'asseoir. Mais aussitôt qu'ils atteignaient une surface neigeuse, la respiration devenait plus pénible et ils se voyaient dans la nécessité de prendre du repos.

Ils montaient toujours. « Bientôt, dit M. Boussingault, nous eûmes atteint l'arête que nous devions suivre. Cette arête n'était pas telle que nous l'avions jugée dans le lointain; elle ne portait, à la vérité, que très-peu de neige, mais elle présentait des escarpements difficiles à escalader. Il fallut faire des efforts inouïs, et la gymnastique est pénible dans ces régions aériennes. Enfin, nous arrivâmes au pied d'un mur de trachyte, coupé à pic, qui avait plusieurs centaines de mètres de hauteur. Il y eut un moment visible de découragement dans l'expédition, quand le baromètre nous eut appris que nous étions seulement à 5680 mètres d'élévation. C'était peu pour nous, car ce n'était pas même la hauteur à laquelle nous étions parvenus sur le Cotopaxi. *D'ailleurs, M. de Humboldt avait dépassé ce point sur le Chimborazo, et nous voulions au moins atteindre la station à laquelle s'était arrêté ce savant voyageur.* Les explorateurs de montagne, lorsqu'ils sont découragés, sont toujours fort disposés à s'asseoir : c'est ce que nous fîmes à la station de la Peña-Colorada (Rocher-Rouge). C'était le premier repos assis que nous nous permettions. Nous avions tous une soif excessive ; aussi notre première occupation fut-elle de sucer des glaçons pour nous désaltérer. »

Voilà donc nos voyageurs parvenus à une hauteur fort respectable. Elle est certainement suffisante pour que M. Boussingault en fasse la base de l'expérience qui, de son aveu même, a été le but unique de son voyage. Mais, hélas ! Ce but est oublié. De Humboldt a dépassé, sur cette même montagne, le niveau où ils se trouvent actuellement arrêtés. C'est là l'infortune qui les désole. Coûte que coûte, il faut vaincre les obstacles, s'exposer aux plus graves périls, pour se donner la gloire de quelques mètres au-dessus de ses prédécesseurs. Un nuage épais se précipite sur eux, ajoutant à l'incertitude naturelle de la route les dangers d'une perspective ignorée. N'importe, on marchera... et l'on avance...

Lorsque les brouillards se furent dissipés, la situation put être appréciée avec plus de certitude.

« En regardant le rocher rouge, dit le narrateur, nous avions à notre droite un abîme épouvantable ; à gauche, vers l'Arenal, on distinguait une roche avancée qui ressemblait à un belvéder ; il était important d'y parvenir, afin de reconnaître s'il était possible de tourner le rocher rouge, et de voir en même temps s'il était permis de monter encore. L'accès de ce belvéder était scabreux ; j'y parvins cependant avec l'aide de mes deux compagnons. Je reconnus alors que si nous parvenions à gravir une pente de neige très-inclinée qui s'appuyait sur une face du rocher rouge, opposée au côté par lequel nous l'avions abordé, nous pourrions atteindre une élévation plus considérable. Pour se faire une idée assez nette de la topographie du Chimborazo, qu'on se figure un immense rocher soutenu de tous côtés par des arcs-boutants qui, de la plaine, semblent s'appuyer sur cet énorme bloc pour l'étayer.

« Avant d'entreprendre ce passage dangereux, j'ordonnai à mon nègre d'aller essayer la neige ; elle était d'une consistance convenable. Hall et le nègre réussirent à tourner le pied de la position que j'occupais, je me réunis à eux lorsqu'ils furent assez solidement établis pour me recevoir ; car, pour les rejoindre, il fallait descendre en glissant environ 25 pieds de glace. Au moment de nous remettre en route, une pierre se détacha du haut de la montagne et vint tout près du colonel Hall ; il chancela et fut renversé. Je le crus blessé, et je ne fus rassuré que lorsque je le vis se relever et examiner avec sa loupe l'échantillon de roche qui s'était si brutalement soumis à notre investigation ; ce malheureux trachyte était identique à celui sur lequel nous marchions.

« Nous marchions avec précaution ; à droite, nous pouvions nous appuyer sur le rocher ; à gauche, la pente était effrayante, et avant de nous engager plus avant, nous commençâmes par bien nous familiariser avec le précipice : c'est une précaution qu'il importe de ne point négliger dans les montagnes, toutes les fois que l'on doit passer un endroit dangereux. Saussure l'a dit depuis longtemps, mais on ne saurait trop le répéter, et dans mes courses aventureuses sur les sommets des Andes, je n'ai jamais perdu de vue ce sage précepte.

« Nous commencions déjà à ressentir plus que nous ne l'avions jamais éprouvé, l'effet de la raréfaction de l'air; nous étions forcés de nous arrêter tous les deux ou trois pas, et souvent même de nous coucher pendant quelques secondes. Une fois assis, nous nous remettions à l'instant même, notre souffrance n'avait lieu que pendant le mouvement. La neige présenta bientôt une circonstance qui rendit notre marche aussi lente que dangereuse; il n'y avait guère que trois ou quatre pouces de neige molle; au-dessous se trouvait une glace très-dure et glissante. Nous fûmes obligés de faire des entailles dans cette glace afin d'assurer nos pas. Le nègre allait en avant pour pratiquer les échelons; ce travail l'épuisait en un moment; en voulant passer devant pour le relever, je glissai, quand, heureusement pour moi, je fus retenu avec force par mes deux compagnons. Pendant un instant, nous courûmes tous trois un grand danger. Cet incident nous fit hésiter un moment; mais prenant un nouveau courage, nous résolûmes de poursuivre notre route. La neige devint plus favorable; nous fîmes un dernier effort, et à une heure trois quarts nous étions sur l'arête tant désirée. Là nous fûmes convaincus qu'il était impossible de faire plus; nous nous trouvions au pied d'un prisme de trachyte dont la base supérieure, recouverte d'une coupole de neige, forme le sommet du Chimborazo....

. . . .

« Nous étions à 6004 mètres de hauteur absolue; c'est, je crois, la plus grande élévation à laquelle les hommes se soient encore élevés sur les montagnes.... »

Décidément, le but réel du voyage est enfin dévoilé; « *Arriver plus haut que tous ceux qui les avaient précédés.* » Les derniers périls, depuis le mur de trachyte qui leur présenta un obstacle imprévu, lorsqu'ils étaient à 5680 mètres d'altitude, les fatigues inouïes qu'ils ont eues à surmonter pour franchir 324 mètres de plus, tout cela n'a pas eu d'autre mobile que le plaisir de pouvoir écrire la phrase citée plus haut : « *C'est, je crois, la plus grande élévation à laquelle les hommes se soient encore élevés sur les montagnes* » ; car, du but primitivement avoué du voyage, je ne lis que cette simple indication du narrateur « je cherchai, mais en vain, une caverne dans laquelle je pusse prendre la température moyenne de la station. A un pied sous la neige, le baromètre marquait 0° ; mais cette neige était en état de fusion, et l'instrument devait évidemment signaler la température de la glace fondante[1].

Le but qu'on s'était proposé d'atteindre dans ce voyage au prix de tant de fatigues, était donc manqué. Cependant le résultat s'en résume par l'expression manifeste d'une évidente satisfaction. Que conclure, sinon qu'on s'était uniquement mis en route pour dépasser le niveau que d'autres avaient eu déjà la gloire d'atteindre? Ce fut un combat d'émulation, dans lequel on pouvait entrevoir déjà l'ardeur future d'une longue vie entière-

1. Loc. cit.

ment vouée aux recherches scientifiques. Mais quel qu'ait été le mobile de l'ascension qui nous occupe, elle mérite d'être considérée comme un des plus curieux événements que l'histoire des voyages puisse enregistrer. La plume élégante de M. Boussingault y ajoute d'ailleurs tous les attraits d'une narration attachante, dans laquelle les perspectives artistiques du paysagiste et les échappées poétiques d'un brillant esprit s'associent aux considérations plus sérieuses de l'hygiéniste, du naturaliste et du philosophe. Nous y trouvons, pour notre part, des occasions réelles de nous instruire ; car les symptômes du mal de montagne s'y trouvent, si non toujours avec justesse, du moins longuement et clairement discutés. Achevons d'en acquérir la preuve en arrivant au dénoûment écrit par l'auteur lui-même.

. . . .

« Après quelques instants de repos, nous nous trouvâmes entièrement remis de nos fatigues ; aucun de nous n'éprouva les accidents qu'ont ressentis la plupart des personnes qui se sont élevées sur les hautes montagnes. Trois quarts d'heure après notre arrivée, mon pouls, comme celui du colonel Hall, battait 106 pulsations dans une minute : nous avions soif, nous étions évidemment sous une légère influence fébrile, mais cet état n'était nullement pénible. La gaieté de mon ami était expansive, il ne cessait de dire les choses les plus piquantes, tout occupé qu'il était à dessiner ce qu'il appelait *l'enfer de glace* qui nous environnait. L'intensité du son me parut atténuée d'une manière remarquable ; la voix de mes compagnons était tellement modifiée, que dans toute autre circonstance il m'eût été impossible de la reconnaître. Le peu de bruit que produisait le marteau avec lequel je frappais à coups redoublés sur la roche nous causait aussi beaucoup d'étonnement. La raréfaction de l'air produit généralement chez les personnes qui gravissent les hautes montagnes des effets très-marqués. Quant à nous, nous avions, il est vrai, éprouvé de la difficulté à respirer, une lassitude extrême pendant que nous marchions, mais les inconvénients cessèrent avec le mouvement ; une fois en repos, nous croyions être dans un état normal. Peut-être faut-il attribuer le peu d'effet que produisait sur nous la raréfaction de l'air à notre séjour prolongé dans les villes élevées des Andes. »

Il ressort évidemment des différents passages que nous venons de lire, que M. Boussingault et son compagnon de voyage possédaient une nature exceptionnellement privilégiée, au point de vue de la résistance à l'air raréfié des altitudes. Ils n'y conservaient pas seulement leurs forces physiques ; leurs aptitudes intellectuelles et morales paraissaient également s'y soutenir. Mais quelque digne d'attention que le fait soit en lui-même, les symptômes décrits par la généralité des autres voyageurs, les fatigues peu communes que M. Boussingault et le colonel éprouvèrent aussi sur le Chimborazo ne laissent pas de place au doute, relativement aux influences des hautes altitudes sur les hommes qui les gravissent. Le plus ou moins d'intensité des accidents est une question de tempérament ; mais l'action est constante et les effets, du moins en ce qu'ils ont d'essentiellement rudimentaire, peuvent jusqu'ici s'inscrire comme étant invariables. Il n'est pas permis de croire que M. Boussingault en ait compris la cause véritable. Il l'attribue néanmoins à la raréfaction de l'atmosphère et il croit tellement à l'intervention de cette diminution de densité gazeuse, que le surcroît de fatigue éprouvée sur un sol neigeux lui paraît être la conséquence d'une proportion moindre d'oxygène dans l'air ambiant. Je ne parle pas ici de la diminution naturelle de ce gaz par défaut de pression, mais de sa proportionnalité amoindrie par suite d'une augmentation fortuite de l'azote. M. Boussingault, en effet, a cru pouvoir affirmer que l'air contenu dans les interstices de la neige possède ce dernier gaz dans une proportion très-sensiblement accrue. Des analyses l'avaient déjà prouvé à de Saussure et à Sennebier ; les expériences n'ont pas été moins confirmatives du fait entre les mains si compétentes et si exercées de M. Boussingault. Ce physicien voyageur a cru pouvoir en conclure que les ardeurs solaires tombant sur la neige dilatent les gaz qui y sont contenus et les obligent à venir vicier les couches d'air les plus immédiates.

La première pensée qui vient à l'esprit est qu'à ce compte il y aurait dans ces parages des heures propices et des moments néfastes ; car, s'il y a une période de dégagement du gaz nuisible, c'est qu'il y a eu préalablement une période d'absorption. Et pour l'une autant que pour l'autre, le plus minime courant d'air suffirait à détruire tout effet appréciable. Je sais bien que M. Boussingault croit avoir observé, à l'appui de sa pensée, que le calme de l'atmosphère augmente les fatigues des voyageurs sur la neige. Mais, à l'encontre de son dire, nous aurons l'occasion de constater que les frères Schlagintweit parlent de l'influence du vent comme étant funeste dans le mal de montagne.

L'explication de M. Boussingault ne paraîtrait donc pas admissible, lors même que le fait de la présence de l'azote dans la neige serait incontestable. Mais l'attention que cet éminent chimiste lui a donnée prouve l'importance qu'il attribue à la diminution de densité de l'oxygène dans la production des phénomènes du mal de montagne. C'est à ce titre seulement que ses soupçons, confirmés ou non, lui font réellement honneur.

Mais empressons-nous de dire que M. Boussingault, avec une franchise qui l'honore, a détruit lui-même par des analyses nouvelles l'importance du fait sur lequel il avait d'abord basé sa croyance. On verra, si l'on veut bien porter les yeux sur la relation de son nouveau travail, que l'air renfermé dans la neige n'a eu que les fausses apparences d'une proportion plus forte de l'azote. C'est que l'on en a toujours fait l'analyse dans des flacons où la neige avait déjà fondu. Or l'eau, en dissolvant l'air atmosphérique, s'empare naturellement d'une proportion plus grande d'oxygène, qui est plus soluble et donne par cela même à l'air non dissous les apparences d'une plus grande richesse préalable en azote. Mais si l'on restitue l'oxygène que l'eau à dissous en excès, on rétablit la proportionnalité normale des gaz dont l'atmosphère est composée.

Nous revenons ainsi au fait lui-même, sans explication, de l'influence des neiges sur les phénomènes du mal de montagne. Il est assez intéressant pour mériter nos méditations et nous ne devons le perdre de vue quelques instants que pour poursuivre plus aisément le fil de notre examen historique. Mais ce que nous devons consigner ici, avant d'aller plus loin, c'est que, en somme, dans leur ensemble, les explorations de la Cordillère ont mis hors de doute l'influence de la latitude, c'est-à-dire de la chaleur ambiante, pour diminuer ou retarder la gravité des accidents dont de Saussure et ses compagnons avaient eu à souffrir dans leurs ascensions européennes. C'est là un fait d'une importance trop capitale pour qu'il fût permis de n'y pas porter l'attention d'une manière tout-à-fait exceptionnelle.

Je viens de rapporter les incidents principaux des premières ascensions de montagnes que leur importance propre, l'attrait de la nouveauté, le rang scientifique occupé par leurs auteurs ont, en quelque sorte, rendues classiques. Elles ont pour nous le mérite de mettre très-clairement en évidence l'action physiologique d'une diminution considérable de densité de l'atmosphère, et nous dispensent d'en chercher de nouvelles preuves dans les récits dont les voyages postérieurement nombreux ont été l'occasion. Il en est cependant quelques-uns encore qui, par le soin et le courage avec lesquels ils ont été exécutés, méritent de retenir notre attention d'une manière tout à fait spéciale. A ce nombre appartient tout d'abord par l'intérêt qu'elle inspire et par le rang de date, l'ascension faite au Mont-Blanc, en 1844, par Martins, Bravais et Lepileur. A une date moins éloignée, en 1857, M. Jules Lavarrière exécuta au cratère du Popocatepetl une exploration dont le caractère sérieusement scientifique mérite une mention distinguée dans ce livre[2]. Plus récemment encore, en août 1869, M. le professeur Lortet, de Lyon, a fait sur le Mont-Blanc un voyage dont

2. MM. J. Lavarrière et A. Sonntag, en leur qualité de membres de la « Commission scientifique de la vallée, » firent, en 1857, un voyage d'exploration au Popocatepetl. Ils en ont publié les détails séparément avec un soin digne d'éloges. La relation complète de M. Lavarrière se lit dans le *Bulletin de la Société mexicaine de géographie et de statistique*, où elle est inscrite en langue espagnole. Je trouve opportun de donner la traduction de quelques passages qui se rapportent à mon sujet. Mais leurs dimensions ne comportent pas la possibilité de leur insertion dans le texte même de mon livre. Je les renvoie à la note n° 6.

l'importance, à notre point de vue, est très-considérable, à cause du soin avec lequel certains phénomènes physiologiques ont été mis en évidence. Nous nous arrêterons à ces trois excursions avec une prédilection marquée. Mais avant d'en faire le sujet de nos méditations, la justice, non moins que nos besoins d'instruction, demande que nous fassions une étude attentive des travaux du même genre dont les montagnes du centre de l'Asie ont été le sujet.

ARTICLE VII. — VOYAGES SUR LES HAUTEURS DE L'ASIE CENTRALE.

Si l'on veut bien porter les yeux sur ce que nous avons dit déjà de ce pays dans notre étude géographique, on sera convaincu qu'il n'est nul besoin d'y entreprendre des ascensions montagneuses en dehors des routes battues, pour augmenter notre instruction au point de vue qui nous intéresse dans ce chapitre. Il suffit d'y suivre les itinéraires habituellement pratiqués par les besoins de communication à travers les passages élevés de ces prodigieuses montagnes. Il suffirait même, en certains points, de rendre visite à ceux de nos semblables qui ont eu le caprice incompréhensible de choisir pour résidence des altitudes dont nous aurons à nous occuper plus loin, sous le rapport de l'habitation permanente.

Les voyages de l'Himalaya et des chaînes qui l'avoisinent ont eu généralement ceci d'extrêmement digne de respect que la légèreté banale d'une curiosité sans but n'en a jamais été le principal mobile. Ils ont été inspirés par le désir de progrès en météorologie et dans les sciences géographiques. Le peuple anglais de l'Inde y a trouvé de bonne heure un sympathique attrait, par besoin d'abord de s'instruire sur tout ce que ses appétits d'extension pourraient ambitionner un jour, et, il faut le dire aussi, par le goût louable que possède cette race supérieure pour l'étude de la terre.

Le voyage que le capitaine Wood exécuta sur le plateau de Pamir, en 1836, présente un intérêt tout à fait hors ligne. Il avait pour but l'étude des sources de l'Oxus. D'après ce voyageur distingué, le grand Pamir s'étend du nord-ouest au sud-est, sur une longueur de 333 kilomètres, avec 166 de largeur. Sa plus grande hauteur est de 4750 mètres, près du lac Sir-i-Kol situé vers l'ouest de ces hautes plaines. Dans la direction du nord et de l'est, le plateau s'abaisse modérément, et il se termine au sud-est par une succession de steppes qui s'étendent jusqu'à l'Himalaya et le Tibet. Sa latitude moyenne est de 38°, sa longitude de 74° est du méridien de Greenwich.

Le capitaine Wood eut le courage de franchir ces lieux inhospitaliers, au mois de février, lorsque le plateau n'offrait à la vue qu'un immense linceul de neige, et au moment où la température était si basse qu'il fut impossible au voyageur d'en fixer le chiffre exact, parce que la colonne de mercure disparut tout entière dans la boule de l'instrument. Cet explorateur intrépide nous dit qu'il fut assailli par de grandes fatigues et que les naturels du pays, qui l'accompagnaient, témoignèrent d'un grand découragement, éprouvant plus que lui-même les symptômes qui caractérisent le mal de montagne. Mais, si l'on veut bien remarquer que la rigueur de la température devait nécessairement aggraver outre mesure la situation, on ne pourra manquer d'être surpris que le voyage ait pu se terminer sans quelque événement funeste. On est bien obligé de reconnaître que les conditions qui sont faites à l'Asie centrale sous ce rapport permettent d'affronter plus que partout ailleurs, à latitudes égales, les grandes élévations de montagnes. Nous en aurons bientôt de nouvelles preuves, au point de vue surtout de l'habitation permanente.

Le célèbre explorateur Moorcroft, bien connu par ses talents de naturaliste et de géographe, termina d'une manière tragique un long séjour dans les pays himalayens. Les circonstances malheureuses et la plupart ignorées qui précédèrent et accompagnèrent sa mort, influèrent aussi pour priver la science d'un grand nombre de documents qui auraient rendu ses explorations plus fructueuses. Nous savons néanmoins par les relations antérieures à cet événement déplorable que, dans son voyage au-dessous du Nitighat, à 5050 mètres d'élévation, et plus tard au col de Göt, il éprouva des symptômes sérieux : de l'anhélation, l'impossibilité de marcher, du sommeil, de grandes angoisses de poitrine.

D'après le capitaine Webb, qui éprouva les mêmes accidents sur les mêmes lieux, les chevaux et les yaks du pays ne sont pas à l'abri des troubles qui sévissent plus particulièrement sur les hommes.

Le capitaine Fraser ressentit des souffrances analogues sur le col de Bamsourou. Les frères Gérard, qui s'élevèrent jusqu'à la hauteur de 18 500 pieds anglais (6000 mètres), eurent des défaillances, des vomissements et une violente céphalalgie. Quelle que soit donc l'influence favorable du soulèvement asiatique pour retarder la gravité de ces sortes d'accidents, il est incontestable que personne n'a pu s'y soustraire d'une manière absolue. A la vérité, Victor Jacquemond, auquel je destine un long chapitre à propos de sa déplorable fin, parut être exempt des souffrances du mal de montagne. Mais il n'y eut peut-être dans cette préservation que de trompeuses apparences, pour donner lieu à des troubles plus funestes. Nous verrons ce sujet longuement interprété dans un article relatif à la pathologie.

Un des plus curieux documents que l'on puisse citer relativement aux voyages de l'Asie centrale, c'est un passage du livre du P. Huc, au sujet du mal de montagne. Ce récit est d'autant plus curieux qu'il émane d'un homme qui n'avait pas le moindre soupçon des accidents de cette nature que les grandes hauteurs peuvent produire. La naïveté qui en résulte donne à la narration un attrait particulier, sans lui rien enlever de l'intérêt qu'elle a réellement pour nous-mêmes. Voici ce singulier passage : « La caravane tout entière chercha à ramasser le plus de forces possible pour franchir le Bourhan-Bota, montagne fameuse par les vapeurs pestilentielles dont elle est, dit-on, continuellement enveloppée.... Après avoir pris les mesures hygiéniques enseignées par la tradition, et qui consistent à croquer deux ou trois gousses d'ail, on commence enfin à grimper sur les flancs de la montagne. Bientôt les chevaux se refusent à porter leurs cavaliers et chacun avance à pied et à petit pas. Insensiblement tous les visages blémissent, on sent le cœur s'affadir et les jambes ne peuvent plus fonctionner; on se couche par terre, puis on se relève pour faire encore quelques pas; on se couche de nouveau, et c'est de cette façon déplorable qu'on gravit ce fameux Bourhan-Bota. Mon Dieu! quelle misère! On sent ses forces brisées, la tête tourne, tous les membres semblent se disjoindre, on éprouve un malaise tout à fait semblable au mal de mer; et malgré cela, il faut conserver assez d'énergie, non-seulement pour se traîner soi-même, mais encore pour frapper à coups redoublés les animaux qui se couchent à chaque pas et refusent d'avancer. Une partie de la troupe, par mesure de prudence, s'arrêta à moitié chemin, dans un enfoncement où les vapeurs pestilentielles étaient, disait-on, moins épaisses; le reste, par prudence aussi, épuisa tous ses efforts pour arriver jusqu'au bout et ne pas mourir asphyxié, au milieu de cet air chargé d'acide carbonique[1].... »

Ceci se passait en 1846, lors du voyage de ce missionnaire, de la Tartarie à Lahssa, et peu de jours avant son arrivée à cette curieuse capitale du bouddhisme.

Longtemps après ces événements, dont nous ne faisons qu'effleurer l'intéressante histoire, les frères Schlagintweit, en 1855, entreprirent dans l'Inde anglaise et vers la haute Asie un voyage qui leur a fait le plus grand honneur. Je n'ai pas à m'occuper ici de l'intérêt qui en découle au point de vue de la géographie pure et pour la météorologie des terres basses de cette région célèbre. Mais la partie de cette exploration qui regarde les hauteurs des plateaux et du groupe himalayen, est digne à tous égards d'attirer nos sympathies les plus vives. J'ai dit dans une autre partie de ce livre quelles sont les localités qui ont été visitées par ces cou-

1. P. Huc. *Voyage en Tartarie et en Chine*, t. II, p. 210.

rageux voyageurs naturalistes. Pendant leur séjour prolongé dans la capitale du Ladak, non moins que dans leurs excursions à travers des passages d'une élévation exceptionnelle, il leur a été donné de faire sur eux-mêmes et sur les éléments dont ils étaient entourés les observations les plus dignes de notre étude. Ils y ont toujours témoigné les aptitudes les plus distinguées et s'y sont montrés animés d'un zèle infatigable. L'abnégation personnelle dont ils ont donné tant de preuves s'est même élevée à un tel mépris du péril, que l'un des trois frères y trouva son martyre, mourant assassiné au milieu des troubles civils qui ensanglantent trop souvent ces malheureuses contrées.

Les deux honorables survivants nous ont donné, dans un livre important, le récit très-étendu de leurs nombreuses pérégrinations et des observations qui en ont été la conséquence. En ce qui regarde les symptômes du mal de montagne, seul point qui doive captiver notre attention en ce moment, nous ne pourrions mieux faire que citer ce qu'ils en ont dit eux-mêmes dans leur estimable ouvrage :

« L'influence de l'altitude varie avec les individus. L'homme bien portant est celui qui en souffre le moins. La différence des races n'est pas d'une importance appréciable. Nos domestiques indous, qui nous accompagnèrent jusqu'aux points les plus élevés, souffrirent du froid plus que les Tibétains, leurs camarades, mais nullement par les effets de la diminution de la pression atmosphérique.

« Les symptômes produits par la raréfaction sont : la céphalalgie; la difficulté de respirer; l'oppression de poitrine, surtout lorsque surviennent des crachements de sang; le manque d'appétit et souvent des nausées; la faiblesse musculaire, avec une dépression générale et un abattement d'esprit. Tous ces symptômes disparaissent à peu près simultanément, chez l'homme bien portant, par le retour à des localités plus basses. Les effets mentionnés ne sont pas sensiblement augmentés par le froid, mais le vent a l'influence la plus évidente sur les gens sensibles. Nous remarquâmes un phénomène qui n'a pas été mentionné par nos devanciers. Il s'agissait d'une fatigue contre laquelle tout soin était inutile. Sur les plateaux du Karakorum, ce fut un phénomène visible sur nous tous, et très-remarquable surtout aux heures où l'on s'endormait sous la tente : on était réveillé pendant la nuit par un sentiment d'oppression avec un trouble extrême qui faisait chercher de l'air et qui tenait en sursaut même les plus forts, aux heures destinées au repos. Si nous nous livrions à un travail d'esprit, il ne nous était possible de prendre qu'un petit nombre d'observations, du moins lorsqu'elles avaient besoin d'un certain exercice corporel. Ces sentiments d'oppression et cet abattement physique duraient parfois jusqu'à trente-six heures, pendant lesquelles nos serviteurs ne pouvaient songer qu'à eux-mêmes. Il nous arriva souvent, vers les hauteurs de 17 000 pieds, que dans l'après-midi le vent qui soufflait nous rendait si malades que cela nous faisait perdre tout goût à la nourriture. On ne pensait même pas à préparer le dîner. Dans la matinée, quand le vent ne soufflait plus, l'appétit était des meilleurs. De sorte que l'habitude que nous avions de nous livrer au travail le matin mieux que dans l'après-midi provenait de cette circonstance que les hautes brises se sentent plus généralement dans la seconde moitié du jour. Les effets de la diminution de pression sont considérablement aggravés par la fatigue. Il est surprenant à quel degré d'épuisement on arrive : l'action même de parler est un travail. Souvent nos gens, même ceux qui nous avaient servi de guides, se laissaient tomber sur la neige, déclarant qu'ils aimaient mieux mourir sur-le-champ que de faire un pas de plus. Par de simples motifs d'humanité, nous nous vîmes souvent obligés d'intervenir en leur faveur et de les arracher par force à la stupeur où ils étaient tombés, tandis que nous n'étions guère nous-mêmes dans un meilleur état d'animation. (T. II, p. 481-485.)

« Ainsi que je l'ai vu sur quelques plateaux très-élevés qui servent de pâturage, l'habitation temporaire pour quelques mois s'établit dans les environs de 5000 mètres. C'est à cette hauteur, probablement la plus élevée de ce genre sur le globe, que des pasteurs tibétains dressent leurs tentes et bâtissent même des habitations permanentes.

« Par expérience personnelle, nous pouvons dire que, pour dix ou douze jours, l'homme peut dépasser considérablement cette altitude, nous ne dirons pas sans souffrance, mais positivement sans inconvénient bien sérieux. Dans nos explorations du glacier Ibi-Gamin, du 13 au 23 août 1855, nous campâmes pendant dix jours pleins, en compagnie de huit hommes qui nous servaient, à des élévations véritablement extraordinaires. Pendant ce temps, notre camp fut placé à 5059 mètres pour sa station la plus basse. Notre point le plus élevé fut de 5875 mètres; c'est l'élévation la plus grande où nous ayons passé la nuit. Une autre fois, nous campâmes à 5804, plus tard à 5563, et, en dernier lieu, vers 5170 mètres.

« .... Un jour nous avons traversé un passage à 6219 mètres, et auparavant, le 18 août 1855, nous étions montés sur les flancs de l'Ibi-Gamin, à la hauteur de 6766 mètres. A notre connaissance, c'est la plus grande altitude à laquelle on se soit élevé sur les montagnes.

« Au pic du Sassar, le 3 août 1856, nous atteignîmes une hauteur de 6116 mètres. Avant nous, les frères Alexandre et James Gérard montèrent à 5900 mètres, sur un pic du Spiti, le 18 octobre 1818. . . . .

. . . .

« Pour ce qui regarde les effets à considérer pour une acclimatation, nous en pouvons parler par notre expérience personnelle. En traversant des passages de 5320 à 5472 mètres, nous sentîmes tout d'abord des troubles considérables. Peu de jours ensuite, après avoir parcouru les points les plus élevés et passé des nuits à ces hauteurs, nous nous trouvâmes soulagés des plus désagréables symptômes, même à l'élévation de 5776 mètres. Quelle aurait été la conséquence d'un séjour plus prolongé sur ces hautes régions, c'est ce que nous ne pourrions dire. Mais nous considérons comme très-probable qu'une résidence plus longue aurait eu des effets funestes sur la santé. »

L'œuvre de MM. de Schlagintweit a deux fois le mérite d'avoir été consciencieusement exécutée et d'être présentée au public sous une forme élégante et claire. Elle est extrêmement considérable au point de vue de la double importance géographique et météorologique. En ce qui regarde le sujet que nous traitons dans ce livre, on peut regretter que le travail de ces voyageurs distingués ait été si concis. Il n'en est pas moins vrai que nous y trouvons des indications d'un intérêt incontestable. Nous devons surtout les remercier d'avoir porté notre attention, pour la seconde fois, en termes fort saisissants, sur cet abattement moral, cet anéantissement de la volonté déjà fort bien mentionnés par Acosta et qui sont la preuve la plus certaine que ce n'est pas seulement la fonction musculaire qui s'annihile dans le mal de montagne, mais l'être pensant lui-même, l'être agissant, dans sa totalité.

ARTICLES VIII. — VOYAGES CONTEMPORAINS AU MONT-BLANC.

Ramenons l'attention aux voyages poursuivis sur le Mont-Blanc avec un profit réel pour la science.

L'ascension exécutée par de Saussure et l'importance que ses observations avaient réussi à lui donner, répandirent sur ce genre d'exploration un intérêt nouveau. Mais les événements plus émouvants de la politique absorbèrent bientôt l'attention de l'Europe, de façon à donner peu de place aux questions secondaires qui l'en auraient pu distraire. Aussi ne vit-on point un grand élan vers les ascensions des Alpes signaler les dernières années du siècle passé. On n'en vit pas non plus s'exécuter avec des caractères sérieusement scientifiques, au début du siècle présent, jusqu'à ce que les Anglais, toujours avides de cette sorte d'investigations, nous y vinrent donner le spectacle de leur intrépidité habituelle; Clissold en 1822, Sherwill en 1825, Auldjo en 1827, Martin-Barry, le plus important d'eux tous, à cause des observations physiologiques qu'il nous a transmises.

Parmi nos compatriotes, il est juste de faire une mention spéciale de Mademoiselle d'Angerville, de MM. de Tilly, Donlat et Ordinaire. Nous pouvons négliger les détails de leur exploration, parce qu'ils ne feraient pas faire un pas de plus à la question qui nous intéresse, et nous arriverons ainsi au voyage, réellement digne d'une attention spéciale, que MM. Martins, Bravais et Lepileur exécutèrent en 1844. Il ne serait pas juste de dire qu'il ait contribué à augmenter les connaissances que nous avions déjà des principaux phénomènes que les ascensions produisent sur la vie ; mais cette exploration, justement célèbre, a donné plus d'intérêt à la question du mal de montagne, en en précisant mieux les symptômes et en les entourant des sages considérations d'une physiologie éclairée.

Ce voyage est d'ailleurs, en lui-même, et par les péripéties émouvantes qui l'ont accompagné, très-digne d'occuper un rang distingué dans l'histoire destinée à grouper les explorations de ce genre. Il ne fut pas d'abord favorisé par les éléments. Assaillis par des orages de neige, par des vents impétueux et par un froid des plus rigoureux, les voyageurs déjà parvenus à l'altitude de 3900 mètres, où ils passèrent une nuit affreuse, se virent par deux fois obligés de descendre à Chamounix en grommelant contre le sort adverse qui les poursuivait et en abandonnant leurs instruments aux hasards d'une tente dressée sans soin au milieu de la tempête. Le *Tenacem propositi* d'Horace revient involontairement à la mémoire, lorsqu'on lit l'éloquent récit que M. Martins nous a fait, dans la *Revue des deux Mondes*, au sujet des tourments qu'ils endurèrent dans ces deux premières tentatives malheureuses. Loin de s'en laisser décourager, ils n'en partirent qu'avec plus d'ardeur, pour la troisième fois, aussitôt que le temps parut leur sourire; ce fut le 27 août.

Munis de tous les instruments et du bagage nécessaires, les voyageurs partirent de Chamounix, vers l'heure de minuit. Ils formaient une caravane de quarante-trois personnes. Le ciel était pur, l'atmosphère tranquille, et tout faisait prévoir que le voyage donnerait, enfin, tous les résultats espérés. L'ascension fut des plus heureuses jusqu'aux approches du lieu où ces intrépides explorateurs avaient abandonné leurs instruments, dans les voyages précédents, sous l'abri d'une tente imparfaitement installée. Laissons parler M. Martins lui-même, pour avoir une idée plus nette des phases du voyage, qui intéressent plus directement notre étude.

A 150 mètres au-dessous du Grand-Plateau, le lac de Genève nous apparut dans le nord-ouest par-dessus le col d'Anterne. Il était onze heures au moment où ceux qui marchaient les premiers, abordant le Grand-Plateau, aperçurent la tente : elle était debout; seulement la neige s'élevait autour d'elle jusqu'à 1m,20. Au nord-est, elle pesait sur la toile; au sud-ouest, le rempart de neige était plus élevé encore, mais séparé de la tente par une circonvallation. Au reste, rien n'était brisé ni déchiré. Quand on eut enlevé la neige, elle reprit sa forme primitive. Le Grand-Plateau nous apparut pour la première fois dans toute sa grandeur : c'est un vaste cirque ouvert au nord et dominé par un amphithéâtre de montagnes qui sont, en partant de l'est, les Monts-Maudits, l'aiguille de *Saussure*, les Rochers-Rouges inférieurs et supérieurs, le sommet du Mont-Blanc, la Bosse-du-Dromadaire et le Dôme-du-Goûté. La roche nue est rarement visible : de puissans revêtemens de glace l'enveloppent presque partout, et celle-ci était recouverte de plusieurs couches de neige récente. Le fond même du Grand-Plateau est un glacier traversé par ces longues et larges fentes appelées rimayes, où l'œil peut mesurer l'épaisseur de la glace dans le cirque dont les glaciers des Bossons et de Taconnay sont des puissances émissaires. La neige tombée récemment était fine, poussiéreuse, d'une admirable blancheur ; mais dans les rimayes on observait toutes les teintes comprises entre le blanc mat et le bleu le plus foncé. Après avoir admiré ce grand spectacle et contemplé avec ravissement au-dessus de nos têtes l'azur profond du ciel pendant qu'une faible brise de nord-est nous caressait le visage et confirmait les espérances que la vue de l'horizon nous avait inspirées, les guides se mirent à déblayer la tente. Ce travail était pénible : chacun d'eux avait à peine enlevé quelques pelletées, qu'il s'arrêtait pour respirer ; un secret malaise se traduisait sur toutes les physionomies, l'appétit était nul. Auguste Simond, le plus grand, le plus fort, le plus vaillant des guides, s'affaissa sur la neige et faillit tomber en syncope pendant que le docteur Lepileur lui tâtait le pouls ; c'étaient les effets de la raréfaction de l'air joints à la fatigue et à l'insomnie dont chacun de nous était plus ou moins affecté. Nous étions alors à près de 4,000 mètres au-dessus de la mer, et à 3,000 mètres déjà il est peu d'hommes qui ne se sentent incommodés. Je ne m'étonne pas que nous ayons ressenti dans cette ascension les effets de la raréfaction de l'air, qui avaient été peu marqués dans les deux premières. Jamais nous ne nous étions élevés si vite de Chamounix au Grand-Plateau ; partant de 1040 mètres au-dessus de la mer, nous étions, après dix heures et demie de marche, à 3930 mètres ; c'est une différence de niveau de 2890 mètres, franchie en moins d'une demi-journée. Tout malaise disparaissait quand nous cessions d'agir. La seule souffrance réelle et permanente était le froid aux pieds. A chaque pas, nous enfoncions dans la neige jusqu'aux mollets, et la température de cette neige était de 10 degrés au-dessous de zéro à deux décimètres de profondeur.

Le lendemain, nos hardis voyageurs se préparèrent de bonne heure à franchir le dernier obstacle qui les séparait du but. Mes lecteurs connaissent déjà, par le récit de de Saussure, les dernières difficultés qui séparent le Grand-Plateau du sommet du Mont-Blanc. M. Martins à son tour, nous les dépeint de la manière suivante :

Nous prîmes les précautions que la prudence indique. Sans être attachés à une même corde, nous nous suivions de très près, et ous avions soin que les angles formés par nos zigzags eussent une ouverture de 15 degrés au moins. Nous enfoncions jusqu'à mi-jambe dans la neige, dont la température était toujours de — 11°,0 à un décimètre de profondeur. La raréfaction de l'air et l'épaisseur de la neige, d'où nous étions obligés de retirer nos jambes à chaque instant, nous forçaient à marcher lentement ; tous les vingt pas, nous nous arrêtions essoufflés, et nous sentions nos pieds douloureusement froids et près de se congeler. Pendant nos courtes haltes, nous les frappions avec nos bâtons pour les réchauffer. Cette partie de l'ascension fut très-pénible : cependant un beau soleil et un air calme favorisaient nos efforts ; mais, arrivés à la pente qui sépare les Rochers-Rouges des Petits-Mulets, nous aperçûmes tout à coup les montagnes situées au sud du Mont-Blanc, et au-delà les plaines de l'Italie. Rien ne nous abritait plus : le vent du nord-ouest, insensible auparavant, enleva le chapeau de Mugnier, et, quoique chaudement vêtu, je me crus subitement déshabillé, tant ce vent était froid et pénétrant. Obliquant à droite, nous arrivâmes bientôt aux Petits-Mulets, rochers de protogine situés à 130 mètres seulement au-dessous du sommet. Nous touchions au but, mais nous marchions lentement, la tête baissée, la poitrine haletante, semblables à un convoi de malades. L'influence de la raréfaction de l'air se faisait sentir d'une manière pénible : à chaque instant, la colonne s'arrêtait. Bravais voulut savoir combien de temps il pourrait marcher en montant le plus vite possible : il s'arrêta au trente-deuxième pas sans pouvoir en faire un de plus. Enfin à une heure trois quarts nous atteignîmes ce sommet tant désiré.

Je n'ai pas besoin d'insister sur les détails de cet important récit pour en faire ressortir le vivant intérêt. Il a tous les mérites d'une touchante simplicité et d'une élégance sévère. Les scènes qu'il dépeint, captivent irrésistiblement l'attention du lecteur, qui donne tour-à-tour son admiration aux scènes dramatiques jouées par les éléments et au rôle digne d'éloges que le courage et la tenacité des voyageurs y ont représenté.

Détachant ensuite nos pensées de toute considération personnelle, n'envisageant les faits qu'en eux-mêmes et en ce qu'ils nous enseignent, pourrions-nous rester indifférents à ces paroles de M. Martins, nous dépeignant ses angoises : « Instinctivement nous soutenions la toile avec le dos, pendant tout le temps que durait la rafale ; car notre salut dépendait de cet abri protecteur ; en faisant quelques pas au dehors, nous pouvions nous former une idée de ce que nous deviendrions, s'il nous était enlevé. Jamais auparavant je n'avais compris comment des voyageurs pleins de vigueur et de santé avaient péri à quelques pas de l'endroit où la tourmente était venue les surprendre ; je le compris ce jour-là. »

Le bruit se répandit d'ailleurs au village qu'ils avaient tous péri. Ainsi donc, tandis qu'à Chamounix, 2500 mètres au-dessous, la tourmente était impuissante à causer le moindre malheur aux personnes, un froid polaire, en plein mois d'août, menaçait les voyageurs de la mort, à la vue même des hommes qui, plus bas, vivaient en pleine sécurité, témoins, pour ainsi dire, de cet émouvant spectacle ! Quel tableau pourrions-nous présenter au lecteur, qui fût un plus vivant témoignage des vérités que nous avons précédemment énumérées ? M. Martins s'inspira, plus tard, de cette situation émouvante et périlleuse, pour publier une étude des plus intéressantes sur le froid thermométrique et sur le froid physiologique, démontrant d'une manière claire et saisissante la lutte de la vie et de la température qu'elle engendre, contre les éléments de l'altitude qui tendent à en détruire les effets par le refroidissement. Ce sont des situations analogues qui m'ont inspiré, dès longtemps, à moi-même les pensées dont on verra les développements dans la suite de ce livre,

Le Dr Lepileur fut très-attentif aux différentes péripéties qui étaient de sa compétence professionnelle. Il nous en a donné un récit très-nourri en trois articles de la *Revue Médicale* de 1845. Tout y est intéressant et, par cela même, l'analyse en est difficile. Je n'en tirerai que les conclusions qui nous touchent de la manière la plus essentielle. Les trois voyageurs, comme autrefois Bouguer et La Condamine, nous présentent tout d'abord à observer des aptitudes inégales pour supporter l'air des hauteurs. M. Bravais en eut moins à souffrir que ses compagnons de voyage, M. Martins en fut plus incommodé encore que le Dr Lepileur.

Cependant, les symptômes commencèrent, pour ce dernier, dès 3045 mètres, par une grande fatigue, des vertiges et un grand dégoût pour les aliments.

A 700 mètres plus haut, il a des nausées et sa respiration est anxieuse. A 4790 mètres : étouffements, impossibilité de marcher plus de 40 pas sans s'arrêter. A 4811 mètres : sciatique violente.

A 3911 mètres, M. Martins est très-sérieusement atteint. Il est sans appétit, il a des envies fréquentes d'aller à la garde-robe, sans douleur et sans diarrhée, il est saisi de frissons à chaque instant et il éprouve une tendance presque invincible au sommeil.

A 4400 mètres : impossibilité d'arriver à 100 pas sans s'arrêter; douleur dans le muscle droit antérieur de la cuisse; anxiété respiratoire.

A 4500 mètres : Anhélation très-grande ; palpitations.

Au sommet : mal de mer, nausées, vomissements, souffrances moindres en se couchant. Cet état dure une heure avec intensité ; il est progressivement moindre pendant l'heure suivante. Les symptômes sont presque nuls, le reste du temps.

M. Bravais a souffert très-peu. De l'anhélation, pendant la marche, besoin absolu de s'arrêter souvent, somnolence ; grande soif et douleur vive dans le muscle droit antérieur de la cuisse.

Tous les guides furent plus ou moins indisposés ; quelques-uns d'entre eux souffrirent d'une manière fort sérieuse, malgré leur habitude de pareilles excursions.

Le Dr Lepileur fit une étude attentive de la rapidité plus ou moins grande de la circulation. Il remarqua, et l'observation a été souvent justifiée, par la suite, que le pouls s'accélère généralement par l'ascension, mais que l'accélération n'est pas en rapport avec le degré d'altitude. D'après ses calculs, il croit pouvoir établir le rapport de 0,75 entre les pulsations de Paris et celles du sommet du Mont-Blanc : ce qui revient à dire qu'un pouls de 72, par exemple, battrait 96 fois par minute sur ce point élevé de nos Alpes.

En somme, nous ne voyons en tout cela rien de bien nouveau et, cependant, le voyage et la relation du Dr Lepileur sont pour nous d'un intérêt exceptionnel. Par une observation attentive et compétente, il a pu discerner ce qui méritait le mieux d'être consigné, sous le rapport professionnel ; doué d'ailleurs d'un talent incontestable d'exposition, il a reproduit et groupé avec non moins de justesse que de clarté les symptômes que ses compagnons de voyage et lui-même ont présentés pendant l'ascension. D'autre part, MM. Martins et Bravais ont surveillé avec une attention minutieuse la marche de leurs instruments, de manière à ne rien omettre de ce que la physique et la météorologie avaient espéré de leurs soins. Il résulte, par conséquent, de cet ensemble un groupement heureux de conditions bien propres à faire de cette ascension l'événement de ce genre le plus complet jusque-là et le plus digne de notre confiance.

Cependant, M. le Dr Lortet, de Lyon, a eu le mérite d'ajouter encore à l'intérêt de ces voyages le résultat précieux d'une observation nouvelle, dont l'importance dépasse tout ce que nous savions jusque-là, au point de vue physiologique.

Ce professeur distingué, accompagné de M. le Dr Marcet, de Londres, atteignait deux fois la cime du Mont-Blanc, les 16 et 26 août 1869. Il nous a donné le récit attachant de ce voyage dans le *Lyon Médical*.

Deux choses sont à considérer dans cet écrit : le fait qui le domine et l'interprétation que l'auteur a cru devoir lui donner.

Le fait observé consiste dans un abaissement considérable de la température interne sous l'influence de l'ascension. M. Lortet s'en est assuré au moyen d'un thermomètre placé sous la langue et y séjournant 15 minutes, la bouche étant fermée. Ce voyageur distingué formule le résultat de son observation en termes très-nets, et M. le Dr Marcet n'est ni moins ferme, ni moins explicite dans ses affirmations. Malheureusement, leurs moyens d'investigation paraissent les avoir égarés au-delà de la réalité. Leurs résultats ont été contredits par des expériences ultérieures. Le chapitre que nous traitons actuellement n'étant pas destiné à ce genre de controverse, force nous est d'en reporter tout l'intérêt aux développements qui vont suivre. En attendant, disons par anticipation, que le fait annoncé par M. Lortet sortira peut-être, de cet examen, moins considérable que les chiffres qui l'ont exprimé ; mais il restera exact dans sa réalité amoindrie et, tel que nous le verrons encore, il suffira à donner à l'excursion de ces deux voyageurs tout l'attrait d'une nouveauté essentiellement profitable. Nous ne pouvions rien trouver qui méritât d'avantage l'attention du lecteur pour clore dignement ce long exposé des ascensions de montagnes.

Disons seulement que ces excursions sont arrivées actuellement à une phase plus fructueuse, qu'on peut appeler leur époque contemporaine, et qui s'est caractérisée dans ces dernières années, par les progrès que développent partout l'entente intelligente et l'esprit d'association. Des clubs alpins se sont organisés, qui discutent les intérêts de la science et des mâles satisfactions dont elle est l'origine, lorsque ses progrès sont cherchés au milieu des scènes accidentées et sauvages d'une nature inexplorée. Les associés de ces réunions ont eu la pensée de donner un corps, une forme à la fascination irrésistible que la montagne exerce sur l'esprit, et d'assujettir à des règlements médités les inspirations trop vagues et souvent infructueuses de la passion chez les uns et de la routine pour le plus grand nombre. Là, les enthousiastes que l'âge ou la souffrance a privés de leur vigueur, viennent se ranimer au récit d'explorateurs plus fortunés et, par la peinture de ce qu'ils ont eux-mêmes exécuté, en d'autres temps, ils réveillent ou guident l'ardeur des jeunes adeptes encore indifférents ou trop peu expérimentés. La jeunesse vraiment virile y vient recevoir les leçons de la meilleure morale : celle qui enseigne à mépriser le repos du corps et les lassitudes voluptueuses de la ville, et conseille de courir à la recherche d'une mâle vigueur par la gymnastique du voyage et par le mépris raisonné des dangers qu'on y court. Mission généreuse et sagement humanitaire que tout écrivain de la montagne doit saluer de ses sympathies et appuyer de ses encouragements !

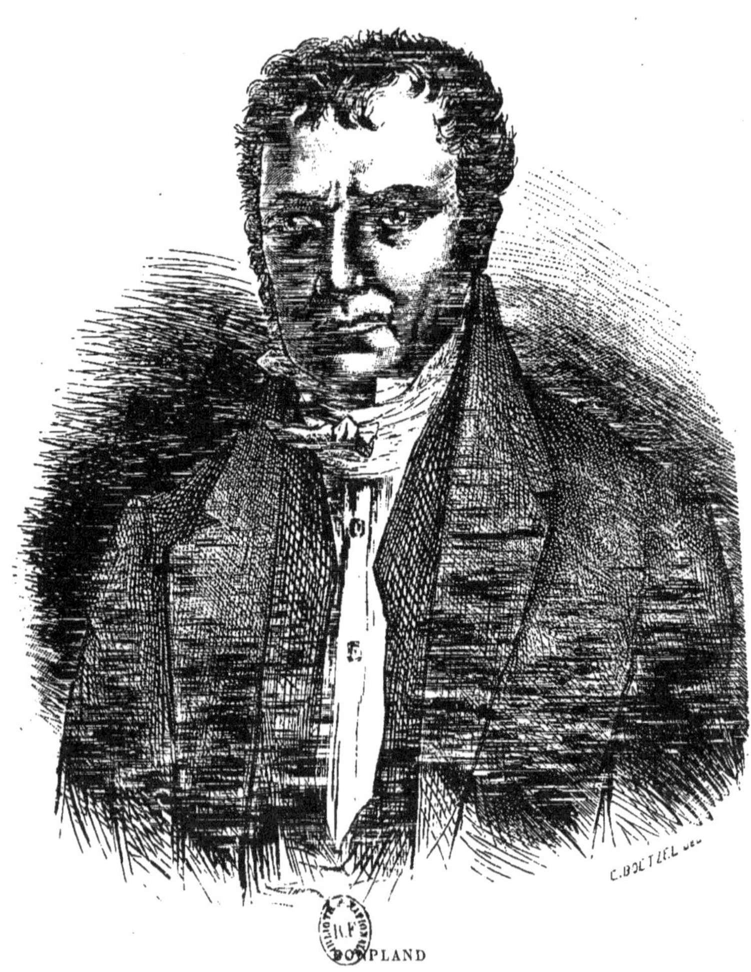

BONPLAND

D'après un portrait d'édition allemande.

ARTICLE IX. — CONSIDÉRATIONS PHYSIOLOGIQUES SUR LE MAL DE MONTAGNE.

Sa nature et résumé de ses symptômes

Nature. — C'est le moment de jeter un regard en arrière et de donner nos méditations à cet ensemble de symptômes que l'on a décrits chez les voyageurs des hautes altitudes. L'analogie que l'on a cru justement y voir avec le mal de mer, a donné la pensée de désigner ces souffrances par l'appellation de mal de montagne, de même que les troubles caractéristiques observés chez les navigateurs avaient reçu leur nom de l'élément sur lequel ils prennent naissance. En procédant ainsi, à propos de la maladie passagère qui se développe sur les grandes altitudes, l'esprit n'a pas cédé seulement a de superficielles apparences. Quoique puisant leur origine dans des lieux que l'on ne compare que pour en faire remarquer l'opposition, les deux affections présentent absolument les mêmes signes extérieurs, les mêmes sensations internes, et, très-certainement, elles correspondent, quant au fond, à des désordres de même provenance.

Je ne connais, à propos d'études sur le mal de mer, qu'un seul travail qui m'ait satisfait. Il a pour auteur M. le Dr Pellarin, alors médecin de la marine, aujourd'hui praticien très-estimable exerçant parmi nous. Ce confrère distingué a cru pouvoir nous dire que cette singulière affection est une anémie cérébrale. Je ne décrirai point ici les motifs sur lesquels il fonde cette interprétation judicieuse ; mais je m'empresse de dire que, quelles que soient les raisons qu'on puisse lui opposer, l'ensemble des symptômes amène invinciblement l'esprit à cette classification qui paraît la plus naturelle. Je me propose d'en donner une nouvelle preuve. Le lecteur la trouvera certainement très-convaincante, s'il s'attache à bien saisir la situation originale faite aux navigateurs par les ondulations compliquées du navire.

Les vagues passant et repassant sans cesse le soulèvent un moment et bientôt l'abandonnent à un mouvement plus ou moins rapide de descente. La poupe et la proue jouant sur le centre se livrent à un balancement interminable de tangage, pendant que, des bas-fonds aux sommets et du haut en bas, un incessant va-et-vient continue à s'exercer sur l'ensemble.

Je n'ai jamais pu, pour ma part, résister sans accident à ce jeu étourdissant de balançoire et d'escarpolette, et j'ai toujours senti, au moment de la descente intermittente, qui en est l'élément le plus désagréable, une sensation étrange de l'abdomen, comme si tous les organes qu'il contient, perdant leur poids naturel, voulaient prendre leur volée en s'échappant de la cavité qui les renferme.

Cette impression était si constante et d'ailleurs si pleine d'angoisses, que je cherchais à m'y soustraire, tantôt en comprimant l'épigastre, tantôt en prenant la position horizontale. Je ne tardai pas du reste à soumettre efficacement à mes réflexions ce fait très-caractéristique du mal de mer, pendant que j'en étais piteusement victime, et je fus forcé de reconnaître que cette impression de soulèvement du paquet intestinal était la conséquence d'une réalité physique dont on ne saurait nier l'évidence.

Il est, en effet, hors de doute que les objets en mouvement sont soustraits à l'action de la gravité, dans le sens vertical, en proportion de la force qui agit sur eux comme mobile. Par suite de cette action incontestable, un plateau qui tomberait avec l'objet qu'il supporte ne serait plus pressé pendant sa chute de tout le poids qui pesait sur lui dans l'état de repos.

Cette vérité se réalise dans les voyages maritimes : par suite du mouvement de descente du navire, les intestins, le foie, la rate diminuent la pression qu'ils exercent normalement sur les points qui leur servent d'appui. Outre la sensation qui en résulte et qui peut être par elle seule une cause de troubles sérieux, il est incontestable que les artères et les veines de l'abdomen se trouvent moins comprimées par les organes mobiles qui leur sont superposés. Elles s'injectent et se gonflent sous l'influence de ces décompressions intermittentes, dans des proportions qui peuvent arriver à compromettre la régularité habituelle de la fonction circulatoire. Cela étant, des signes de congestion et d'embarras gastrique ne devront pas tarder à paraître comme conséquence la plus naturelle. Bien plus, — et c'est là le point qui présente le véritable intérêt, — une grande accumulation de sang ne deviendra réalisable dans la cavité abdominale, qu'à la condition d'un retentissement plus ou moins sensible sur tout le reste de l'organisme, avec diminution de l'afflux habituel du liquide sanguin. Le cerveau devra être, pour sa part, d'autant plus exposé à cette soustraction, que sa situation verticalement plus éloignée l'en désigne comme la victime la plus naturelle.

Nous devrons, dès lors, avoir les signes caractéristiques de cette soustraction sanguine cérébrale et, par le fait, c'est ce que nous remarquons avec le plus d'évidence dans le mal de mer : vertige, faiblesse, sensation de défaillance tellement considérable que toute activité physique et même intellectuelle s'en trouve presque complétement abolie. Et il est si vrai que c'est là une conséquence de la diminution de l'afflux du sang vers le cerveau, que la position horizontale reprise et gardée, quelques instants, suffit à détruire les sensations les plus pénibles en ramenant le sang à la tête. Il est très-certain, en effet, que la plupart des personnes atteintes du mal de mer souffrent moins ou ne souffrent pas du tout pendant qu'elles restent couchées ; tandis qu'il leur suffit de marcher ou même seulement de s'asseoir pour sentir de nouveau toute leur fatigue. Que la congestion intra-abdominale ne soit pas la cause unique de cette soustraction sanguine vers le cerveau, je le veux bien ; que d'ailleurs l'organisme, un moment pris au dépourvu, réagisse bientôt contre cette cause de trouble et la régularise chez la plupart des personnes qui en souffrent, je trouve cela fort naturel et je n'ignore pas que ce retour consolant à la régularité des fonctions, un moment troublées, se constate en général, après un petit nombre de jours de souffrance. Mais il ne me paraît pas douteux néanmoin que les accidents, quand ils ont existé, n'ont pas eu de plus fort mobile que la circulation altérée pour un instant et passagèrement insuffisante dans les centres nerveux des voyageurs en mer.

Cela étant, nous ne pourrions éprouver aucune surprise, en présence d'une communauté de symptômes entre le mal de mer et le mal de montagne. Celui-ci est, en effet, la conséquence d'un état anémique sévissant sur le cerveau en même temps que sur tout le reste de l'organisme. Le sang ne puisant dans l'air qu'un aliment incomplet, ne porte aux organes qu'une stimulation insuffisante. Tout succombe alors à cette absence de l'élément essentiel de la vie : le muscle s'affaisse et, par la douleur, donne avis de son impuissance ; l'estomac se contracte ; la respiration devient anxieuse : le cœur bat sans régularité et la syncope elle-même couronne quelquefois cet ensemble de désordres et de défaillances. Mais que le voyageur arrête sa marche et se couche ; l'action musculaire cesse, par cela même, de demander au sang l'oxygène qui est indispensable à l'entretien de ses contractions ; les fibres se relâchent partout et le repos diminue les besoins en arrêtant la consommation. Les liquides eux-mêmes, dans cette situation horizontale qui facilite leur marche vers la tête, viennent apporter au cerveau une stimulation plus abondante, et, de même que nous l'avons vu dans le mal de mer, les symptômes les plus fatigants se calment, se modèrent ou cessent d'une manière absolue, jusqu'à ce que la position verticale et de nouvelles contractions musculaires ramènent la série d'accidents, que le repos avait interrompue.

Si nous donnons, maintenant, une attention sérieuse à l'ensemble de ces étranges phénomènes, nous y verrons la confirmation des résultats inattendus que M. Bert a proclamés, à la suite de ses expériences de la Sorbonne. On avait pensé jusqu'à nos jours que la nature, féconde en expédients, lorsqu'il s'agit de la vie, saurait éluder par un artifice les inconvénients qui pourraient résulter d'une raréfaction atmosphérique ambiante. Vous voyez maintenant que vous aviez trop espéré des efforts naturels de vitalité et que, réellement, les phénomènes physiologiques présentés par les voyageurs en montagnes élevées, n'ont fait que dévoiler le triomphe des forces physiques extérieures. Ces troubles extraordinaires du mal de montagne, ces lipothymies, qui paraissent se confondre avec les défaillances dont les pertes de sang sont l'occasion, c'est l'assurance donnée que, si vous pouviez sans danger ouvrir les artères du malade, vous y trouveriez les doses amoindries d'oxygène que l'observation avait longtemps présentées à mon esprit comme une réalité et que les expériences de la Sorbonne proclament comme une évidence. Le mot que mes convictions m'inspirèrent pour désigner nosologiquement cet ensemble de souffrances est donc bien réellement le seul qui puisse lui être justement appliqué. L'appellation rationnelle d'*anoxyhémie des altitudes* ou *d'anémie barométrique* mérite de rester dans la science pour y caractériser ce triomphe des éléments physiques sur les fonctions destinées à les en garantir.

Vous me direz : « Cela n'est pas sérieux ; le trouble est passager ; le Tibétain et le Bolivien s'habituent à vivre sur ces hauteurs et en corrigent la nocuité peu durable....» Entendons-nous bien. Ils s'habituent, c'est incontestable. Mais ils s'habituent à quoi? A s'approprier tout l'oxygène dont le voyageur se voit dépourvu au moment de son arrivée?.... La suite de ce livre vous démontrera que c'est une illusion et que là n'est pas la vérité. Nous en parlerons longuement, lorsqu'il sera question de l'habitant des hautes stations du globe. Aujourd'hui, une chose seulement nous importe, c'est d'analyser avec soin les symptômes du mal de montagne, pour en faire ressortir l'évidence du déficit d'oxygène dont la dépression ambiante est l'occasion.

Symptômes. — Lassitude. — Nous devons mentionner en première ligne, parmi les signes les plus marquants, la lassitude générale, la défaillance musculaire, parce que ce fut le phénomène qui fixa par-dessus tout l'attention des premiers voyageurs en montagnes. Le P. Acosta en a fait la peinture en termes qui impressionnent vivement le lecteur (voyez page 217). Bouguer n'y vit qu'une conséquence naturelle de la fatigue causée par la marche. Mais de Saussure releva cette singulière erreur en disant, avec raison, que quelques pas suffisent à provoquer cette lassitude sur les hauteurs, tandis que la marche la plus exagérée, en plaine, serait impuissante à la produire au même degré. Cet affaiblissement de la contractibilité de la fibre musculaire est bien certainement caractéristique du mal de montagne. Il se manifeste d'ailleurs par des signes qui ont été abondamment présentés à l'attention du lecteur dans l'historique des ascensions que nous avons précédemment traité. Voici, au surplus, une observation très-digne d'y figurer au premier rang par son incontestable originalité.

Il est un genre de souffrance dont quelques voyageurs se plaignent, dès qu'on arrive à une hauteur, variable pour chacun, mais qui n'est généralement pas moindre que celle qui correspond à un tiers de diminution du poids de l'atmosphère. Ce sont des douleurs parfois très-vives, envahissant les muscles de la cuisse. La vérité est que le mouvement ascensionnel les provoque, à cette altitude, presque chez tous les hommes qui gravissent de hautes montagnes.

Elles ne se développent avec une grande intensité que sur un petit nombre d'entre eux; mais elles peuvent arriver à un degré de violence qui oblige à interrompre l'ascension. Chez tous, sensation pénible ou douleur vive, ce phénomène s'accompagne d'une lourdeur insolite du membre qui paraît avoir acquis une pesanteur inaccoutumée.

Les savants qui ont gravi de hautes montagnes et qui ont senti cette impression douloureuse se réaliser sur eux-mêmes, en ont donné une explication fort ingénieuse qui mérite une mention dans ce livre.

Personne n'ignore que le membre abdominal s'unit au tronc au moyen de la tête du fémur s'emboîtant dans la cavité cotyloïde. Les anatomistes nous ont, dès longtemps, fait observer que cet ajustement entre les deux faces articulaires est si parfait que, le liquide synovial aidant, il est tout à fait impossible d'en opérer la séparation sans faire le vide au fond de la cavité cotyloïde. On peut donc dire que cette union est garantie par la pression que l'atmosphère exerce sur cette cavité. Cette conclusion, d'ailleurs, est si peu imaginaire, que l'on a pu couper tous les muscles et le ligament lui-même sans que le membre, ainsi privé de ses liens naturels, ait interrompu, le moins du monde, ses rapports articulaires.

C'est de ce fait curieux que se sont emparés les savants voyageurs dont je parle, pour dire qu'arrivant à une grande hauteur, le membre, abandonné à son propre poids par la diminution de la pression ambiante de l'air, oblige le ligament et les muscles à se livrer au double office de soutiens et de moteurs à la fois. C'est contre ce travail insolite qu'ils se récrient, avertissant par la douleur qu'il est au-dessus de leurs forces.

L'explication est tellement ingénieuse que l'on sent un véritable regret à la contredire. Je suis bien forcé d'avouer, néanmoins, qu'elle ne résiste pas à l'épreuve d'un examen sérieux En effet, le diamètre au plan d'ouverture de la cavité cotyloïde est de 54 millimètres. Cela indique une surface de 22,89 centimètres carrés et, par conséquent, une pression atmosphérique de 23 645 grammes sur cette cavité. D'autre part, j'ai fait choisir, aux salles de dissection, un sujet qui paraissait avoir succombé très-rapidement à des accidents aigus, car il conservait les dimensions extérieures habituelles à l'état de santé. J'en ai fait détacher un membre abdominal tout entier, dans le but d'en apprécier le poids exact au moyen d'une balance. Il a pesé 9 kilogrammes.

On peut donc affirmer que lorsque les douleurs musculaires qui nous occupent ont été ressenties par les voyageurs, les muscles et les ligaments de la cuisse n'avaient nullement besoin de servir de soutien au membre fatigué. En prenant la diminution d'un tiers d'atmosphère comme point de départ de ces souffrances, on s'aperçoit, en effet, qu'à ce moment du voyage, le membre était encore soutenu par une pression atmosphérique de 15 764 grammes ; et comme, d'ailleurs, son propre poids ne dépasse pas 9000 grammes, pour les dimensions ordinaires et même un peu exagérées de la stature humaine, il est évident que les douleurs dont il s'agit ont manifesté toute leur intensité, lorsque le membre était encore soutenu par un poids atmosphérique qui présentait, au-dessus du sien, un excédant de 6764 grammes.

L'interprétation des savants voyageurs dont nous venons de parler, s'évanouit donc absolument devant les chiffres qui représentent la réalité. Il ne reste, alors, pour expliquer le phénomène, que la vérité fondamentale qui domine tous les faits et les maintient dans la loi commune. Cette douleur de la cuisse est bien effectivement le résultat d'un travail qui dépasse les forces de la fibre musculaire. Seulement, ce n'est pas le membre à soutenir et à mouvoir qui a augmenté de poids, ce n'est pas en un mot, la résistance qui s'est accrue, c'est la puissance qui a diminué dans la proportion de l'élément chargé d'en alimenter la durée. La désoxygénation générale produit ici la faiblesse des muscles de la cuisse de la même manière que l'abattement de tout le reste du système, et l'effet ne devient plus notable dans le membre abdominal que parce que le travail de l'ascension se concentre, avant tout, sur cette partie de l'organisme du voyageur des montagnes.

J'avais déjà fait ce raisonnement et ce calcul dans mon livre *Le Mexique et l'Amérique tropicale*. Je le représente aujourd'hui à l'attention de mes lecteurs en les priant d'observer que ce n'est plus sur les vues de l'esprit que mes explications reposent, mais bien sur les expériences de M. Bert, par lesquelles le fait de la désoxygénation du sang dans un milieu raréfié est devenu absolument incontestable.

Et voyez à quel point les conséquences de cette désoxygénation s'enchaînent de la manière la plus logique. De Saussure nous a dit que, arrivés à la hauteur de 3880 mètres seulement, ses guides ne pouvaient s'occuper que quelques instants à creuser des trous dans la terre pour y fixer sa tente ; il ne pouvait lui-même déjà, à cette altitude, faire plus de vingt-cinq pas sans s'arrêter et reprendre haleine, non-seulement parce que la respiration devenait anxieuse, symptôme dont nous aurons à nous occuper tout à l'heure, mais parce que la force et la volonté s'épuisaient et devenaient impuissantes. J'ai prononcé le mot de volonté ; arrêtons-y notre attention ; car, c'est un des phénomènes les plus curieux du mal de montagne de voir à quel point elle est anéantie. Au plus fort de ce mal, en effet, ainsi que je l'ai dit précédemment, l'activité est partout détruite et l'indifférence la remplace. Étendu sur le sol, anxieux et somnolent, le voyageur absolument annihilé ne ferait pas un effort pour éviter n'importe quel danger qui ferait courir à sa vie les risques les plus sérieux. Activité morale, activité physique, ce sont donc deux éléments essentiels, les plus naturels du fonctionnement de la vie, qui s'altèrent ou s'éteignent ensemble dans le mal étrange que nous décrivons.

L'intelligence elle-même, chez quelques voyageurs sérieusement atteints, en arrive souvent à l'incapacité d'une application soutenue. De Saussure nous a dit en effet qu'il se trouvait, au haut du Mont-Blanc, sans malaise d'aucune sorte, tant qu'il restait sans mouvement et qu'il laissait pour ainsi dire sa pensée sommeiller. Mais, aussitôt qu'il se livrait à des réflexions laborieuses et à des calculs sur ses instruments, il éprouvait de la fatigue générale et une anxiété qui l'obligeait au repos d'esprit.

Qu'on veuille bien porter sur ce premier ensemble de signes une attention non prévenue et qu'on me dise si nos connaissances modernes en physiologie sur la dépense d'oxygène, exigée par tout travail vital, ne nous amènent pas invinciblement à la pensée que cette défaillance générale ne saurait s'expliquer que par l'absence de cet élément nécessaire de toute fonction.

Que signifiera donc cette objection qu'on a coutume de produire : « S'il y avait réellement quelque danger à recevoir l'influence d'une atmosphère raréfiée, une respiration plus ample et plus accélérée corrigerait instinctivement les qualités défectueuses de l'air par sa plus grande abondance. » Avant de chercher la valeur de cette prétention dans l'exercice visible de la fonction elle-même, nous pouvons *a priori* nous convaincre de son peu de fondement. Effectivement quels qu'aient été les efforts faits par la nature pour se soustraire au danger, le fait du mal de montagne nous démontre qu'ils ont été infructueux, puisque la force s'est éteinte chez les voyageurs et que la défaillance l'a remplacée. Il n'en est pas moins vrai que nous nous trouvons ainsi naturellement conduit à examiner ce que la respiration devient au milieu de cette lutte avec une atmosphère descendue au-dessous de ses besoins habituels. C'est à cet examen que nous donnerons actuellement nos soins.

Respiration. — On a beaucoup calculé le plus ou le moins d'accélération et d'amplitude dont l'ascension est l'origine dans les mouvements respiratoires des voyageurs atteints du mal de montagne. Mais ce serait se livrer à un examen absolument oiseux que de vouloir découvrir dans ces phénomènes une règle invariable et précise ; car la respiration devenue maladive, incertaine, insuffisante, s'agite dans le désordre en dehors de toutes ses habitudes régulières de spontanéité. Elle semble comprendre que des besoins nouveaux lui demandent un travail insolite ; elle se livre, pour les satisfaire, à des efforts sans mesure dans son impuissance à remplir justement ces devoirs imprévus. Son caractère véritable alors n'est pas d'être plus ou moins accélérée, en rapport avec l'amoindrissement de densité de l'atmosphère. Non ; le vrai caractère de cette situation, c'est que la respiration devient *irrégulière*, tantôt anxieuse et très-agitée, tantôt au contraire, absolument oublieuse de son devoir et y faisant trève par des pauses involontaires.

On comprend bien que je ne puis avoir nullement la pensée de faire croire à ce repos involontaire de la fonction, lorsque les voyageurs s'agitent eux-mêmes par la marche. Alors, indistinctement chez eux tous, l'accélération et l'ampleur des mouvements respiratoires ne donnent lieu à aucune espèce de doute. Leur volonté se porte presque exclusivement sur l'exercice de cette fonction et y concentre, pour ainsi dire, toute l'énergie qui lui reste, pour y puiser les forces que tout l'organisme lui demande. Mais vienne l'occasion du repos musculaire; que la position horizontale soit reprise, à l'instant la scène change : tout s'endort dans ce moment d'inertie réparatrice. L'intervention de la volonté manquant d'ailleurs aux mouvements respiratoires instinctifs, ceux-ci tendent à se reposer, comme tout le reste, et, alors, ainsi que je le disais plus haut, et comme de Saussure en avait fait la remarque, on oublie de respirer et l'on est ramené au sentiment de la réalité par l'étouffement étrange auquel ce repos a conduit. Ici, l'attention se porte bien naturellement sur un passage plein d'intérêt du récit des frères Schlagintweit. « Nous remarquâmes, disent-ils, un phénomène qui n'a pas été mentionné par nos devanciers. Il s'agissait d'une fatigue contre laquelle tout soin était inutile. Sur les plateaux du Karakorum, ce fut un phénomène visible sur nous tous et très-remarquable, surtout aux heures où l'on s'endormait sous la tente. On était réveillé pendant la nuit par un sentiment d'oppression avec un trouble extrême qui faisait chercher de l'air et qui tenait en sursaut même les plus forts aux heures destinées au repos. »

Cette observation est très-juste et des plus concluantes; mais il est inexact qu'elle n'ait été signalée nulle part ailleurs. J'ai dit, en effet, moi-même dans mon livre *Le Mexique et l'Amérique tropicale* :

« Cette lutte de la volonté vigilante contre la tendance naturelle de la poitrine au ralentissement de sa fonction est évidente chez des sujets harassés de fatigue qui, succombant au sommeil, n'osent cependant pas s'y livrer. Ils se sentent menacés d'un danger dont ils ignorent la nature et qui est tout entier dans cette tendance au repos de la fonction. »

Le fait était donc connu; j'éprouve une grande satisfaction à rappeler que j'en avais donné une explication fort raisonnable, dont les études actuelles feront reconnaître toute la justesse. Il est naturel de penser, en effet, que cette tendance au repos de la fonction respiratoire, qui a été observée chez les voyageurs affectés du mal de montagne, ne cesse nullement pendant le sommeil, alors qu'aucune volonté ne peut intervenir pour remédier au danger que cette situation fait naître. Il s'ensuit que, si le voyageur s'endort, les mouvements respiratoires perdant de plus en plus leur activité, sans qu'il en ait conscience, arrivent insensiblement à un tel degré d'insuffisance, qu'un véritable état d'asphyxie ne tarde pas à paraître. Les angoisses provoquent alors le réveil en sursaut, et le malade haletant cherche de l'air avec la plus grande anxiété. Il entrevoit un péril inexpliqué et, malgré lui, il lutte contre le sommeil et la fatigue pour ne pas retomber dans les angoisses qu'il a ressenties en se réveillant.

C'est là une situation très-originale, très-caractéristique, qui donne la mesure du désordre auquel le travail musculaire est arrivé, puisqu'on voit une des fonctions les plus nécessaires à la vie, manquant tout à coup de son indispensable ressort, s'interrompre au moment même où son jeu régulier serait exceptionnellement réclamé par les circonstances.

Si nous voulions donc résumer cet important sujet de la respiration du voyageur qui est en butte aux atteintes du mal de montagne, nous dirions qu'on y remarque deux tendances d'apparence contradictoire : tendance à l'accélération par le mouvement; tendance au ralentissement exagéré aux heures de repos. Nous ajouterions que, dans l'un et l'autre cas, rien de régulier ne se prête à des calculs pouvant représenter les situations par des chiffres, et que, en définitive, la fonction est insuffisante à contrebalancer les dangers que les conditions d'altitude ont fait naître.

Circulation. — Le désordre que nous venons de remarquer dans la respiration du voyageur atteint du mal de montagne, n'est pas observé au même degré, tant s'en faut, dans ses mouvements circulatoires. Il est très-vrai sans doute que le cours du sang s'accélère; mais il cède le plus souvent sans désordre à cette nécessité et s'y soumet sans qu'on y note l'irrégularité de rhythme dont la respiration nous a donné le singulier spectacle. Je ne veux pas dire que les battements du cœur n'éprouvent et ne causent aucune fatigue.

Il est au contraire bien connu que la marche les accélère à ce point et leur donne un tel degré de force, qu'il est des moments où l'on n'en peut plus supporter la violence, et qu'on cherche à se soustraire par le repos aux craintes qu'on en éprouve. Mais au milieu de cette accélération insolite, ordinairement rien n'est irrégulier que la violence elle-même. Le rhythme est le plus souvent isochrone, à l'exception des circonstances extrêmes où l'on est menacé de suffoquer, par suite de tout défaut de prudence dans l'obstination à poursuivre une ascension devenue impossible.

Vienne, au contraire, l'état de repos. Verrons-nous alors cette fonction s'abattre et tomber dans l'inertie comme le respiration? Bien certainement, non! Quels que soient l'oubli passager et le peu de vigueur des mouvements respiratoires dans la station horizontale, le sang continue à circuler plus vivement qu'au niveau de la mer, autant du moins que les battements du cœur et des artères permettent de juger le phénomène, car leur accélération est toujours manifeste. Il est même permis de soupçonner qu'il y a dans ce surcroît de célérité l'influence régulière d'une cause tellement obéie, que le chiffre a pu avoir la prétention d'en préciser les effets avec la plus satisfaisante exactitude. L'idiosyncrasie des sujets s'y trouve même respectée ; car les compagnons de voyage de de Saussure présentaient entre eux dans leur circulation accélérée, au sommet du Mont-Blanc, les mêmes différences proportionnelles dont l'observation avait déjà tenu note avant l'ascension. Le Dr Lepileur fit des remarques analogues, et il y vit des caractères de généralisation, au point de se croire fondé à confondre tous les cas dans l'énoncé d'une vérité commune, en disant que le pouls de Paris représente les 76 centièmes des pulsations observées au sommet du Mont-Blanc.

Le fait est d'autant plus digne d'attention, qu'il nous écarte singulièrement de ce que la physiologie nous a appris, au sujet de la dépendance mutuelle et constante des battements du cœur et des mouvements respiratoires. Que devient, en effet, ici le rapport de 4 : 1 qui représente communément leur accord?

Très-certainement, pour que, au milieu du désordre respiratoire que nous avons précédemment étudié, la circulation ait pu garder un calme relatif très-appréciable, il faut qu'une cause naturelle, non altérée par l'altitude, continue à garantir cette régularité de la fonction. Cette cause, quelle est-elle? C'est ce que nous allons nous efforcer d'éclaircir. Mais entendons-nous bien. Nous ne devons pas fixer seulement l'attention, chez le voyageur de montagnes, sur ces battements tumultueux du cœur et des artères, qui sont inséparables, en tous lieux, d'un exercice musculaire exagéré; il doit être question plutôt du mouvement rapide du système circulatoire, qui persiste même dans l'état de repos avec une régularité relative, à des altitudes considérables représentées par plus d'un tiers de raréfaction atmosphérique.

Je crois qu'il serait difficile de donner la raison de ce surcroît de célérité, s'il s'agissait de la chercher uniquement dans ce que nous connaissons des causes classiques du cours du sang dans les artères et dans les veines. Aucune de ces causes, en effet, ne pourrait trouver, sur les altitudes, des motifs naturels d'accroissement. En ce qu'elles ont de commun avec les contractions musculaires, on comprend qu'elles devraient, au contraire, s'y épuiser dans une certaine mesure; et d'ailleurs l'aspiration pneumatique exercée par les dilatations du thorax et regardée avec raison comme une force qui appelle le sang veineux vers le cœur, perd nécessairement de sa puissance sur les altitudes, en raison de la raréfaction ambiante. Nous voyons donc là des motifs de ralentissement, avant d'entrevoir les vraies causes d'une accélération. S'il m'était permis d'ajouter aux croyances classiques une interprétation personnelle, j'oserais dire que l'observation attentive de ce qui se passe chez l'homme transporté au milieu d'un air très-sensiblement raréfié, inspire la pensée d'une autre force s'exerçant directement sur le sang pour accélérer sa circulation dans les veines. J'appelle l'attention indulgente du lecteur sur l'explication que j'en vais donner.

Le sang artériel, en entrant dans les capillaires, cède son oxygène à l'accomplissement du travail de combustion, qui a pour résultat la formation de l'acide carbonique. C'est en cela que consiste le passage du sang artériel à l'état de sang veineux. Il n'est pas douteux que le gaz carboné existe alors dans ce liquide à l'état de combinaison, du moins pour la majeure partie de son volume. Mais il n'est pas moins certain qu'on peut en raisonner comme s'il s'agissait simplement d'une dissolution condensée; car. une part très-notable de ce gaz se conduira comme s'il était libre, en s'échappant au dehors, dès qu'il arrivera dans les conduits pulmonaires. Cette exhalation spontanée me paraît prouver jusqu'à l'évidence que l'acide carbonique possède dans le sang une tension plus ou moins marquée; c'est-à-dire, qu'il y représente une force incontestable. Or, dès lors que cette force existe, je ne saurais admettre qu'elle puisse rester absolument sans effet, et, comme d'ailleurs elle se forme dans les capillaires, je ne trouve rien de hasardé à prétendre qu'elle y est une cause de mouvement pour le sang qui s'en est emparé. Je ne pourrais, au surplus, donner aucune valeur à l'objection qui voudrait prétendre que l'acide carbonique qui se dégage par suite de la combustion dans les capillaires n'a fait que remplacer un volume égal d'oxygène et que, partant, les conditions de tension intérieure, provenant de la présence d'un gaz, reste absolument la même. J'ai dit et je répète que je ne saurais admettre cette équivalence, parce que je regarde comme plus fermement acquise à l'oxygène qu'à l'aide carbonique la puissance chimique qui garantit les degrés de condensation sous lesquels il circule avec le sang veineux.

En admettant, donc, que l'acide carbonique existe dans les veines à l'état de tension pour se dégager, il serait de toute évidence que la force qui en serait la conséquence, de même que ses effets, devrait augmenter avec la tension elle-même, toutes les fois que celle-ci serait accrue. Or, avons-nous besoin de dire que la diminution de la pression atmosphérique ambiante est une occasion naturelle de cette augmentation relative de la tension intérieure des gaz? Il y aurait, donc, là une occasion d'accroissement d'une force circulatoire, à mesure que l'ascension deviendrait plus considérable. Je me propose de développer cette pensée et d'en faire la base d'une des investigations théoriques qui m'ont le plus séduit au temps de ma pratique sur l'Anahuac. En agissant ainsi, je cède à un penchant naturel de mon esprit. Dans ma longue et laborieuse carrière, je n'ai jamais su passer devant un fait digne d'attention sans chercher à l'expliquer dans la mesure de mes moyens. Si quelquefois l'imagination s'y donnait libre carrière, c'est que les éléments d'une conduite plus rigoureuse faisaient fréquemment défaut et que l'hypothèse y prenait forcément la place d'une démonstration appuyée sur des bases positives. Aujourd'hui que je jette mes regards sur ce passé bien rempli, cet honorable procédé est loin de m'inspirer du regret. Je trouverais, au contraire, singulièrement répréhensible la conduite d'un homme intelligent et consciencieux qui ne verrait dans les faits que ce qui le frappe matériellement, sans s'inquiéter des raisons qui les motivent ou les expliquent. Il y aurait dans cette manière d'agir plus d'occupation pour les sens que pour l'intelligence, et l'esprit y trouverait trop souvent l'occasion de rester oisif.

A vrai dire, aucun observateur réellement digne de ce nom n'en arrive jamais à ce mépris du raisonnement théorique. Pour tout homme vraiment supérieur, en effet, la supposition et l'hypothèse précèdent l'investigation et la découverte fructueuse. S'il en était autrement, nous devrions lui refuser tout mérite, puisque ses triomphes, non calculés d'avance, lui seraient toujours préparés par la chance et l'heureux hasard; tout champ d'observation deviendrait ainsi comme une boîte à surprise, où les grands maîtres, n'auraient plus que la bonne fortune de classer avec méthode les faits scientifiques qui font leur gloire.

Nous n'en sommes pas là, Dieu merci!

J'ai senti le besoin de m'appuyer sur ces réflexions pour faire comprendre à mes lecteurs que ma manière d'interpréter les fatigues circulatoires des voyageurs de montagnes appartient à cette longue série de pensées qui constituent la chaîne non interrompue de mes hypothèses physiologiques basées sur l'observation pathologique. Parvînt-on à me convaincre du peu de fondement de quelques-unes d'entre elles, que je n'en persisterais pas moins à les inscrire dans mon livre comme étant le témoignage d'une vie laborieuse dans laquelle l'esprit attentif n'a jamais cessé d'être au service d'une observation consciencieuse.

C'est ainsi que, dans le cas présent, lorsque j'ai vu l'accélération circulatoire chez les voyageurs de montagnes, il m'a semblé qu'il y avait dans ce fait quelque chose d'analogue à la force vulgaire qui pousse avec violence vers le siphon extérieur l'eau de seltz fortement acidulée. Lors même que leur respiration peu accrue n'est notable que par son irrégularité, leur circulation s'accélère parfois à ce point que le phénomène ne saurait être explicable par l'ensemble des causes qui président d'habitude à cette partie intéressante de la fonction circulatoire. Je me demande alors si l'acide carbonique intra-veineux, dont la tension est augmentée de toute la raréfaction atmosphérique ambiante, ne pousse pas ce sang, des capillaires au cœur, avec une intensité inaccoutumée. Je persiste à le croire avec d'autant plus de raison que j'y suis encore poussé par l'observation de ce qui se passe invariablement dans le poumon, où le sang veineux se débarrasse de son excès d'acide carbonique, par une exhalation spontanée, sans l'intervention d'aucun artifice.

Je puis citer un fait très-connu de l'action considérable de la dilatation anormale de l'acide carbonique des veines, sur les grandes altitudes. J'ai vu courir des chevaux, à Mexico, à la suite de paris. Ils ne peuvent guère dépasser 350 mètres, sans s'exposer aux dangers les plus sérieux. L'acide carbonique, produit en quantité exceptionnelle par le travail exagéré de la course, arrive au poumon et s'y dégage avec un tel volume, que les conduits se déchirent ou se dilatent outre mesure, et l'animal reste à jamais emphysémateux. Cet accident à un nom dans le pays. On dit que ces chevaux sont *asoleados*.

Il n'est nul besoin, du reste, de recourir à cette gymnastique exagérée des animaux pour avoir la confirmation du phénomène qui nous occupe. Si l'on veut bien porter son attention sur les récits de voyages, qui sont reproduits dans le chapitre précédent, on y lira le passage intéressant relatif aux hémorragies du nez, des gencives et des lèvres, dont les voyageurs ont été tourmentés. Gardons-nous de retomber dans l'erreur des personnes qui ont cru trouver l'explication de l'accident dans cette pensée : que les vaisseaux capillaires superficiels n'étant plus soutenus par la pression extérieure habituelle, se gonflent et brisent leurs trop minces parois. Qu'ils se gonflent et se brisent sous l'influence d'une pression intérieure, dirons-nous à notre tour, cela nous paraît hors de toute discussion. Mais nous sommes loin d'attribuer au sang lui-même cette singulière puissance. Les habitants des altitudes, en effet, ainsi que nous aurons occasion de l'expliquer dans un autre chapitre, bien loin d'être victimes ordinaires d'un semblable accident, ont généralement la peau si sèche et si peu injectée que les vaisseaux les plus superficiels y sont d'un calibre plus mince encore qu'au niveau de la mer. Ce qui arrive, donc, chez les voyageurs est le fait du passage rapide d'une pression atmosphérique considérable à un air relativement plus léger. Dans cette transition, les gaz existant déjà dans le sang, et l'acide carbonique qui actuellement se forme par le travail organique, tendent à se dilater en proportion de la raréfaction extérieure. Si le phénomène est trop brusqué, ces gaz n'auront plus le loisir de suivre le torrent circulatoire; ils rompront les parois amincies des vaisseaux les plus superficiels, en entraînant avec eux le sang auquel ils sont unis.

Donnons un court moment de réflexion à ce phénomène et nous verrons avec évidence qu'il n'a pas d'autre explication raisonnable. Quelle force, en effet, pourrait pousser le sang vers l'extérieur, si ce mouvement n'était produit par une perte d'équilibre entre la pression interne et celle qui s'exerce au dehors? Or, sur quoi porte cette altération statique, si ce n'est sur les gaz dont la densité a seule été mise en jeu par le changement de niveau? Souvenons-nous de ce que de Humboldt nous a dit à propos de ce phénomène. Le fait lui a paru se produire chez les voyageurs avec d'autant plus de facilité que la marche devenait plus laborieuse et plus pénible. Cela veut dire, ce me semble, que l'excès d'acide carbonique fourni par le travail musculaire contribue à pousser le sang avec désordre et à l'entraîner vers l'extérieur par les capillaires déchirés.

Nul doute, donc, que ces hémorragies, c'est-à-dire, ce mouvement anormal des liquides vers la surface du corps, ne soient le résultat d'une force qui a son origine dans les gaz eux-mêmes. Ceux-ci peuvent, par conséquent, être une cause de trouble, par suite du développement exagéré de leur tension dans le sang. Pourquoi donc cette tension, en tant que normale, et telle qu'elle existe habituellement dans l'acide carbonique des veines, ne serait-elle pas une force utile dans l'exercice régulier de la fonction? L'observation attentive conduit très-rationnellement à cette pensée. Je la crois d'autant plus digne d'être soumise à l'épreuve d'une étude expérimentale, que sa justification par ce nouveau moyen apporterait un élément des plus importants à l'explication de la circulation veineuse.

A dire vrai, je crois fermement à la réalité de ce rôle important de l'acide carbonique intra-veineux. Cette croyance est d'ailleurs des plus naturelles; car rien ne serait plus digne des sublimes inspirations qui président au mécanisme de notre existence, que le soin d'attribuer à chacun des éléments qui y figurent, à titre d'aliments ou de produits d'excrétion, le stimulant et la force qui doivent l'acheminer à l'accomplissement de sa destinée. Le gaz carboné serait ainsi dans la logique de sa situation et de sa nature, en fournissant lui-même au sang, que sa présence altère, le ressort qui doit assurer son expulsion définitive. Cette intervention serait d'ailleurs d'autant plus dans l'ordre du phénomène, qu'elle serait par elle-même le régulateur le plus naturel de l'énergie avec laquelle elle devrait s'exercer. Un organe arrive-t-il, en effet, à fonctionner avec une force inusitée, les combustions y seront plus actives; l'acide carbonique, augmenté par cet excès de travail, chassera le sang avec plus de célérité et produira ce résultat nouveau, que, le concours artériel devenant à tout instant plus nécessaire, le vide se fera devant lui avec plus de promptitude et l'appellera en plus grande abondance.

Ce rôle intéressant de l'acide carbonique serait ainsi doublement logique, puisqu'il assurerait à la fois sa propre expulsion et l'afflux régulier du sang oxygéné, dans la mesure des besoins de chaque fonctionnement d'organe. C'est sur ces bases rationnelles que ma conception repose. Je la crois assez solidement fondée sur les faits, pour ne pas hésiter à en faire l'appui d'interprétations physiologiques dont on aura, plus loin, l'occasion d'apprécier la justesse.

En attendant, nous terminerons cet article par le résumé des conclusions qui paraissent découler de ce que nous venons de dire sur la circulation des voyageurs atteints du mal de montagne.

1° Les battements du cœur sont accélérés. Quelquefois ils sont désordonnés, violents, saccadés; mais ordinairement ils procèdent par rhythmes réguliers et n'ont d'anormal que leur accélération.

2° Dans cet état de régularité, le pouls des voyageurs augmente de vitesse sur les hauteurs, en proportion du degré d'altitude, et en prenant toujours pour base, chez chaque sujet, l'habitude acquise par le séjour à des niveaux plus inférieurs.

3° L'acide carbonique intra-veineux paraît être le régulateur principal du cours du sang dans les veines. Ce gaz, en acquérant une tension relative plus grande, proportionnellement à la raréfaction ambiante, pousse le sang veineux vers le cœur avec une célérité inaccoutumée et devient ainsi pour cet organe le promoteur de mouvements plus rapides.

4° Mais, ainsi que je l'ai déjà dit, à propos de l'ascension de M. Lortet (Voy. p. 264), lorsque la lassitude générale et l'algidité du mal de montagne arrivent à un degré très-prononcé, le pouls apprécié au sphygmographe, devient petit et se traduit par des tracés d'une ondulation presque imperceptible. On dirait alors que les combustions sont entravées au point que l'acide carbonique cesse de se produire, et qu'il ne pousse vers le cœur que des quantités minimes de sang veineux[1].

Calorification. — Un des faits qui doivent *à priori* préoccuper davantage un esprit attentif, c'est la calorification des hommes qui se trouvent aux prises avec un air considérablement raréfié. De Saussure, qui a tant fait pour l'éclaircissement de tout ce qui se rattache à l'influence des altitudes, n'a pas oublié de porter son observation sur les phénomènes de chaleur animale. A la prière du Dr Odier, il chercha à dissiper ses doutes à ce sujet, ainsi que je l'ai dit ailleurs, en plaçant un thermomètre sous sa langue, la bouche étant fermée. Il ne trouva pas de différence avec le résultat de la même expérience faite à des niveaux très-inférieurs. Mais il faut dire que de Saussure fit cette observation au Col du Géant, à 3436 mètres

1. M. Chauveau a pris sur le Mont-Blanc des tracés, reproduits dans l'écrit de M. Lortet. Ils paraissent indiquer du dicrotisme d'abord, et une impulsion très-faible pendant les symptômes très-prononcés du mal de montagne.

seulement d'altitude, et pendant qu'il jouissait d'une santé complète, sans qu'il fût aucunement tourmenté par n'importe quel accident propre du mal de montagne.

Je n'avais pas perdu de vue moi-même ce point intéressant d'observation, lorsque j'exerçais sur l'Anahuac, et je puis dire que je le jugeai toujours inséparable du fait d'une oxygénation incomplète, croyant fermement qu'on ne pouvait se tenir normalement réchauffé là même où l'on faisait une consommation amoindrie du principal élément de toute calorification. J'ai dit, en effet, à propos des habitants du plateau mexicain : « .... C'est que vraiment ce qu'on redoute pour eux, on le voit se réaliser chaque jour pour leur malheur et pour la confirmation des vérités que nous venons d'émettre. Les personnes en état de repos se refroidissent avec la plus grande facilité. Leurs membres inférieurs ne sont presque jamais chauds.... Toujours et partout, défaut de la quantité normale d'oxygène dans la circulation du sang artériel[1] »

A la vérité, il n'est pas, là, question de refroidissement général gagnant les cavités. Mais il n'était pas sans intérêt de faire remarquer que des tendances de cette nature existent, notablement appréciables à la surface du corps, chez les habitants acclimatés des altitudes.

M. le Dr Lortet, de Lyon, a jugé le cas d'une manière plus saisissante et plus dans le cœur du sujet que nous traitons actuellement. Dans la relation pleine d'intérêt qu'il nous a donnée de son ascension au Mont-Blanc, ce professeur distingué nous rapporte qu'il a constaté un abaissement extraordinaire de température. Ses observations se sont faites, en compagnie de M. le Dr Marcet, de Londres, dans deux voyages effectués les 16 et 26 août 1869. Les principaux résultats qui en ont été la conséquence, furent constatés sous l'influence du mal de montagne. Ils sont consignés par M. Lortet dans le tableau suivant :

LIEUX.	ALTITUDE en mètres.	ASCENSION du 17 août.		ASCENSION du 26 août.		TEMPÉRATURE de l'air.		NOMBRE de pulsations par minute en marchant.
		Immob.	Marche.	Immob.	Marche.	17 août.	26 août.	
Chamonix	1000	35,5	36,3	37,0	35,3	+ 10,1	+12,4	64
Cascade du Dard	1500	36,4	35,7	36,3	34,3	+11,2	+13,4	70
Chalet de la Para	1605	36,6	34,8	36 3	34,2	+11,8	+13,6	80
Pierre-Pointue	2049	36,5	33,3	36,4	33,4	+13,9	+14,1	108
Grands-Mulets	3050	36,5	33,1	36,3	33,3	— 0,3	— 1,5	116
Grand-Plateau	3932	36,3	32,8	36,7	32,5	— 8 2	— 6,4	128
Bosse-du-Dromadaire	4556	36,4	32,2	36,7	32,3	—10,3	— 4,2	136
Sommet du Mont-Blanc	4810	36,3	32,0	36,6	31 8	— 9,1	— 3,4	172

1. *Le Mexique et l'Amérique tropicale*, p. 108.

« On peut donc constater, ajoute M. Lortet, que pendant les efforts musculaires de l'ascension, la température du corps peut baisser, lorsque l'on s'élève de 1050 mètres à 4810 mètres, de 4° centigrades et même de 6° en négligeant les fractions, abaissement énorme pour les mammifères dont la température était réputée constante! Dès que l'on s'arrête pendant quelques minutes, la température remonte brusquement tout près de son chiffre normal. Au sommet du Mont-Blanc, cependant, où tout le monde éprouve un peu de malaise, il a fallu près d'une demi-heure pour que le thermomètre atteignit sa hauteur habituelle.

« Pour que le phénomène remarquable de l'abaissement de la température intérieure du corps se produise, il n'est pas nécessaire de s'élever à une grande hauteur. Depuis mon retour à Lyon, j'ai constaté qu'en montant rapidement une des nombreuses rampes à escaliers qui conduisent à Fourvières ou à la Croix-Rousse, on a régulièrement, si on a soin de ne mettre en place le thermomètre qu'après avoir marché pendant quelques minutes, un abaissement qui varie presque toujours de 3 à 7 dixièmes de degré centigrade[1]. »

D'après l'auteur, le mouvement musculaire est la source unique de ce refroidissement, et, pour lui, ce résultat est tellement inhérent au fonctionnement du muscle, qu'il en est une conséquence essentielle. Cette interprétation, si elle était absolue, ne me paraitrait pas soutenable. On n'a jamais pu croire, en effet, que pour des conditions normales d'atmosphère, l'exercice pût être considéré comme un moyen de se rafraîchir. C'est dans un but contraire qu'il est toujours conseillé. Il y a là un malentendu, certainement. Pour qu'un sujet se refroidisse par le fonctionnement musculaire, il faut qu'il soit malade ou que ses ressources respiratoires soient insuffisantes. En fait, il est incontestable que, dans tout travail musculaire, de l'acide carbonique se dégage, indiquant qu'une combustion s'est produite et qu'une certaine somme de chaleur en a été la conséquence obligée. Pour que ce dernier résultat cessât d'être appréciable au thermomètre, il faudrait que l'oxygène, qui en a été l'élément actif, fût emprunté aux ressources normales de calorification de tout l'organisme, de manière à les épuiser au-dessous de leur base nécessaire à la vie. Même alors, il serait toujours exact de dire que l'exercice de la fibre a produit de la chaleur, à la seule condition d'ajouter que le travail s'est effectué au détriment de la calorification générale.

Empressons-nous de faire remarquer que le détriment n'est réellement pas appréciable et ne saurait exister dans les conditions ordinaires d'air ambiant. M. le docteur Faurel, de Lausanne, a prouvé d'ailleurs que dans la marche, en montagne comme en plaine, tout mouvement musculaire

1. *Lyon médical*, 1869, t. III, p. 101.

produit de l'échauffement. Avant d'entrer dans le cœur même de la discussion dont cette contradiction doit être l'origine naturelle, disons que, *à priori*, les résultats proclamés par M. Lortet paraissent excessifs. Malgré soi, on y soupçonne quelque erreur provenant des procédés expérimentaux. Dès les premiers jours où j'en eus connaissance, il me sembla que des thermomètres placés sous la langue devaient révéler imparfaitement la vérité de la situation qu'on cherchait à constater. Je veux dire qu'en parvenant à des hauteurs considérables, la nécessité de respirer avec la bouche ouverte, le froid du dehors, l'évaporation puissante des liquides qui tapissent la muqueuse, tout cela contribue à donner à la bouche et aux organes qui y sont contenus, une température que je ne voudrais pas voir confondre avec celle qui aurait été probablement constatée dans une cavité mieux close. Il est vrai que M. Lortet a soin de nous dire que, dans toutes les observations dont il nous donne les résultats, la bouche est restée fermée pendant 15 minutes. Mais est-ce bien suffisant pour la réchauffer, pendant que, d'ailleurs, une évaporation active et un courant d'air très-froid impressionnent les fosses nasales et la gorge elle-même, par l'extrême voisinage? J'ai déjà dit, au surplus, en commençant ce chapitre, les raisons qui peuvent faire croire que l'afflux de sang est amoindri vers la tête pendant que dure le phénomène du mal de montagne. Je n'en considère pas moins, cependant, que, dans les expériences de M. Lortet, la chaleur n'a pu être si fortement altérée dans la bouche que par suite d'un refroidissement général très-marqué.

M. Faurel, à qui l'on doit un travail intéressant publié en deux séries dans le *Bulletin de la Société médicale de la Suisse romande*, arrive à des conclusions qui tendent à détruire d'une manière absolue la valeur des observations faites par le professeur de Lyon. Pour le praticien distingué de Lausanne, en effet, tout mouvement musculaire ne produit pas seulement de la chaleur, mais conserve le pouvoir de faire hausser d'une manière sensible le degré thermométrique interne du corps humain. Il est à remarquer que le fait ainsi constaté se répète pendant la marche sur les montagnes élevées à peu près comme en plaine. Avant d'aller plus loin dans l'examen de cette nouvelle croyance, disons la conviction qu'elle inspire *à priori*.

Les expériences de M. Bert ont prouvé, ainsi que nous le verrons plus loin en en donnant les détails, que les animaux soumis à de fortes dépressions barométriques se refroidissent à des degrés variés, toujours très-notables. Le fait qui paraît par conséquent dominer cette situation, c'est que la diminution de densité de l'air ambiant porte atteinte à la calorification générale des sujets qui le respirent. Pour que le mouvement musculaire pût donc parvenir, sur les très-hautes montagnes, à élever la température générale, il faudrait non-seulement que le muscle agît de manière à produire le surcroît observé, mais encore la somme de chaleur générale qui a dû disparaître par le fait de la raréfaction atmosphérique; ce qui revient à dire que la constatation d'un égal surcroît de température par les mouvements en plaine et en montagne est la preuve que c'est au milieu d'un air raréfié que le muscle produit le plus de chaleur. Cette conclusion, assurément rigoureuse, contribue à faire recevoir avec une certaine défiance les résultats obtenus par M. Faurel. Ce n'est pas que je veuille en aucune manière mettre en doute le mérite d'observation de ce confrère distingué; mais, en somme, le mérite de M. Lortet n'est pas chose moins respectable, et puisque ce dernier se trouve en flagrant délit d'exagération, par suite des preuves résultant des manœuvres de M. Faurel, je me demande tout naturellement si la vérité ne doit pas être recherchée dans le juste milieu de la distance qui les sépare. Cela m'amène à dire que M. Faurel n'a fait aucune expérience sous l'influence d'*un mal de montagne* formellement développé. Or, c'est surtout parmi les phénomènes de ce mal que M. Lortet a vu dominer le symptôme de refroidissement. Il est à croire que son antagoniste arrivera à faire la même constatation, lorsqu'il opérera dans des conditions analogues. Jusque là, les résultats du médecin de Lyon me paraissent devoir être considérés comme reposant sur des observations qui n'ont pas encore été contredites, en ce sens qu'elles ont eu pour base les signes d'une anoxyhémie aiguë bien caractérisée. En somme, nous avons des raisons pour croire à l'exagération, il est vrai, mais aussi à la réalité du phénomène que ces observations proclament.

Ces phénomènes de refroidissement, d'ailleurs, n'ont pas le droit de nous surprendre, après les belles expériences de M. Claude Bernard sur la contraction des artères par influence des nerfs vaso-moteurs. L'éminent physiologiste a démontré que la diminution de l'afflux du sang artériel pour cette cause produit invariablement un refroidissement. Le même effet doit se noter sur tout l'organisme, lorsque le sang qui lui arrive est désoxygéné. Nous reviendrons à cette question, lorsque nous étudierons les effets permanents de la raréfaction de l'air sur les habitants des altitudes.

Nous avons déjà dit, en outre, que les animaux placés sous les appareils de la Sorbonne et soumis à des décompressions assez prononcées pour produire des troubles respiratoires, ont toujours fourni la preuve d'un refroidissement marqué. Il a été, en général, d'environ 3 degrés pour une dépression d'une demi-atmosphère.

Mais le phénomène, remarquable d'ailleurs par sa constance, ne s'est pas manifesté toujours par des chiffres identiques. Chez un chien de forte taille, amené en 2 heures à 25 centimètres de pression, la température a baissé de 2 degrés. Un cochon d'Inde, maintenu pendant 1 heure à 35 centimètres de pression et pendant 1 heure encore à 25 et même à 22 centimètres, n'avait plus, au sortir de la cloche, que 25 degrés de température rectale. Un autre cochon d'Inde, qui resta près de 4 heures dans un air oscillant entre 21 et 11 centimètres, n'avait plus que 20 degrés. (Bert. *Pressions barométriques*, p. 75.)

Toutes ces raisons me portent à croire que le refroidissement observé par M. Lortet, dans le mal de montagne, est une réalité que M. Faurel lui-même constatera, lorsque ses investigations porteront sur des situations analogues. Quelles que fussent, du reste, les interprétations que l'on voulût donner de ce phénomène, au mépris de la désoxygénation sanguine qui nous occupe dans ce chapitre, on tomberait dans l'impossibilité d'échapper aux objections les plus sérieuses et les plus naturelles; car, si vous me dites que le travail musculaire et le mouvement nécessités par l'ascension absorbent une telle quantité d'éléments calorifiques qu'il n'en reste plus assez pour la calorification physiologique générale, vous ne pouvez m'empêcher de vous répondre avec justice qu'on voit souvent, à des niveaux inférieurs, une dépense de force avec des mouvements beaucoup plus considérables et plus prolongés, sans que pour cela on ait occasion de noter la moindre trace des accidents dont nous faisons l'étude en ce moment. On est donc conduit forcément à reconnaître que le mal de montagne et tous les phénomènes qui le constituent, refroidissement comme tout le reste, ne sauraient exister en réalité, sinon parce que cette dépense inusitée de force et de mouvement exigée par l'ascension, ne trouve pas un aliment intérieur suffisant dans le peu de densité de l'oxygène artériel des voyageurs. Ce phénomène de refroidissement dont ils sont l'occasion devient ainsi une des preuves les plus manifestes que l'observation puisse fournir de la désoxygénation sanguine dans le mal de montagne.

Mais, tout en reconnaissant que cet appauvrissement de l'oxygène est sans nul doute la cause nécessaire de l'altération de température signalée par M. Lortet, je ne saurais manquer au devoir de proclamer la haute importance de cette observation. Elle me paraît être d'un intérêt capital. Elle semble nous dire que, quelles que soient d'ailleurs les conditions de raréfaction atmosphérique extérieure, les symptômes sérieux du mal de montagne n'apparaissent que lorsque la calorification des sujets a baissé d'une manière sensible. Nous comprenons dès lors que les signes de ce mal ne commencent pas en tous lieux à la même hauteur; nous voyons même sans surprise qu'ils se guident pour apparaître, non-seulement sur le degré de densité extérieure de l'air, mais encore sur la température de l'atmosphère ambiante et du sol sur lequel on gravit. Nous n'éprouvons non plus aucun étonnement en apprenant que l'ascension vers les sommets de l'Himalaya cause moins promptement les angoisses des voyageurs sur le versant septentrional de ces montagnes. C'est effectivement sur ce même versant que le soutien considérable de la température est un fait incontestablement établi.

Souvenons-nous, au surplus, que la marche sur la neige, à de grandes altitudes s'entend, semble donner aux accidents un tel surcroît de violence, que M. Boussingault y croyait trouver la cause unique de ces souffrances. L'observation indiquerait donc que l'apparition du mal de montagne se retarde ou s'avance, selon que les pertes de chaleur par le rayonnement vers les objets ambiants sont plus ou moins empêchées par la température du sol sur lequel on se trouve. Lorsque, par suite de la présence de la neige, ce rayonnement de notre corps vient augmenter le besoin de produire de la chaleur, les ressources amoindries du sang s'épuisent à cette lutte et les fonctions restent sans aliment.

Malheureusement, la nature nous refuse ici les secours dont elle est prodigue au niveau de la mer. Sur les basses stations, l'air des hivers qui tendrait à nous refroidir s'est alourdi davantage sous l'influence de sa basse température. Il nous offre dès lors lui-même, par le bénéfice de sa densité accrue, le plus sûr moyen de résister au froid, dont il serait d'ailleurs le dispensateur le plus naturel. Ce n'est pas ainsi que les choses se passent sur les grandes hauteurs. Là, l'air raréfié par l'altitude est d'autant plus froid qu'il est moins apte par sa densité à nous fournir des moyens naturels de calorification ; de sorte que l'influence funeste qui tend à nous y refroidir nous refuse en même temps les ressources où nous puiserions ailleurs notre sécurité. Dire alors que le froid nous rend malades ou nous tue, c'est exprimer notre pensée dans une forme figurée du langage, de la même manière qu'en succombant à l'inanition, nous avons pris l'habitude de dire que nous mourons de faim : des deux parts, c'est l'aliment qui nous a manqué.

C'est ainsi, mais ainsi seulement, que M. Lortet a pu assurer que le mal de montagne est la conséquence du refroidissement des voyageurs, en nous laissant le soin de dire qu'ils ne se sont refroidis que par suite d'une diminution de densité de l'oxygène de leur sang. Nous pourrons ajouter que ce refroidissement n'est pas la cause, mais la conséquence naturelle du mal dont il est un des symptômes obligés et à coup sûr le plus déplorable. C'est là la façon la plus juste et la plus rigoureuse de qualifier le fait intéressant qui vient de nous occuper, à la condition d'en faire les honneurs au savant distingué qui l'a mis si clairement en évidence. Je ne le ferai pas néanmoins sans exprimer un regret : c'est que je n'ai pas été moi-même indifférent à ce phénomène et qu'on paraît oublier la mention que j'en ai faite dans des circonstances moins éclatantes, il est vrai, mais qui se lient à des considérations d'hygiène d'une nature plus pratique.

Nous aurons, du reste, à reprendre ce sujet, lorsqu'il sera traité du séjour permanent sur les grandes altitudes et des conditions physiologiques qui s'y rattachent. Nous ne considérons donc pas ce point important comme étant définitivement épuisé ; mais les développements qu'il demande trouveront leur place plus naturelle dans un autre chapitre de ce livre.

Symptômes gastro-intestinaux. — Les signes le plus constamment présentés par les voies digestives, sont les nausées et les vomissements. Aussitôt que les premiers symptômes de langueur générale se présentent, le vertige apparaît et s'accompagne sans retard de malaise épigastrique. Le plus souvent cette première altération de l'estomac n'a pour compagne aucune souffrance vive ; mais quelquefois cependant l'épigastre et les hypocondres deviennent le siége d'une douleur intense, ainsi qu'il arriva à de Humboldt sur le Pichincha, à propos de l'accès fort sérieux que lui causa la syncope dont nous avons parlé précédemment. Le père Acosta mentionne aussi des accidents douloureux analogues, et l'on en voit encore les traces dans d'autres relations qu'il me paraît inutile d'énumérer, puisque nous n'en retirerions d'autre fruit que la conviction de l'existence réelle de ces douleurs, et leur rareté relative. Nous aurons, du reste, l'occasion d'en voir un exemple profondément regrettable en rendant compte du voyage de Victor Jacquemont sur l'Himalaya.

Le vomissement paraît tenir le plus souvent à l'état nerveux qui précède et accompagne les lipothymies ; mais il n'est pas douteux qu'il s'y mêle aussi de l'embarras gastrique, à la suite d'un ralentissement de la circulation abdominale. L'état congestif qui l'accompagne n'est pas toujours inoffensif. Le foie peut arriver à y prendre part d'une manière sérieuse ; ce fut le cas de l'infortuné Jacquemont et c'est aussi ce qui a lieu ordinairement, chaque fois qu'il se développe une douleur vive, épigastrique ou abdominale. Nous avouerons néanmoins que ces complications ne sont pas communes, ainsi que le prouvent la facilité et la promptitude avec lesquelles on revient à la santé, aussitôt que l'on abandonne les hauteurs qui les ont produites.

Une autre indisposition encore moins fréquente affecte quelquefois les voies digestives ; ce sont des épreintes intestinales presque indolentes, qui ont pour conséquence des selles abondantes non diarrhéïques. On en voit quelques exemples cités dans les recueils des voyages, notamment par Acosta et dans l'ascension de Martins sur le Mont-Blanc. Ce trouble paraît avoir pour unique cause la dilatation de gaz intestinaux, avec la réaction que ce phénomène excite dans le tube digestif.

Légers ou plus sérieux, les symptômes gastro-entériques sont précédés et s'accompagnent d'un dégoût extrême pour les aliments. Quelle que soit, du reste, la prostration de forces qui accable le voyageur, il ne se trouve nullement porté à s'en relever par l'ingestion de liqueurs spiritueuses. L'instinct, non moins que l'expérience, indique qu'elles provoquent un effet contraire à celui qui leur est naturel au niveau de la mer. Dans le mal de montagne, ni l'aliment ni les alcools ne seraient accueillis, au milieu des fonctions altérées, par aucun auxiliaire qui pût garantir leur élaboration d'une manière utile. Dans l'absence de l'oxygène, ils persisteraient à faire l'office de corps étrangers dans les voies digestives ou dans le torrent circulatoire. En prévision de cet état de choses, les fonctions témoignent de leur défaut d'aptitude par des répugnances contre toute substance ingérée qui les embarrasserait sans leur venir en aide.

Somme toute, les fonctions digestives et les appareils qui en font la base s'altèrent dans le mal de montagne, à l'égal de ce que nous avons précédemment énuméré : pas d'oxygène, pas de vie complète; cela n'est pas moins vrai pour les voies digestives que pour le reste de l'organisme.

Symptômes présentés par les centres nerveux. — La simple vue des accidents que le mal de montagne provoque sur les centres nerveux pourrait donner lieu à des doutes et à de fort sérieuses inquiétudes, si le retour très-franc à la santé complète par la descente à des niveaux inférieurs ne nous avait constamment affirmé qu'aucun tort durable n'a été fait aux malades des altitudes, pendant qu'ils y souffraient avec toutes les apparences d'une gravité marquée. Ce rétablissement subit nous oblige à reconnaître que la céphalalgie intense, les vertiges, le coma, ne prennent leur source que dans les premiers développements d'une asphyxie véritable, et qu'ils n'ont en général pour conséquence aucun désordre réellement sérieux. On a cependant l'occasion de lire la relation de quelques cas de délire aigu causé par le mal de montagne. Le voyage le plus remarquable que l'on connaisse, sous ce rapport, est celui que le capitaine Scherwill effectua sur le Mont-Blanc. Il y fut personnellement très-sensible, mais il n'eut à souffrir d'aucun accident durable; tandis que le Dr Clarke qui l'accompagnait put à peine rester trois minutes au sommet de la montagne. Il descendit en toute hâte, en proie à des angoisses inexprimables, accompagné de trois guides qui lui prodiguaient des secours. Plus tard, il mourut d'aliénation mentale. M. Andrell, qui faisait aussi partie de cette expédition, fut également atteint de folie et succomba après un temps qui nous est inconnu. Un autre Anglais, à la suite de ce même voyage, présenta des signes d'aliénation; mais je n'ai pas connaissance qu'il en ait été victime.

Voilà bien des malheurs pour une seule caravane. M. Rey, qui les analyse, les juge très-sévèrement. Il a peine à croire qu'il n'y ait pas eu chez ces déplorables victimes quelques prédispositions à propos desquelles le voyage n'a agi que d'une manière secondaire. Ces observations ne sont d'ailleurs pas assez détaillées pour qu'il soit permis de juger la marche des accidents et leur enchaînement non interrompu, jusqu'aux dénouements funestes qui en marquent la terminaison. Et fallût-il admettre que ces cas malheureux méritent réellement de figurer parmi les conséquences des excursions dont nous nous occupons actuellement, on aurait le plus souvent l'occasion d'en faire remonter l'origine à une influence indépendante en quelque sorte de la pression de l'air et qui donne en tous lieux des résultats aussi défavorables. Je veux parler de l'action directe des rayons solaires très-ardents. Le soleil est, en effet, très-vif à de grandes hauteurs et l'on sait que s'il est impuissant à réchauffer l'air qu'il traverse, il agit très-fortement sur les corps solides, bruts ou animés. Les accidents d'insolation sont fréquents sur les altitudes. J'ai connu plusieurs exemples de délire aigu chez des voyageurs qui traversaient des passages élevés. Les conditions de raréfaction de l'air n'y étaient pas étrangères, sans doute ; mais il avait été évident pour ceux qui en furent témoins que les rayons ardents du soleil y avaient eu une part plus active.

En somme, il est permis de croire que l'influence de la raréfaction de l'air des montagnes élevées, sur le système nerveux, n'a produit que bien rarement des résultats funestes. Il est certain néanmoins que les vicissitudes de froid à l'ombre et de chaleur extrême sous les rayons directs du soleil sont susceptibles de préparer les plus serieux mécomptes. L'émotion inséparable de situations inattendues, souvent dramatiques, pourrait d'ailleurs seconder, chez certains esprits, l'impression déjà très-vive des ardeurs solaires, pour fixer sur les centres nerveux des réactions redoutables. La crainte fondée qu'on en peut concevoir, devrait du moins suffire pour qu'un médecin prudent n'approuvât jamais des excursions pareilles, au point de vue de l'hygiène et des distractions utiles. Les voyages de montagne ont certainement d'incontestables mérites, mais ils n'ont pas besoin de ces exagérations blâmables pour assurer tous les bienfaits dont les contrées montagneuses sont généralement prodigues. Les altitudes neigeuses devraient être exclusivement réservées aux savants. Leurs ascensions louables auront toujours l'excuse d'un devoir, accompli dans un esprit de découverte et de progrès utile. On peut, du reste, espérer que cette classe respectable de voyageurs trouvera dans les conseils de M. Bert un secours efficace qui permette de prolonger le séjour sur des sommités jusqu'ici dangereuses. Il est à croire, en effet, qu'en prenant la précaution de respirer un air suroxygéné, les investigateurs de ces hautes régions pourront éviter les accès qui les y ont accablés autrefois et rendront ainsi possibles des travaux d'esprit que leurs devanciers avaient été forcés d'abandonner. Le moyen est aisément pratique. M. Bert en a essayé les bons effets sur lui-même en se soumettant, dans nos appareils pneumatiques, à une décompression qui a fait descendre le baromètre à 408 millimètres.

Dans une ascension en ballon effectuée, le 22 mars de cette année, MM. Crocé-Spinelli et Sivel, ont fait usage de ces aspirations d'air oxygéné d'après les conseils de M. Bert. Ils en ont reçu une impression des plus favorables, au moment même où ils éprouvaient déjà un commencement sérieux d'angoisse anoxyhémique. Ce sont là des essais encourageants qui font bien augurer de ce moyen pour rendre moins pénibles et plus utiles des ascensions ultérieures. Nous reprendrons plus loin ce sujet des aspirations d'oxygène, pour en faire ressortir toute l'utilité au point de vue du séjour définitif des altitudes et surtout à propos du traitement de certaines maladies chroniques[1].

Points d'altitude où commencent les accidents anoxyhémiques. — Nous ne devons pas abandonner ce sujet sans dire à quel degré d'altitude la vie paraît céder d'une manière définitivement maladive à l'influence de la raréfaction de l'air. Le point précis où la souffrance commence est difficile à déterminer ; car la souffrance elle-même a des degrés dont les plus inférieurs sont ordinairement imperceptibles. Mais en ne tenant compte que des accidents sérieux qui caractérisent le mal de montagne décidément confirmé, on peut dire que l'altitude de 3000 mètres est généralement nécessaire et que le plus souvent il faut arriver à 3700 mètres pour que le malaise et les premiers symptômes de vomissements, vertiges, crampes épigastriques, menaces de lipothymies, soient très-franchement appréciables. Plusieurs sujets ont besoin d'une ascension beaucoup plus considérable pour en être sérieusement affectés. Par cet exposé, je veux dire que le point de départ de ce mal n'a rien de fixe en règle générale. Outre que les conditions de latitude le font varier d'une manière sensible, les idiosyncrasies le dominent absolument. Mais ce qui paraît invariable, c'est le moment précis où chaque individu commence à éprouver les premières fatigues. Je veux dire que l'essai étant fait une première fois, des voyages ultérieurs prouveront que la hauteur où les souffrances se sont déjà déclarées, provoque invariablement le mal chaque fois que l'on y arrive. Cela signifie que tout individu se trouve personnellement dans des conditions déterminées, qui lui sont propres, relativement à l'instant précis où la dose minimum d'oxygène fait défaut à l'exercice normal des

1. Le récit de cette ascension est reproduit à la note n° 7.

fonctions. Cette variabilité dans le point fixe, selon les sujets, se reproduit, du reste, chez les animaux; car M. Bert a eu occasion d'en faire la remarque dans de nombreuses expériences. Les développements ultérieurs du livre nous permettront, du reste, de mieux préciser, par l'exposé d'un principe général, les conditions qui président aux débuts des premiers symptômes.

RÉSUMÉ ET CONCLUSION.

1° Le mal de montagne se présente à nous dans un ensemble de phénomènes morbides où les détails se groupent sur un fond très-saisissant et très-original. Ce qui en fait la base, c'est une lassitude extrême, une prostration considérable des forces avec un tel degré d'abattement moral, que l'indifférence la plus absolue y tient la place de la volonté et même des inspirations le plus naturellement instinctives.

2° Un vertige plus ou moins intense, accompagné de somnolence et de céphalalgie émousse la pensée et rend le voyageur impropre à tout travail d'esprit.

3° L'estomac se soulève; on a des nausées, de l'inappétence et quelquefois des vomissements opiniâtres.

4° La respiration s'accélère, s'arrête, s'agite, devient anxieuse, irrégulière. Elle se fait remarquer par ce double caractère: d'être très-accélérée pendant la marche, et souvent ralentie dans les moments de repos.

5° La circulation s'accélère avec plus de régularité; mais le plus souvent, le pouls est dicrote, faible, très-dépressible.

6° Lorsque le mal est bien confirmé, la chaleur animale diminue, dans des proportions qui varient selon les sujets, mais d'une manière toujours appréciable.

7° Chez tous les voyageurs, quelle que soit la susceptibilité individuelle, les symptômes s'aggravent par la marche et se soulagent par le repos.

8° Le mal s'éteint spontanément par le retour aux niveaux inférieurs.

Les résultats n'apparaissent pas aussi clairs dans les voyages aéronautiques. On est même frappé des différences qui s'y font remarquer au point de vue des actions physiologiques. A la vérité, Gay-Lussac, qui s'éleva à la hauteur de 7 000 mètres, éprouva des difficultés respiratoires et sentit son pouls fort accéléré; Mme Blanchard, à l'altitude de 7 600 mètres, eut une épistaxis abondante. Mais je ne les vois guère l'un et l'autre se plaindre d'autre chose que d'un froid intense. Ces plaintes étaient, du reste, pleinement justifiées par un froid de 25 degrés au-dessous de zéro, accusé par le thermomètre de ces intrépides aéronautes. Il est probable qu'ils y auraient puisé l'occasion d'accidents sérieux, si l'immobilité, à laquelle ces sortes de voyages condamnent, n'assurait une économie considérable d'oxygène au bénéfice des phénomènes communs de la vie végétative. Le fait n'est d'ailleurs pas douteux. Il est très-certain que les aéronautes supportent, sans accident, des altitudes qui seraient funestes pour des excursionnistes de montagnes.

Cette immunité des voyageurs en ballon est digne de remarque à un autre point de vue. Elle prouverait en effet, au besoin, que la possibilité de vivre à de grandes hauteurs est une question de mode et de savoir-faire. L'économie d'oxygène dans un sens, en effet, a pour conséquence de conserver intact le jeu d'autres fonctions, lors même que le sang se trouve déjà appauvri dans une certaine mesure.

Mais qu'on ne s'aveugle pas en présence du peu d'effet que l'ascension paraît produire chez les aéronautes. En réalité, cette sorte de voyage expose aux mêmes accidents que ceux qui s'effectuent vers des cimes élevées. Si l'on n'en voit pas souvent la preuve, c'est que les ballons arrivent rarement à des hauteurs manifestement nuisibles. Il n'en est pas moins vrai que la célèbre excursion faite en Angleterre par MM. Glaisher et Coxwell, le 5 septembre 1862, a donné la mesure de ce qu'on devrait attendre du résultat d'ascensions qui dépasseraient 9 000 mètres. M. Glaisher, quoique absolument en repos, perdit connaissance en approchant de cette hauteur, et probablement il eût été victime de son audace et fût mort asphyxié, si le ballon n'était pas descendu promptement à des hauteurs moins funestes. L'intéressant recueil des *Voyages aériens* a donné le récit émouvant de ce curieux événement. Le lecteur me saura gré sans doute d'en reproduire ici la partie la plus dramatique.

« Jusqu'à ce moment j'avais pris mes observations sans difficultés, tandis que M. Coxwell, qui était obligé de se donner du mouvement pour la manœuvre, semblait fatigué. A 1 h. 51 m., le baromètre marquait 11,05 pouces. On s'aperçut plus tard, par une comparaison avec le baromètre étalon de lord Wrottesley, qu'il fallait diminuer ce chiffre de 1 quart de pouce. J'ai lu ensuite sur le thermomètre à boule sèche — 5 degrés, vers 1 h. 52 m., environ. Bientôt il me fut impossible d'apercevoir la colonne de mercure dans le thermomètre à boule humide, ni les aiguilles d'une montre, ni les divisions fixes d'aucun de mes intruments. Je demandai à M. Coxwell de m'aider à prendre les chiffres qui m'échappaient; mais, par suite du mouvement de rotation du ballon, qui n'avait point cessé depuis que nous avions quitté la terre, la corde de la soupape s'était entortillée. M. Coxwell dut donc sortir de la nacelle et monter sur le cercle pour l'arranger. Je tournai mon attention vers le baromètre. Je vis qu'il marquait 10 pouces et qu'il descendait rapidement.

Sa vraie hauteur, en tenant compte de la correction soustractive d'un quart de pouce, était de 29 pouces trois quarts, ce qui indiquait une hauteur de 29 000 pieds. Peu après, je m'appuyai sur la table avec le bras droit qui jouissait de toute sa vigueur un instant auparavant, mais quand je voulus m'en servir, je m'aperçus qu'il n'était plus en état de me rendre aucun service. Il doit avoir perdu sa puissance instantanément. J'essayai de me servir du bras gauche, et je vis qu'il était également paralysé. Alors je cherchai à remuer le corps, et je réussis jusqu'à un certain point, mais il me sembla que je n'avais plus de membres ; j'essayai encore une fois de lire le baromètre, et, pendant que je me livrais à cette tentative, ma tête tomba sur mon épaule gauche. Je remuai et j'agitai de nouveau mon corps, mais je ne pus parvenir à soulever mes bras. Je relevai la tête, mais ce fut seulement pour un instant : elle retomba de nouveau. Mon dos était appuyé sur le bordage de la nacelle et ma tête sur un des angles. Dans cette position, j'avais les yeux fixé sur M. Coxwell, qui se trouvait dans le cercle. Quand je parvins à me soulever sur mon siége, j'étais tout à fait maître des mouvements de l'épine dorsale, et je possédais incontestablement encore un grand pouvoir sur ceux du cou, quoique j'eusse perdu le contrôle de mes bras et de mes jambes : mais la paralysie avait fait de nouveaux progrès. Tout à coup je me sentis incapable de faire aucun mouvement. Je voyais vaguement M. Coxwell dans le cercle, et j'essayais de lui parler, mais sans parvenir à remuer ma langue impuissante. En un instant des ténèbres épaisses m'envahirent ; le nerf optique avait subitement perdu sa puissance. J'avais encore toute ma connaissance, et mon cerveau était tout aussi actif qu'en écrivant ces lignes. Je pensais que j'étais asphyxié, que je ne ferais plus d'expériences, et que la mort allait me saisir à moins que nous ne descendions rapidement. D'autres pensées se précipitaient dans mon esprit, quand je perdis subitement toute connaissance, comme lorsqu'on s'endort. Je ne peux parler du sens de l'ouïe ; le silence qui règne dans les régions situées à 6 milles du sol (nous étions alors entre 6 et 7 milles), est si profond qu'aucun son ne peut atteindre l'oreille.

« Ma dernière observation eut lieu à 1 h. 54 m. à 29 000 pieds. Je suppose que 1 ou 2 m. s'écoulèrent avant que mes yeux cessassent de voir les petites divisions des thermomètres et qu'un même laps temps se passa encore avant mon évanouissement. Tout porte à croire que je m'endormis à 1 h. 57 m. d'un sommeil qui pouvait être éternel. Je ne pouvais pas bouger, quand j'entendis les mots *température* et *observation*. Je sentis que M. Coxwell me parlait et qu'il essayait de me réveiller : l'ouïe et la conscience m'étaient donc revenues. Je l'entendis alors parler plus fort, mais je ne pouvais le voir ; il m'était bien plus impossible de lui répondre ou de me mouvoir. Il me disait ; « Essayez maintenant, essayez. » Alors je vis vaguement les instruments, et bientôt après, les objets environnants. Je me levai et je regardai autour de moi dans l'état où je serais en sortant d'un sommeil fiévreux, qui épuise au lieu de reposer : « Je me suis évanoui. » dis-je à M. Coxwell. « Certainement, me répondit-il, et il s'en est peu fallu que je ne m'évanouisse aussi. « Je ramenai alors mes jambes qui étaient étendues droites, et je repris un crayon pour continuer les observations. M. Coxwell me raconta qu'il avait perdu l'usage de ses mains, qui étaient devenues noires, et sur lesquelles je versai de l'eau-de vie.

« Il ajouta que, pendant qu'il était dans le cercle, il avait été saisi par un froid extrême, et que des glaçons étaient suspendus autour de l'orifice du ballon comme une effrayante girandole digne des mers polaires. En essayant de descendre du cercle, il ne pouvait plus se servir de ses mains et il fut obligé de se laisser glisser sur ses coudes pour revenir dans la nacelle où j'étais étendu. Il pensa en me voyant étendu sur le dos que je me reposais, et il me parla sans obtenir de réponse. Ma contenance était sereine et tranquille, sans cette anxiété qu'il avait remarquée avant de monter dans le cercle.

« Voyant que mes bras et ma tête pendaient. M. Coxwell, comprit que j'étais évanoui. Il chercha à m'approcher, mais ne put y parvenir, sentant que l'insensibilité le gagnait lui-même. Alors il voulut ouvrir la soupape, mais ayant perdu l'usage de ses mains, il ne put y réussir. Il ne serait point parvenu à tempérer notre course s'il n'avait eu l'idée de saisir la corde entre ses dents et de lui imprimer deux ou trois mouvements en secouant violemment la tête.

« Je repris mes observations à 3 h. 17 m., et les premiers chiffres que j'enregistrai furent 292 mm. pour le baromètre et — 18 degrés pour le thermomètre. Je suppose que 3 ou 4 minutes s'écoulèrent depuis le moment où j'entendis les premiers mots de M. Coxwell jusqu'au moment où je recommençai à lire mon chronomètre et mes autres instruments. S'il en est ainsi, je revins à la vie à 2 h. 4 m., et je suis resté tout à fait évanoui pendant sept minutes. Je prie de faire attention à ces chiffres dont je me servirai tout à l'heure pour tirer certaines conclusions qui ne sont point sans intérêt. Quelque temps avant l'accident, je m'étais aperçu que le vase dans lequel je mettais l'eau pour humecter le thermomètre humide avait de la tendance à se congeler. J'avais soin de combattre cette tendance en l'agitant, mais pendant mon évanouissement la congélation avait eu lieu. Je ne trouvai plus qu'un bloc solide de glace quand je me réveillai. Cette eau solidifiée dans une région où jamais être humain n'avait pénétré, conserva longtemps cette forme, car elle était encore gelée au retour.

« Je n'éprouvai aucune suite fâcheuse de mon évanouissement ; nous arrivâmes à terre, dans un pays où il était impossible de trouver le moindre moyen de transport, de sorte que je fus obligé de marcher au-devant des voitures qui ne pouvaient venir me chercher. Je fis huit ou neuf milles aussi facilement que si rien ne m'était arrivé. »

C'est par ce récit émouvant que nous terminerons cette étude relative aux voyages vers les régions élevées de l'atmosphère. L'originalité des phénomènes physiologiques et morbides qui s'y rattachent ne mérite pas seulement de nous attirer par l'intérêt qui en est essentiellement inséparable; nous y devons voir aussi les préludes nécessaires de nos travaux sur l'habitation permanente des grandes hauteurs du globe. C'est en ceci surtout que les ascensions des hautes montagnes ont mérité d'arrêter nos méditations d'une manière exceptionnelle. Ce que ces voyages nous ont permis d'observer sera d'autant plus profitable pour notre étude ultérieure, que les principales vérités relatives au séjour définitif y apparaissent comme grossies par des procédés naturels jusqu'aux proportions de la plus claire évidence.

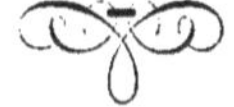

CHAPITRE VIII

ÉTAT PHYSIOLOGIQUE DE L'HABITANT DES ALTITUDES

ARTICLE PREMIER. — LES SYMPTÔMES DU MAL DE MONTAGNE DISPARAISSENT-ILS ABSOLUMENT PAR L'ACCLIMATATION ?

Je viens de dire l'ensemble des symptômes que les grandes altitudes développent sur les hommes qui s'y transportent avec une plus ou moins grande rapidité. Aucun de mes lecteurs ne saurait douter que ces phénomènes ne soient des plus constants; mais ils savent aussi que ces troubles extraordinaires varient sensiblement dans leur intensité, non moins que dans les degrés d'altitude qui leur servent de point de départ; ce qui n'empêche pas qu'une fois acquis, ils peuvent arriver à un développement qui se caractérise par les symptômes les plus alarmants. Ils sont alors non moins remarquables par leur aspect de gravité que par la rapidité avec laquelle ils disparaissent, sans laisser de traces, aussitôt que les voyageurs se sont soustraits à la cause dont ils avaient momentanément reçu l'influence. Je ne connais rien qui soit plus propre à fixer l'attention à ce sujet, que le récit extrêmement attachant de l'excursion aérostatique de M. Glaisher, dont la publication a été faite dans l'intéressant recueil des « Voyages aériens », et dont les traits principaux sont reproduits dans les pages qui précèdent.

Pourrait-on lire sans surprise les importantes paroles qui terminent ce récit? M. Glaisher perdit connaissance dans un milieu qui enlevait aux phénomènes de la respiration les deux tiers de l'élément auquel ils puisent leurs ressources habituelles. Il s'éleva encore de plus de 2 000 mètres, pendant qu'il était dans cet état de syncope, et atteignit ainsi la hauteur extraordinaire de 11 000 mètres, où il n'avait plus pour respirer que le quart environ de l'air atmosphérique du niveau de la mer. Ces conditions de dépression sont justement celles auxquelles les animaux des expériences de M. Bert ont donné les proportions de 8 à 10 0 0 d'oxygène pour un sang qui en contenait 20 à 21 0 0 à la pression de 76. M. Glaisher, dans cette situation, n'avait donc plus dans ses artères que l'équivalent d'un sang veineux très-appauvri. On ne saurait s'en étonner, car l'asphyxie la plus sérieuse puisait sa raison d'être bien naturelle dans la raréfaction considérable de l'air, à l'altitude que le voyageur avait eu le courage et la hardiesse de braver. Cependant, après la descente, le retour à la santé complète fut immédiat et ce voyage célèbre, le plus extraordinaire en ce genre que les hommes aient exécuté, ne laissa d'autre trace dans l'esprit de M. Glaisher que le souvenir flatteur d'un péril noblement affronté au profit de la science.

Du reste, le fait important de l'innocuité de ce genre d'ascension s'est renouvelé bien souvent; car je ne sache pas qu'aucun des nombreux aéronautes dont les voyages nous sont connus se soit jamais plaint sérieusement de leurs conséquences sur la santé. Il est vrai que les pérégrinations sur les très-hautes montagnes ont été quelquefois moins inoffensives; mais il est permis d'affirmer, malgré quelques assertions contraires, que les troubles sérieux qui ont persisté après le retour n'eurent jamais pour point de départ aucun des phénomènes essentiels qui caractérisent le mal de montagne. Ils se réduisent à des exfoliations de l'épiderme de la face et à une injection sub-inflammatoire des vaisseaux de la conjonctive, produites l'une et l'autre par la sécheresse de l'air et la réflexion extrêmement lumineuse qui s'opère sur un sol couvert de neige. Quant aux accidents qui donnent au mal de montagne tout l'aspect d'une affection des plus graves, ils disparaissent parfois sur les lieux mêmes, après quelques heures de repos, et s'éteignent, sinon toujours, du moins le plus souvent, par le retour aux conditions normales de pression atmosphérique. Ils se produisent, d'ailleurs, sur les voyageurs, à des altitudes qui sont ostensiblement inoffensives pour les hommes qui y ont établi leur séjour habituel, circonstance intéressante qui inspira, comme on sait, à un des savants qui honorent le plus la science française, M. Boussingault, les réflexions les plus optimistes (*voyez page* 24). On peut, par conséquent, affirmer sans crainte d'erreur que les accidents qui caractérisent le mal de montagne, du moins pour les altitudes habitables, n'intéressent pas essentiellement les organes qui paraissent le plus en souffrir. La pensée de les attribuer à une diminution de l'oxygène du sang par défaut de pression, n'est donc pas seulement d'accord avec la nature apparente de ces accidents : outre que les résultats de manœuvres expérimentales en ont prouvé l'incontestable justesse, cette pensée reçoit encore un nouvel appui du caractère éphémère des symptômes que nous venons de décrire. Leur disparition subite, en effet, aussitôt que les conditions d'oxygénation normale sont ramenées, prouve, jusqu'à l'évidence, qu'ils ne sauraient être rationnellement attribués à une autre cause.

Mais conclure de cette innocuité passagère de la raréfaction de l'air que la durée illimitée de son action dût être absolument innocente aussi, l'affirmer même, à l'aspect de la vie normale des hommes qui ont établi leur résidence dans des localités très-élevées; cela me paraît être la conséquence d'un raisonnement peu médité. Je n'y vois guère de différence avec l'affirmation qui tendrait à prétendre que l'homme qui se remet d'une syncope produite par une abondante saignée, est revenu absolument et tout de suite à son état normal. Nous le voyons, à la vérité, reprendre ses forces un moment évanouies; ses fonctions s'exécutent comme avant son hémorragie; mais pourrions-nous croire qu'il serait désormais dans son état antérieur, si le sang perdu ne se reconstituait jamais plus? Ne savons-nous pas, au contraire, que cet homme serait pour toujours affaibli comme le sont les anémiques.

Cependant, la pensée exprimée par le vénérable M. Boussingault se trouve reproduite, avec non moins d'assurance, par la plupart des voyageurs célèbres. Outre les motifs que j'en ai déjà donnés dans un autre chapitre de ce livre, deux raisons principales me paraissent excuser et faire comprendre cette concordance dans une opinion dont il n'est pas difficile de démontrer le peu de justesse. Il est aisé de voir, en effet, en premier lieu, qu'il s'établit involontairement une comparaison dans l'esprit des voyageurs entre les allures dégagées de l'habitant de ces lieux élevés et les souffrances dont ils ont eux-mêmes été victimes. C'est que la santé des autres, fût-elle précaire, apparaît comme une perfection enviable en présence des défaillances auxquelles on succombe soi-même.

En second lieu, ce qui a fait juger d'une manière trop favorable les influences hygiéniques des altitudes sur ceux qui les habitent, provient de ce que l'étude en a été faite d'une façon tort superficielle dans les manifestations les plus vulgaires de la santé, sur les actes les plus ordinaires de la vie sociale et sur quelques faits exceptionnels relatifs à l'application des forces physiques de l'homme. J'ai déjà dit, en commençant ce chapitre, que c'est là une méthode insuffisante pour arriver à discerner la vérité sur cet important sujet. Outre que, d'une manière générale, les influences climatériques s'apprécient plus justement sur l'homme qui cède par la maladie à leurs effets nuisibles, le jeu ordinaire des fonctions dans l'état de santé ne saurait fournir de sûrs indices autrement que par l'analyse la plus attentive des phénomènes qui sont à juger. Je ne crois pas exagérer la situation en disant qu'on n'a jamais songé à se livrer, avec ce soin minutieux, à l'examen qui nous intéresse. C'est, assurément, un terrain tout nouveau. En m'y hasardant le premier, sans l'appui d'aucun précédent, j'espère mériter l'indulgence de ceux qui trouveront de l'intérêt à m'y suivre. J'ai cru que les troubles sérieux dont les voyageurs sont atteints en arrivant sur les hauteurs s'observent encore, à des degrés fort amoindris, dans l'ensemble des hommes qui s'y trouvent réunis en société. Avant d'en donner les preuves les plus convaincantes, je crois devoir faire remarquer que cette pensée est des plus naturelles. Elle se confond avec les croyances générales que nous possédons tous sur les conditions climatériques. Nous est-il, en effet, jamais arrivé de mettre en doute l'influence très-caractéristique de la zone équatoriale sur les voyageurs qui sont nés dans les pays froids? Avons-nous jamais pu croire que les natifs de ces localités torrides en reçussent la même impression que les nouveaux venus, ou bien que l'habitude les ait tellement adaptés aux circonstances dont ils sont entourés qu'ils y soient devenus complétement insensibles, de manière à ne présenter, dans leur état physiologique ou dans leurs maladies, absolument rien qui rappelle leur origine et les éléments au milieu desquels ils continuent à vivre?

On s'habitue à un climat sec et chaud; on s'acclimate aussi à un pays froid et humide. Mais pourrions-nous croire, un seul moment, qu'il en résulte, des deux parts, une manière d'être identique?

Naître, croître et prospérer dans une ville populeuse à rues étroites : cela comporte une habitude dont les conséquences bien connues ne se confondent pour personne avec l'existence de celui qui naît, croît et prospère au milieu d'une campagne bien aérée.

S'habituer est, donc, un terme qui renferme une idée complexe. L'application s'en fait à des situations fort différentes, dont la pensée de lutte et de souffrances n'est nullement exclue.

Malgré l'évidence de ces vérités incontestables, oserons-nous prétendre encore que ces voyageurs dont les fonctions sont si profondément troublées en arrivant sur des localités très-élevées, ne conserveront absolument rien de cette impression première, s'ils deviennent résidents définitifs des altitudes? Ils n'auront pu revenir à une existence équilibrée qu'au moyen d'une lutte qui les y ramène, et nous voudrions que rien de cette lutte ne persiste, quoique les influences n'aient pas changé. En vérité, pour arriver à une pareille conviction, que ferions-nous, donc, des principes qui guident l'humanité entière? Que deviendraient, alors, les croyances dont s'inspirent tous les hommes sensés pour seconder les naturels efforts de l'organisation par une industrieuse prudence? Et quoi! vous êtes né, vous avez vécu sous une pression atmosphérique de 76 centimètres; votre sang artériel en a reçu une dose normale d'oxygène sous laquelle vos fonctions se sont régulièrement accomplies; une santé parfaite vous a constamment prévenu que vos besoins ont été justement satisfaits par cette source habituelle à laquelle ils se sont alimentés...; et maintenant, vous allez vivre à trois mille mètres; il n'est pas douteux que l'oxygène qui circule dans vos artères n'en soit notablement amoindri; la pression totale qui s'exerce du dehors sur vos organes est diminuée d'environ quatre mille kilogrammes. C'est égal, me direz-vous encore, je respire, je digère, j'assimile, je travaille absolument de la même manière et sans plus de troubles et sans plus de lutte qu'au niveau de la mer. En vérité, vous dirai-je à mon tour, mais prouvez-le donc, car vous avez contre vos croyances les lois physiques et les habitudes les plus saines de raisonner en physiologie et en hygiène.

La vérité est que vous ne pourriez prouver qu'une chose : c'est que, l'habitant des altitudes étant constamment combattu par des influences ennemies, ses fonctions se modifient de manière à éluder la plus grande partie de leur action nuisible. Cette assertion absolument raisonnable admettrait que la lutte existe et qu'une adaptation est nécessaire pour qu'on puisse s'y livrer avec fruit. Ce serait avouer, par cela même, l'évidence de conditions spéciales imposées à l'exercice de la vie, c'est-à-dire la certitude d'une originalité physiologique. Ce serait aussi reconnaître l'existence de constants efforts de l'organisme contre des actions ennemies, c'est-à-dire la certitude d'une originalité pathologique pour le jour où ces efforts seraient en défaut.

En réalité, je n'ai jamais eu la prétention moi-même de démontrer autre chose à propos du climat des altitudes. C'est encore aujourd'hui à la démonstration de cette double originalité que se résume la tâche principale que je me suis proposé de remplir dans ce livre. Voyons, d'abord, ce qu'elle est en physiologie; nous la chercherons, ensuite, chez l'homme malade.

ARTICLE II. — DIFFICULTÉS DE L'ACCLIMATATION AUX ALTITUDES. SIGNES QUI INDIQUENT LA HAUTEUR OÙ CES DIFFICULTÉS COMMENCENT.

J'ai déjà dit ce qui frappe tout d'abord l'attention de l'homme d'étude, dès qu'il est mis pour la première fois en présence des individualités qui peuplent le plateau du centre du Mexique. Parti des zones torrides, il est tout surpris, en arrivant à 2000 mètres d'altitude, que l'abaissement de température n'ait nullement imprimé aux hommes de ces localités élevées plus de vigueur, plus d'activité qu'on n'en voit au milieu des conditions de chaleur des bas-fonds du pays. Le voyageur cherche vainement autour de lui l'ensemble des qualités, auquel le froid modéré produit par la latitude a habitué les observateurs. Je ne prétends pas donner à cette impression superficielle plus d'importance qu'elle ne mérite; mais il serait d'autant plus puéril de vouloir lui refuser tout intérêt qu'elle frappe tout le monde, tant le fait se présente avec évidence. L'homme habitué à méditer est donc averti, en arrivant sur l'Anahuac, que quelque chose d'anormal se passe dans ces localités et, avant d'en avoir reconnu la nature réelle, la fatigue respiratoire qu'il éprouve lui-même lui donne bien naturellement la pensée que dans cette fonction se trouve le point de départ de tout le mystère. La diminution de la pression atmosphérique s'empare, donc, tout de suite de son esprit et s'y présente involontairement avec l'idée d'une action nuisible s'exerçant sur l'ensemble des hommes qui alimentent là leur respiration.

On se demande, alors, à quelle altitude cette influence commence; car la tentation de faire l'étude du phénomène s'empare invinciblement de l'observateur. Et comme, d'ailleurs, nous sommes habitués à rattacher à nos méditations relatives aux montagnes la pensée d'une action corroborante, l'aspect évident de l'influence contraire des altitudes nous surprend et nous déroute. Il est bien naturel, en ce cas, de chercher à connaître la limite à laquelle le bénéfice qui nous est connu se convertit en danger pour la vie. De là le désir aussi de savoir si le plateau de l'Anahuac est un pays propre à ce genre d'étude, pouvant contribuer sûrement à lever les doutes qui restent encore au sujet de l'influence sur l'homme de l'air raréfié des altitudes. Je n'ai pu, pour ma part, hésiter à le croire. Je savais, en effet, que bien des personnes avaient éprouvé, comme moi, de la fatigue, de l'anhélation en arrivant aux Cumbres d'Acultzingo ou à Mexico. Plus tard, notre regrettable expédition du Mexique permit de constater sur un grand nombre de nos soldats des troubles très-caractérisés, dès lors qu'ils eurent franchi ces mêmes hauteurs (2200 mètres). Des accidents plus déplorables encore furent observés sur le contingent belge, dont les jeunes hommes arrivèrent fort affaiblis à Mexico et y fournirent plusieurs cas d'affections adynamiques graves, dès leur entrée dans la capitale.

Il ne saurait, donc, être douteux que la raréfaction de l'air commence à agir d'une manière très-sensible à 2200 mètres, sur les hommes qui n'en ont pas l'habitude. L'observateur se trouve, par conséquent, bien placé à Mexico pour juger si ce genre d'accidents persiste encore, bien qu'en partie dissimulé, chez les hommes dont la résidence est devenue définitive. Mais il est intéressant de faire remarquer que les troubles de la santé n'ont été notables, à cette hauteur, que sur un petit nombre de voyageurs. Il est permis d'en conclure que c'est à cette limite seulement que les altitudes commencent à agir sensiblement sur la vie, et que les phénomènes qui en sont la conséquence pour les résidents ne sauraient s'y présenter d'une manière très-saillante. Cela nous amène à dire, non sans fondement, que si, malgré cette condition peu favorable à la constatation des faits, à Mexico, l'observation réussit à les y rendre manifestes, c'est qu'ils sont évidemment fondés sur d'incontestables et durables influences.

Cette limite d'environ 2000 mètres paraît, du reste, si naturelle que les animaux en reçoivent eux-mêmes une influence des plus marquées. Les chevaux des États-Unis que leur belle taille fait préférer pour les attelages de luxe s'affaiblissent notablement à Mexico. Ils y acquièrent des allures lentes et se fatiguent assez vite pour qu'il ne soit pas possible de les appliquer à des travaux de longue haleine ; ils sont souvent malades, se refroidissent aisément et succombent avec assez de fréquence à des accidents pleurétiques.

Nos chevaux d'Algérie ont témoigné, là, de leur vigueur ; ils ont fait la campagne de l'Anahuac, sans en être notablement altérés. Leur heureuse résistance, à côté des accidents présentés par d'autres variétés de la même espèce, prouverait à merveille que cette altitude est bien la limite où les influences mauvaises commencent à s'exercer d'une manière sensible ; car cette action, faible encore sur l'Anahuac, a pu être éludée par l'organisation d'élite de nos chevaux. On peut d'autant mieux traiter d'exceptionnelles les heureuses aptitudes de cette race africaine, que les chevaux mêmes du pays, nés sur les niveaux inférieurs, sont incapables de déployer leur vigueur habituelle, quand on les transporte sur les plateaux Ils y perdent l'appétit, maigrissent, deviennent paresseux et ne tardent guère à succomber, si l'on veut les obliger à un travail soutenu. Outre que j'ai vérifié le fait plusieurs fois chez d'autres propriétaires qui s'en plaignaient comme moi, j'en ai été témoin dans ma propre écurie où mes efforts ont été toujours impuissants à acclimater des individus de cette provenance, que leur belle taille et leurs formes élégantes m'avaient fait préférer.

L'acclimatation est cependant complète sur la race chevaline qui peuple actuellement le plateau. Ces chevaux sont vifs, légers, attentifs au commandement de la main, prompts à l'obéissance, résistants à la fatigue. Mais ces qualités s'exercent, néanmoins, dans une certaine mesure qu'ils ne peuvent dépasser. Ainsi, les courses rapides qu'ils fournissent à propos de paris, ne s'exécutent que dans des limites fort restreintes. A la vérité, ils partent et volent comme un trait; mais ils ne peuvent, en général, courir au delà de 300 mètres sans s'exposer à des dangers sérieux.

Je me souviens qu'en 1849 ou 1850, une sorte d'humeur anglicane s'étendit dans la colonie d'étrangers à Mexico. Peu de gens du pays y prirent part d'une manière bien active. On prépara un hippodrome non loin des portes de la ville; mais on fut obligé d'y limiter à ce point les distances, que les courses devenaient illusoires. L'entrain leur manquant d'ailleurs, on les vit promptement s'éteindre.

Cette influence de 2300 mètres d'altitude était encore visiblement dévoilée par les approvisionnements d'animaux de boucherie. Le plateau ne fournissant pas de suffisantes ressources à la capitale, des spéculateurs font des achats dans le Michoacan à des niveaux de beaucoup inférieurs. Ces animaux sont conduits sur le plateau et placés dans des herbages peu éloignés de Mexico, en attendant que leur tour vienne d'être sacrifiés aux besoins de la population. Or, pendant cette attente, plusieurs d'entre eux tombent malades. Ils sont tristes, haletants, essoufflés; ils se fatiguent, se couchent fréquemment, paissent fort peu, et maigrissent avec une très-grande rapidité : les gens qui s'en occupent ont un mot pour désigner cet état de souffrance; on dit que ces bêtes malades sont *picadas* et on se hâte de les mener à l'abattoir *où elles fournissent un sang noirâtre*, quand on les égorge.

Cependant on peut affirmer que des animaux appartenant à la même espèce se sont acclimatés de la manière la plus satisfaisante sur les plus grandes hauteurs du plateau. Ils y sont employés à des travaux de labour dont ils s'acquittent sans y témoigner d'une fatigue exceptionnelle. Les quelques cas de souffrance qui se font remarquer, aux environs de Mexico, sur les individus destinés à la boucherie, provenant de niveaux inférieurs, rentrent donc dans la règle commune et prouvent une fois de plus que c'est bien là que commencent à s'exercer, quoique sans nulle énergie, les influences mauvaises de la raréfaction atmosphérique.

Il y a un animal très-sensible aux atmosphères raréfiées; c'est le chat. On m'assure — et je le crois — qu'il n'a pas pu s'acclimater à Potosi (4000 mètres). Il á, cependant, prospéré à Mexico; mais il y a sans doute souffert à ses débuts. J'en ai pour preuve la tentative d'une dame française qui importa un couple d'angoras blancs. Ils y perdirent promptement leur gaieté habituelle. Ils procréèrent, néanmoins; mais leur jeune famille s'élevait difficilement, et plusieurs mouraient aux premiers jours. Ceux qui survivaient avaient rarement les allures vives et gaies, naturelles aux jeunes animaux de cette espèce. Chose bien singulière : tous étaient affectés de surdité!

On ne tarda pas à les croiser avec la race du pays. Les premiers métis eurent encore les yeux bleus et le poil long et soyeux. La surdité persista. Un second croisement me donna l'occasion de remarquer ce singulier phénomène : un chat survint qui avait d'un côté l'œil bleu et l'oreille sourde; tandis que de l'autre côté l'ouïe était intacte et l'œil de la couleur des races ordinaires. Du reste, son poil était blanc, long et soyeux. Il ne m'a pas été possible de suivre personnellement les changements qui se sont opérés plus tard par les générations successives; mais j'ai, cependant, eu l'occasion de voir moi-même des individus encore très-blancs, avec le poil fortement raccourci et les yeux moins clairs.

Le chien abonde beaucoup au Mexique. Mais il en existe fort peu qui rappellent une belle race cultivée. Les variétés dont on se sert en Europe pour la chasse ne conservent qu'imparfaitement leurs qualités physiques sur le plateau et leur instinct chasseur s'altère promptement. La finesse de leur odorat est la première chose qui se perd. Les petits chiens de Chihuahua pour lesquels il existe un certain engouement — et je ne sais pourquoi, car ils sont laids et sentent mauvais — s'acclimatent péniblement à Mexico, quoiqu'ils n'aient pas changé considérablement leur niveau en y montant. Ces petites bêtes y grelottent d'une manière fort ridicule. Elles y perdent le goût de l'accouplement, et quand elles s'y résolvent, enfin, leur nouvelle famille prend de la taille et ne leur ressemble qu'imparfaitement. J'avoue que les descendants méritent d'en être félicités; car ils m'ont paru mieux que leurs pères. On peut dire qu'ils ne s'acclimatent que par cette transformation. On aurait, du reste, tort de croire que le genre chien n'existait pas au Mexique lors de la conquête. Il y était même utilisé pour l'alimentation. Bernald Diaz l'appelle *Perrillo* du pays. C'était sans doute le chacal (coyote) que l'on y voit encore extrêmement abondant aujourd'hui.

N'allons pas plus loin sans faire remarquer le parfait accord qui existe entre le résultat des expériences de M. Bert et l'enseignement que nous retirons de l'observation. Les analyses de la Sorbonne ont démontré, en effet, que la dépression de l'air n'altère pas sensiblement le dosage habituel de l'oxygène artériel, jusqu'à ce qu'elle arrive à 18 ou 20 centimètres d'abaissement de la colonne barométrique. Mais à partir de cette limite, le fait de la désoxygénation commence à devenir évident. Ce résultat expérimental a lieu de nous frapper d'autant plus que beaucoup d'animaux s'y montrent résistants encore à ce degré de dépression. C'est absolument le même phénomène que sur le plateau de l'Anahuac. Rien n'y manque; pas même les idiosyncrasies, qui lui sont rebelles.

Tous ces faits me paraissent suffire pour prouver que la raréfaction de l'air exerce une action déjà sensible vers 2000 mètres d'altitude sur les individus qui n'y sont pas habitués. Examinons maintenant si ces effets persistent ou se remarquent encore parmi les hommes qui sont nés dans ces conditions ou qui s'y sont accoutumés par un long séjour. Voyons d'abord leur respiration

ARTICLE III. — RESPIRATION DES ALTITUDES HABITÉES.

§. 1. — *La raréfaction atmosphérique n'est pas compensée par le nombre d'inspirations.*

L'idée que, sur les grandes hauteurs du globe, la diminution du poids de l'air altère les résultats du travail respiratoire, provient d'une conviction aussi conforme au bon sens que d'accord avec les lois physiques. Elle satisfait, effectivement, l'esprit le plus vulgaire; car on ne saurait comprendre, *à priori*, qu'il ne doive résulter aucun trouble d'une situation qui diminue l'atmosphère dont nous faisons à tout instant usage pour l'accomplissement d'une des plus délicates fonctions de la vie. Cette pensée est d'ailleurs en harmonie avec les lois de la nature, puisqu'une des conditions qui se rattachent de la manière la plus intime à la respiration des animaux, c'est que l'oxygène se dissolve dans le sang. Il serait, dès lors, contraire aux lois naturelles que cette dissolution fût indifférente à la variation extérieure de la densité du gaz destiné à se dissoudre.

On est cependant dans l'habitude de repousser ces croyances si raisonnables en disant que la raréfaction de l'air se trouve compensée par l'augmentation du nombre des inspirations, et que les lois physiques des dissolutions des gaz sont éludées par l'affinité qui rattache l'oxygène aux globules. Nous savons déjà ce qu'il faut penser de cette dernière prétention, dont les expériences de M. Bert viennent démontrer l'inanité.

Quant à l'habitude de dire que la raréfaction de l'air des grandes altitudes se compense par une respiration plus ample et plus accélérée, je dois faire remarquer, avant tout, qu'il n'est pas aisé de se livrer à une gymnastique thoracique, qui donne à la fois plus d'ampleur et plus de rapidité aux mouvements de la poitrine. On est d'ailleurs habitué à commettre une erreur des plus graves : on croit généralement que pour une raréfaction d'un quart d'atmosphère, par exemple, le résultat respiratoire serait équilibré par l'augmentation d'un quart dans le nombre d'inspirations et qu'ainsi 16 inspirations par minute du niveau de la mer sont identiques, quant aux effets, à 20 inspirations de Mexico, faites dans le même temps. Or, la science basée sur l'analyse nous a dès longtemps enseigné qu'il ne peut pas en être ainsi.

L'acide carbonique produit par la respiration n'est pas, en effet, seulement en rapport avec le nombre d'inspirations, mais avec la durée et la profondeur de chacune d'elles. C'est ainsi que, d'après M. Lehmann, si un air respiré par 12 inspirations par minute contient 4,1 pour 100 d'acide carbonique, celui qui serait respiré dans le même temps par le même sujet sur 24 inspirations ayant la même ampleur, ne contiendrait plus ce gaz que dans la proportion de 3,3 pour 100. De sorte que l'air qui passerait par le poumon serait alors doublé, tandis que l'acide carbonique de cette respiration, à 24, en apparence double, serait non pas 2 fois, mais seulement 1,6 fois celui qui aurait été calculé sur les 12 inspirations par minute. Ces chiffres ressortent d'une loi qu'on peut lire dans la *chimie physiologique*, de M. Lehmann (*P.* 348). On y voit, que, si on attribue à une respiration quelconque une quantité proportionnelle invariable d'acide carbonique (2,5 pour 100), l'excédant indiqué par l'analyse devient successivement la moitié de celui qui précède, à mesure qu'on double le rhythme respiratoire. Ainsi, si une respiration à 12 contient 4 pour 100, c'est-à-dire 2,5 + 1,5 d'acide carbonique, une respiration à 24 ne contiendrait plus ce gaz que dans le rapport de 2,5 + 0,75, c'est-à-dire 3,25 pour 100.

On voit, d'après ces principes, que le double d'inspirations dans un temps donné ne double pas le produit en acide carbonique. Il en résulte que pour Mexico, où la raréfaction de l'air est d'environ un quart, si l'on admettait que la respiration est d'un quart plus rapide et qu'on y respire 10 litres d'air par minute, pendant qu'on en compte 8 au niveau de la mer, on n'aurait pas égalé le moins du monde les résultats des deux respirations. Tel est, du moins, le calcul que l'on peut faire *à priori* en se fondant sur la pensée que sous la pression barométrique de Mexico, l'acide carbonique vicie l'air respiré dans des proportions en volume et d'après les règles calculées sous la pression barométrique de 76. Or, cette similitude respiratoire est une réalité, ainsi que nous allons le démontrer.

J'ai institué avec le concours empressé de M. Zamora, une série d'expériences qui dissipent tous les doutes et permettent d'avancer la proposition suivante : « A en juger par ce qui se passe à Mexico, quelle que soit la pression extérieure, pourvu qu'elle soit compatible avec l'existence et qu'elle reste invariable, l'acide carbonique vicie l'air respiré dans des proportions toujours identiques en volume. »

Voici l'exposé de quelques-unes des manœuvres expérimentales, qui amènent à formuler cette vérité.

Première expérience. Le 2 février, à 4 heures de l'après-midi, j'ai respiré d'après le procédé indiqué par M. Dumas dans un ballon de verre à long col au moyen d'un tube à grand diamètre. Cette respiration a duré un quart d'heure et s'est faite par 12 inspirations à la minute. L'air, ainsi respiré, recueilli avec soin, séché au chlorure de calcium et traité par la potasse solide, a révélé la présence de l'acide carbonique dans la proportion de 4,35 pour 100.

Deuxième expérience. Le 1er février, je recueille dans un sac en caoutchouc l'air d'une de mes respirations lentes, qui ne donne que 6 litres par minute. J'y constate la présence de l'acide carbonique dans la proportion de 4,87 pour 100.

Troisième expérience. Le 4 février à 4 heures de l'après-midi, je fais dix inspirations par minute, peu profondes. L'acide carbonique s'y trouve dans la proportion de 4,96 pour 100.

Quatrième expérience. Le 13 février, mon collaborateur, M. Zamora, homme robuste, d'un développement peu ordinaire de thorax, taille de 1 mètre 80 cent., a respiré dans un sac en caoutchouc, à l'aide d'une embouchure munie de soupapes d'un jeu irréprochable. Cette respiration, à 14 par minute, d'une ampleur exceptionnelle, a produit près de 12 litres d'air par ces 14 inspirations, et à fourni l'acide carbonique dans la proportion de 3,99 pour 100.

Cinquième expérience. Le même sujet, sur une respiration plus normale dans son ampleur, a fourni de l'air dans lequel l'acide figurait à 4,67 pour 100.

Sixième expérience. Autre respiration, le 14 février, avec le résultat de 4,74 pour 100.

Septième expérience. A la même date, j'ai respiré dans un sac en caoutchouc à 12 inspirations par minute sous une température de 17 degrés; acide carbonique 4,47 pour 100.

Huitième expérience. M. A. Frizac, qui a résidé près de 30 ans au Mexique, et qui est de retour, depuis 4 jours, d'un voyage de six mois en Europe, a fourni une respiration où figure l'acide carbonique dans la proportion de 4,11 pour 100.

Le résultat moyen de ces analyses indique la présence de l'acide carbonique dans la proportion de 4,52 pour 100 et permet de tirer cette conclusion que, à Mexico, l'acide carbonique se constate dans l'air respiré, presque dans les mêmes rapports, en volume, qu'au niveau des mers.

Il s'agit maintenant d'examiner si la loi relative à la durée des inspirations se confirme à Mexico, comme sous la pression barométrique de 76.

Toujours avec le concours empressé de M. Zamora, je me suis livré à des expériences qui ne m'ont pas laissé l'ombre d'un doute à cet égard.

Neuvième expérience. En effet, le 4 février, à 11 heures du matin, j'ai respiré dans un sac en caoutchouc. Cet air, soigneusement analysé, nous a indiqué qu'il contenait 4,44 pour 100 d'acide carbonique.

Le même jour, et immédiatement après, j'ai respiré dans le même sac en caoutchouc par 24 aspirations à la minute, tandis qu'il avait été scrupuleusement constaté que la respiration précédente s'était faite par

12 inspirations. Je fis, du reste, tous mes efforts pour respirer toujours avec la même ampleur et cela avec tant de bonheur que, la première respiration ayant donné entre 6 et 7 litres d'air, la seconde s'effectua sur 13 litres.

Cette dernière respiration analysée, comme la précédente, ne contenait l'acide carbonique que dans la proportion de 3,45 pour 100.

Si nous rapprochons ce résultat de la loi proclamée par M. Lehmann, nous avons :

Pour la respiration à 12 ; 4,44 pour 100, c'est-à-dire, 2,50 + 1,94
Pour la respiration à 24 ; 3,45 pour 100, c'est-à-dire, 2,50 + 0,95

Où nous voyons que l'excédant 0,95 est, à 2 centièmes près, la moitié de l'excédant 1,94.

Nous avons renouvelé avec moins de soin cette expérience; les 9 et 13 février, avec les résultats suivants :

Dixième expérience. Le 9 février :

Ma respiration à 12. 4,37 pour 100.
» à 30. 2,90 pour 100.

Onzième expérience. Respiration de M. Zamora (13 février).

Pour 14 inspirations. 4,74 pour 100
Pour 28 inspirations. . . . . 3,03 pour 100

Douzième expérience. Ce même jour :

Ma respiration à 12 inspirations. . . . . 4,41 pour 100
» à 24 » . . . . 3,68 pour 100

Par ces chiffres, si l'on en excepte ceux qui se rapportent à la neuvième expérience, on ne voit pas précisément la réalisation mathématique de la loi proclamée par Lehmann; mais nous ne pouvons omettre de faire remarquer que sa réalisation *absolue* exigerait que pour un nombre doublé d'inspirations par minute, chacune d'elles conservât l'ampleur de celles d'un rhythme respiratoire donnant moitié moins d'inspirations dans le même temps. Nos opérations ne se sont faites qu'une seule fois avec cette précision et le résultat, cette fois, a été conforme aux lois établies. Dans toutes les autres expériences, la diminution manifeste de la proportion d'acide carbonique selon que la durée de chaque inspiration était diminuée, nous a permis de penser que la loi de Lehmann se réalise sous toutes les pressions.

D'où il suit que, à Mexico, comme au niveau de la mer, l'air expiré par des manœuvres doubles, peut être en réalité doublé dans son volume, sans que l'acide carbonique expiré double comme lui. D'où il suit encore que, en comptant l'atmosphère de Mexico comme diminuée d'un quart, ce qui est très-approximativement vrai, s'il s'agit d'y produire par une respiration plus rapide une quantité d'acide carbonique analogue à celle qui est produite dans le même temps au niveau de la mer par 16 inspirations par minute et 8 litres d'air, il sera indispensable d'élever les mouvements du thorax à 24 inspirations et le courant d'air à 12 litres. 8 litres d'air, en effet, expirés au niveau de la mer, contiennent l'acide carbonique dans la proportion moyenne de 4,34 pour 100, ce qui donne pour ce gaz $0^{lit},347$ par minute, équivalant à $0^{gr},19$ de carbone brûlé. Mais pour 24 inspirations à la minute, l'acide carbonique ne figure que dans une proportion moindre — 3,88 pour 100; sa densité est d'ailleurs diminuée d'un quart. — Il faudra donc 12 litres d'air expiré par le même rhythme respiratoire pour arriver aux 0,19 grammes de carbone qu'on brûle au niveau de la mer par 16 inspirations et pour 8 litres d'air.

Par ce calcul, nous voyons, à n'en pouvoir douter, que l'équivalent de 16 inspirations et de 8 litres d'air inspiré sous 76 de pression barométrique, ce sont, pour les hauts sommets de l'Anahuac habité, 24 inspirations et 12 litres d'air inspiré. Ce n'est donc pas le quart de 16, et le quart de 8, nombres qui représentent la respiration du niveau des mers, mais la moitié de ces chiffres qu'il faut ajouter pour arriver à remplacer la perte en acide carbonique qui résulterait de la diminution d'un quart de pression atmosphérique.

Voilà la vérité du calcul et voilà ce qui n'existe pas à Mexico. Qui oserait affirmer, en effet, que nous y respirions en moyenne 12 litres d'air, par 24 inspirations à la minute? Et lors même que l'on prendrait pour terme de comparaison les moyennes les plus basses du niveau de la mer, c'est-à-dire 6,5 d'air expiré par 14 inspirations, on n'arriverait pas à un résultat moins probant; car il faudrait alors à Mexico, pour parvenir à l'équivalent, 21 inspirations et plus de 9 litres d'air inspiré par minute, ce qui est encore de beaucoup au-dessus de la réalité pour la respiration moyenne.

Nous avons fait, pour nous convaincre de cette dernière vérité, un grand nombre d'essais qu'il serait oiseux d'énumérer ici un par un. Il nous suffira de dire que les résultats ont varié entre 11 litres et 6 litres d'air inspiré par minute. La majorité est au-dessous de huit et le terme moyen n'arrive pas à ce chiffre, quoique, dans toute expérience de ce genre, la pensée rattachée au soin de respirer augmente partout et pour tous l'énergie des mouvements de cette fonction. Quant à moi, que l'habitude de me dominer dans ces essais a rendu expert, je ne suis arrivé que rarement à respirer 7 litres d'air par minute.

Si nous voulons maintenant porter attentivement nos regards sur les réflexions que nous venons de faire et sur les résultats des manœuvres que nous avons décrites, nous en verrons découler les éléments les plus importants pour la résolution du problème qui se rattache à la respiration des altitudes. Les lois des volumes paraissent, en effet, jouer dans cette question un rôle capital. C'est effectivement sous cette forme que les gaz respiratoires conservent des rapports identiques sous toutes les pressions, malgré les variations notables de leur densité. Et comme, d'ailleurs, l'habitude de vivre dans un milieu raréfié n'entraîne pas la conséquence d'augmenter les volumes des gaz expirés en rapport avec leur degré de raréfaction, la réalité est que l'activité respiratoire peut se calculer jusqu'à un certain point par la pression extérieure. Nous en voyons la preuve dans les chiffres des expériences qui précèdent. Admettons, en effet, ce qui n'est pas vulgaire, que la respiration s'élève, à Mexico, à 8 litres par minute, et pour mettre toute la rigueur possible dans le calcul, opérons sur la donnée de 585 millimètres de pression barométrique et sur le rapport de 4,52 pour 100, que nos expériences ont signalé en moyenne pour l'acide carbonique. Des 8 litres d'air respiré par minute, nous pouvons conclure qu'il sera exhalé 21^{lit},69 d'acide carbonique par heure. Et comme, à la densité de Mexico, 2^{lit},40 de ce gaz contiennent 1 gramme de carbone, l'expression $\frac{21,69}{2,40}$ nous indique que, à cette altitude, une respiration de choix brûle 9^{gr},03 de carbone par heure, résultat qui prouve une diminution d'un quart environ dans l'activité de cette fonction par rapport à celle du niveau des mers.

§ 2. — *Degré d'accélération des mouvements respiratoires sur les altitudes.*

Il est donc évident que la rapidité des mouvements respiratoires, dans l'état de repos, n'atteint pas, à Mexico, le degré qui serait nécessaire pour qu'on y pût voir une complète compensation de la raréfaction de l'air. Après avoir fait, dans le laboratoire de M. Zamora, les expériences que je viens de rapporter, j'ai installé dans mon propre domicile une cuve à mercure et tout ce qui m'était nécessaire pour continuer ces mêmes recherches. Pendant six mois, je m'en suis occupé d'une manière constante aux heures où ma clientèle me laissait des loisirs. Je n'ai pu trouver autre chose que la confirmation de mes premières expériences, savoir : que la proportion d'acide carbonique dans l'air expiré dépasse fort rarement 4,70 et que sa moyenne est justement représentée par le chiffre de 4,52 pour 100 que nous avons précédemment établi.

Ce résultat démontre la présence de ce gaz dans l'air expiré sous un volume qui dépasse peut-être légèrement celui qui a été constaté par les analyses du niveau de la mer. Il est permis de reconnaître dans ce léger excédant la trace des efforts de l'organisme pour arriver par un travail plus actif à une compensation des désavantages naturels dont on est entouré. Mais le calcul agissant sur la densité réelle de cet acide carbonique en apparence augmenté, découvre la réalité du phénomène en y dévoilant une moindre quantité absolue de ce gaz, ainsi que nous l'avons précédemment démontré.

Ce dénoûment, qui se traduit par une diminution sensible des combustions respiratoires les plus ordinaires, ne semble pas indiquer *a priori* une grande et exceptionnelle activité dans les mouvements qui seraient les plus propres à le conjurer. On sait, en effet, qu'un courant considérablement accru des gaz qui sont la base de cette fonction aurait pour effet d'en augmenter le résultat final. Mais la vérité est, ainsi que je l'ai déjà énoncé en en donnant les preuves, que, dans l'état de repos, les habitants des altitudes ne possèdent qu'une tendance bien modérée à l'accélération des mouvements d'ampliation et de resserrement de la poitrine. J'ai même cru pouvoir affirmer que bon nombre d'entre eux — les moins robustes — fournissent l'occasion assez fréquente d'observer un ralentissement marqué de ces mouvements, avec des pauses involontaires suivies d'efforts suspireux supplémentaires. Je suis personnellement un sujet très-digne d'être cité à ce propos. Je n'ai jamais donné, à Mexico, au delà de 10 à 12 inspirations par minute, et, quand je m'occupais de mes travaux d'esprit, il m'arrivait de suspendre involontairement ma respiration, arrêt pénible dont j'étais souvent averti par la gêne qui en était la conséquence. Je me rappelais alors et je rappelle actuellement à mes lecteurs les remarquables paroles que de Saussure a écrites à propos de son court séjour au sommet du Mont-Blanc : « D'ailleurs, dit-il, mon but n'était pas seulement d'atteindre le point le plus élevé, il fallait surtout y faire les observations et les expériences qui seules donnaient quelque prix à ce voyage, et je craignais infiniment de ne pouvoir faire qu'une petite partie de ce que j'avais projeté ; car j'avais déjà éprouvé, même sur le plateau où nous avions couché, que toute observation faite avec soin fatigue dans cet air rare, et cela parce que, sans y penser, on retient son souffle ; et, comme il fallait suppléer à la rareté de l'air par la fréquence des aspirations, cette suspension causait un malaise sensible, et j'étais obligé de me reposer et de souffler après avoir observé un instrument quelconque, comme après avoir fait une montée rapide[1]. »

Nous voyons ainsi la confirmation de ce que j'ai précédemment avancé, savoir : que plusieurs des accidents aigus dont les voyageurs des gran-

1. Saussure. *Voyage dans les Alpes*, t. VII, p. 284.

des hauteurs se trouvent gravement tourmentés, se remarquent encore, à des degrés fort amoindris, parmi les habitants des grandes altitudes.

On pense bien, du reste, que je ne mentionnerais pas ce fait curieux, si je n'avais que l'observation de ma propre personne pour lui servir d'appui. Mais de nouveau j'affirme, comme je l'ai fait ailleurs, que c'est une particularité respiratoire que l'on a fréquemment l'occasion de constater chez des personnes qui, n'en étant point prévenues, deviennent les sujets inconscients d'une investigation tacite. Je n'ai pas besoin d'ajouter qu'aucun individu à qui l'on demanderait de respirer comme but d'observation, n'arrêterait sa respiration involontairement par les pauses dont nous faisons ici l'étude.

Quoi qu'il en soit, j'insiste sur ce fait d'autant plus que j'ai à porter l'attention de ceux qui me lisent sur deux tendances respiratoires tout à fait opposées, rendues très-sensibles par l'observation des habitants des altitudes. Ces deux tendances contraires sont mises en complète évidence par le repos et par le mouvement. Dans le premier cas, l'activité de la fonction reste très-approximativement ce qu'elle est au niveau de la mer, avec une nuance de ralentissement dans les moments de concentration intellectuelle sur des travaux d'esprit. Lorsque le mouvement amène une agitation physique, au contraire, les muscles respiratoires se contractent avec force et le nombre aussi bien que la profondeur des inspirations dépasse ce que l'on aurait occasion de voir au niveau de la mer pour un travail musculaire analogue.

Ainsi moi, dont la respiration, comme j'ai dit, était si peu active d'ordinaire, j'inspirais jusqu'à 25 et 30 fois par minute dans mes parties de chasse, marchant en plaine d'un pas modérément accéléré.

Ce n'est pas sans raison que j'insiste ici sur cette double tendance de la respiration des altitudes. Mon but est de faire remarquer que certains états maladifs produisent, au niveau de la mer, des résultats sensiblement comparables. Veuillez, en effet, porter l'attention sur une chlorotique dans les moments d'un repos complet, lorsque ses pensées se concentrent sur un objet qui l'absorbe absolument. Sa respiration est lente, entrecoupée de pauses et de retours suspireux; bientôt une gêne pénible de la fonction respiratoire la distrait brusquement de son occupation favorite; elle ouvre la bouche, se redresse, remplit violemment sa poitrine par une série d'inspirations forcées et ne rentre dans son repos et son calme antérieurs que pour être rappelée encore à la même manœuvre par le sentiment de la même anxiété.

Qu'elle se lève, qu'elle s'agite; à l'instant sa poitrine s'emplit, le cœur bat avec violence, la respiration s'accélère et devient haletante. On dirait, à la voir, un voyageur gravissant des pentes escarpées, prêt à succomber par le vertige au manque d'air dont il est suffoqué. La comparaison est même à ce point justifiée, qu'une agitation physique considérable peut produire chez la chlorotique le vertige et la défaillance.

Il n'y a rien d'exagéré dans ce parallèle. Les deux situations qui nous y ont conduit, quelque éloignées qu'elles paraissent des termes d'une comparaison raisonnable, se confondent, au contraire, dans des considérations physiologiques d'un ordre identique. Le sujet atteint d'hypoglobulie et l'habitant des grandes hauteurs se trouvent, en effet, également dans un état rudimentaire d'asphyxie, celui-là par défaut de globules, celui-ci par défaut de pression, et il est tout à fait naturel que les résultats aboutissent à une très-sensible analogie.

Quoi qu'il en soit, il est vrai de dire que les mouvements respiratoires les plus habituels des habitants des altitudes ne sont pas ostensiblement différents de ceux qui sont observés parmi nous. Si l'on réunissait un groupe d'hommes d'un âge moyen, de complexion vigoureuse, et qu'on les priât de respirer naturellement dans un but d'observation, on arriverait à constater à Mexico une moyenne dépassant 16 inspirations par minute; je l'ai fait bien souvent, et j'avoue que je ne suis pas arrivé au chiffre 19, signalé par M. Coindet. J'arrête ma conviction entre 16 et 17, et je dois ajouter qu'il m'a toujours paru que les sujets auxquels j'avais recours pour juger ce point intéressant, forçaient un peu leur respiration en se voyant un objet d'étude.

Il n'arrive pas autre chose aux animaux. On a cru voir les preuves d'une tendance à l'énergie respiratoire dans la constatation de 17,8 inspirations par minute chez les chevaux mexicains acclimatés sur l'Anahuac. Nous nous empresserons d'objecter qu'un pareil nombre de mouvements respiratoires n'est pas bien sensiblement au-dessus de ce que l'on constate au niveau de la mer pour des chevaux d'une taille médiocre. Le léger surcroît que l'on y observe peut bien passer pour l'équivalent de l'émotion dont se sentent presque toujours animés des chevaux de bonne race, lorsqu'on s'approche d'eux et qu'on les contemple. M. Colin rapporte que les moutons inspirent 15 à 17 fois par minute, à l'heure où ils ruminent, et 14 fois seulement lorsqu'ils sommeillent; mais au moindre bruit ils se réveillent et leur respiration s'accélère jusqu'à 45 fois par minute. Le même observateur rapporte qu'un lion captif dont les mouvements respiratoires ne dépassaient pas 13, quand il était en repos, et absolument seul, donnait jusqu'à 70 inspirations par minute, lorsqu'il se voyait l'objet d'une attention soutenue et que quelque bruit ou quelque agitation intérieure tenait ses sens en éveil.

Quoi qu'il en soit, pour revenir à ce que nous disions d'une respiration plus normale, fallût-il admettre le chiffre d'inspirations présenté par notre regretté collègue Coindet, la raréfaction d'air n'y trouverait pas une compensation suffisante; car la quantité inspirée en une minute ne dépasse que rarement 8 litres et oscille autour d'une moyenne de 7. S'il fallait même prendre M. Coindet pour juge définitif, nous serions obligés de croire que les sujets qui nous occupent ne respirent que 5,90 litres d'air, résultat évidemment inadmissible pour une moyenne[1]; car les troubles les plus déplorables seraient la conséquence obligée d'une pénurie qui arriverait à ce degré d'une manière constante.

Les personnes qui ont déjà donné leur attention à la question qui nous occupe seront sans doute surprises de me voir réclamer pour les habitants des altitudes un résultat respiratoire supérieur à celui que M. Coindet a jugé à propos de leur attribuer. Rien n'est plus naturel cependant, et le moment est décidément venu de dissiper l'équivoque qui règne dans les esprits en cette matière. Ce confrère laborieux n'eut jamais avec moi que des apparences d'antagonisme dans la question des altitudes. Mais, en réalité, rien ne démontre mieux que ses écrits la justesse de mes pensées et de mes publications antérieures. Ainsi, dans cette question de l'activité plus ou moins grande de la fonction respiratoire et des produits qu'elle amène au dehors, il se livra à des recherches qui furent publiées par la *Gazette hebdomadaire* dans une série d'articles dont je reproduis les points importants parmi les notes qui terminent ce volume. Je prie mes lecteurs de les lire avec soin. Ils auront peine à comprendre, après cette lecture, que des hommes distingués aient pu s'y méprendre et publier dans des dictionnaires justement estimés des articles qui offensent si injustement la vérité.

En y prenant pour base de leurs jugements les écrits de M. Coindet sur l'activité respiratoire des altitudes, ils en tirent la conclusion d'un fonctionnement exceptionnel compensant la défectuosité de l'air ambiant et arrivant à un résultat définitif analogue à celui qu'on constate au niveau de la mer. Or, telle n'est pas la pensée de M. Coindet lui-même. Je n'ai pas à m'occuper ici de ses illusions de la première heure, pas plus que des débats contradictoires auxquels elles donnèrent lieu, aux premiers temps de son séjour au Mexique. Je ne dois mentionner que les conclusions plus sérieuses auxquelles l'évidence et la force des faits l'obligent à arriver dans son livre publié en 1867. Dans ce travail estimable, parlant des résultats auxquels ses analyses de l'air expiré l'avaient conduit, il constate que, pour 19 inspirations à la minute, ses sujets observés à Mexico ont donné 6 litres d'air contenant l'acide carbonique dans

1. La moyenne d'air expiré à la minute, admise par M. Dumas, étant de 5,3 litres au niveau des mers, nous avons ici (à Mexico) d'une manière générale, toujours une fois l'acclimatation produite, 6 environ. » (Coindet, *Lettres sur le Mexique; Gazette hebdomadaire*, 15 janvier 1864, p. 34.)

la proportion de 4,52 pour 100 en volume. Voici en quels termes il a jugé lui-même ce résultat :

« La moyenne de 4,52 pour 100 en volume d'acide carbonique exhalé en une minute étant admise, nous pouvons établir la proportion suivante :

100 : 4,52 :: 367,55 (totalité d'air aspiré) : $x = 16^{\text{lit}},62$
d'acide carbonique à l'heure.

Or, au niveau de la mer, 1 lit. 85 d'acide carbonique renferme un gramme de carbone, ce qui nous donne 9 grammes de carbone, très-approximativement, brûlé en une heure.

« M. Dumas considère la combustion de 10 grammes à l'heure comme la plus près de la vérité, au niveau des mers, pour la masse commune des hommes, et il l'estime à 15 pour les individus qui font exception par leur stature, par le développement de leur poitrine, par leur appétit, etc. MM. Andral et Gavarret ont fixé la consommation de carbone, pour de vingt à trente ans, à 12 grammes à l'heure, proportion qui varie peu de trente à quarante. Notre moyenne, 9 grammes, inférieure à celle trouvée par ces auteurs, ne fait pas que nous considérions les combustions respiratoires carbonées comme sensiblement moindres sur les hauts plateaux qu'elles ne le sont à des niveaux situés plus bas, et je suis persuadé qu'en agissant à conditions égales, on arriverait de part et d'autre à des résultats à peu près égaux. M. Murphi en était convaincu comme moi, et nous avions résolu de renouveler ensemble nos expériences en ce sens, quand une lettre de service est venue me forcer à quitter Mexico[1]. Je fais donc un appel aux savants mexicains pour éclairer encore cette question importante, puisque c'est sur elle qu'on a fondé tout un système, sans tenir compte d'une foule d'éléments, tels que les conditions climatériques autres que la pression, tels que le genre de vie, la mauvaise hygiène publique et privée, qui pour mo sont la cause essentielle des phénomènes qui se révèlent chez une certaine catégorie d'habitants des altitudes du Mexique au point de vue de la santé et de la maladie.

« .... Sur les altitudes du Mexique, l'homme s'habitue et se plie simplement aux modifications organiques imposées par le climat, et il ne tarde pas à voir sa constitution s'amollir, s'étioler. C'est ce que l'on remarque sur un grand nombre de Mexicains qui en même temps font usage de la plus détestable alimentation, ainsi que nous l'avons souvent répété et ainsi que le signalait déjà de Humboldt. Alors réellement avec une constitution affaiblie, le jeu des appareils languit, la respiration devient insuffisante, la relation physiologique entre elle et la respiration cesse d'exister, et il y a une aggravation successive de la cause par les effets (p. 96).

« Ou bien l'homme s'habitue à lutter contre les modifications atmosphériques, à les vaincre, à les dompter ; il résiste aux influences apathiques, nonchalantes du climat, et alors ses fonctions bien coordonnées s'exercent activement, un sang bien artérialisé va partout porter la vie aux organes ; la santé est bonne, l'aspect satisfaisant, l'énergie et la vigueur considérables...... En un mot, le défaut d'oxydation du sang n'est pas primitif, mais, nous le répétons, consécutif à une mauvaise hygiène, à un manque absolu ou relatif d'exercice...... Il résulte de tout ceci que l'acclimatation est indubitable-

1. Je ne comprends pas cette gêne de M. Coindet. Les expériences dont il est l'auteur ont eu lieu, le 15 novembre 1863, et il n'est parti de Mexico pour l'intérieur du pays que le mois de juillet 1865. C'est plus de temps qu'il n'en fallait pour réaliser son projet de refaire ces expériences.

ment possible sur les altitudes du Mexique pour l'individu comme pour sa descenadnce, à condition pour l'étranger, qui y arrive de plus bas, probablement d'une aptitude de race, en outre d'une certaine force d'organisation et enfin d'une hygiène bien entendue qui permette de résister aux influences débilitantes de plus d'une sorte qu'on y rencontre; de même que l'indigène a besoin, pour s'y maintenir dans un état de santé satisfaisant, de certaines précautions sans lesquelles il s'étiole plus facilement et plus rapidement qu'il ne le ferait dans nos régions tempérées du niveau des mers. »

Que parle-t-on d'antagonisme entre ce regretté confrère et mes publications qui lui furent antérieures? Je me demande au contraire si j'ai jamais employé des termes qui pussent exprimer mieux que les siens ma pensée sur les altitudes.

Il résulte clairement de son travail et du jugement qu'il en porte lui-même, que les hommes qui ont servi à ses expériences ont donné un résultat respiratoire très-nettement inférieur à celui qu'on constate au niveau de la mer. Il n'est pas moins évident que la pensée de M. Coindet sur l'affaiblissement de la généralité des habitants est très-catégoriquement exprimée dans le passage de son livre que je viens de mettre sous les yeux du lecteur. Je ne saurais donc comprendre sur quels éléments s'appuient les convictions contraires des auteurs qui ont basé leurs raisonnements sur les écrits de notre regretté confrère. On ne saurait méconnaître, en effet, que 9 grammes de carbone brûlés dans une heure représentent une respiration qu'on peut qualifier d'insuffisante, quand il s'agit d'hommes à la force de l'âge.

Ces mêmes expériences nous dévoilent une autre vérité, c'est le peu d'ampleur de la respiration des sujets observés. Ils ont, en effet, respiré 5,90 litres d'air, par minute, par 19,6 inspirations (*Gazette hebdomadaire*, 15 janvier 1864, p. 36); ce qui fait trente centilitres pour chacune d'elles. C'est donc là une ampleur respiratoire fort médiocre et, certainement, on ne saurait la juger supérieure à ce qui s'observe le plus ordinairement au niveau de la mer.

Enfin, les 19,6 inspirations par minute constatées chez les sujets des expériences de M. Coindet, sont d'une insuffisance que j'ai précédemment démontrée (page 304), outre que l'observation attentive ne permet nullement de les admettre comme étant la moyenne généralement constatée à Mexico.

En somme, les expériences de M. Coindet, dont je ne veux pas mettre ici la valeur en cause, ont donné un résultat contraire à celui qu'on s'est plu à leur attribuer. J'espère que mes lecteurs seront plus avisés et sauront discerner la valeur réelle de pareilles interprétations. Ils verront que les faux raisonnements qu'on a bâtis sur elles ont conduit à des opinions erronées au sujet des véritables influences de la pression de l'air sur la vie. Je désire ramener les esprits à des convictions mieux justifiées par les faits, et j'ai cru que rien ne pourrait être plus propre à les éclairer que la proclamation inconsciente de la vérité par les chiffres mêmes qui étaient destinés à lui être hostiles.

§ 3. — *Degré du développement du thorax sur les altitudes.*

La réflexion qui précède devra paraître d'autant plus raisonnable qu'on en verra l'application constamment justifiée par la suite de ce livre. Nous en avons une preuve immédiate dans les recherches qui se rattachent au développement du thorax chez l'habitant des grandes altitudes. On y a débuté naturellement avec l'idée préconçue d'une augmentation considérable dans sa capacité. Il paraissait fort logique, en effet, de croire que le besoin de compenser la raréfaction atmosphérique par des inspirations plus amples devrait aboutir à une conformation de poitrine en rapport avec cette situation. J'ai dû croire moi-même à la réalisation du phénomène chez la race indienne de l'Anahuac; car j'avais pris soin de m'en assurer par des mesurages méthodiquement exécutés en l'année 1858. Mais j'en éprouvai, dès cette époque, une surprise d'autant plus grande que la descendance européenne ne me fournit nulle part l'occasion de constater le même phénomène. Je m'obstinai néanmoins dans la persuasion que la dilatation thoracique de l'Indien devait être considérée comme le résultat nécessaire du milieu où s'étaient élevées les générations antérieures. Je formulai même l'espérance qu'une dilatation analogue opérée par le cours des siècles adapterait enfin la race créole aux conditions d'existence nouvelle qui lui avaient été faites par la conquête.

Je suis aujourd'hui convaincu que cette croyance n'est nullement justifiée par les faits. La situation mieux comprise m'a même donné la pensée qu'une augmentation du volume de la poitrine n'est en aucune manière indispensable à l'accomplissement physiologique de la respiration des altitudes. Je me suis d'ailleurs assuré que la race indienne n'est arrivée au développement thoracique anormal qui excite notre étonnement, que par suite d'une tendance naturelle qui dépend de la conformation physique de sa race. Cette conviction ne saurait être considérée comme illusoire; car, des mesures que j'avais prises et que j'ai renouvelées tout récemment me permettent d'affirmer que les Indiens qui ont établi de tout temps leur résidence au niveau de la mer, n'ont pas un volume de poitrine moins considérable que ceux qui ont l'habitude des lieux élevés. Cette vérité paraît même à ce point évidente, qu'elle s'empare de l'esprit à première vue. L'Indien, en effet, apparaît partout à l'observateur avec des membres dont les dimensions exiguës ne semblent nullement en rapport avec

CE DESSIN A POUR BUT DE METTRE EN PRÉSENCE LES CORPS NUS D'UNE EUROPÉENNE ET D'UNE INDIENNE

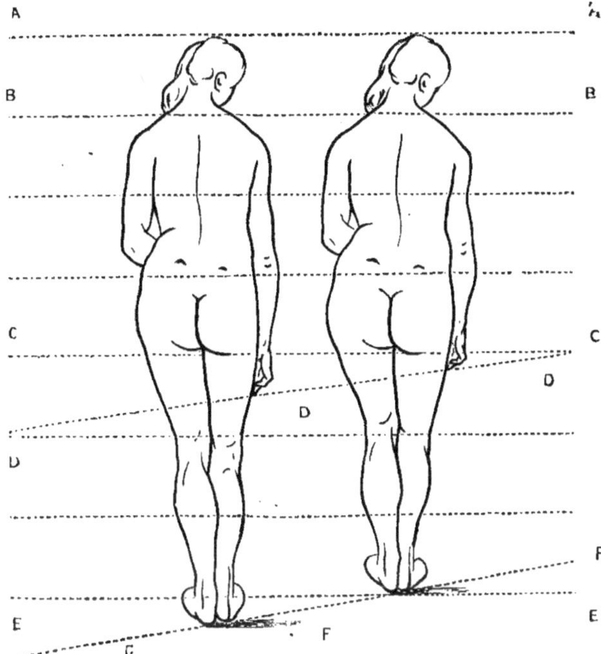

Les dimensions, de BB à CC, parfaitement égales, sont contenues entre deux lignes parallèles; tandis que les longueurs des membres abdominaux et thoraciques présentent des différences, marquées par l'obliquité des lignes FF et DD qui en joignent les extrémités.

le développement de la totalité du tronc. Ces caractères sont surtout très-apparents chez la femme, qui est toujours d'une taille très-peu élevée, tandis que sa poitrine indique au simple regard une ampleur à laquelle le même sexe ne nous a point habitués, en Europe, pour des statures dont l'élévation est de beaucoup supérieure.

Je suis en mesure de formuler exactement cette situation par des chiffres. Je possède, en effet, le relevé d'un grand nombre d'observations qui ne permettent pas de conserver le moindre doute. Elles m'autorisent à affirmer que, pour une moyenne de taille, de 160 à 163 centimètres, les Indiens de l'Anahuac ont un sternum d'une longueur de 227 millimètres, sur 895 millimètres de circonférence thoracique, mesurée immédiatement au-dessous des mamelles.

D'autre part, mes recherches m'avaient amené à constater d'une manière générale que, pour trouver les mêmes dimensions de poitrine chez les créoles, il fallait s'élever à la taille de 168 à 173 centimètres.

La différence entre les deux races est donc, comme on voit, très-nettement marquée.

Je n'assurerai pas que cette particularité soit aussi notable que ce que A. d'Orbigny et Forbes ont observé dans l'Amérique du Sud sur les races Aymaras et Qquichua ; mais c'est déjà assez sensiblement appréciable au Mexique, pour qu'on y doive arrêter sa pensée, sans l'entourer d'aucune espèce de doute. Pour ma part, cédant à l'exemple de d'Orbigny, je crus, ainsi que je l'ai déjà dit, pouvoir y signaler la preuve des efforts de la nature pour accommoder les dimensions du thorax au besoin de compenser, par une ampleur plus grande, la pénurie d'air imposée par l'altitude. Je m'en expliquai en ce sens dans mon livre sur le Mexique. J'y exprimai même, sans raison, l'espérance d'une transformation identique chez la race créole, sous l'influence du cours des siècles.

Je répète que ce n'a été là qu'une illusion de mon esprit. Voici, du reste, en quels termes d'Orbigny nous a transmis à cet égard l'expression de sa pensée.

« La taille est très-peu élevée chez les Qquichuas ; jamais nous n'en avons rencontré qui atteignissent 1 mètre 70 centimètres. Le grand nombre de mesures que nous avons prises nous autorise à croire que leur taille moyenne est de 1 mètre 60 centimètres ; et nous pensons même qu'elle reste souvent au-dessous dans beaucoup de provinces, surtout sur les plateaux élevés, où la raréfaction de l'air est plus grande, tandis que ceux qui nous ont montré une stature plus élevée, vivaient principalement dans les vallées chaudes et humides de la province d'Ayupaya ; différence dont nous avons déduit les causes dans nos généralités en l'attribuant à la raréfaction de l'air. Les femmes sont plus petites encore et peut-être au-dessous de la proportion relative qui existe ailleurs dans la race blanche (1 mètre 460 millimètres).

« Les formes sont plus massives chez les Qquichuas que chez les autres nations des montagnes ; nous pouvons les présenter comme caractéristiques. Les Qquichuas ont les épaules très-larges, carrées, la poitrine excessivement volumineuse, très-bombée et plus longue qu'à l'ordinaire, ce qui augmente le tronc; aussi le rapport normal de longueur respective de celui-ci avec les extrémités ne paraît-il pas être le même chez les Oquichuas que dans nos races européennes, et diffère-t-il également de celui des autres rameaux américains. Nous voyons même que sous ce rapport, il sort tout à fait des règles observées, étant plus long à proportion que les extrémités, qui n'en sont pas moins bien fournies, bien musclées, et annoncent beaucoup de force. La tête est plutôt grosse que moyenne, proportion gardée avec l'ensemble. Les mains et les pieds sont toujours petits; les articulations, quoiqu'un peu grosses, ne le sont pas extraordinairement. Les femmes présentent les mêmes caractères : leur gorge est toujours volumineuse.

« Nous venons de dire que le tronc est plus long à proportion que chez les autres Américains; et que, par la même raison, les extrémités sont, au contraire, plus courtes; nous chercherons maintenant à expliquer ce fait par le grand développement anormal de la poitrine. Nous croyons que telle partie déterminée d'un corps peut prendre plus d'extension, par suite d'une cause quelconque, sans que les autres parties cessent de suivre la marche ordinaire. Nous en avons une preuve évidente dans le cas tout à fait opposé à celui que nous voulons établir, celui, par exemple, où telle partie du corps, par suite d'une difformité, ne prend pas, en apparence extérieure, tout son développement naturel, comme on le voit dans le tronc des bossus; ce qui n'empêche pas les extrémités d'acquérir les proportions qu'elles auraient eues, si le tronc eût reçu tout son accroissement. De là, ce défaut d'harmonie dans leur personne, de là cette longueur des membres supérieurs et inférieurs, démesurés comparativement au tronc. Si l'on admet ce fait difficile à contester, pourquoi, dans le cas dont il s'agit, n'admettrait-on pas aussi bien que la poitrine, par une cause que nous allons tenter de déterminer, ayant acquis une extension plus qu'ordinaire, peut naturellement allonger le tronc, sans que les extrémités perdent rien de leurs proportions normales, ce qui le fera paraître, comme en effet il le sera, plus long que chez les autres hommes, où nul accident n'est venu altérer les formes propres à l'espèce? Ces considérations pourraient faire le sujet d'un mémoire spécial, mais ne comportent pas ici plus de détails.

« Revenons aux causes qui déterminent, dans les Oquichuas, le grand volume de la poitrine que nous y avons observé : beaucoup de recherches ont dû nous le faire attribuer à l'influence des régions élevées sur lesquelles ils vivent et aux modifications apportées par l'extrême dilatation de l'air. Les plateaux qu'ils habitent sont toujours compris entre les limites de 7500 à 15 000 pieds, ou de 2500 à 5000 mètres d'élévation au-dessus du niveau de la mer; aussi l'air y est-il si raréfié, qu'il en faut une plus grande quantité qu'au niveau de l'Océan, pour que l'homme y trouve les éléments de la vie. Les poumons ayant besoin, par suite de leur grand volume nécessaire, et de leur grande dilatation dans l'inspiration, d'une cavité plus large qu'aux régions basses, cette cavité reçoit, dès l'enfance et pendant toute la durée de l'accroissement, un grand développement, tout à fait indépendant de celui des autres parties. Nous avons voulu nous assurer si, comme nous le devions supposer *à priori*, les poumons eux-mêmes, par suite de leur plus grande extension, n'avaient pas subi de modifications notables. Habitant la ville de Paz, élevée de 3 717 mètres au-dessus du niveau de l'Océan, et informé qu'à l'hôpital il y avait constamment des Indiens des plateaux très-populeux plus élevés encore (3 900 à 4 400 mètres), nous avons eu recours à la complaisance de notre compatriote, M. Burnier, médecin de cet hôpital; nous l'avons prié de vouloir bien nous permettre de faire l'autopsie du cadavre de quelques-uns des Indiens des plus hautes régions, et nous avons, comme nous nous y attendions, reconnu avec lui, aux poumons, des dimensions extraordinaires, ce qu'indiquait la forme extérieure de la poitrine. Nous avons remarqué que les cellules sont plus grandes que celles des poumons que nous avions disséqués en France; condition aussi nécessaire pour augmenter la surface en contact avec le fluide ambiant. En résumé, nous avons cru reconnaître, 1° que les cellules sont plus dilatées; 2° que leur dilatation augmente notablement le volume des poumons; 3° que par suite il faut à ceux-ci, pour les contenir, une cavité plus vaste; 4° que, dès lors, la poitrine a une capacité plus grande que dans l'état normal; 5° enfin, que ce grand développement de la poitrine allonge le tronc un peu au delà des proportions ordinaires, et le met presque en désharmonie avec la longueur des extrémités, restées ce qu'elles auraient dû être, si la poitrine avait conservé ses dimensions naturelles[1] ! »

Empressons-nous d'ajouter que ce voyageur distingué termine ses réflexions par ces paroles caractéristiques, écrites sous forme de renvoi :

« Tout en signalant ces différences de proportions relatives, nous sommes loin de les donner comme très-exagérées; il faut plutôt l'œil de l'observateur que celui de tout le monde pour la reconnaître chez chaque individu[2]. »

Ces réflexions restrictives réduisent à des proportions modestes la valeur des assertions précédentes, où il est question de « poitrines excessivement volumineuses. » Les autopsies elles-mêmes, qui ont fait voir les dimensions inusitées des poumons et de leurs vésicules, chez les Aymaras, se présentent à notre attention avec le défaut de ne pas être accompagnées d'observations comparatives de même nature, faites à la base des montagnes du même pays chez des hommes de même race. Il n'est d'ailleurs pas dit, dans l'écrit de d'Orbigny, qu'elle fut la profession des Indiens dont l'autopsie a été faite. Or, un exercice fatigant et des efforts continus, outre qu'ils peuvent produire des développements maladifs, doivent avoir pour conséquence des résultats permanents, exceptionnels, dans certains points de l'organisme plus particulièrement en action. J'hésite donc à conclure quoi que ce soit des travaux de d'Orbigny sur ce sujet.

Le voyageur anglais Forbes a donné à son observation des allures plus rigoureuses en représentant le phénomène par des chiffres. Il arrive, du reste, aux mêmes conclusions que son prédécesseur; car ses calculs mettent en évidence l'originalité de formes dont il est ici question. Mais ce qui tendrait à donner une importance exceptionnelle à son observation, c'est qu'elle a porté comparativement sur des Indiens habitant les niveaux inférieurs et qu'elle constate chez eux des dimensions thoraciques amoindries, par rapport à leurs congénères qui vivent sur les hauts plateaux. Je confesse que ces recherches ne m'ont pas convaincu. J'en dirai

1. D'Orbigny, *L'homme américain*, t. I, p. 265 et suiv.
2. D'Orbigny. Loc. cit.

la raison, après avoir reproduit ici le passage de Darwin qui analyse le travail de ce voyageur.

« Les Indiens Quichuas habitent les hauts plateaux du Pérou, et Alcide d'Orbigny assure qu'ils ont acquis des poitrines et des poumons de dimensions extraordinaires, en respirant continuellement une atmosphère fort raréfiée. Les cellules de leurs poumons sont aussi beaucoup plus grandes et plus nombreuses que celles des Européens. Ces observations ont été contestées, mais M. D. Forbes, qui avait mesuré avec grand soin un grand nombre d'Aymaras, race voisine, vivant à une altitude comprise entre 10 et 15 000 mille pieds, m'informe qu'ils diffèrent très-notablement des hommes de toutes les autres races qu'il a vues, par la circonférence et par la longueur de leur corps. Dans sa table des mesures, la taille de chaque homme est représentée par 1000, les autres dimensions étant rapportées à cette unité. On y remarque que les bras étendus des Aymaras sont plus courts que ceux des Européens, et beaucoup plus courts que ceux des nègres. Les jambes sont également plus courtes, et présentent cette particularité remarquable que dans tous les Aymaras mesurés, le fémur est réellement plus court que le tibia. La longueur du fémur comparée à celle du tibia est en moyenne comme 211 est à 230, et chez trois nègres, comme 258 est à 241. L'humérus est de même plus court, relativement, que l'avant-bras. Ce raccourcissement de la partie du membre qui est la plus voisine du corps paraît, comme me l'a suggéré M. Forbes, être un cas de compensation en rapport avec l'allongement très-prononcé du tronc. Les Aymaras présentent encore quelques points singuliers de conformation, la faible projection de leur talon, par exemple.

« Ces hommes sont si complétement acclimatés à leur résidence froide et élevée, que, lorsque autrefois les Espagnols les obligeaient à descendre dans les basses plaines orientales, ou qu'ils y viennent aujourd'hui, tentés par les salaires considérables des lavages aurifères, ils subissent une mortalité effrayante. Néanmoins M. Forbes a retrouvé quelques familles, qui ont survécu pendant deux générations sans se croiser avec les habitants des plaines, et il a remarqué qu'elles possèdent encore leurs particularités caractéristiques. Mais il est évident, à première vue, que toutes ces particularités ont diminué ; et un mesurage exact prouva que leurs corps sont moins longs que ceux des hommes du haut plateau, tandis que leurs fémurs se sont allongés, ainsi que leurs tibias, quoique à un degré moindre. Le lecteur trouvera les mesures exactes dans le mémoire de M. Forbes. Ces précieuses observations ne laissent, je crois, pas de doutes sur le fait qu'une résidence à une grande élévation, pendant de nombreuses générations, tend à déterminer, tant directement qu'indirectement, des modifications héréditaires dans les proportions du corps. »

Je regrette de ne pouvoir me soumettre à l'avis de l'illustre naturaliste anglais. Il me semble que l'observation de M. Forbes a porté sur un trop petit nombre de sujets pour se prêter raisonnablement à des conclusions générales. Au surplus, je prie le lecteur d'observer que ces Aymaras dont la descente aux bas niveaux a altéré les formes corporelles présentent une particularité fort digne de remarque : « un mesurage exact prouva à M. Forbes que leurs corps sont moins longs que ceux des hommes du

1. Darwin, *Descendance de l'homme*, t. I, p. 130.

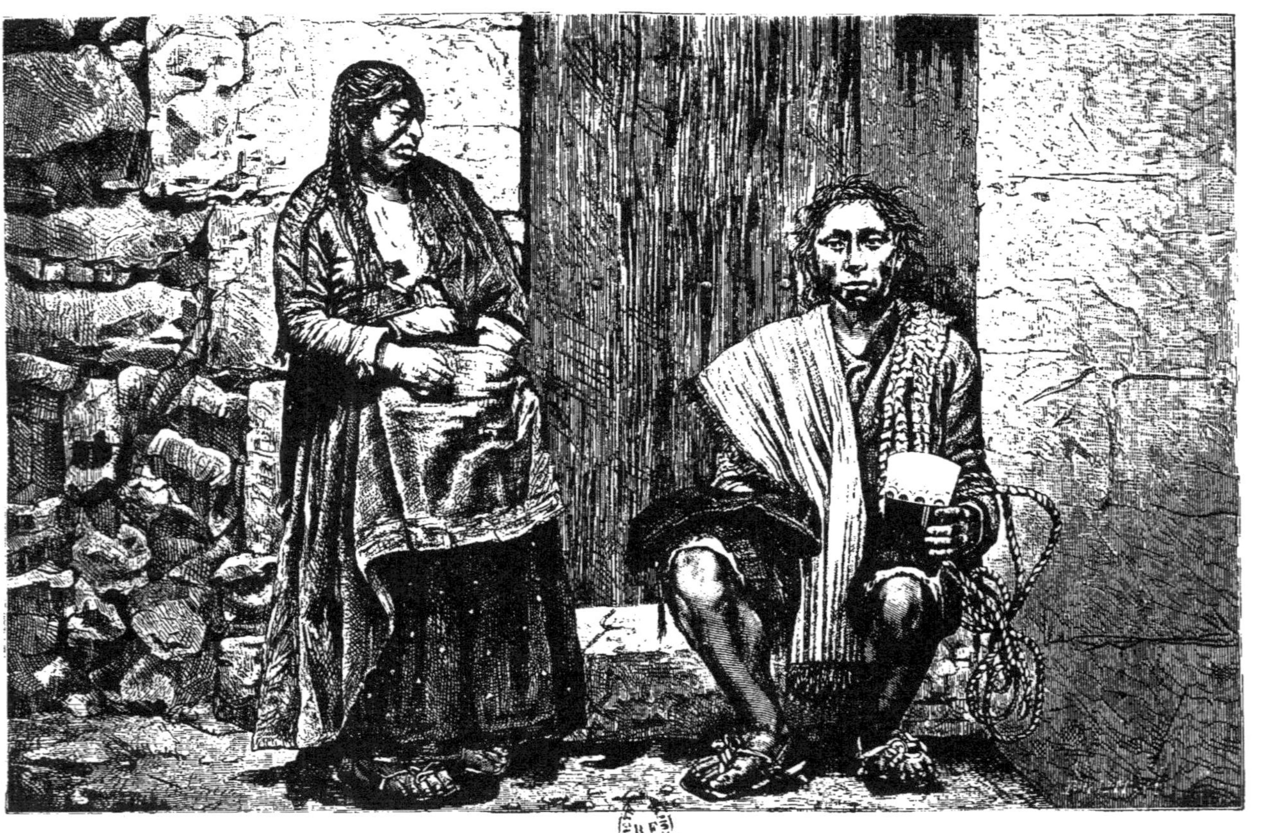

TYPES D'INDIENS PÉRUVIENS.

D'apres M. Paz Soldan.

haut plateau. » Ce n'est pas ce que l'on observe généralement chez les hommes qu'un acclimatement définitif a adaptés aux niveaux dont les ancêtres ont reçu et transmis le cachet véritable. Tous les voyageurs, en effet, vous diront que, pour des races de provenance identique, la taille est plus élevée chez les habitants des plaines basses que chez ceux dont les grandes altitudes ont modifié les proportions corporelles[1].

Il est donc présumable que le cachet d'originalité observé par M. Forbes sur les Aymaras, dont les aïeux étaient descendus aux niveaux inférieurs, présentait encore le résultat d'un héritage primitivement maladif, prenant sa source dans les souffrances des premiers immigrants. Deux générations n'avaient pas suffi pour effacer cette impression malheureuse, commune, d'après M. Forbes lui-même, chez les Aymaras qui se hasardent à ce changement de résidence. Et d'ailleurs, ne serait-on pas bien fondé à considérer comme fort étrange ce fait de quelques Aymaras, que deux générations auraient suffi à modifier pour toujours d'une manière si sensible sur les niveaux inférieurs, tandis que les siècles déjà écoulés ont été impuissants à transformer anatomiquement la descendance européenne sur les hauts plateaux péruviens? Cette constance de forme, qui persiste chez les créoles sur toute l'étendue des grandes altitudes américaines, devrait en réalité seule suffire à dissiper toute illusion. J'ai déjà dit, et je répète que je donnerais bientôt à la confirmation de ce fait un appui des plus décisifs, en démontrant que des dimensions exagérées de la poitrine ne sont nullement nécessaires à la justification des besoins respiratoires, devenus normaux, sur les altitudes. En attendant, fortifions ici notre croyance par la relation du travail exécuté par notre regretté confrère Coindet sur le même sujet. Ce laborieux observateur a donné à ses investigations une étendue plus grande que je ne l'avais fait moi-même, et il est arrivé à une affirmation très-nette qui surprend sous la plume d'un écrivain dont tous les efforts tendent à démontrer sur l'Anahuac les habitudes d'une respiration très-énergique.

Il en résulterait, ainsi que nous l'avions constaté nous-même, que, parmi les hommes dont la vie entière s'est passée au milieu d'un air aux trois quarts de sa pression, le thorax n'a point acquis un développement plus grand qu'au niveau de la mer. J'ai le devoir d'ajouter, et je le regrette, que Coindet rapporte que les Indiens eux-mêmes n'ont pas les dimensions thoraciques inusitées dont nos lecteurs ont vu plus haut la constatation. Je n'hésite pas à dire que ce confrère laborieux n'est nullement dans le vrai ; car, la race indienne, non comme nécessité de situation, mais, comme conformation qui lui est naturelle, possède un tronc plus développé que les races européennes. Toujours est-il que la

1. Voy. d'Orbigny, *Cap. Wood.*

constatation de cette constance de forme thoracique sur les générations blanches des hauts plateaux d'Amérique, ne paraît pas compatible avec la pensée d'une grande énergie, d'une grande ampleur dans les mouvements respiratoires. Il ne serait pas naturel, en effet, qu'une gymnastique exagérée sur ce point, durant la vie entière, n'aboutit en fin de compte qu'à un développement organique souvent au-dessous du médiocre.

Ainsi donc, en faisant appel, dans cette étude, aux arguments mêmes de ceux qui, comme Coindet, affirment sur l'Anahuac une respiration fort énergique, c'est toujours avec leurs propres chiffres qu'on arrive à une conviction contraire à leur pensée.

N'abandonnons pas ce sujet sans y ajouter un complément qui nous paraît susceptible d'exciter l'intérêt du lecteur. Un physiologiste distingué, M. Vivenot, de Vienne, s'est livré à des recherches très-dignes d'attention sur l'air comprimé. En se soumettant lui-même à cet agent un temps relativement court, tous les jours, il a vu la capacité de sa poitrine s'accroître d'une manière bien autrement notable que chez les Qquichuas, et ce surcroît de volume a longtemps persisté après la cessation de cette pratique.

Dans un ordre inverse, M. le docteur Armieux, médecin qui pratique avec distinction à Baréges, pendant la saison thermale, a constaté une augmentation de volume thoracique chez les infirmiers qui arrivaient chaque année à cette altitude d'environ treize cents mètres. Ces deux faits, en quelque sorte paradoxaux, ne prouveraient-ils pas que les transitions de pression, par les troubles passagers dont elles sont la source, agissent sur le système nerveux, l'inquiètent et l'obligent à porter sur les organes de la respiration une attention insolite. Je ne vois là nullement l'expression justifiée et la satisfaction nécessaire d'un besoin nouveau. J'y constate simplement les conséquences d'une perturbation et je m'empresse d'exprimer la conviction où je suis que si Vivenot eût passé sa vie dans son air comprimé, et si les infirmiers de notre distingué confrère, M. Armieux, eussent fixé leur séjour définitif à une altitude de 1300 mètres, ils auraient vu leur poitrine revenir aux dimensions auparavant naturelles. Il n'en est pas moins vrai que ces médecins recommandables ont eu le mérite de mettre en évidence deux faits corrélatifs d'un très-grand intérêt au point de vue thérapeutique, ainsi que nous aurons l'occasion de le démontrer dans la suite de ce livre.

Il y aurait d'ailleurs beaucoup à dire sur les réelles relations de la taille avec la capacité utile de la poitrine. Il ne faut pas oublier que tous les physiologistes ne sont pas d'accord sur ce point; et Hutchinson qui l'a pris pour base d'un travail très-intéressant, déclare que le développement anormal du tronc n'est pas toujours une raison qui doive rien faire préjuger au sujet de la poitrine. « Il a comparé la capacité inspiratrice de deux hommes dont l'un était beaucoup plus grand que l'autre, lorsqu'il était debout, mais était dépassé par ce dernier lorsqu'ils étaient l'un et l'autre assis, et il a trouvé que chez le premier cette capacité était égale à 236 pouces cubes, tandis que chez celui à torse développé, mais à jambes très-courtes, elle n'était que de 152 pouces cubes. Le même physiologiste a constaté aussi, par des jaugeages directs, qu'il n'existe aucun rapport constant entre la capacité absolue du thorax à l'état de repos et l'élévation de la taille. Ainsi, la capacité absolue des organes respiratoires et leur capacité inspiratrice sont indépendantes l'une de l'autre et soumises à des règles différentes[1].

Empressons-nous d'avouer que ce n'est pas là l'opinion de tous les physiologistes. Ainsi Arnaud (*Ueber die athmungsgrosse des Menschen*), et Herbst (*Ueber die Capacitat der Lungen für Luft* (*Meckel's arch. für phys.*, 1828, vol. 3, p. 100), prétendent que la taille est toujours en rapport plus ou moins exact avec le volume de la poitrine. Le premier de ces auteurs a même précisé son opinion par des expériences faites sur sa personne, en arrivant à des conclusions formulées par des chiffres. D'ailleurs, M. Milne Edwards opine lui-même que la capacité inspiratrice de la poitrine est bien moins en rapport avec son développement appréciable à l'extérieur, qu'avec la plus ou moins grande mobilité de ses parois. L'âge et le sexe apportent aussi de grandes modifications aux opinions qu'il est raisonnable de se faire sur cet important sujet. Les tempéraments, l'éducation, l'état nerveux ne doivent même pas rester étrangers aux considérations qui s'y rattachent.

La question des rapports du volume de la poitrine avec les résultats de son fonctionnement est donc très-complexe. Prétendre, par conséquent, que tout inconvénient de la raréfaction de l'air devrait disparaître au moyen d'une ampleur plus grande du thorax, ce serait préjuger *a priori* une question douteuse, et livrer, en réalité, son esprit à une illusion, car une pareille pensée repose uniquement sur des hypothèses que les faits ne justifient en aucune façon. Le besoin d'une ampleur plus considérable de la poitrine n'existe réellement pas sur les grandes hauteurs; les Indiens, chez lesquels j'ai pu constater un développement thoracique très-prononcé et peu en rapport avec leur taille, n'en font pas le moins du monde usage pour arriver à un résultat respiratoire exceptionnel. En mesurant le courant d'air qui s'établit normalement dans leur poitrine et en en faisant l'analyse quand il est expiré, on ne trouve pas qu'il soit supérieur en volume à celui que consomment des sujets de race euro-

1. Milne Edwards. *Physiologie*, t. II. p. 463. — Hutchinson. *On the capacity of the lungs* (*Trans. of the Medic. Chir. Society*, t. XXIX, p 157.

péenne de même taille et thoraciquement moins développés. L'acide carbonique produit ne dénote pas non plus de différences bien appréciables.

Nous arrivons ainsi forcément, par l'examen d'une longue série de faits, à la conviction que les habitants des altitudes ne sont guère organisés autrement que nous-mêmes, au point de vue des fonctions respiratoires, et qu'ils n'ont pas en réalité besoin de l'être, puisqu'ils ne respirent pas d'ordinaire avec une énergie bien différente.

Je voudrais démontrer maintenant que si les besoins de calorification et l'exercice des forces tendent, d'une part, à augmenter les efforts respiratoires, il est, d'autre part, une fonction qui se trouve plus ou moins sérieusement troublée par ce surcroît d'activité, et réclame impérieusement la modération dans l'exercice des mouvements fonctionnels de la poitrine. C'est de la circulation qu'il s'agit, et c'est d'elle que nous allons actuellement nous occuper.

§ 4. — *Circulation observée sur les habitants des altitudes.*

Nous avons étudié déjà (page 271) l'intervention de l'acide carbonique comme cause efficiente de la circulation du sang dans les veines. Que, par suite d'un travail exceptionnel de peu de durée, la fonction soit momentanément agitée sous l'influence d'un volume exagéré de ce gaz, on comprend sans peine que la vie n'en puisse pas être bien sensiblement troublée, par cela même que l'agitation n'est pas durable. Mais faire que cette situation devînt l'état normal du séjour des grandes altitudes, ce serait soumettre le mouvement circulatoire et les organes qui y président, à une gymnastique qui ne paraît pas compatible pour longtemps avec la santé complète. Je dois avouer que cette tendance au mouvement exagéré de la fonction existe réellement sur les altitudes. Cette vérité se traduit même en pathologie par la fréquence et la marche rapide des maladies du cœur, et il est certain que l'existence indéniable de ces inconvénients morbides fait naître le besoin d'une grande modération dans les fonctions respiratoires qui y figurent comme cause efficiente. Il est ainsi prouvé que la limite, dans une certaine mesure, imposée au volume libre de l'acide carbonique du sang veineux est en quelque sorte une nécessité de l'existence, tout comme la production absolue de ce gaz a besoin de dépasser une base dangereuse au-dessous de laquelle la calorification physiologique serait en souffrance.

Si l'on veut bien réfléchir aux conséquences de cette double situation, on comprendra qu'il doive forcément s'établir, d'une part, une tendance à ce que l'acide carbonique figure dans l'expiration sous des volumes constants, à toutes les altitudes, et que, d'autre part, l'organisme prenne des habitudes qui modèrent la production de ce gaz par un fonctionnement modéré de la vie.

Telle est ma pensée sur l'intervention de l'acide carbonique dans le mouvement circulatoire. Elle est certainement basée sur les considérations les plus rationnelles, ainsi qu'on a pu le voir dans le passage de ce livre qui en a déjà traité. Une attention plus soutenue de notre part ne saurait manquer d'affermir davantage nos convictions en ce qui la concerne.

Diminuez, en effet, les fonctions d'un membre en le rendant paralysé pour le mouvement. La vitalité s'y altérera en même temps à d'autres points de vue; les combustions y seront moins actives; le sang qui y passe, moins riche pour ce motif en acide carbonique, y circulera lentement et vous savez par expérience que cette partie du corps deviendra œdémateuse.

Refroidissez l'extrémité terminale d'un membre au moyen de l'application prolongée d'une basse température; l'œdème ne tardera pas à paraître, précisément parce que les combustions s'y seront arrêtées et que, par conséquent, le ressort venant de l'acide carbonique aura fait défaut.

C'est le propre des parties menacées de mortification par gangrène de s'infiltrer en perdant la force du retour du sang vers le cœur, pour la même cause.

Mais l'état pathologique qui paraît mettre le mieux en évidence l'intervention de l'élasticité de l'acide carbonique dans la circulation et dans le calibre des vaisseaux, c'est le choléra asiatique. On remarque, en effet, dans cette maladie, une coïncidence fort curieuse : tandis que, d'une part, l'analyse de l'air expiré y démontre l'amoindrissement extrême du gaz carboné à l'état libre dans le sang, l'affaissement rapide des parties molles et les rides profondes qui sillonnent les téguments indiquent que leur soutien habituel, celui-là même dont la présence contribuait le plus puissamment à les soulever et à les arrondir en y poussant les liquides, les abandonne maintenant et les prive de son indispensable concours. Vous me direz sans doute que cet amaigrissement subit s'explique fort bien par l'épuisement des substances liquides du corps entier à la suite des déjections excessives qui sont le symptôme dominant de cette cruelle maladie. Je ne disconviens pas de la justesse de cette interprétation; mais outre que la cessation du cours du sang dans les veines permet d'expliquer la transudation des liquides par le fait seul de l'obstacle au retour vers le cœur, il est très-certain que des atteintes *sèches* de choléra ont permis de constater l'affaissement des téguments et des parties molles sans qu'il y eût écoulement de substances liquides par les voies gastro-intestinales. On dit à cela, je le sais bien, que la sérosité sanguine abandonne invariablement les vaisseaux et que, si elle n'est pas toujours expulsée au dehors, c'est qu'elle s'accumule dans les circonvolutions intestinales dont la fibre se distend sans réaction.

Je conviens que cela peut arriver ainsi, en effet, mais le phénomène est fort rare. La vérité est que, le plus souvent, dans ces cas de choléra sec, le ventre est aplati et ne présente nul indice d'un épanchement de liquide. Or, dans ces cas mêmes, la cyanose et la rétraction ridée des téguments, ainsi que l'enfoncement de l'œil dans son orbite, continuent à former la physionomie caractéristique de la maladie. Je dirai plus : dans les cas heureux où l'algidité fait place à une réaction franche, les rides et l'amaigrissement disparaissent avec rapidité, sans qu'on puisse prétendre que les liquides perdus soient déjà réparés. Le retour aux formes normales est le signal de la régularisation des phénomènes respiratoires : ce sont les gaz qui reparaissent ; c'est sous l'influence du ressort inséparable de leur présence que les parties molles ont repris leur élasticité et leur rondeur habituelles. Ce serait à croire vraiment que tout le mal des cholériques consiste dans l'absence presque absolue des gaz dont leur corps est privé et que toute la thérapeutique devrait tendre uniquement à les leur rendre[1]. Les injections d'oxygène dans les veines ne seraient pas dangereuses. Pourquoi ne les a-t-on pas essayées?

La nécessité de l'intervention de l'acide carbonique pour la marche du liquide sanguin vers le centre circulatoire paraît ainsi fort nettement prouvée par les inconvénients mêmes qui résultent de son absence. Nous avons également vu que les exagérations de cette force devaient nécessairement avoir des désordres circulatoires pour conséquence. Nous pouvons donc dire, à l'appui de l'article précédent, que l'utilité réelle du fonctionnement de ce produit excréteur consiste dans la constante uniformité de son volume, sous toutes les pressions atmosphériques. C'est dire, par cela même, que le besoin absolu d'une capacité plus grande de la poitrine ne serait ressenti, sur les lieux élevés, que par les hommes qui y prennent l'habitude d'efforts musculaires exceptionnels. Quant à ceux qui passent leur vie dans des pratiques plus communes, leur tendance à économiser la force pour mieux équilibrer la vie avec les ressources respiratoires les conduit à l'apathie musculaire ainsi qu'à un fonctionnement thoracique qui n'a rien d'exagéré.

Tout cela me paraît signifier bien clairement, je le répète encore, que la nécessité de dimensions pectorales n'existe pas pour les habitants ac-

1. Rayer. *Examen comparatif de l'air expiré par des hommes sains et des cholériques. Gazette médicale de Paris,* 1831, t. III, p. 277. L'acide carbonique diminue considérablement. J. Davy a évalué sa diminution à plus des 2/3. Voyez aussi un travail de M. Doyère à ce sujet dans le *Moniteur des hôpitaux,* 1854, t. II, p. 97.

climatés des altitudes. Les mensurations ont d'ailleurs constaté que leur développement physique n'arrive, sous ce rapport, à des proportions exagérées que comme fait de conformation de race. L'observation et le raisonnement se trouvent donc en parfait accord pour porter sur ce point discuté un jugement définitif qui se traduit par la conviction de l'uniformité des dimensions thoraciques, après acclimatation complète, sous les pressions les plus variées de l'atmosphère.

§ 5. *Calorification des habitants des altitudes.*

Une des particularités les plus dignes d'attention, par lesquelles les habitants des grandes altitudes se distinguent des résidents des bas niveaux, c'est celle qui provient de l'ensemble de circonstances dont résulte pour eux la nécessité de produire du calorique dans une certaine mesure à laquelle le climat les oblige. Pour bien saisir cette situation exceptionnelle, nous devons d'abord nous rappeler ce que nous avons déjà dit à cet égard (p. 275 et suiv.). Comme partout ailleurs, l'homme des altitudes doit suffire, par l'exercice régulier de ses fonctions, 1° au maintien de sa température physiologique ; 2° aux combustions qui alimentent l'exercice de ses forces ; 3° aux pertes qui ont leur origine dans le rayonnement vers les objets ambiants et dans l'évaporation incessante de la surface de son corps.

Il ne saurait être douteux que les ressources atmosphériques ne soient plus ou moins sensiblement diminuées sur les altitudes et n'imposent par cela même des difficultés nouvelles à la libre satisfaction de tous ces besoins. Or, ce qui fait l'originalité incontestable de cette situation, c'est que les besoins augmentent à mesure que diminuent davantage les ressources appelées à les satisfaire. Il est évident, en effet, qu'à l'ombre ou aux heures privées du rayonnement solaire, les objets se refroidissent promptement à travers une atmosphère extrêmement diathermane. L'homme, comme nous l'avons déjà dit ailleurs, prend part à l'échange continu qui s'établit entre les divers objets dont il est entouré, dans le but incessant d'établir sur eux tous un équilibre constant de température. Or, la pureté de l'air et le voisinage plus grand des hauts espaces refroidis rend illusoires les efforts pour réchauffer les corps bruts placés à découvert sur le sol. Ils perdent rapidement ce qu'ils reçoivent et demandent sans cesse de nouvelles ressources, toujours dépensées et toujours impuissantes. Au milieu de ce jeu non interrompu de rayonnement refroidissant, l'homme puise son souffle à ce métier sans profit, donnant son bien là même où l'on ne saurait admettre qu'il est aisé de l'acquérir.

Disons, en outre, que l'air est sec et léger, deux circonstances qui appellent et facilitent l'évaporation des liquides. Aussi la transpiration de la peau est-elle très-active au milieu des atmosphères des altitudes, et comme, d'ailleurs, l'eau ne saurait jamais passer à l'état de vapeur sans l'auxiliaire d'une somme de calorique qui constitue la chaleur latente de son état nouveau, il résulte pour les êtres sur lesquels ce changement s'opère, la nécessité d'une dépense au bénéfice du phénomène. Singulière situation et tout à fait illogique! localités étranges où la nature réclame avec exigence d'une part ce qu'elle-même, d'un autre côté, s'obstine à donner avec parcimonie!

Que vienne maintenant la nécessité d'un appel à l'exercice des forces musculaires, c'est-à-dire le besoin d'une dépense nouvelle d'oxygène. Le *mal de montagne* nous a appris ce qui arrive au milieu de conditions outrées de raréfaction ambiante. L'économie entière succombe à l'effort et s'endort dans la défaillance. M. Lortet nous a dit, d'ailleurs, que le refroidissement du corps entier témoigne alors de l'altération sensible de son pouvoir réchauffant. Or, les grands effets naturels ne viennent jamais sans mesure. Ils sont graduels et s'échelonnent entre une base souvent imperceptible et des points culminants brutalement accessibles à nos sens. La grande altitude qui nous annihile en nous refroidissant nous avertit, par conséquent, qu'une hauteur moins considérable nous causera des troubles et sera l'occasion d'entraves le plus souvent dissimulées. Que cette situation trouve plus ou moins son correctif dans l'adaptation et l'habitude, ce n'est pas précisément impossible à tous les degrés et pour tous les sujets ; nous avons, d'ailleurs, traité déjà cette question et établi les vérités qui nous ont paru s'y rapporter. Mais quels que soient les efforts que l'on fasse pour dissimuler les inconvénients du séjour des altitudes par l'ensemble des conditions propres à les combattre, on ne saurait arriver à détruire les faits eux-mêmes sur lesquels cette situation base son originalité. Quoi qu'on puisse tenter, on ne détruira pas cette vérité que, plus on essayera d'établir haut son séjour, plus on dépensera de calorique par rayonnement et par évaporation, tandis que les ressources pour le produire seront de moins en moins abondantes.

Il est donc évident que, pour ne pas compromettre la température que son corps ne doit jamais perdre, l'homme des altitudes tourne sans cesse dans le cercle des deux nécessités suivantes : « dépenser de la chaleur le moins possible, d'une part, et s'évertuer, d'un autre côté, à en produire à tous les degrés au moyen de ressources amoindries. » Arrivât-il, par son adresse et par une gymnastique fonctionnelle plus parfaite, à équilibrer sans cesse la production avec la dépense, qu'on ne serait nullement en droit de dire que la vie s'exerce chez lui comme chez l'habitant du niveau des mers; car ses efforts constants et son adresse habituelle constitueraient alors une originalité réelle et mériteraient notre plus sérieuse étude.

Or, comme il est évident que le résident des grandes altitudes se maintient à peu près réchauffé et suffit aux dépenses de calorique de manière à rendre possible l'exercice de ses fonctions, force est de reconnaître qu'il n'en est pas absolument empêché. Nous devons donc nous demander de quelle manière il y peut parvenir. Est-ce par une économie d'oxygène, en prenant le soin d'éviter tout effort? est-ce en se livrant à un fonctionnement respiratoire exceptionnel? Je crois pouvoir affirmer que la vérité de la situation se trouve dans l'accomplissement plus ou moins complet, plus ou moins continu de ces deux conditions impérieusement exigées par les circonstances. Il m'a paru évident, en effet, que l'habitant des hauts séjours possède des aptitudes incontestables pour une gymnastique exceptionnelle de ses organes respiratoires, lorsque la nécessité se présente d'un travail musculaire exagéré. L'éducation et l'habitude arrivent à en garantir l'emploi d'une manière réellement satisfaisante. Mais il n'est pas moins vrai que ce sont là des manœuvres exceptionnelles, difficilement pratiquées par la généralité des hommes des hauteurs. En réalité, l'instinct paraît dominer chez eux en demandant le repos des organes principaux dont le jeu préside aux mouvements et aux efforts dépassant le travail vulgaire. Il est, en effet, d'observation que la résidence des altitudes conduit naturellement aux habitudes d'une existence apathique. Cela me paraît autoriser à dire que l'originalité réelle de la vie des hauteurs consiste dans la coutume d'une économie constante d'efforts musculaires, quoique, dans un moment donné, l'homme y possède des aptitudes capables de suffire aux exigences d'un travail matériel considérable. Mais alors, l'originalité de la position apparaît encore dans la nécessité de limiter l'effort à une courte durée.

Et maintenant, s'il s'agit de juger la question de la conservation plus ou moins complète de la température normale du corps humain sur les grandes altitudes habitées, on arrive à reconnaître que cette conservation est en général incontestable, du moins en ce qui regarde le fait de son appréciation dans les cavités closes. Mais il me paraît que ce n'est pas seulement au milieu des organes complétement abrités qu'il importe de constater la constance de la température. L'état des téguments, sous ce rapport, peut aussi devenir l'indice d'une santé conservée ou perdue, et l'on sait, d'ailleurs, quelles réactions internes dangereuses peuvent être produites par l'action du froid sur la périphérie. Ce n'est donc pas sans raison que j'attirais autrefois l'attention sur cette particularité : que la tendance aux refroidissements extérieurs est un fait généralement constaté sur les grandes altitudes.

Je n'ai pas voulu dire assurément que ce soit là la conséquence exclusive d'une oxygénation et de combustions générales incomplètes. Je n'ignore pas et j'ai répété assez souvent moi-même que l'évaporation incessante de la peau, au milieu d'un air très-sec et plus léger, est un élément toujours assuré de soustractions de calorique. Mais, voudrait-on prétendre que les ressources de la calorification de l'habitant des altitudes, sont tellement mises à profit qu'elles parviennent à corriger cette dépense par un excès de production? Il n'est pas naturel de croire qu'il en puisse être ainsi, et l'on s'arrête plus volontiers à la pensée que les téguments se refroidissent sous l'influence des deux causes : évaporation exagérée et combustion générale souvent incomplète.

Le fait est, d'ailleurs, rendu sensible d'une manière vulgaire, en dehors de toute intervention d'instruments thermométriques. L'impression ressentie par les sujets eux-mêmes en est l'indice assuré. La main d'une personne étrangère, au surplus, le constate aisément par le contact. Mais, si l'on veut rendre l'observation plus intime par l'application d'un thermomètre, on trouve que cet instrument mis sous l'aisselle indique communément le même degré de chaleur qu'au niveau de la mer. On observe presque toujours entre 36 et 37 degrés centigrades. Ce dernier chiffre est bien rarement dépassé de quelques centièmes. Mais on constate assez souvent quelques fractions de degré au-dessous de 36. J'avoue même que l'observation en est assez fréquente pour me donner la conviction que la tendance de la chaleur de l'aisselle à baisser au-dessous de 36 degrés existe réellement chez l'habitant du plateau de l'Anahuac. Lorsque cet abaissement devient chez lui très-sensible en s'approchant de 35 degrés et demi, on constate, en même temps, qu'il existe un état maladif, je ne dirai pas vulgaire partout ailleurs, mais d'une nature tout à fait locale, appartenant aux états anoxyhémiques. Nous en traiterons dans une partie plus avancée de ce livre, nous limitant actuellement à résumer en peu de mots les pensées émises dans cet article.

1° Les ressources atmosphériques de calorification diminuent à mesure qu'on s'élève vers les hautes régions de l'air;

2° Les pertes de chaleur du corps humain, par le rayonnement et par l'évaporation, sont d'autant plus considérables qu'on s'élève davantage dans l'atmosphère;

3° La difficulté de se réchauffer augmente donc sur les altitudes en proportion de l'accroissement des besoins eux-mêmes;

4° L'originalité de cette situation se traduit d'une part, par des économies de calorique au moyen du repos des fonctions, et, d'autre part, par des aptitudes qui rendent les organes respiratoires momentanément propres à un exercice exceptionnel;

5° Mais la vérité la plus constante de cette situation, c'est que le calorique des habitants des altitudes se perd souvent au-delà des acquisitions habituelles; d'où résulte un refroidissement sensible à l'extérieur et quelquefois même perceptible à l'aisselle dûment abritée.

Je n'abandonnerai pas ce sujet sans dire son importance dans l'acclimatation des altitudes. En réalité ce sont les phénomènes de refroidissement et de calorification qui règlent le degré de possibilité de séjour sur les hauts niveaux. Nous savons, en effet, que l'homme peut habiter sans grande souffrance des hauteurs tropicales qui atteignent 3 et 4000 mètres. Mais, nous savons aussi que les moines du mont Saint-Bernard ne sauraient s'habituer, malgré les soins dont ils s'abritent, à l'existence qui leur est faite par le séjour de 2400 mètres. Les révélations d'un prieur distingué de leur ordre, le P. Biscla, nous ont appris qu'ils n'y atteignent pas 40 ans d'âge, s'ils persistent à vouloir braver le danger par la prolongation du séjour. L'observation n'a pas été faite, à ces hauteurs, pour des latitudes plus septentrionales; mais on ne saurait douter qu'un froid plus rigoureux n'y relègue à des niveaux plus inférieurs la durée de l'existence. L'habitation constante des altitudes est donc astreinte à des conditions qui n'ont pas seulement pour base la raréfaction de l'air. Elles ont aussi pour mesure la lutte qui s'établit entre la chaleur qu'on doit s'approprier pour le soutien de la vie et celle qu'on dépense en rayonnant vers les objets extérieurs. Il en résulte que les dangers pour la vitalité, sur les hauteurs, dépendent de deux causes essentielles : la difficulté de produire du calorique et la nécessité d'en dépenser davantage. La possibilité de vivre, par conséquent, sur les grandes altitudes, se mesure par le terme moyen entre ces deux conditions faites à l'habitant. En général, la vie pourra se soutenir et prospérer sur des hauteurs plus considérables dans des pays équatoriaux où les conditions ambiantes demanderont moins de pertes de chaleur, tandis que la raréfaction de l'air sera déjà mortelle sur des lieux moins élevés dont la température plus froide exigera un rayonnement plus marqué de la part des habitants.

Sur les grandes hauteurs, donc, la vie se proportionne au degré de chaleur gardée. C'est du reste en cela que consiste l'harmonie générale de la nature et la condition essentielle de tous les êtres. La chaleur circule sans cesse, pénètre tout ce qui existe, établit des courants à travers tous les corps et assure toujours leur manière d'être en ne s'accumulant pas au-delà et ne les abandonnant pas au-dessous des chiffres qui forment les limites intérieures de leur sécurité. Dans ce mouvement thermique continuel qui est une des conditions les plus générales et les plus impérieuses de la nature, chaque être vivant trouve dans le fonctionnement de ses organes les moyens qui lui garantissent la température dont le degré constant est indispensable à la continuité de son existence. Mais, pour y réussir, encore faut-il que la chaleur qui le traverse sans cesse et le fuit pour courir sur les objets dont il est entouré ne l'abandonne jamais dans des proportions supérieures à ce qu'il a reçu. Or, ici nous devons jeter un regard rétrospectif sur la première partie de notre étude. Nous y avons appris que le poids total de l'atmosphère est indispensable à la conservation de la chaleur sur la terre et à la perpétuité des êtres qui peuplent sa surface. (Voy. page 31.) Admirons maintenant l'enchaînement des faits qui constituent les éléments du sujet de ce livre. Privés d'une part successivement plus notable de leur abri naturel, à mesure qu'ils s'élèvent davantage vers les hauteurs de l'atmosphère, les êtres organisés chancellent d'abord ou changent de nature; bientôt ils se flétrissent et succombent en témoignant, par le refroidissement, de leur impuissance à retenir leur chaleur nécessaire, sans le secours protecteur du poids de l'air.

Après avoir fait ressortir ainsi les points les plus saillants du fonctionnement de la vie sur les altitudes tropicales, disons le degré d'acclimatation des races qui les habitent.

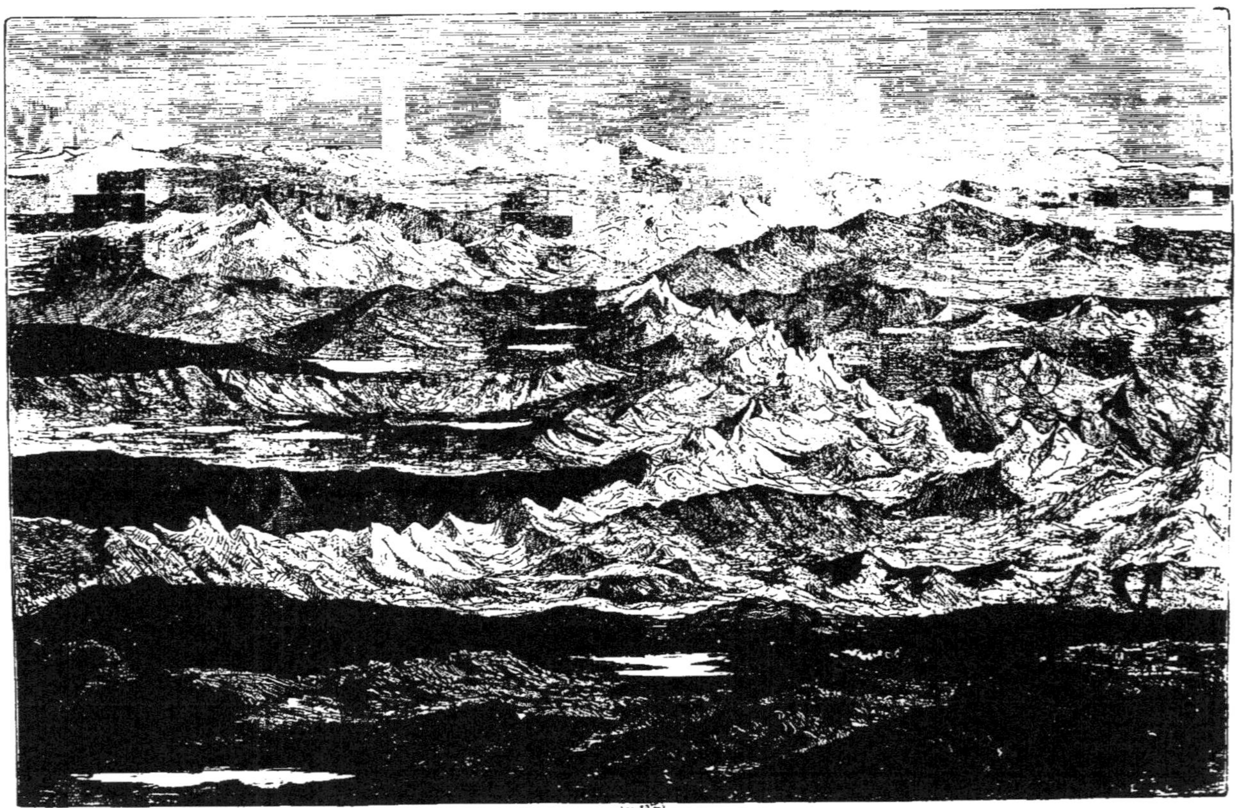

CRÊTES DES ANDES VUES PAR LES VOYAGEURS DE PUNO A CUZCO
(PÉROU; 4000 MÈTRES D'ALTITUDE).

D'après le voyage de M. P. Marcoy.

CHAPITRE IX

L'INFLUENCE DES HAUTS NIVEAUX JUGÉE PAR LA STATISTIQUE DU MEXIQUE

DÉTERMINATION DES ALTITUDES D'OÙ NAISSENT CES INFLUENCES

CONSIDÉRATIONS PRÉLIMINAIRES.

Dire que l'habitant des altitudes est habitué aux atmosphères raréfiées qu'il respire, c'est énoncer une vérité qui, à certains égards, me paraît incontestable. L'homme s'habitue, en effet, et s'harmonise naturellement aux grandes hauteurs. Mais — qu'on me permette de le dire, — jamais on n'a compris à quelles conditions et par quels sacrifices de vitalité il y peut parvenir. On a pensé, on a écrit, ainsi que nous l'avons déjà vu dans ce livre, qu'en respirant une atmosphère moins dense, le montagnard remplace la richesse absente par une inspiration d'air plus considérable : il respire plus vite et plus amplement, d'où résulte que son acclimatement consisterait à produire, par cette manœuvre exagérée, une vitalité absolument identique à celle qu'on observe au niveau de la mer.

Nul doute que cette croyance ne soit erronée. Nous avons précédemment démontré que l'homme des hauteurs, au-delà de 2000 mètres, respire moins que l'habitant des niveaux inférieurs et je m'exprime ainsi, en donnant à la respiration son sens le plus étendu. L'acclimatation alors consiste dans ce fait absolument véridique que le montagnard des hautes stations s'habitue à sa manière d'être et reste satisfait de cette pénurie d'oxygène qui lui est imposée par les conditions extérieures. Mais quoi que l'on puisse dire, avec justice, des aptitudes individuelles, chaque tempérament est obligé de calculer sa puissance sur ces ressources affaiblies. Quel qu'il soit, il brûle moins de carbone; il produit moins d'urée; il s'échauffe et s'use, par conséquent, dans des proportions amoindries. Tel est le sort de l'habitant des grandes altitudes; telle est la mesure originale de sa vitalité. Ce n'est plus là, assurément, l'homme du niveau des mers; mais c'est bien, comme on l'a dit justement, un homme acclimaté, en ce sens qu'il ne succombe point aux influences qui l'entourent et qu'il réussit à donner une somme d'existence dont les superficielles apparences n'excitent aucune surprise.

Lorsqu'un examen plus approfondi a permis de se former une idée plus juste de la réalité de cette situation, je dois convenir qu'il n'est pas aisé d'en donner la pondération bien exacte. Cette difficulté d'appréciation se conçoit, du reste, sans peine. Dans tous les pays, en effet, les forces physiques se répartissent d'une manière si inégale parmi les habitants, qu'on hésite à fixer par une expression mathématique, le type qui les représente et les caractérise. En voyant, comme partout on l'observe, la défaillance à côté de l'énergie musculaire chez des sujets d'ailleurs bien portants, on a quelque peine à se prononcer avec certitude. Mais insensiblement, l'œil s'exerce à discerner ce qu'il est raisonnable de croire et l'expérience se hasarde enfin à porter un jugement collectif qui s'écarte bien rarement de la vérité. On dit alors d'un peuple qu'il est vigoureux ou qu'il est apathique, avec la pensée de formuler une conviction qui repose sur l'ensemble des individus mis en cause.

On ne procède pas différemment, tout d'abord, au Mexique, pour arriver à la croyance d'un effet débilitant du climat des hauteurs sur les hommes qui les habitent. Mais je prie le lecteur de ne rien exagérer de cette situation et d'en limiter la réalité aux véritables conséquences qui la caractérisent. Le plus souvent, elle n'est appréciable que dans le champ de la pathologie. Elle n'enlève aucun intérêt à la société aimable et douce qui s'est organisée dans cette importante région américaine. La population en reçoit sans doute un tempérament empreint d'une originalité réelle; mais la vie s'y développe sans contrainte bien apparente et les habitudes sociales, de même que les progrès les plus respectables, n'y succombent à aucune atteinte essentiellement destructive. La vérité de cette situation s'éclaire surtout par le contraste entre les habitants des plaines basses et ceux des plus hauts plateaux. J'ai déjà fait ressortir dans une étude antérieure ce qu'il y a de plus sommairement intéressant dans ce parallèle.

« Le Mexicain est difficile à décrire d'une manière générale. Les mélanges du sang modifiés à l'infini, l'influence diverse des climats par les changements de résidence à différents niveaux, la variété dans la durée qui s'est écoulée depuis l'établissement de chaque famille, le point de départ de chaque race, quoique le plus souvent ibérienne, tous ces éléments de confusion détruisent l'uniformité des caractères physiques et font varier à l'infini l'aspect et la physionomie des hommes. Le type est difficile à saisir, parce qu'il varie selon qu'on le considère dans la race pure espagnole ou dans ses métis. Pour se renfermer dans le vrai, il serait juste d'en chercher les traits caractéristiques dans ces familles que des alliances indigènes éloignées modifièrent dans le sens américain, de manière à imprimer aux descendants de la conquête et de la colonisation un ensemble original de formes extérieures qui rappelle les deux races, sans imiter absolument ni l'une ni l'autre. Ce type existe, formant des individualités physiques et morales où l'on voit à la fois l'apathie indigène et la vivacité exotique dans les mœurs et les habitudes, l'écrasement indien et l'élégance ibérienne quant aux formes extérieures.

« Le Mexicain ainsi compris est de taille moyenne; sa physionomie porte l'empreinte de la douceur et de la timidité ; il a le pied mignon, la main parfaite. Son œil est noir; le dessin en est dur, et cependant, sous les longs cils qui le voilent et par l'habitude de l'affabilité, l'expression en est d'une douceur extrême. La bouche est un peu grande et le trait en est mal défini; mais sur ces lèvres toujours prêtes à vous accueillir d'un sourire, l'amabilité rend la forme accomplie. Le nez est presque toujours droit, quelquefois un peu aplati, rarement aquilin. Les cheveux sont noirs, souvent plats, et couvrent trop abondamment un front qu'on regrette de voir si déprimé. Ce n'est pas là un modèle académique, et pourtant, quand la suave expression de la femme vous présente cette forme américaine que l'École traiterait peut-être d'incorrecte, vous imposez silence aux exigences du dessin, et vos sympathies approuvent le nouveau modèle.

« Le Mexicain des hauteurs a la démarche aisée, les manières polies, l'œil attentif à vous plaire. Il pourra vous haïr, mais il ne saurait vous manquer d'égards en vous parlant. Quoi que vous ayez fait contre lui, quoi qu'il médite contre vous, son habitude de l'urbanité vous assure toujours une politesse exquise en dehors du cercle de ses ressentiments. Beaucoup de gens appellent cela de la fausseté de caractère. Je les laisse dire et je ne m'en plais pas moins à vivre parmi des hommes qui, par la douceur de leur sourire, l'aménité de leurs manières et leur obstination à me plaire, m'entourent de tous les dehors de l'amitié et de la plus cordiale bienveillance.

« Ils aiment le calme et le repos; juste le contraire de ce que l'on croit en Europe, où l'attention portée sur les guerres incessantes les fait juger turbulents, amis du désordre. L'immense majorité des habitants de ce malheureux pays aime la paix, et ce sont l'indifférence et l'apathie générales qui permettent à un petit nombre de gens, dont la plupart sont armés par le désir de mal faire, de semer la ruine dans une contrée faite pour être heureuse et parmi des hommes dont tout le crime est d'autoriser le mal par leur inertie.

« Du reste, le Mexicain des hauteurs n'est pas susceptible de passions violentes. La colère l'agite rarement. Son amour est calme, et les grandes actions comme les grands crimes ne puisent pas souvent leur origine à cette source si féconde ailleurs en événements dramatiques.

« Qu'on ne croie pas, du reste, que les mouvements ardents de l'âme manquent absolument à ce pays où nous avons vu jusqu'ici tant de mélanges extraordinaires. Le caractère du Mexicain du niveau de la mer diffère de celui des habitants du plateau central. Mais si la température élevée imprime, en général, aux hommes une vivacité qui les rend susceptibles d'un mouvement violent, prompt, souvent irréfléchi, c'est à la manière d'un arc qui lance sa flèche : le trait parti, l'arme reste sans puissance. L'agitation durable de l'âme, les calculs permanents dictés par la passion, les délires de l'esprit et du cœur, ce sont là choses plus communes en France que sous les tropiques. Les passions vives sont en rapport avec la civilisation et les éducations exquises, nullement avec les variations thermométriques. La sensibilité morale ne se mesure pas dans un traité de physique ou de météorologie.

« Il n'en est pas moins vrai que le Mexicain des niveaux inférieurs, comparé à celui des hauteurs, est plus actif, plus résolu ; il veut davantage et cherche avec plus d'obstination ce qu'il a désiré. Du reste, prévenant et poli pour ceux qui l'abordent, il est, comme ses frères de l'Anahuac, affectueux dans ses relations sociales ; mais il a plus d'expansion et le jeu de sa physionomie vous traduit sa pensée d'un air qui respire plus de franchise. Le geste est plus vif. Je ne déciderai pas si le cœur est meilleur.

« Toujours est-il qu'avec ces caractères divers, les pensées et les aspirations sont souvent opposées, et ce n'est pas là un sujet indifférent d'étude pour les hommes préoccupés par les soins d'une organisation administrative et sociale. L'habitant de la zone chaude, stimulé par un climat ardent, s'agite volontiers et s'émeut au récit des progrès qui brillent dans notre époque. Sa pensée n'ira pas à leur recherche, certainement, car la méditation séduit peu son esprit ; mais il en adaptera volontiers l'application à son bien-être et au contentement de son imagination avide.

« L'agitation mercantile et industrielle se trouvera à l'aise dans ce caractère remuant poussé vers les satisfactions matérielles. Les transactions hasardeuses, les voyages téméraires, le désir de communiquer avec les hommes en abrégeant les distances et en favorisant ses intérêts et ses goûts, tourneront son esprit vers les améliorations utiles susceptibles de multiplier les contacts et les échanges. Il sera marchand, économiste, industriel, voyageur, plein d'initiative.

« L'homme de l'Anahuac, au contraire, n'aime à voir ou à chercher que ce qui est aisément accessible. Séduit par le repos et par l'éclat du beau ciel qui le couvre, il abandonne volontiers son âme aux ineffables douceurs de la vie contemplative. Il est vrai que trop souvent les petites passions, l'envie, les plaisirs faciles, le jeu qui perd ou gagne sans trouble, traversent paisiblement le calme de son existence; mais les sentiments qui honorent le plus le cœur de l'homme n'abandonnent jamais ses nobles aspirations. Il professe l'estime et le respect de son semblable, et, s'il est quelquefois soucieux avec envie de la fortune d'autrui, il est toujours compatissant pour le malheur. L'amitié le trouve docile jusqu'au sacrifice, et ce n'est pas chose aisée de voir le bien qu'il fait, car il met peu d'interêt à l'éloge qui pourra le suivre ; de sorte que, si sa générosité est souvent un mystère pour tout le monde, on peut dire qu'elle passe inaperçue pour lui-même, tant elle lui paraît naturelle.

« Si l'apathie a ses défauts et ses graves inconvénients, elle a donc aussi pour compagne les bienfaisantes inspirations de l'âme. La méditation fait les hommes bons, aimables et prévenants. Avec ces qualités, l'habitant de l'Anahuac sera rarement un réformateur, un ami de l'agitation, un fondateur de ces grandes choses qui s'obtiennent par la lutte; mais si jamais le calme et une administration sensée répandent le bien-être, l'ordre et la paix autour de lui, il marquera dans les progrès de son pays par les produits de l'imagination, et l'amour du beau : par la littérature et les beaux-arts.

« Dans mon attachement à cette contrée malheureuse, j'aime à reposer mon esprit dans la contemplation de ses destinées futures. Le souvenir de ce que j'ai connu parmi ses habitants me fait entrevoir un heureux assemblage de qualités diverses capables d'engendrer les progrès d'un grand peuple. Ces progrès existeront un jour, n'en doutons pas. Mais nous ne saurions nous aveugler sur les difficultés qui s'opposent à la réalisation de ces nobles espérances. »

En attendant que nous en voyions les raisons dans une autre partie de ce livre, constatons, dès à présent, ces premiers traits élémentaires que les hauteurs impriment aux hommes qui les habitent. Quoique superficielle, cette étude préliminaire rend déjà perceptibles, a première vue, des différences qui distinguent les habitants des altitudes de leurs plus proches voisins des niveaux inférieurs. On peut, du reste, en voir la confirmation dans des pays analogues de l'Amérique du Sud.

M. Samper, dans son *Essai sur les révolutions politiques de la Nouvelle-Grenade*, résume ainsi ses appréciations sur le parallèle des habitants des trois niveaux : « 1° Sur les hautes plaines, dans la région froide — zone de la *Chicha*, du blé et des pommes de terre, — la douceur dans l'impassibilité, force d'inertie, isolement égoïste, méfiant, esprit absolu de conservation, immobilité morale, vie sédentaire, caractère passif, superstition religieuse et même fanatisme, peu d'intelligence, force physique à supporter un fardeau, mais sans élan, sans passion et sans légèreté.

« 2° Sur les versants occidentaux de la Cordillère, dans la zone tempérée — région du rhum et de la canne à sucre — caractères pleins de candeur et de bienveillance, aptitudes industrielles, quelque goût pour le mouvement, coutumes pacifiques mais non serviles, une manière de vivre qui tient des hauts et des bas niveaux, sans originalité bien marquée, types sans mélange africain.

« 3° Au fond des savanes et des enchantements de la vallée — région brûlante de l'eau-de-vie, de la banane, du maïs, du cacao et du tabac, pays de rivières nombreuses bien peuplées de poissons, — un croisement de races plus marqué que dans les autres zones, constitution ardente, tendance au plaisir et au bien-être, enthousiasme, hardiesse; sentiment personnel, coutumes hospitalières, franchise, passions fortes en un mot, une population entièrement distincte de celle qui occupe les haut plateaux des Andes. (Ce parallèle prend pour base les masses populaires.)[1] »

Un examen plus approfondi nous permettra maintenant de continuer ce parallèle dans un ordre d'idées plus propre à mériter les convictions de mes lecteurs.

Personne n'ignore la répulsion extrême que les côtes du golfe inspirent aux voyageurs. La présence endémique de la fièvre jaune les signale aux antipathies de tous ceux que leur origine laisse sans défense contre l'invasion de cette redoutable maladie. Aussi, ne traverse-t-on qu'en tremblant ces parages infestés et lorsque, parvenu sur les grandes hauteurs du plateau, le voyageur se voit à l'abri des dangers pour un moment courus, il se prend à jouir avec un double délice des douceurs, réellement dignes d'envie, du climat de l'Anahuac. Descendre aux terres chaudes lui paraît alors une folie, s'il ne s'y voit obligé par un devoir des plus impérieux. Jugeant, du reste, absolument les niveaux inférieurs par les dangers qu'il y court, il en arrive à la conviction que ces lieux qu'il redoute sont essentiellement nuisibles aux progrès de toute population. Il va sans dire que la sécurité dont il croit jouir au milieu des conditions plus agréables qui l'entourent sur l'Anahuac, lui inspire des convictions opposées quant aux influences heureuses des lieux élevés. Témoin moi-même de ces illusions fort communes, je n'ai pas cru pouvoir les partager. Je me livrai à des investigations statistiques qui me donnèrent des convictions tout à fait contraires. Il résulte de ces recherches que les pro-

1. Loc. cit., p. 326. Voyez la note n° 3.

grès de la population du Mexique ont été moins considérables au-delà de deux mille mètres que parmi les hommes qui se sont établis au dessous de ce niveau. Je prie mon lecteur de vouloir bien porter les yeux sur ce travail dont je vais reproduire les idées sommaires. Je suis convaincu d'avance de la surprise qu'il en éprouvera; car il ne parait pas croyable *a priori* que la raréfaction modérée de l'air entre 2000 et 2500 mètres ait pu produire des effets plus nuisibles à notre espèce que les effluves de tout genre des parties torrides du pays. Cela est exact, néanmoins, et l'on a d'autant plus lieu de voir avec étonnement le peu de progrès de la population du haut Anahuac, que l'habitude d'y chercher la sécurité et le désir de jouir de son délicieux climat ont fixé, de tout temps, les préférences des émigrants sur ces lieux élevés. Ce que nous y voyons d'habitants résulte, donc, des naissances habituelles et des arrivages journaliers d'hommes étrangers à ces localités, double élément qui aurait dû garantir un progrès plus efficace que celui qu'il nous a été donné d'y constater.

ARTICLE PREMIER. — SUITE DE LA STATISTIQUE DU MEXIQUE.

Nous avons déjà vu (page 148 et suiv.) que les progrès généraux de la population des pays montagneux de l'Amérique n'ont pas été aussi considérables qu'on se plaisait généralement à le croire sans mûr examen.

Maintenant se présente à nous la question importante de savoir quels sont les niveaux qui ont eu le plus d'influence dans ce résultat inattendu.

On est dans l'habitude de lancer les accusations les plus malveillantes contre les effets pernicieux des localités les plus inférieures, vers le pied de la Cordillère; tandis que l'on concentre les éloges les plus enthousiastes sur les plateaux les plus élevés. Les statisticiens n'ont pas le droit d'en agir ainsi. Examinons, en effet, de nouveau, et cette fois avec plus de détail, les chiffres qui ont été assignés, à différentes époques, à la population des divisions territoriales du Mexique.

(STATISTIQUE DE NAVARRO.)

Zacatecas	140 723
Guanajuato	576 700
Mexico	1 591 844
Puebla	811 285
Tlaxcala	85 845
Guadalajara	517 674
Valladolid	394 689

Oajaca	596 325
Veracruz	185 985
Merida	528 700
San Luis	173 651
Nuevo-Leon	43 739
Nuevo-Santander	56 715
Coahuila	42 937
Tejas	3 335
Durango	177 400
Arispe	135 385
Nuevo-Mexico	34 205
Baja-California	4 496
Alta-California	20 771
	6 122 354

	DIVISION DE 1857. (*D'après Garcia Cubas.*)	1858. (*D'après Payno.*)
Aguascalientes	83 243	90 000
Guanajuato	874 073	800 000
Mexico	1 012 554	1 200 000
Puebla	655 622	680 000
Zacatecas	302 141	320 000
District Fédéral	230 000	320 000
Tlaxcala	80 171	100 000
Sierra-Gorda	55 358	50 000
Querétaro	180 000	170 000
Jalisco	804 058	820 000
Michoacan	491 679	600 000
Oajaca	499 667	550 000
Veracruz	338 859	380 000
Tabasco	63 596	70 000
Yucatan	680 325	450 000
Guerrero	270 000	270 000
Colima	61 243	70 000
Carmen	12 305	12 000
Tehuantepec	62 395	90 000
Coahuila	67 590	70 000
Chiapas	161 914	180 000
Chihuahua	160 000	160 000
Durango	156 000	140 000
Nuevo-Leon	144 869	150 000
San Luis	390 360	400 000
Sinaloa	63 596	160 000
Sonora	147 133	140 000
Tamaulipas	108 514	100 000
California	90 000	12 000
Fractions omises		50 000
	8 267 265	8 604 000

Sur le tableau qui précède, nous établirons trois divisions sous les dénominations de *Plateau le plus supérieur* que nous situons au delà de 2000 mètres de hauteur, *région intermédiaire* entre 800 et 2000 mètres, *région inférieure* située au dessous de 800 mètres, qui signalent d'ordinaire les limites de la fièvre jaune.

La partie la plus habitée du Mexique avec cette variété de niveaux se trouve au sud du Tropique. C'est elle que nous prendrons pour base des considérations qui vont suivre.

Dans cette étude, il n'est pas précisément très-facile d'établir des groupes d'États qui appartiennent exclusivement aux plus hauts plateaux ou aux niveaux inférieurs. Mais il n'est pas hors de raison de présenter comme appartenant aux plus grandes hauteurs ceux des États dont la population se trouve au-delà de 2000 mètres tellement en majorité que l'on y compte presque la totalité des habitants. Dire, par exemple, que les États de Mexico et de Puebla appartiennent à cette zone, c'est avancer un fait qui n'est pas absolument exact, puisque les districts de Cuernavaca, de Cuautla, de Izucar, etc., qui font partie de ces États n'appartiennent pas à la zone horizontale la plus supérieure. Cependant, prétendre que la population des États de Mexico, de Puebla, d'Aguascalientes, de San Luis, de Guanajuato, de Zacatecas, des territoires de Tlaxcala et de Sierra Gorda et du district fédéral ; prétendre, dis-je, que la population de ces divisions politiques peut être considérée comme appartenant à des niveaux qui dépassent 2000 mètres, c'est rester suffisamment dans le vrai pour que la démonstration n'ait pas à en souffrir dans les conclusions qui vont suivre.

Il n'est pas non plus bien facile, dans la formation de ces groupes, de représenter exactement les divisions politiques actuelles par d'autres qui leur correspondent absolument en étendue dans une époque quelconque du gouvernement colonial. Si nous limitons cependant nos considérations à la région intertropicale du pays — et c'est elle qui nous intéresse le plus — à l'exclusion des intendances de Durango et de San Luis, nous ne nous éloignerons pas beaucoup de la vérité en mettant en regard les divisions suivantes pour le haut plateau :

HAUT PLATEAU.

Division de 1810.		*Division de* 1865:	
Zacatecas.		Aguascalientes.	
Guanajuato.		Guanajuato.	
Mexico.		Mexico.	
Puebla.		Puebla.	
Tlaxcala.		Zacatecas.	
Population.......	3 206 297	District fédéral.	
		Tlaxcala.	
		Sierra-Gorda.	
		Querétaro.	
		Population......	3 473 162.

Pour rendre ces deux groupes comparables, il faut se rappeler que, à une époque récente, les deux États de Puebla et de Mexico ont perdu une partie de leur territoire. Ce morcellement a formé l'Etat de Guerrero vers les niveaux inférieurs et sur les côtes du Pacifique. Nous y comptons aujourd'hui une population de 270 000 âmes. L'accroissement général de la population de tout le pays nous autorise à penser que celle qui correspond à Guerrero n'était que de 200 000 habitants en 1810. En retranchant donc ce chiffre du résultat statistique de cette époque, nous obtenons le total de 3 006 397 pour 1810 et pour la partie du haut plateau qui correspond aux divisions d'aujourd'hui.

D'où nous concluons :

Groupe appartenant au haut plateau en 1810, d'après Fernando Navarro..... Habitants	3 006 397
Groupe correspondant à ces provinces, d'après la statistique de 1857 par M. Garcia Cubas	3 473 162
Progrès en 47 ans	466 765
pour une population moyenne de	3 239 779

Cela représente un accroissement annuel de 3,06 pour 1000 habitants.

Si nous portons maintenant nos regards sur les provinces qui des niveaux intermédiaires s'étendent au niveau des mers, nous aurons ce qui suit :

Groupe appartenant aux régions intermédiaires et au niveau de la mer en 1810, d'après F. Navarro........ Habitants	2 423 323
Groupe correspondant à ces provinces, d'après la statistique de G. Cubas en 1857	3 304 127
Progrès en 47 ans	880 804

pour une population moyenne de 2 863 725 habitants.

Cela représente un accroissement annuel de 6,50 pour 1000.

Il résulterait de cet examen que la population des hauts plateaux au-delà de 2000 mètres a augmenté dans la proportion de 3,06 pour 1000, annuellement de 1810 à 1857, tandis que l'accroissement a été de 6,50 pour 1000 dans les localités situées sur les hauteurs intermédiaires et au niveau de la mer.

Ces conclusions de la statistique ne sont pas d'accord avec les croyances générales. Elles donnent pleinement raison aux assertions qu'on peut lire dans mes précédents écrits, et je les crois dignes de toute l'attention de mes lecteurs.

D'autant que si la comparaison des deux époques que nous venons de choisir et de soumettre au calcul s'établissait au moyen de la table statistique de 1858, qui élève la population du pays à 8 604 000 habitants, le résultat en serait toujours favorable aux niveaux intermédiaires et inférieurs, quoique la somme d'habitants du Yucatan se trouve, dans cette table, fort justement diminuée de 168 000 âmes au préjudice du total de population des niveaux qui se rapprochent de la mer. Le calcul nous signalerait en ce cas pour le haut plateau une augmentation de 723 603 habitants en 48 ans pour une population moyenne de 3 368 198 sujets, ce qui équivaut à un progrès annuel de 4,50 pour 1000; tandis que pour les localités intermédiaires et pour le niveau de la mer le même calcul nous donnerait un accroissement de 839 677 en 48 ans pour une population moyenne de 2 867 661 habitants, ce qui équivaut à un progrès annuel de 6,57 pour 1000.

Enfin, pour qu'il ne manque à ce sujet aucune lumière, si nous portons notre attention sur les 19 ans qui se sont écoulés entre 1838 et la statistique faite en 1857 au moyen des données fournies par le ministère de *fomento*, nous nous trouvons en présence d'une époque qui n'a été traversée que par la guerre avec les États-Unis et par quelques troubles civils encore peu meurtriers. Le progrès, pour les hauts plateaux, a été de 557 157 habitants pour une population moyenne de 3 399 274 sujets, ce qui indique un accroissement annuel de 8,57 pour 1000.

Dans ce même intervalle, ces deux tables statistiques signalent, pour les localités intermédiaires et pour le niveau des mers, un progrès de 601 034 sujets pour une population moyenne de 3 208 424 habitants, ce qui équivaut à dire 9,84 pour 1000 et par an. On en aura la preuve dans le tableau suivant :

HAUT PLATEAU (1838).

Mexico	1 389 520
Puebla	661 902
Guanajuato	513 606
San Luis	321 840
Zacatecas	273 575
Querétaro	120 560
Aguascalientes	69 693
Total	3 350 696
Déduction de Guerrero	230 000
	3 120 696

EN 1857.

Aguascalientes	86 329
Guanajuato	729 103
Mexico	1 029 629
Puebla	558 609
Querétaro	165 155
San Luis	397 189
Zacatecas	296 789
District	269 534
Sierra-Gorda	55 358
Tlaxcala	90 158
Total	3 677 853
Résultat antérieur	3 120 696
Progrès	557 157

NIVEAUX INTERMÉDIAIRES ET INFÉRIEURS.

EN 1838.		EN 1857.	
Jalisco	679 111		804 058
Yucatan	580 984		668 623
Oajaca	500 278		525 938
Michoacan	497 906		554 585
Veracruz	254 380		349 125
Tamaulipas	100 068		109 673
Tabasco	65 180		70 628
Total	2 677 907	Colima	62 109
Pour Guerrero	230 000	Carmen	11 807
Total	2 907 907	Tehuantepec	82 395
		Guerrero	270 000
		Total	3 508 941
		Résultat de 1838	2 907 907
		Progrès	601 034

Cela est donc évident : de quelque manière que nous soumettions ce point de notre sujet aux calculs de la statistique en prenant pour base les chiffres mêmes que les travaux administratifs et les corporations savantes nous ont fournis, il n'y a pas de raison qui puisse donner un appui aux croyances généralement acceptées sur la supériorité des plus hauts plateaux, au point de vue des progrès de la population. Sans blâmer ces croyances, j'ai le droit de dire qu'elles ne reposent sur aucune preuve et que les statistiques leur sont contraires.

ARTICLE II. — CONSIDÉRATIONS STATISTIQUES SUR LES POPULATIONS DE L'AMÉRIQUE MÉRIDIONALE.

Cette observation décevante faite au Mexique n'est pas, au surplus, unique dans le monde des hauteurs. Je ne suis pas en mesure d'établir un parallèle, comme dans la République Mexicaine, entre les habitants des différents niveaux de l'Amérique du Sud. Mais on peut déduire du triste état général de leur statistique actuelle, que les progrès de la population des hauts plateaux n'y sont nullement en rapport avec la somme de bien-être qu'on y éprouve. Les tableaux que j'en ai donnés (page 106 et suiv.) en présentent la preuve incontestable. Ils peuvent se résumer comme suit :

	Kilomètres de superficie.	Population (environ).
Bolivie	1 388 000	2 000 000
Nouvelle-Grenade (Colombie)	1 331 000	2 800 000
Équateur	555 000	1 300 000
Pérou	1 321 000	2 500 000

En mettant en regard les chiffres qui expriment la superficie du sol et le nombre d'habitants, je n'ai pas voulu désigner le rapport des hommes avec l'étendue où ils peuvent librement prospérer. Contrairement aux pays des plaines, l'extension démesurée du sol américain doit être bien souvent signalée comme un obstacle, au lieu d'un élément de progrès social. Les roches stériles qui y abondent, en effet, n'en rendent pas seulement les terrains souvent inutiles; mais encore leur élévation et leur abaissement successifs contribuent à séparer par des barrières infranchissables des surfaces plus unies et très-productives. L'unité sociale en est grandement entravée, il faut en convenir, et la population ne saurait alors s'accroître en rapport avec l'étendue du pays. Mais en réduisant à leur valeur habitable les contrées que nous venons de mentionner, on y trouve encore d'immenses plateaux, des vallées richement dotées, et l'on ne peut que gémir en les voyant si peu mises à profit pour le maintien de l'homme. On m'objectera sans doute les guerres nombreuses qui ont ensanglanté ces pays. Qui ne voit à quel point cet argument est impuissant à masquer les influences destructives qui leur viennent du climat lui-même? car de longues années de prospérité tranquille y ont été observées à différentes époques de leur histoire, sans qu'un notable accroissement des habitants en ait été la conséquence. On est d'autant plus fondé à en éprouver un grand étonnement que les femmes y sont généralement fécondes et que, comme nous aurons plus tard l'occasion de le démontrer, les deux grands fléaux des niveaux inférieurs : l'impaludisme et la tuberculose, en sont presque complètement bannis.

L'histoire éminemment instructive de l'Antiquité Péruvienne inspire les mêmes convictions à qui sait en méditer les traits les plus caractéristiques. Si nous entrons, en effet, dans ces intéressantes contrées à la suite des aventuriers espagnols conduits par Pizarre, ce ne sera pas l'audacieuse vigueur de l'invasion qui excitera le plus notre surprise. Nous nous arrêterons plutôt avec une sorte de stupéfaction attendrie devant la douceur résignée, l'apathie pleine de tristesse, l'affaiblissement physique et l'abattement moral du peuple envahi. En pénétrant avec le conquérant dans le cœur du pays, nous y verrons à chaque pas les produits surprenants d'une civilisation avancée, et bientôt notre étonnement arrivera à son comble, lorsque l'attention portée sur les mœurs et les coutumes législatives de ce peuple nous y dévoilera une profondeur d'esprit incontestable et les solides inspirations d'une philosophie digne de respect. Et d'ailleurs, des monuments d'un goût recherché nous apparaîtront comme la proclamation éclatante d'une intelligence grandement développée par l'action ; car « l'art qui exprime le plus puissamment le génie d'un peuple, c'est l'art de bâtir », a dit M. Beulé, avec grande raison. En présence de ces nombreux témoignages de progrès s'étalant aux regards des premiers conquérants, les malheureux habitants du pays envahi n'apparaissent plus que comme un pâle reflet d'ancêtres dignes d'être admirés. Ils s'éloignent même à ce point de leur passé, que tout récemment M. Charles Wiener, après avoir porté sur les âges écoulés de ce peuple une attention incontestablement intelligente, a cru pouvoir terminer par les traits suivants, — peut-être un peu trop vifs, — son appréciation sur les Péruviens du temps de la conquête :

« Nous y voyons quelques millions d'individus, n'ayant ni la force, ni le désir de vouloir, des êtres qui, dans leur apathie effrayante, dans l'oubli complet de la dignité humaine, présentent un aspect morne et sombre. Quel contraste avec tout ce que les arts ont de douces fictions, avec tout ce que le désir a d'impérieux, avec tout ce que le succès a d'enivrant !

« Nous l'avons vu, l'égalité péruvienne était une réalité aussi absolue qu'une réalité humaine peut l'être. La propriété n'existait pas, et le soi-disant propriétaire n'était, à proprement parler, qu'un metteur en œuvre avec les apparences d'un fermier ; le travail n'avait que le but de l'activité des animaux, pourvoir à la nourriture de cette immense fourmilière. Les actes de la vie n'étaient pas spontanés, mais ordonnés par la loi ; le plus austère de tous, le mariage, n'était qu'un accouplement officiel : on n'engendrait point, par une douce impulsion naturelle, des enfants qu'on allait chérir et élever, on engendrait *par ordre*, et *à jour fixe*, les futurs citoyens de l'État. La loi avait ainsi fait du mariage, non pas comme en Asie, un acte de sensation pure, non pas comme en Europe, la manifestation superbe de l'intelligence la plus élevée et de la sensibilité la plus exquise, mais une fabrication animale, une espèce de haras national d'utilité, ou du moins de nécessité publique. L'amour était donc inconnu à ces pauvres cœurs paralysés. L'isolement systématique des familles fit disparaître un autre sentiment : l'amitié. Les deux grands stimulants, les mobiles les plus nobles de l'action humaine, restaient donc inconnus à l'homme de Manco-Capac. Quant aux lumières de l'esprit, jamais elles n'auraient pu traverser les ténèbres incasiques : l'instruction publique, nous l'avons vu, comprenait toutes les matières qui constituent l'ignorance. Le marasme intellectuel était un dogme d'État et la compression des crânes en était la pratique légale. L'imbécillité artificielle du corps s'alliait chez les Péruviens à l'imbécillité factice de l'âme.

« Tâchons maintenant de déterminer la cause de ces effets funestes. La trouverons-nous dans le sol, dans le climat, dans la race, ou dans les institutions?

« La géographie et la topographie nous ont fait connaître toutes les richesses d'un sol généreux, qui répond au moindre appel du travail. La climatologie constate la salubrité de ces régions, sous la chaleur bienfaisante du ciel.

« La théorie des migrations ne laisse guère subsister de doute sur l'origine asiatique des Qquichuas, descendants d'une des races les plus fortes et les plus douées, portant en elle le germe d'un avenir aussi brillant que celui des races sœurs.

« Quant à la famille régnante des Incas, elle est honnête, elle observe la loi, et la fait observer, elle emploie le temps de paix à l'accomplissement d'œuvres utiles, et honore la nation en terminant victorieusement toutes les campagnes.

« C'est donc bien certainement dans la constitution erronée, malfaisante des Péruviens, qu'il faut chercher les causes funestes de la momification de ce peuple et de l'abâtardissement de l'individu. Rien n'a pu arracher ces malheureux à une léthargie devenue endémique par la suite des siècles, léthargie accompagnée et suivie des effets de la transmission des aptitudes dégradées de père en fils[1]. »

Ainsi que je l'ai dit, le portrait est un peu trop vivement esquissé; mais sa vivacité même démontre la fermeté de conviction de son intelligent auteur.

Il attribue, comme on voit, uniquement les causes de cette dégradation aux institutions sociales. C'est beaucoup prétendre assurément. S'il y a du vrai dans cette interprétation (et nous n'en doutons pas, car l'action sur les âmes est un puissant élément d'influence sur le physique), il serait téméraire de refuser tout pouvoir à l'intervention de l'altitude dans la décadence des races incasiques. Cette décadence est un fait historique incontestable. L'origine en est assurément complexe et, dans le concours de circonstances qui l'ont amenée, le climat a joué sans nul doute son rôle habituel; j'ose même ajouter que ce rôle a été prépondérant, et j'espère que mes lecteurs auront déjà puisé dans les pages qui précèdent des raisons suffisantes pour applaudir à ma conviction et la partager.

Ils ne sauraient en être détournés par l'étude de ce qui se passe encore aujourd'hui parmi les habitants dont la conquête a fait varier la nature.

1. Charles Wiener. *Essai sur les Institutions politiques, religieuses, économiques et sociales de l'empire des Incas*, p. 95 et 96.

On voit, à la vérité, sur les plus grandes hauteurs de cette contrée célèbre, des villes et des campagnes d'un attrait sympathique : Chuquisaca, la Paz, Puno, Potosi. Mais on aurait tort de croire que leur destinée prospère ait eu pour base les influences heureuses du climat lui-même. N'exagérons pas, d'ailleurs, la réalité. La prospérité de Potosi, par exemple, fut longtemps le résultat des riches exploitations minières dont elle eut la chance de représenter le développement prodigieux. L'augmentation de ses habitants eut pour raisons d'être principales l'immigration et la fluctuation des hommes venant chercher la richesse ou emportant la fortune acquise. Abandonnée à elle-même par la décadence des exploitations qui en firent autrefois la grandeur, elle végète et dépérit aujourd'hui en présentant l'aspect d'une morne tristesse.

L'altitude extraordinaire de cette cité (4060 mètres) fait comprendre aisément les progrès actuels de sa chute; mais les causes qui l'expliquent ont agi évidemment, dans le pays même, à des altitudes beaucoup moins considérables. La Paz n'est située qu'à 3720 mètres. D'Orbigny en reçut une impression pénible pendant tout le temps de son séjour. Chuquisaca est plus bas encore (2840 mètres). Quoique, en général, la santé et le développement physique y soient satisfaisants, l'influence de l'altitude y est des plus manifestes. Voyez, en effet, ce qu'en a dit M. de Castelnau dans la relation de son voyage. « La population actuelle de Chuquisaca est, d'après les documents les plus récents et les plus officiels, de 11 à 12 mille âmes. C'est une ville d'employés qui ne vit que parce qu'elle est capitale. La vie y est chère; tout y est importé; mais on n'en exporte rien.... Notre séjour à Chuquisaca fut assez triste; habitués depuis longtemps aux régions chaudes du Brésil, nous ressentions d'une manière désagréable la fraîcheur du climat; la plupart de mes compagnons souffraient aussi du *soroche*, incommodité causée par la raréfaction de l'air dans les grandes altitudes (suivant les observations de M. Pentland, Chuquisaca est à 9343 pieds anglais au-dessus de la surface de la mer) : c'est surtout en gravissant les inégalités des rues qu'on éprouve cette pénible sensation d'étouffement; les chiens, les chevaux et les animaux de charge y sont assujettis, et j'ai vu de ces derniers dont le sang s'échappait par les narines. Les muletiers ont l'habitude, dans ce cas, de leur faire avaler des gousses d'ail. On a vu souvent des animaux périr d'accidents semblables; les chevaux surtout sont dans ce cas. Pour peu qu'on les excite, ils cherchent à surmonter le malaise qu'ils ressentent, et tombent quelquefois morts dans les rues; les mules, au contraire, s'arrêtent d'elles-mêmes et ne se remettent en marche que quand elles sont reposées, malgré les mauvais traitements qu'un maître imprudent peut leur faire éprouver[1]. »

1. F. de Castelnau. *Expédition dans les parties centrales de l'Amérique du Sud*, p. 317 et 318.

Je soupçonne un peu d'exagération dans ce passage. Il est peut-être le résultat du malaise d'un voyageur personnellement affecté. Mais cela même est la preuve d'une souffrance dont le climat est l'unique origine et, si elle ne sert pas à qualifier avec justesse l'état permanent des habitants acclimatés, elle est du moins un témoignage des influences qui les entourent et qu'ils ne sauraient vaincre sans combat. On ne peut d'ailleurs suspecter la sincérité du narrateur à propos des effets qu'il a observés sur les animaux. M. de Castelnau n'est d'ailleurs pas resté isolé dans ce jugement. M. le Dr Weddell s'exprime à son tour dans les termes suivants à propos d'une localité dont l'altitude est, à peu de chose près, comme celle de Chuquisaca : « L'élévation de Falca au-dessus du niveau de la mer est d'environ 2900 mètres; aussi y avons-nous trouvé l'air plus frais que sous notre Acacia, et avons-nous ressenti *d'une manière très-marquée* les effets de la raréfaction. La sensation pénible que cette raréfaction produit sur les fonctions circulatoire et respiratoire porte dans le pays le nom de *Soroche*. Seulement, au lieu de lui assigner pour cause une diminution dans la pression atmosphérique, on suppose généralement qu'elle est due à la présence dans l'air d'émanations métalliques[1]. »

De cet ensemble de renseignements il résulte sans nul doute que l'Amérique Méridionale présente, au même degré que le Mexique, les preuves d'une incontestable action sur l'homme dont la résidence est établie dans des contrées très-élevées.

ARTICLE III. — DÉCADENCE DES POPULATIONS TIBÉTAINES.

Les choses, du reste, ne se passent pas autrement dans l'ancien monde. Au dire des frères Schlagintweit, en effet, « le nombre des habitants du Tibet est remarquablement peu élevé et tous les voyageurs ont observé cette singulière particularité que les hommes y sont décidément plus nombreux que les femmes. Ils n'ont pu juger jusqu'à quel point les mauvaises conditions des habitations, combinées avec le peu de soin de se soustraire aux injures du climat, ont eu le pouvoir de diminuer la population en augmentant la mortalité de l'enfance. En tout cas, chez les Tibétains modernes, le chiffre des naissances est relativement peu élevé. »

Dans un travail très-bien raisonné de la *Revue des Deux Mondes* (tome IV, p. 253). M. Rienzi évalue la population totale du Tibet à 6 800 000 âmes, en y comprenant le Boutan. Est-ce bien satisfaisant, je le demande, pour

1. *Voyage dans le nord de la Bolivie*, p. 76.
2. Sohlagintweit. Tome IV, p. 504.)

un pays qui possède un sol extrêmement étendu et un climat dont la rigueur au point de vue de la température n'arrive jamais au degré qui pourrait le faire justement figurer parmi les causes sérieuses de danger pour la vie? C'est, au contraire, un bien-être réel qu'on éprouve, sous ce rapport, la plus grande partie de l'année. Le ciel est bleu, la lumière vive et gaie, l'horizon grandiose et varié. Les hommes s'inspirant de l'éclat de ces belles journées, y puisent un caractère joyeux et sémillant. Au dire du père Huc. « Les Tibétains sont de taille moyenne; à l'agilité et à la souplesse des Chinois, ils joignent la force et la vigueur des Tartares. Les exercices gymnastiques, et surtout la danse, paraissent faire leurs délices; leur démarche est cadencée et pleine de légèreté. Quand ils sont dans les rues, on les entend fredonner sans cesse des prières ou des chants populaires; ils ont de la générosité et de la franchise dans le caractère; braves à la guerre, ils affrontent la mort avec courage; ils sont aussi religieux, mais moins crédules que les Tartares. » (*Huc*, t. II, p. 252). Ce sont donc des hommes heureux; leur maintien l'assure. Pourquoi leur statistique est-elle si pauvre, avec tant d'éléments de prospérité? Le père Huc nous dit encore que dans le Gnari Korsum, il a remarqué les restes nombreux d'habitations anciennes dans un pays aujourd'hui désert : ce qui donne à penser à ce voyageur que le Tibet possédait, en d'autres temps, une population plus nombreuse que celle qu'on y voit aujourd'hui, et que sa décadence actuelle doit être en grande partie attribuée à l'oppression dans la quelle la domination chinoise fait vivre les habitants de cet intéressant pays. Mais n'est-ce pas une illusion? Les Mongols ont été bien autrement tourmentés et comprimés partout ailleurs ; ce qui ne les a pas empêchés de s'accroître prodigieusement en nombre, ainsi que je l'ai déjà dit dans une autre partie de ce livre. Il est néanmoins certain que les grandes invasions et les guerres intestines qui ont désolé le centre et le sud de l'Asie, à tant d'époques de l'histoire, ont porté fort peu leur influence désastreuse sur les hauteurs isolées du plateau Tibétain. Si, malgré cette tranquillité relative, ce pays original n'a pu, ni attirer des populations nouvelles, ni assurer l'accroissement et la prospérité des natifs, que pourrions-nous dire sinon que le climat en est pernicieux pour l'existence humaine et pour le développement prospère de la vie sociale?

C'est que, si l'on voulait bien ne pas s'arrêter à de trompeuses et superficielles apparences, on verrait aisément à côté de cette gaîté sémillante, dont le père Huc avait été charmé, la paresse, l'apathie, l'indifférence. La satisfaction du devoir accompli y est recherchée dans les pratiques faciles d'une vie dévote et d'une morale aisée. Les aspirations vers un sort meilleur n'y empruntent pas leurs éléments de réalisation à une vie active et fertilisante. L'homme y abdique sa force naturelle, si réellement

LA CHAINE DU KOUENLUN, VUE DE SUMGAL (TURKESTAN). — ALTITUDE : 4017 MÈTRES.

D'après MM. de Schlagintweit

le climat ne la lui a pas ravie; car il abandonne à la femme les soins matériels les plus sérieux et les plus pénibles de l'existence. Le musulman traite aussi partout sans égards les femmes que ses goûts lui ont données pour compagnes; je veux dire qu'il les soustrait aux pratiques ostensiblement honorables de la vie commune; mais du moins, il ne les transforme pas en bêtes de somme et il respecte en leurs personnes la faiblesse matérielle qui est l'apanage de leur sexe; tandis que le Tibétain exige d'elles le labeur qu'un esclave ne pourrait pas toujours supporter

Le blâme hésiterait à tomber sur cette déplorable conduite, si elle était rachetée d'une autre façon par l'emploi productif de l'intelligence, d'ailleurs active et convenablement appliquée. Mais il n'en est rien. Les ressources du pays ne sont exploitées qu'en ce qu'elles ont de plus superficiellement accessible : l'agriculture se meurt, les métaux précieux restent partout abandonnés sous le sol qui les couvre en abondance. Et cependant, ce peuple est élevé aux préceptes d'une sage philosophie; sans être réellement instruit, il n'est nullement dégradé par une crasse ignorance; quoique sans culture sérieuse, c'est une nation civilisée qui jouit d'une organisation sociale à plusieurs égards respectable. N'est-il pas vraiment surprenant que la race dont elle est composée y ait perdu absolument *sa force fécondante?*

ARTICLE IV. — INFLUENCE DE L'ALTITUDE SUR LES TRAVAUX D'ESPRIT.

Il est donc certain que le résultat d'une observation sensée ne fait nullement opposition aux conclusions de la statistique, telles que nous les avons établies dans ce chapitre. On peut s'en convaincre, du reste, de plus en plus, sur l'Anahuac en s'y plaçant à tous les points de vue pour y juger l'exercice de l'activité humaine. Cet examen complexe prouverait même que les travaux d'esprit s'y trouvent contraints à certaines mesures. Certes, l'intelligence du Mexicain de l'Anahuac est fort précoce et nullement ordinaire. Elle est vive, prompte et fort judicieuse toutes les fois qu'elle s'exerce sur des sujets d'une observation superficielle. Mais que devient-elle, lorsqu'il s'agit d'approfondir ses jugements par une étude attentive et prolongée? Elle n'y est nullement impropre, sans doute, — car je n'en connais pas ailleurs qui soient mieux douées; — mais la puissance née de l'activité lui fait le plus souvent défaut et elle perd alors par manque d'exercice ce que par nature elle eût acquis avec facilité.

On voit les choses se passer de même chez les Européens qui affluent sur l'Anahuac. Combien de fois des Mexicains m'ont dit : « Mais qu'arrive-t-il donc aux hommes qui nous viennent d'outre-mer? Leur réputation nous avait éblouis de loin, et, chez nous, leur incapacité nous consterne. » Je me hâte d'avouer qu'on aurait tort de donner une grande importance à ce motif de surprise. Partout, en effet, il est malheureusement vrai que l'homme ne gagne guère à être examiné de trop près par ceux qui ont pris l'habitude de l'admirer à distance. Il n'en est pas moins exact que cette observation des Mexicains possède un fonds de vérité qu'il serait puéril de ne pas reconnaître.

Il m'a paru incontestable, en effet, que, tout en conservant la vivacité native de leur intelligence, les Européens, sur l'Anahuac, seraient impuissants à témoigner de leurs aptitudes par la même somme de travail d'esprit qui leur est possible dans les pays de leur origine. Nous le reconnaissions très-bien à notre fatigue, le cas échéant d'entrer sur ce point en grande activité. Nous l'avons, hélas! reconnu aussi par une triste expérience en étant témoin du résultat fatal d'efforts excessifs chez des compatriotes qui en ont été victimes.

J'ai eu l'occasion de voir, à Mexico, de 1864 à 1867, des hommes distingués, venus de France sur l'Anahuac dans le but ardu d'y régler les finances : travail de chiffres reposant sur une étude locale évidemment fort laborieuse. Les premiers d'entre eux, hommes assurément bien doués et, sans nul doute, inspirés par le désir de bien faire, s'abandonnaient sans mesure à la confiance du succès, qui était dans leur tempérament. C'était aussi le fruit naturel des premières illusions de l'entreprise. Toujours est-il que ce ne fut pas le moment encore où de grands efforts et une tension vigoureuse de l'esprit parussent nécessaires. Il n'est donc pas surprenant que les premiers venus aient eu la chance de conserver parmi nous et d'emporter, en nous quittant prématurément, une santé florissante.

Ils furent remplacés par un homme adroit, fort bien élevé, fin de corps et d'esprit, dont les finances n'étaient pas la spécialité. Il se contenta d'en flairer finement les difficultés, et il partit. Son discours de rentrée au Corps législatif nous fut un sûr garant du peu d'efforts intellectuels qu'il avait faits pour étudier le Mexique. Aussi sa tête n'en ressentit-elle aucune fatigue, et il revint en France possesseur, au même degré qu'à son départ, des qualités aimables et distinguées qui lui étaient naturelles.

Nous eûmes à sa place M. B.... Ici la scène change. C'était un financier laborieux, sincèrement animé du désir d'être utile et tristement découragé par la conviction de difficultés qui lui parurent, dès le premier abord, insurmontables. Il prétendit se raidir contre l'impossible. Presque toujours courbé sur des chiffres ingrats, absorbé, d'ailleurs, par l'étude nécessaire des hommes et des choses qui l'entouraient, il ne donnait à son esprit que de courts moments de repos péniblement traversés, d'ailleurs, par le souvenir d'une jeune famille bien à regret abandonnée. Cette tension continuelle ne tarda pas à porter ses fruits désastreux. Atteint de paralysie progressive, cet homme intelligent, studieux et profondément honnête dut reprendre le chemin de la France en nous laissant de pénibles doutes sur la possibilité de vivre jusque-là. Il eut cette dernière chance, néanmoins; mais sa mort suivit de près son retour au sein de sa famille.

M. L.... fut son successeur au Mexique. Je prie le lecteur de vouloir bien lire l'histoire de sa déplorable fin au chapitre de ce livre qui traite des maladies. Il y puisera une nouvelle occasion de reconnaître que, sur l'Anahuac, l'intelligence, non moins que la force musculaire, court des risques suprêmes par l'obstination dans un travail soutenu, pour lequel l'aliment atmosphérique paraît être insuffisant.

Il ne saurait se laisser détourner de cette pensée par l'aspect de santé florissante de quelques jeunes hommes d'un réel mérite et d'une application zélée qui secondèrent les efforts de ces deux déplorables victimes du devoir accompli. Le sentiment de la responsabilité ajoute, en effet, un poids considérable aux influences qui découlent naturellement d'une situation difficile par elle-même. Cette condition ne pèse que bien légèrement sur les emplois secondaires et laisse plus dégagée la position de ceux qui les exercent, n'ajoutant jamais les insomnies et les tourments d'esprit au labeur qui se calcule par l'importance matérielle.

Des investigations plus généralisées trouveraient encore d'autres raisons pour nous confirmer dans les convictions que nous venons de lire. Je n'y aurai pas recours; quoique je sois en mesure de fournir une nomenclature des plus abondantes. Je crois opportun de garder le silence, afin de ne pas m'exposer à paraître désobligeant à des hommes absolument dignes d'estime, dont le zèle pour le bien de leur pays ne fut jamais en défaut.

ARTICLE V. — APPRÉCIATION DES FORCES PHYSIQUES SUR LES GRANDES ALTITUDES.

Qu'elle soit physique ou morale, l'activité cherche donc, sur les grandes altitudes, à se mettre en équilibre avec les forces qui lui sont assignées par les conditions ambiantes. C'est à la fois son devoir et sa destinée. Nous devons ajouter maintenant qu'il n'est donné à personne de se soustraire d'une manière absolue à ces influences dont nous venons de dévoiler les caractères. Ainsi, les Indiens de l'Anahuac qui s'occupent de travaux agricoles ne paraissent pas présenter la somme de puissance dont nous sommes chaque jour témoins dans nos climats pour des conditions analogues de température. Des compatriotes occupés au Mexique à la direction de ce genre de travaux ont appuyé mes pensées à cet égard par l'affirmation autorisée de leur longue expérience. C'est là une conviction qu'il serait difficile d'exprimer par un chiffre; mais elle laisse bien peu de doutes à ceux qui ont possédé les moyens de s'y familiariser par la pratique des choses qui s'y trouvent liées. Cela ne doit nullement détruire, du reste, l'admiration dont on se sent saisi en présence de la résistance vraiment surprenante de cette même classe d'hommes à des fatigues dont la lourde importance n'est certainement pas vulgaire. Ils entreprennent des courses considérables à pied, chargés de fardeaux d'un poids fort élevé. Ces charges incommodes ne les empêchent pas de choisir la course pour leur allure favorite, et d'y persister durant des trajets de vingt et trente kilomètres qui les séparent de la ville. Mais quelque surprenant que soit en lui-même ce spectacle, son intérêt se tempère singulièrement par la pensée que ces fatigues ne sont pas continuelles. L'Indien n'a pas l'ambition thésaurisante. Il se repose et dort longuement sur le produit du labeur qui l'a fatigué. Il s'ensuit que, si l'on calculait sa puissance par la somme de travail qu'il donne dans un temps un peu prolongé, l'admiration qu'il nous avait d'abord causée ferait place à une surprise contraire.

Je sais bien que les objections ne manquent pas à cette croyance. Ainsi, l'on peut me dire qu'au Mexique, par exemple, des exercices de orce sont fort communs sur le haut plateau, et que les hommes s'y distinguent par de réelles aptitudes. Je les ai suivis moi-même avec les plus grandes sympathies, et je puis avouer que j'y ai vu, le plus souvent, beaucoup moins d'efforts musculaires que de dextérité. J'ai assisté maintes fois à cette gymnastique vraiment surprenante qui consiste pour un cavalier à lancer son cheval à toute bride sur un taureau qui fuit, le saisir par la queue, le renverser et le traîner après soi en suivant la course au galop. J'ai vu aussi le spectacle blâmable des cirques de *toreadores*. Rarement j'ai remarqué chez ceux qui se livraient à ces divers passe-temps que la force fût en rapport avec les applaudissements qu'ils avaient mérités. Le savoir faire les dispensait, le plus souvent, d'être des hercules.

Je ne me suis pas contenté de porter à cet égard un jugement qu'on pourrait croire entaché de légèreté. J'ai parlé soigneusement avec beaucoup d'entre eux, surtout avec ceux qui m'avaient paru le plus sérieusement doués. J'en ai toujours reçu l'aveu que, tout en se sentant capables du plus vigoureux effort, ils reconnaissaient qu'ils n'en pourraient longtemps supporter la durée. Ils s'essoufflent très-vite et cèdent au besoin de respirer.

J'ai prétendu pousser plus loin mon examen en le faisant porter sur les hommes de peine qui gagnent leur vie en chargeant et transportant sur leurs épaules les marchandises du commerce de Mexico. J'ai voulu les mettre en parallèle avec ceux qui se livrent au même exercice à Vera-cruz.

Ces investigations m'ont conduit à cette conviction : que dans tous les pays qui ne portent pas à l'espèce humaine des atteintes essentiellement maladives, il se présente des individualités exceptionnelles capables de surprenants efforts musculaires. Mexico en donne des preuves dignes, certainement, d'attirer l'attention. Cette capitale, comme on sait, est le siége d'un grand mouvement d'argent sous forme de piastres monnayées. Les commerçants ont l'habitude d'en former de petits colis au moyen de sacs en tissu d'aloès, renfermant mille piastres et pesant chacun 2 arrobas 9 livres mexicaines; c'est-à-dire, 27 k. 147 gr. Les hommes de peine qui ont la coutume d'en faire le transport portent généralement cinq de ces sacoches placées, au-dessous de la nuque, sur un coussinet qui lui-même pend d'une large lanière en cuir prenant son point d'appui semi-circulaire sur le front. C'est un poids total de 135 kil. 735 gr. Ainsi chargés, les porteurs ne dépassent guère 150 à 200 mètres. Celui qui rend habituellement ce service à la très-estimable maison de banque de MM. Martin, Daran et Cie, transporte volontiers sept sacoches, c'est-à-dire 190 kil. 29 gr., et franchit avec elles la distance que je viens de dire.

Ce métier est certainement très-pénible, d'autant plus que fort souvent il s'exerce dans des conditions qui en augmentent la dureté. Ainsi, l'on voit chaque jour le préposé aux recouvrements d'une maison de commerce importante, parcourir le cercle des débiteurs de la ville, accompagné de son *cargador*. A chaque acquit, celui-ci prend le numéraire qui va graduellement en augmentant; et c'est avec ces surcroîts successifs, qu'il suit les nombreux détours de son patron, décuplant ainsi par la durée la fatigue causée par un poids léger d'abord, mais progressivement excessif. Heureusement pour ces travailleurs estimables, l'occupation n'est pas constante et d'ailleurs elle ne s'élève qu'exceptionnellement jusqu'aux chiffres extrêmes. Lorsqu'elle arrive à un degré de continuité qui prend une bonne partie du jour, il y a danger réel pour celui qui la supporte, et les exemples sont assez fréquents d'hommes qui y perdent ainsi leur santé et leurs forces.

Les colis de marchandises sont transportés par des chariots à l'hôtel des douanes, situé à la place de Santo-Domingo. Des hommes de peine les reçoivent à la porte et se chargent de les situer, à l'intérieur, aux emplacements qui leur sont désignés. C'est une distance d'environ cinquante mètres. Ils la parcourent habituellement avec un colis de 12 à 16 arrobas (138 à 184 k.). Lorsque ce poids est dépassé, ils se plaignent des négociants qui autorisent des emballages excessifs ; mais ils ne refusent pas de se charger de 20 arrobas (230 k.), et la plupart même ont la puissance de porter 23 arrobas (264 kil.). Je le répète, néanmoins, 15 arrobas sont le poids qui répond le mieux à leur désir et c'est aux environs de ce chiffre que les emballeurs font le plus souvent monter les pesées des colis.

Les hommes qui exercent ce dur métier sont de race métisse. Je n'y ai pas vu, on ne m'y indiqua aucun Européen, et je ne sache pas que nul Indien pur sang y ait figuré parmi les mieux doués. Plusieurs s'y soutiennent jusqu'à des âges qui ont droit d'exciter la surprise ; mais il est très-certain que ce n'est qu'à la condition, certainement bien naturelle, de modérer l'exercice de leurs forces à des époques de leur vie, variables pour chacun d'eux, mais se fixant dans les environs de 45 ans.

J'aurais désiré savoir ce qui se passe à cet égard dans des pays analogues. Il ne m'a pas été, en général, possible de trouver des éléments pour préciser ailleurs cette question.

Cependant Lefebvre, dont le talent d'observation inspire la plus grande confiance, nous dit dans son livre sur l'Abyssinie que « le système musculaire est peu développé » chez l'Abyssin ; mais son esprit s'égare évidemment, lorsqu'il ajoute que « le climat n'y est pour rien » et que « la faiblesse générale des muscles peut être attribuée à une nourriture composée presque uniquement de légumes. » Certes, on ne saurait méconnaître que le régime alimentaire figure d'une manière essentielle dans le développement des forces physiques. Mais il est juste aussi de faire observer que, bien indubitablement, les Abyssins mangent en général plus de viande que beaucoup de paysans français, qui n'en consomment que trois ou quatre fois par an dans des régions très-étendues, renommées par la vigueur de leurs habitants. Le peu de développement du système musculaire chez l'Abyssin doit donc exciter notre surprise avec d'autant plus de raison qu'il s'agit d'un peuple habituellement adonné à l'exercice.

M. Antoine d'Abbadie a puisé dans une longue résidence aidée d'un jugement supérieur, la garantie d'une compétence des plus éclairées sur toutes les questions qui concernent l'Abyssinie. Ce voyageur distingué a eu la bonté de me donner son avis sur le développement des forces humaines considérées sur les hauts plateaux éthiopiens. Il a cherché à s'en rendre compte en se prenant lui-même pour point de comparaison et en se considérant comme possesseur d'une vigueur française moyenne. Ayant eu l'occasion de se mesurer avec les mieux réputés parmi les Abyssins, il est arrivé à la conviction qu'il était, au moins, l'égal du plus vigoureux des gens de cette race. Ce n'est donc pas sans raison que la conviction lui est restée d'un développement fort modéré de la force musculaire chez ces hommes sveltes, remuants, résistant fort bien aux fatigues dont ils ont l'habitude.

J'ai donc eu raison de dire précédemment qu'un grand nombre d'exercices qui surprennent, ne sont pas toujours l'indice d'une grande vigueur générale; ordinairement le savoir-faire y prime la force. Les habitants des grandes élévations prennent d'ailleurs l'habitude d'économiser leurs efforts au bénéfice d'un fonctionnement spécial pour lequel ils peuvent, dès lors, acquérir des aptitudes particulières, au détriment de l'utilité générale. C'est ainsi qu'il faut comprendre les éloges que tous les voyageurs nous ont faits de la vigueur et de l'agilité des Abyssins. Quant au degré d'oxygénation vitale dont ils fournissent le témoignage, nous en avons la mesure matérielle dans le développement médiocre du système musculaire, non moins que dans les conditions plus générales qui ont inspiré à M. Lefebvre ces remarquables paroles : « L'Abyssin paraît devoir à son atmosphère un caractère bienveillant et une *patience qui va quelquefois jusqu'à l'apathie.* »

Je lis aussi dans le très-estimable livre de M. Samper sur la Nouvelle-Grenade : « Il (l'Indien des hauteurs) voyage par des chemins horribles, portant des colis d'un volume surprenant et du poids de 150 kil. et plus, s'appuyant sur un long bâton, pliant sous le poids, mais jamais abattu ou défaillant[1]. » Je n'ignore pas non plus ce qu'on dit des hommes qui font métier de bêtes de somme et transportent fardeaux et voyageurs sur leurs épaules, à travers les précipices de la Cordillère. Mais je sais aussi que M. Weddell, exprimant sa pensée par des chiffres, a écrit, page 305 de son livre : « Les mûles de Tipuani ne portent jamais un fardeau aussi lourd que celles de la côte. Quatorze arrobes (350 livres), voilà le poids d'une charge de *mula costeña*, tandis que la *mula tipuanera* ne porte que 5 ou tout au plus 6 arrobes. Quand on peut les trouver, il vaut encore mieux se servir d'Indiens pour le transport des charges. Chacun de ces *cargadores* porte facilement une demi-charge de mûle et il a, si cela se peut, le pied encore plus sûr que ces animaux. ».

C'est donc une charge de 2 1/2 ou 3 arrobes, c'est-à dire 75 livres (38 kil.). Par où l'on voit que les assertions varient au sujet de l'exercice des forces musculaires sur les altitudes. Il n'en est pas moins vrai que ce court aperçu nous permet de comprendre que les hauts niveaux du Mexique et de l'Amérique méridionale ne sont pas un obstacle absolu au développement de la force musculaire. Mais je puis affirmer que je viens d'en présenter à l'attention de mes lecteurs les sujets les plus exceptionnels. Tout en admettant, donc, qu'ils méritent d'exciter notre surprise, je puis bien ajouter qu'ils n'ont pas atteint le degré de puissance que les gens du métier nous permettent d'admirer, exceptionnellement aussi, dans nos halles européennes.

1. *Ensayo sobre las revoluciones politicas y la condicion social de Columbia*, p. 317.

J'ai voulu, du reste, sans sortir du Mexique, établir une comparaison entre la capitale et les ports du Golfe. Je m'empresse de faire l'aveu que je n'ai pas eu lieu d'y signaler de bien notables différences. A la vérité, le parallèle pêche par la base ; c'est que les sujets sur lesquels il se fonde sont de races distinctes. Ceux de Mexico appartiennent, en effet, à la race mêlée américo-européenne ; tandis qu'à Veracruz, ils sont nègres purs ou mulâtres. Quoi qu'il en soit, des renseignements provenant d'un négociant français et d'un pharmacien, établis de longue date dans cette ville, sont d'accord pour dire ce qui suit :

Les *cargadores* de Veracruz s'ingénient à ménager leurs forces le plus possible et n'en font usage dans toute leur vigueur que dans des cas fort rares. Ils ont, d'ailleurs, de petites brouettes et des chariots légers qu'ils mettent presque toujours à profit. Ils s'entendent, en outre, pour se prêter secours et se réunir deux et quatre pour charger les colis un peu lourds. Lorque, par circonstance ou par goût exceptionnel, ils se résolvent à agir seuls, ils portent 5 et 7 mille piastres sur leurs épaules (135 à 190 kil.), ou des colis de 12 à 16 arrobas en règle générale. Par exception, et sans broncher, ils portent 20 et 24 arrobas (230 à 276 kil.) en franchissant des distances de 200 à 300 mètres. On me cite un porteur dont on me donne le nom, Pioquinto Reyes, qui fait avec succès le pari de franchir 300 mètres avec un poids de 28 et 30 arrobas (345 kil.)

On pourrait peut-être dire, par conséquent, que le parallèle donne quelque avantage aux cargadores de Veracruz. Est-ce dans les niveaux ou dans les couleurs du visage que nous devons en rechercher la cause? Dans les uns et les autres sans doute, non moins que dans l'appropriation des climats que ces hommes habitent. Il est indubitable, en effet, que le nègre s'affaiblit étrangement et ne vit guère sur le haut plateau ; tandisque le métis de l'Anahuac, d'abord maladif par sa descente à la côte, s'y acclimate, quand il n'en est pas immédiatement victime, et réussit à y implanter une succession vigoureuse.

ARTICLE VI. — CONSIDÉRATIONS SUR LES INDIENS QUI FONT L'EXPLOITATION DU SOUFRE AU CRATÈRE DU POPOCATEPETL

Je n'ai pas borné là mes recherches. J'ai voulu savoir encore ce qui arrive aux hommes qui font usage de leurs forces, d'une manière plus suivie et à des hauteurs beaucoup plus considérables. L'occasion m'en a été offerte par l'exploitation du soufre qui se fait, à 5 mille mètres de hauteur, au cratère du Popocatepetl. Les ouvriers qui y sont employés, sont de race indienne. Des demeures ont été ménagées pour eux à la limite des neiges, dans un petit établissement appelé *Rancho Nuevo* qui sert à la première élaboration des provisions de soufre. Ils ont à monter encore environ 1100 mètres pour atteindre le bord le plus accessible du cratère. Un tour établi sur ce point les descend perpendiculairement dans le gouffre, à 75 mètres de profondeur. Il leur reste à marcher ensuite 1035 mètres pour arriver au point où le soufre se dépose.

Ils s'occupent à son extraction trois heures et demie le matin, et 2 heures et demie dans l'après-midi. Quelques hommes ont été réfractaires à ces travaux, auxquels ils n'ont jamais pu s'habituer. Ceux en plus grand nombre qui sont arrivés à la tolérance, les supportent assez bien, pourvu qu'ils soient jeunes.

C'est de 16 à 28 ans que ce rude métier est le mieux exercé. Quelques-uns, peu nombreux, ont pu continuer leurs travaux jusqu'à 30 ans. Mais les uns et les autres ne conservent leurs aptitudes que pour un travail très-modéré qui ne peut dépasser six heures par jour, avec quelques pauses inévitables et à la condition de ne se charger que rarement d'un poids qui dépasse 25 kil. Les plus robustes peuvent exceptionnellement en supporter le double; mais le fait n'est pas commun et la coutume en serait très-vite dangereuse.

Des interruptions de plusieurs jours sont d'ailleurs d'un usage habituel d'autant plus suivi, que des circonstances occasionnelles le rendent inévitable. Des vents violents, en effet, et de fortes pluies de neige empêchent souvent l'ascension des ouvriers et les obligent au repos. Ils obéissent, au surplus, à une coutume fort respectée par la race indienne, en s'occupant uniquement de semailles et de récolte, à l'époque où l'on fait celles du maïs. Ils descendent donc à des niveaux plus salubres deux fois tous les ans, pour se livrer à ce travail qui est pour eux un véritable délassement.

C'est au moyen de ces interruptions qu'ils peuvent arriver à fournir plusieurs années de leur cruel métier, à la condition de n'y pas dépasser trente ans d'âge. On lit, à ce propos, dans le *Bulletin de la Société mexicaine de Géographie et de Statistique :*

« En juin 1849, don Pablo Perez, homme d'une énergie à toute épreuve, prit l'engagement d'organiser une exploitation en règle. Il s'établit au fond du cratère et, secouru par José Guadelupe, indigène de Tuxtla, il organisa une chèvre sur la plateforme du Malacate. En octobre 1849, il remplaça cet appareil par le cabestan qui a subsisté depuis lors. Il vécut dans le cratère neuf mois consécutifs, ne sortant de là que les dimanches. Mais une pareille vie passée dans les privations et au milieu d'une atmosphère asphyxiante, ne pouvait longtemps se prolonger; de sorte que l'altération de sa santé l'obligea à renoncer à la direction des travaux au commencement de l'année 1851 et depuis lors il n'a jamais pu se rétablir[1].»

Mes relations personnelles avec quelques-uns des industriels qui se sont occupés de ces travaux, me permettent d'en parler avec connaissance de cause. Je dois d'ailleurs un rapport intéressant sur ce sujet à l'obligeance de M. Sébastien Camacho, ingénieur des mines très-instruit, délégué du gouvernement à la maison de monnaie de Mexico.

De sorte que je ne saurais conserver l'ombre d'un doute sur la parfaite exactitude de ce que je viens de rapporter. J'y trouve, du reste, assez d'intérêt pour que je désire retenir l'attention du lecteur sur cette curieuse industrie. J'ai entendu dire bien souvent que l'homme s'habitue à toutes les hauteurs et je sais même que parmi les preuves qu'on en donne figure l'exploitation du soufre au cratère du Popocatepetl. La réalité du fait est déjà assez étrange dans sa simplicité, pour qu'on n'ait pas besoin d'avoir ainsi recours à l'exagération en le présentant aux méditations des gens d'étude. Il est très-vrai que des hommes jeunes et moyennement robustes s'établissent une partie de l'année sur les flancs du Popocatepetl à une hauteur d'environ 4000 mètres et que chaque matin ils gravissent, au milieu des neiges, la distance qui les sépare de son imposant sommet. Là, sans nulle apparence de souffrance, ils plongent dans le gouffre, en parcourent les pénibles sentiers, recueillent le produit qui les y attire, le transportent à distance, travaillent, causent et s'alimentent, sans paraître se douter de l'étrangeté du milieu où se passe leur pénible vie. Les dangers qu'ils y courent ne sont cependant pas vulgaires. Indépendamment de ceux qui proviennent directement de la raréfaction de l'air et dont ils n'ont nulle conscience, leurs jours se trouvent souvent menacés par d'autres périls que leurs sens peuvent mieux mesurer. Cette atmosphère, en effet, qui a perdu le pouvoir de les alimenter, conserve encore assez de puissance pour détacher, par des vents furieux, des blocs considérables de roches qui font saillie sur les parois du cratère. Ces pauvres Indiens, déjà opprimés par le poids qu'ils portent sur leurs épaules et n'ayant guère le choix du terrain sur lequel leur pied pourra se poser, sont obligés de veiller à la conservation de leur vie en se garant de ces chutes rocheuses occasionnées par la tempête. Ce n'est pas tout encore en fait de supplices. Ces travailleurs infortunés sont obligés de vivre au milieu d'un air vicié par les diverses émanations du soufre. Ils ont de la peine, en s'y conservant eux-mêmes, à y faire durer bien longtemps les misérables vêtements dont ils ne sont qu'à demi couverts. Le gaz sulfureux, en effet, forme rapidement de l'acide sulfurique, au contact de

1. Mexico, 14 avril 1858. J. Laverrière *Bulletin de la Société mexicaine de géographie et de statistique*, t. VI, p. 243.

l'oxygène de l'air. Ce composé corrosif se dépose sur leurs pauvres vêtements et les réduit bien vite en haillons par les crevasses qui les percent de toutes parts.

N'est-il pas réellement surprenant qu'au milieu de tant de misères, ces pauvres travailleurs puissent fournir une somme quelconque d'existence utile? Il est indubitable, cependant, qu'ils alimentent une industrie, de peu d'importance actuelle, à la vérité, mais qui pourrait s'accroître si d'autres débouchés et des moyens faciles de transport multipliaient les demandes du produit.

Quoi qu'il en soit, serait-il juste de présenter cet exemple comme étant la preuve de l'acclimatation des hommes sur les hauts sommets du globe? C'est si peu ma pensée, que j'oserais plutôt dénoncer ces travaux comme un attentat manifeste à la vie humaine. Pourrait-on considérer, en effet, sans émotion des malheureux courbés sous cette pénible industrie qui a besoin de toute la résistance du meilleur âge pour être exercée? Comment ne pas gémir en les voyant privés de leur vigueur naturelle au point de ne pouvoir plus supporter qu'avec peine un poids de 25 à 30 kilogrammes sur leurs épaules abattues? Pourrait-on, enfin, envisager avec indifférence une situation cruelle qui use l'existence au point de la clore à 28 ou 30 ans, si les ouvriers s'y hasardent jusqu'à cette époque de la vie? Est-ce donc là ce que vous appelez une acclimatation? Disons plutôt que c'est un effort contre nature, comme tant d'autres auxquels se soumet la pauvre espèce humaine pour y chercher des éléments de vie, sans songer qu'elle y hâte le dénoûment de sa dure existence.

Détournons les regards de ce triste spectacle en consignant ici que la vie de l'homme cesse de produire ses effets réellement utiles, à des hauteurs aussi considérables.

ARTICLE VII. — CE QUE DIT L'OBSERVATION SUR LE DEGRÉ D'ALTITUDE SERVANT DE LIMITE AUX EFFORTS DE L'HOMME.

Rien absolument de ce qui est consigné dans les récits des voyageurs et dans les études des géographes, ne se trouve être en opposition avec la pensée d'une limite incontestable à imposer à l'ascension des sociétés humaines. Ce que nous savons des aptitudes de l'homme à braver les climats des grandes altitudes de l'Asie et de l'Amérique est certainement bien propre à exciter notre étonnement; mais il n'en est pas moins avéré que, partout, les soulèvements du sol ont dépassé de beaucoup les possibilités d'un établissement durable pour les sociétés humaines. Les *paramos* de la Cordillère conservent, à la vérité, le témoignage d'habitations anciennes à des hauteurs qui nous effraieraient aujourd'hui ; le hameau d'Ancomarca soutient même de nos jours, à 4700 mètres, la vie de ses pauvres habitants. Mais, déjà, à une telle hauteur, quoique la latitude soit équatoriale, le séjour n'est nullement possible pour la vie entière; les Ancomarcains l'abandonnent une partie de l'année. C'est, d'ailleurs, assurément, la limite extrême où l'homme dépaysé se soit hasardé à vivre, en Amérique ; car, un peu plus haut (5000 mètres), la neige devient éternelle, et la vie ne paraît plus possible pour notre espèce.

Si nous portons maintenant notre attention sur l'Asie, nous voyons que le superbe plateau de Pamir, dont nous avons déjà parlé, n'a pu fournir aucun élément durable d'habitation. Le capitaine Wood y fit, en 1836, un voyage mémorable, à la recherche des sources de l'Oxus. D'après ce voyageur distingué, le plateau appelé le Grand Pamir, présente, du nord-ouest au sud-est, un longueur de 333 kilomètres, sur 166 kilomètres de largeur. Sa plus grande hauteur est de 4750 mètres à la surface du lac Sir-i-Kol situé vers l'ouest de ces hautes plaines. Dans la direction du nord et de l'est, le plateau s'abaisse modérément, et il se termine au sud-est par une succession de steppes qui s'étendent jusqu'à l'Himalaya et le Tibet. Sa latitude moyenne est de 38°, sa longitude 74° est du méridien de Greenwich. Le capitaine Wood arriva au lac Sir-i-Kol au mois de février, lorsque le plateau n'offrait à la vue qu'un immense linceul de neige. Le lac était recouvert par une épaisse couche de glace. Le froid était intense. L'explorateur ne put en marquer le degré véritable, parce que le mercure de la colonne du thermomètre s'était assez concentré pour disparaître en entier dans la boule.

Pendant une grande partie de l'année, ce plateau est inhabitable, à cause du froid qui s'y fait sentir. Mais en été, la neige fond, car sa ligne persistante, d'après le capitaine Wood, ne serait pas inférieure à environ 5168 mètres; le sol, donc, dans la belle saison, se couvre d'une herbe abondante, fort appréciée des Kirghis qui lui ont reconnu des propriétés nutritives. Après l'avoir mise à profit pendant la belle saison pour leurs nombreux troupeaux de yaks et de brebis, ils abandonnent ces lieux inhospitaliers aux approches de l'hiver et se réfugient dans les vallées moins durès de l'Hindu-Koh et sur les plaines élevées de la Tartarie où des paturages sont abondants, même pendant les mois les plus refroidis.

A la vérité, quelques villages misérables dépassent, au Tibet, les limites extrêmes de l'habitation constatée sur la Cordillère des Andes. Mais il ne faut pas oublier que le niveau des neiges de l'Himalaya s'observe à des hauteurs beaucoup plus considérables qu'en Amérique. La vie de l'homme paraît mettre à profit cette condition météorologique exceptionnelle, pour s'élever et se soutenir à quelques centaines de mètres au delà des limites américaines. Cependant la ligne extrême de 5000 mètres y a paru impossible à atteindre pour l'habitation définitive. Ce serait d'ailleurs là une hauteur exceptionnelle, et la rareté très-marquée des tentatives de séjour à ces altitudes extraordinaires prouve avec évidence qu'on n'a jamais considéré comme bien raisonnable d'y établir sa demeure. A des niveaux un peu inférieurs, l'Amérique nous montre la ville intéressante de Potosi développant les forces de la vie avec des avantages qu'on ne saurait méconnaître, quoique la situation s'élève à 4 kilomètres d'altitude. Mais nous avons déjà dit ce qu'il faut penser de la réalité de cette situation.

Tout en avouant, donc, que la hauteur où l'homme ne saurait plus supporter l'existence, n'est pas précisément facile à déterminer, nous pouvons du moins assurer que, dans les pays où le froid ne serait pas, par lui-même, un obstacle à la vie, la raréfaction de l'air empêcherait certainement la fondation de sociétés durables vers un point que l'expérience oblige à placer un peu au-dessus de 4000 mètres, et notablement au-dessous de 5000. Il va sans dire que, en désignant ces niveaux extrêmes, comme pouvant se prêter au séjour de l'homme, c'est à la condition de s'assujettir aux inconvénients dont ce livre s'est proposé de faire l'étude.

Si nous voulons maintenant grouper dans nos souvenirs les raisons que nous avons données précédemment pour démontrer qu'une altitude de 2000 mètres suffit déjà pour porter de notables atteintes au libre exercice des forces humaines, nous arriverons à voir qu'il est fort naturel de nous arrêter à la conclusion suivante :

« A propos de *grandes altitudes*, il n'est pas douteux que la vie, quoique déjà atteinte dans la plénitude de sa puissance, peut se développer et se soutenir, à différents degrés de vigueur, au milieu des atmosphères raréfiées dont la hauteur se gradue sur une échelle verticale d'environ 2500 mètres (entre 2000 et 4500). »

C'est sur cette zone considérable de l'air que porte notre étude actuelle. Elle s'isole des niveaux plus inférieurs par l'absence bien constatée de tout symptôme sérieusement qualifiable sur l'homme, jusqu'aux environs de 2000 mètres. Elle indique ses limites supérieures par l'impossibilité où seraient ses habitants de fournir un travail matériel utile dans des conditions de quantité, de durée et d'innocuité, compatibles avec la juste prolongation de la vie et avec les exigences d'une production réellement rémunératrice.

Pour être justement appréciées dans l'étendue considérable de cette zone, les influences de la raréfaction de l'air ont besoin d'être isolées de l'intervention d'une température qui par elle-même serait un danger.

Nous ne parlons, par conséquent, ici que des contrées du globe, où la ligne des neiges éternelles se soutient à une hauteur supérieure au séjour dont nous faisons actuellement l'étude. Nous venons de voir que les forces physiques, pour un petit nombre d'hommes privilégiés, peuvent y acquérir un développement considérable et s'y soutenir à tous les âges d'une longue vie. Mais nous avons vu en même temps que ce sont là des exceptions à la règle commune et qu'on aurait tort de croire que les ressources naturelles y soient générales sur ce point, à l'égal de ce que nous les savons être dans nos pays tempérés de l'Europe.

Telles sont les conclusions auxquelles la pratique des altitudes des pays tropicaux permet d'arrêter la pensée avec une grande fermeté de conviction. Mais l'esprit se porte aussi, bien naturellement, sur les pays plus éloignés de l'Équateur, où les neiges perpétuelles descendent à des niveaux qui, dans les contrées équatoriales, offrent à l'homme l'occasion d'un séjour tolérable ou prospère. Pour des régions du centre de l'Europe, la vie prend, à ces hauteurs, l'aspect le plus précaire. On n'a même l'occasion de l'y observer au-delà de 2000 mètres, que dans ces postes dépaysés dont la Charité a été l'inspiratrice, comme à l'hospice du Grand-Saint-Bernard.

Avant d'arriver à la partie de ce livre qui se propose de traiter la climatologie des altitudes moins considérables des pays tempérés, nous sommes donc prévenus que nous aurons à y juger un désaccord très-manifeste avec les faits dont nous venons de constater l'existence sous les tropiques. Mais empressons-nous de prévenir le lecteur que les climats de montagnes dont nous aurons à faire l'examen dans un autre chapitre, ne s'écartent pas, en réalité, de la logique avec laquelle nous venons de voir les faits s'enchaîner dans notre étude des régions tropicales. Une loi générale régit cette question des souffrances imposées par l'altitude. Lorsque les développements ultérieurs de ce livre auront permis d'apprécier tous les éléments dont notre sujet se compose, nous verrons clairement qu'un principe constant les domine et permet de prévoir toutes les conséquences qui en découlent naturellement sous toutes les latitudes.

Mais limitons-nous, pour le moment, aux considérations qui se rapportent aux populations nombreuses des altitudes tropicales. Nous venons de passer en revue les influences qui paraissent les dominer. En présence des défaillances de tout genre dont elles nous ont donné le témoignage, il est naturel de se demander deux choses d'un intérêt de premier ordre :

1° Quelles sont les races qui paraissent en avoir le mieux éludé les effets pernicieux, et quelles sont les individualités qui dominent actuellement dans la population de ces contrées?

2° Quelle influence la diversité de niveaux a-t-elle exercée sur les destinées sociales des habitants?

CHAPITRE X

LES MÉTIS SONT LES VRAIS HABITANTS DES PAYS HISPANO-AMÉRICAINS

INFLUENCE DE LA VARIÉTÉ DES NIVEAUX SUR LEUR ÉTAT SOCIAL

ARTICLE PREMIER. — LES MÉTIS DU MEXIQUE.

Nous avons démontré[1], dans un chapitre précédent, que les races pures paraissent s'amoindrir dans les contrées élevées qui ont fait le sujet de ce livre. A côté de ce résultat, la statistique nous a révélé la vitalité des types résultant du mélange, et nous avons dit, à ce propos, à quel point toutes les républiques hispano-américaines devaient fonder leur espoir d'avenir sur les progrès déjà certains et sur l'originalité vraiment sympathique des races métisses. C'est surtout au Mexique qu'il nous a été donné de constater cet ensemble de vérités.

Si nous voulons bien, maintenant, considérer que l'important pays dont nous faisons l'étude, est la proie des guerres intestines depuis le commencement du siècle, avec la nécessité de marches et campagnes où les niveaux et les climats s'entre-mêlent à l'infini ; si l'on remarque, en outre, que les soins de l'hygiène du soldat y sont complétement négligés au milieu d'influences puissamment destructives, nous devrons être pleins d'estime pour la patiente abnégation des hommes qui les endurent et croire à la réelle vitalité de ce peuple dont la statistique signale l'accroissement, malgré tant de souffrances et de malheurs. Il paraît de plus en plus certain, au milieu de ces constants désordres, que cette race métisse formée sur les lieux mêmes, s'approprie de plus en plus aux

1. Voy. p. 155.

circonstances exceptionnelles parmi lesquelles elle s'est créée et qu'elle en affronte mieux chaque jour les redoutables influences. S'il est incontestable que sa manière d'être habituelle et sa pathologie la plus ordinaire en reçoivent une empreinte des mieux caractérisées, il n'est pas moins certain que des aptitudes particulières tendent à contre-balancer les actions mauvaises et y réussissent souvent. Les immigrants s'y montrent moins résistants. Nous entendons souvent parler de projets de conquête formés dans la grande république voisine. Je n'ai jamais pu croire à ces injustes convoitises, du moins en ce qui concerne les points les plus méridionaux et les grandes élévations centrales du Mexique. La race anglo-saxonne obéit à de trop bons instincts de propagation, pour aller courir sur ces localités les plus tristes aventures. Elle y serait partout en péril par les typhus, les abcès du foie, et les dyssenteries, ainsi que nous aurons occasion de le démontrer bientôt. La campagne de 1847, si désastreuse pour le Mexique, en aurait fourni l'incontestable preuve, si la résistance mieux conduite eût donné à l'invasion une plus longue durée. Les innombrables cas d'affections graves qui attaquèrent ces troupes mal disciplinées y produisirent, à Mexico même, d'affreux ravages.

J'ai vu moi-même dans la capitale, en 1865 et 1866, quelques familles de cette race voisine. Elles y étaient venues, guidées par l'espoir d'alors d'une colonisation facile. Outre les déceptions d'un autre ordre qui ne leur manquèrent pas à leur arrivée, il était facile de voir que ces gens dépaysés se sentaient instinctivement en dehors de leur élément ordinaire de progrès. En peu de jours, ils ne demandaient plus autre chose que des ressources pour regagner des contrées auxquelles leurs qualités s'adapteraient d'une manière plus naturelle. Je crois, donc, fermement que le Mexicain, aujourd'hui approprié aux climats qu'il habite par une série d'événements qu'on pourrait dire providentiels, règnera désormais en maître sur les lieux qui lui sont définitivement dévolus. S'il a l'heureuse chance de s'y organiser par des mesures qui prendront pour base les conditions exceptionnelles de topographie qui lui sont faites par la nature, ses progrès ne seront plus si lents et le jour ne sera pas éloigné où il ne serait nullement sage, pour une autre nation, d'aller affronter les climats de ce pays et les qualités incontestables de ses habitants. La Providence a fait dans l'Amérique tropicale et surtout au Mexique une race originale dont il serait puéril de contester les avantages individuels. Pourrions-nous admettre cette singulière dérision qu'elle fût destinée à disparaître partout, avant d'avoir joué son rôle dans les destinées de l'humanité!

Outre ses qualités absolues, qui sont évidentes, cette race en contracte d'autres que je dirai relatives, dont l'heureuse influence, chaque jour plus bienfaisante, lui permet de mieux affronter les périls climatéques qui l'entourent. Elle arrive à ce résultat, non par une immunité complète, mais par une manière d'être originale dont ses souffrances non moins que sa santé habituelle, reçoivent une empreinte des mieu caractérisées. C'est à définir cette situation d'une manière plus précise que nous consacrerons le chapitre relatif à la pathologie.

ARTICLE II. — CONSÉQUENCES SOCIALES PROVENANT DE LA VARIÉTÉ DES NIVEAUX.

Je viens de mettre en évidence l'action du mélange des races sur les hommes dont nous faisons l'étude. Je me propose maintenant de démontrer qu'il est plus intéressant encore de les envisager au point de vue des variétés que les niveaux établissent dans leurs caractères.

D'une manière générale, on ne saurait douter de l'influence des climats sur le physique et le moral des habitants de notre globe. Mais, à ne considérer ce phénomène que dans sa régularité la plus naturelle, nous n'avons l'occasion de constater de grandes variétés dans les actions climatériques qu'à l'aide de distances considérables en latitude. Que, par suite de ces grands éloignements, il s'établisse des différences marquées parmi les hommes, l'esprit s'y trouve, en quelque sorte, préparé et n'en éprouve aucune surprise. Ils appartiennent, d'ailleurs, pour l'ordinaire, à des nationalités distinctes ; ils obéissent à des lois diverses qui ressortent, pour chaque peuple, de ses aspirations natives. Tout contribue, donc, alors, à faire parade de leurs dissemblances : visage, lois, caractères, habitudes, langages et distances plus ou moins considérables.

Lorsque les grandes guerres n'éclatent pas entre les nations que les contrastes originaires mettent ainsi en antagonisme naturel, une certaine habitude du respect pour des coutumes mutuelles maintient l'harmonie et transforme la diversité des intérêts en éléments de richesse, au moyen des transactions et des échanges. Mais qui pourrait nier que, même alors, les aspirations si diverses, les intérêts si compliqués, les avantages qui, dans un moment imprévu, peuvent arriver à dominer en faveur d'une contrée plus heureuse, les jalousies qui sont alors d'autant plus vives qu'elles s'élèvent entre des hommes dont l'union momentanée n'avait pris pour base que le calcul.... Qui pourrait nier, disons-nous, que ces éléments de discorde ne mettent à chaque instant la tranquillité de tous en péril ? Et si ce résultat déplorable est toujours possible et ne se présente que trop souvent entre peuples qui vivent, il est vrai, en antagonisme de coutumes administratives, d'intérêts et de caractères, mais qui sont protégés par l'habitude internationale d'un mutuel respect, que n'y aurait-il pas à redouter pour une seule nation dont l'étendue serait assez considérable, du Nord au Sud, pour réunir sous les mêmes lois des citoyens dont les qualités morales et les intérêts matériels seraient extrêmement diversifiés par les climats ? De bien récentes catastrophes pourraient permettre aux États-Unis de nous affirmer qu'on n'affronte pas toujours impunément ces sortes de périls, et qu'un grand peuple peut voir naître l'occasion malheureuse de regretter d'avoir réuni sous les mêmes lois des états aussi différemment influencés que le sont, par exemple, la Louisiane et le Massachussets. Certes, on ne peut nier que la plus grande sagesse législative avait présidé aux soins de réunir, sous l'égide d'une constitution des plus libérales, des hommes dont les intérêts et les aspirations étaient destinés à devenir si variés. Le fédéralisme le mieux entendu paraissait, d'ailleurs, devoir maintenir à tout jamais l'union nationale, sous la sauve-garde de la plus grande liberté dans l'organisation administrative des divers États. Mais, hélas ! les climats agissaient différemment sur les caractères. Aussi, ne tarda-t-on pas à s'imaginer que la législation commune ne protégeait pas tous les intérêts avec une égale sollicitude. On crut aisément, d'ailleurs, que ce qui favorisait trop ostensiblement l'industrie du Nord lésait en certains points la production méridionale. De là des rancunes et des animosités.... Nous savons les malheurs qui en ont été la conséquence et personne n'ignore que l'apaisement qui règne en apparence n'a éteint encore aucune haine.

Profitons de ces terribles leçons, pour couvrir de notre indulgence les hostilités trop fréquentes et les malheurs civils qui ensanglantent et ruinent la République Mexicaine. Là, les climats, dont les variétés sont infinies, ne résultent pas des grandes distances et d'une opposition de latitudes. Les niveaux en sont la cause unique. Le plateau de l'Anahuac renferme plus de 4 millions d'habitants accoutumés à une chaleur modérée, demandant au sol les produits des climats les plus doux. Les pentes qui de cette élévation s'acheminent aux deux mers, à l'est et à l'ouest du pays, se couvrent de végétations diverses et offrent aux bras qui les cultivent des produits en rapport avec leur élévation. L'homme lui-même s'harmonisant avec la nature dont il est entouré, en prend les allures et le degré d'activité : vif, ardent, vers les niveaux inférieurs ; lent, contemplatif et souvent apathique, vers les plus grandes hauteurs du plateau. Les premiers se distinguent par l'impatience et l'attaque ; les seconds par la ruse et l'indifférence. Trop fréquemment ils n'ont les uns pour les autres qu'une estime douteuse, ils se jalousent mutuellement, ne s'aiment guère que quand ils sont également malheureux, et prennent trop l'habitude de ne se juger entre eux que par leurs côtés les plus répréhensibles. Du reste, inquiets de leur sort, convaincus que l'admirable ciel qui les couvre serait susceptible de leur donner plus de joies, inconscients peut-être des causes réelles qui les en frustrent, mais instinctivement mécontents, toujours à la recherche de conditions meilleures, ils conspirent partout, ceux-ci par la ruse et de lentes menées, ceux-là plus ouvertement et quelquefois sur les grands chemins, où ils couvrent par des prétextes politiques l'occasion d'un butin qui favorise leur paresse ; les uns — un petit nombre — sont audacieux sans scrupules ; les autres — la grande majorité — se rendent aux plus hardis et les laissent faire ; la tranquillité devient rare ; la confiance n'est nulle part et la nation presque entière, courbée sous cette habitude fatale de l'insécurité, en arrive à croire que c'est sa destinée, suit avec intérêt ses péripéties souvent criminelles, y trouve son passe-temps et en occupe ses loisirs dans ses conversations habituelles, en attendant que la Providence lui envoie des jours meilleurs. Dire que ce sont là, absolument, les résultats de la variété des niveaux, ce serait exagérer, sans doute, une situation qui n'est que trop réelle, mais qui demande à être constatée avec plus de modération. Il est certain, néanmoins, que, dans un pays comme le Mexique, ainsi que nous l'avons déjà dit, la diversité des altitudes fait varier la production à des distances très-peu considérables. Il n'est pas moins vrai, nous le répétons, que les hommes, eux-mêmes, en sont assez différemment influencés, pour obéir à des impulsions de caractère, qui changent, en raison des ondulations du sol. D'ailleurs, leurs intérêts varient comme les productions des districts qu'ils ont exploités. Ils appartiennent en outre, à des races distinctes. Dans ces conditions exceptionnelles, citoyens de la même république, leur réel antagonisme et la différence de leurs aspirations ne trouvent pas un modérateur naturel dans la distance qui les sépare, ou un frein dans le respect que des nationalités multiples établissent ailleurs parmi les hommes. Les personnalités qui nous occupent en ce moment sont absolument en contact ; le choc de leurs intérêts et de leurs aspirations est constant, sans rien posséder de ce qui en pourrait adoucir les dangereux éclats. On ne saurait nier qu'il y a là un tel péril, que si l'habitude d'en courir les chances n'avait été l'origine spontanée d'une certaine philosophie qui se pratique d'une façon inconsciente, de semblables pays ne seraient pas habitables avec les lois et les constitutions généralement en usage. Il est, d'ailleurs, tellement vrai que cette philosophie salutaire existe au Mexique, que l'habitude d'en faire usage produit parmi ses habitants un phénomène ailleurs inconnu : C'est que la criminalité n'y est pas en rapport avec la facilité que l'on a de mal faire. La police y est, en effet, à ce point rudimentaire en certains lieux et même souvent dans les points les plus importants, qu'il ne serait pas possible de vivre dans les villes civilisées d'Europe sous un régime pareil.

Nous voyons nos lecteurs sourire, parce qu'ils sont habitués à apprécier avec peu d'indulgence les hommes qu'il nous paraît juste de disculper actuellement dans cette étude. On est, en effet, dans l'habitude de les juger sur des faits exceptionnels ou sans tenir compte des conditions sous lesquelles ils vivent. Mais il est très-certain que nous avons pu souvent nous trouver parmi eux dans une tranquillité relative, au milieu de désordres politiques et malgré l'abandon de toute police, sans que l'on y fût exposé à plus d'accidents que ceux qui résultaient de périls vulgaires imprudemment affrontés.

Or nous avons dit que c'est bien là un résultat de la nécessité à laquelle se sont vus réduits des hommes si diversement inspirés par leurs intérêts et par leurs caractères variés. Ils ont instinctivement reconnu que c'était un besoin pour tous de tempérer les aspirations personnelles, pour ne pas choquer trop aisément avec celles du voisin. Il en est résulté (nous parlons des temps de calme) un abord des plus sympathiques parmi ce peuple trop calomnié. Ils sont doux, prévenants dans leurs allures habituelles. Polis jusqu'à l'obséquiosité, ils sont le plus souvent compatissants pour les misères dont on leur fait la peinture et contribuent volontiers à leur soulagement. Lorsqu'ils changent de milieu, ils prennent aisément les habitudes de ceux qui les entourent, lors même qu'elles contrastent avec les leurs. C'est ainsi qu'abandonnant les lieux où les plus mauvais d'entre eux exerçaient de déplorables coutumes d'immoralité et de rapine, et venant habiter momentanément ou pour longtemps des villes convenablement organisées, ils se plient très-naturellement aux pratiques les plus morales et en prennent le langage le mieux approprié. Nous avons été souvent témoin, à Mexico, de ces revirements soudains chez des hommes que les révolutions prenaient dans la chevalerie des grands chemins et qui se trouvaient élevés au généralat avec lequel ils faisaient bonne contenance. Arrivés à la Capitale après le triomphe, ils figuraient dans les meilleurs rangs et n'y faisaient pas scandale. Ils étaient, du reste, pour leurs concitoyens et surtout pour les meilleurs parmi les hommes honnêtes, d'une politesse et d'une prévenance non feintes, qui témoignaient de leur goût pour ce qui n'a pas abandonné les lois de la saine morale.

Cela se voyait également dans les rangs inférieurs, et, ici, les exemples abonderaient ; il serait aisé, même, de leur donner un réel attrait de curiosité pour nos lecteurs, car ils brillent en traits pittoresques et caractéristiques de mœurs locales. Mais de pareils développements sortiraient du cadre de ce livre. Il nous suffira de savoir qu'une certaine classe de la population du Mexique, appartenant à ses rangs inférieurs, compte beaucoup de ses membres qui ont passé tour à tour par les péripéties des grandes routes et par les pratiques morales de mœurs austères au service de maisons respectées. Je ne dirai pas que ce soit exemplaire ; je ne voudrais pas néanmoins qu'on rie de ces revirements ; mais, plutôt, qu'on les médite et qu'on y voie, comme nous l'y voyions nous-même, la preuve d'un heureux naturel perverti par l'éducation. Ces hommes si prompts à imiter ce qui les entoure, à pratiquer, non sans goût, ce qu'ils voient faire à ceux qui leur donnent l'exemple, ce ne sont pas de mauvaises gens qu'il faut maudire et dont on doit désespérer. Ceux qui se plient aisément aux inspirations d'autrui, n'ont pas l'âme prise par des passions personnelles. Il ne leur faut que les soins d'une bonne éducation morale et la protection que donnent les bonnes lois, pour contribuer à former une nation respectable. Nous sommes de ceux qui ont toujours espéré que la République Mexicaine aura un jour cette heureuse chance. En attendant, constatons parmi ses habitants cette aménité de rapports sociaux, ces habitudes d'obséquieuse politesse, souvent exagérées, il faut en convenir, mais qui paraissent être nées de la nécessité de tempérer par des dehors de convention des inspirations souvent moins bienveillantes. Nous n'ignorons pas qu'on appellera cette conduite de la fausseté de caractère. Mais pour Dieu ! Soyez donc plus justes ou plus indulgents. Si ces hommes, habitués à des influences climatériques contraires, élevés sous la diversité de ces influences, représentant, d'ailleurs, des intérêts différents ; si ces hommes, disons-nous, au lieu de vous montrer des sentiments haineux sur un âpre visage, se dominent assez pour former une société d'une fréquentation douce et facile, que trouvez-vous donc à cela de blâmable ? En quoi pourriez-vous les voir dignes de sarcasme et de mésestime ?

Ces sentiments qui les honorent sont-ils, d'ailleurs, si superficiels ? Ils pratiquent, au contraire, si profondément le respect de leurs semblables que, parmi eux, la proclamation de l'égalité entre les hommes n'est plus une vaine formule législativement décrétée. Depuis l'époque de la déclaration de leur indépendance, toutes les races devenues libres jouissent de leurs droits de citoyen et en usent sans nulle entrave. Il y a plus : les préjugés contre les couleurs du visage sont tombés à ce point qu'aucune antipathie n'y prend plus sa source. Les hommes se mêlent, traitent, gouvernent sous des teintes variées, sans distinctions ridicules et sans de vaines répulsions pour les origines. Les répugnances qui peuvent exister encore en cette matière sont de celles qui n'ont rien à voir avec le sentiment: elles proviennent des sensations d'un ordre tout à fait matériel dont l'odorat et la vue de certaines gens se trouvent involontairement affectés en présence des races trop fortement nuancées. Affaire de goût, mais non pas de principe ; et cela sera ainsi dans tous les temps et sous le règne des philosophies les plus pures.'

Saluons, donc, avec quelque respect, dans ce pays trop légèrement jugé, cette avance qu'il a su prendre sur le mouvement philosophique et civilisateur du peuple voisin dont les destinées ont été plus prospères. Les éloges lui sont dûs sur ce point avec d'autant plus de légitimité que l'estime dont il fait son devoir envers ses semblables lui inspire des pratiques fort méritoires en fait d'instruction populaire. Les écoles sont nombreuses, et s'il est vrai qu'elles ne sortent pas en général des connaissances les plus élémentaires en ce qui regarde l'enseignement primaire, on peut affirmer, à l'éloge du Mexique, qu'en dehors de la race indienne qui s'y montre rebelle, bien peu d'hommes de la génération qui s'élève sont privés de l'avantage de savoir lire.

Il est raisonnable d'espérer que ces habitudes louables et ces sages mesures nous donneront bientôt la joie de voir cet intéressant pays rendu à ses véritables destinées. En attendant ces temps plus fortunés, c'était notre devoir de constater, comme nous venons de le faire, que la variété des niveaux contribue à rendre ce résultat difficile. Pour que notre sentiment à cet égard ne paraisse pas provenir de considérations isolées, nos lecteurs voudront bien remarquer que cet obstacle à l'établissement de l'ordre social, provenant des ondulations du sol, n'est pas un fait exclusif qu'on observe seulement au Mexique. En envisageant des pays divers qui se trouvent dans des conditions topographiques analogues, il nous sera facile de constater les mêmes résultats.

Il ne serait pas judicieux, sans doute, d'inscrire au compte des niveaux tous les malheurs que les guerres civiles ont entraînés et causent chaque jour encore dans les républiques de l'Amérique du Sud. Il est, au contraire, évident que bien des conditions qui leur sont communes ont agi sur elles d'une manière funeste, pour produire ce déplorable résultat. Nous n'ignorons pas, en effet, que toutes, en même temps, ont passé tout à coup d'un régime despotique, plusieurs fois séculaire, à la pratique des libertés publiques par l'organisation d'un gouvernement républicain. Cette transition, trop brusque pour des peuples qui n'avaient jamais été initiés à l'exercice des idées libérales sagement contenues, était déjà bien dangereuse par elle-même. Mais elle augmentait considérablement les risques et les dangers par l'habitude des guerres désordonnées et sans merci auxquelles ces nations nouvelles avaient été obligées de recourir pour conquérir leur indépendance.

Avoir la sagesse de déposer toute rancune, aussitôt après le triomphe contre les préjugés et le despotisme ; ne se sentir animé que de l'amour de l'ordre en sortant des campagnes cruelles et dévastatrices qu'on venait de finir ; s'organiser en administrations sensées, quand jamais on n'avait connu que la dure servitude comme gens despotiquement administrés.... tout cela n'était pas aisément accessible et l'on ne saurait blâmer un peuple pour n'avoir pas eu le mérite de tenir cette conduite et de pratiquer tous ces biens d'une façon rapide. Il y aurait donc là peut-être, il faut en convenir, suffisamment de raisons pour expliquer les malheurs dont ces nations ont été victimes. Mais l'obstination à y persévérer, malgré le caractère respectable et l'esprit incontestablement cultivé d'une classe fort nombreuse parmi les hommes dont nous nous occupons en ce moment, cette obstination, disons-nous, nous oblige à penser que la diversité des intérêts et des aspirations par les races et par les niveaux contribue pour beaucoup à la prolongation de ces infortunes publiques.

Qu'on veuille bien ouvrir les yeux, en effet, devant cette situation singulière ; on ne pourra manquer d'en avoir l'esprit sérieusement frappé. Voyez dans une même nation Guayaquil et Quito ; celle-là brûlée par les feux de l'Équateur, celle-ci gouvernant sa République sous l'inspiration des glaciers dont elle a presque atteint les hauteurs. Entre les deux, des déserts et des précipices sans nombre ; des voies de communication à désespérer le plus enraciné des patriotismes. Quelle unité deviendrait possible avec des extrêmes si disparates ! Quel accord administratif pourrait-il s'établir entre des aspirations que des situations aussi opposées doivent nécessairement entacher de tant de différence ? Voyez encore Bogota la lettrée, capitale aux mœurs paisibles et douces, à l'esprit calme, à l'âme contemplative ; voyez-la aux prises avec le caractère inquiet et énergique des Antioqueños dont les occupations et les pensées sont si contraires : ceux-ci courant à tout par l'audace et la force, celle-là résistant aux prétentions et conspirant contre elles par la finesse et par la ruse. Par quels moyens mettre en accord des éléments si essentiellement opposés ?

En réalité, trois nations seulement, parmi ces contrées américaines, offrent le spectacle consolant du progrès assuré. Ce sont le Brésil, le Chili et les Provinces argentines. Le Brésil, pays de plaines ; le Chili, bande de terre s'étendant du nord au sud aux pieds des Andes, sans s'y appuyer sur de grandes hauteurs ; la Plata, enfin, dont les désordres, imparfaitement éteints, n'ont pu tromper les instincts des peuples émigrants qui savent où sont les conditions de sécurité, et qui ont formé déjà, de nos jours, dans les Républiques argentines un noyau imposant de population prospère. En somme : trois pays d'une topographie basse ; les seuls de l'Amérique du Sud dans cette situation ; les seuls aussi où les hommes commencent à s'entendre et à s'organiser.

Je suis loin, certainement, d'attribuer à ma pensée, sur cette cause de désordre, une telle extension que toutes les autres influences s'en trouvassent exclues. Je fais la part de toutes choses et je n'oublie pas surtout que les malheurs passés ont perpétué dans le présent des exemples funestes que la génération actuelle renouvelle au grand détriment de l'avenir. C'est un élément inconscient d'éducation qui s'impose et germe malheureusement dans les âmes. Ce désastreux héritage est une réalité qu'on ne saurait méconnaître et dont il n'est pas possible de nier la valeur. Nous devons le faire figurer en tête de nos appréciations, en nous hâtant de dire que les conditions topographiques dont nous avons fait l'étude favorisent la continuation de cet état social des esprits et sont par elles-mêmes une cause de trouble, ainsi que nous l'avons développé dans les pages qui précèdent.

Du reste, des observateurs superficiels pourraient seuls nous dire que des luttes intestines chez un peuple sont une preuve de vigueur et d'activité. Cela peut être vrai, lorsque le mouvement politique qui en est l'origine, est franchement avouable pendant leur durée et que, d'ailleurs, ces luttes produisent les résultats désirés, avec un apaisement général des esprits, qui en limite définitivement les désordres. Mais les guerres civiles incessantes dans un pays qu'aucune solution n'apaise; les bouleversements qui les accompagnent; les attentats contre les propriétés et les personnes, qui les caractérisent; tout cela, lors même qu'il y aurait de grandes fatigues à supporter, d'intelligentes et actives manœuvres à entreprendre par ceux qui dirigent ou exécutent; tout cela, disons-nous, n'est nullement le signe d'une grande énergie, d'une grande activité chez un peuple. C'est bien plutôt le résultat de dispositions tout à fait opposées. Il est incontestable, en effet, qu'il ne saurait y avoir parmi les nations civilisées aucun pays où la grande majorité des hommes fût assez dépourvue de sens commun pour aimer indéfiniment les situations irrégulières et pour se complaire dans les désordres perpétuels qui détruisent la sécurité et le bien-être. Fût-on indifférent pour soi-même, qu'on ne saurait le devenir pour les souffrances dont on verrait les siens être les victimes. Aussi peut-on affirmer que chez un peuple où les bouleversements et les attentats se perpétuent, c'est une minorité souvent peu considérable qui s'agite et une immense majorité qui se décourage, souffre et laisse faire. C'est-à-dire que la faiblesse du plus grand nombre succombe aux mauvais instincts d'une poignée d'exaltés ou de bandits. A la vérité, des nations régulièrement et solidement organisées ont pu quelquefois avoir le malheur de se laisser surprendre aussi par l'audace des mauvais instincts. Mais l'énergie saine de la masse ne tarde pas à réagir en général avec courage contre ces attentats, et le règne de la moralité recommence. Il serait puéril d'en donner des preuves, tant elles sont nombreuses et tant est grande l'évidence de cette assertion. Toujours est-il qu'un peuple qui ne trouve pas en lui-même les éléments de défense contre les excès d'une minorité qui l'opprime et le ruine, n'est qu'un composé d'hommes apathiques qui aspirent après le repos et cherchent à l'acquérir de leurs oppresseurs par des concessions coupables.

Nous pouvons donc assurer que les guerres constantes qui ensanglantent les pays de l'Amérique, sur lesquels nos observations ont porté, puisent un de leurs éléments de durée dans la faiblesse apathique de la grande majorité de leurs habitants. L'observation, si elle envisageait le phénomène d'une manière plus intime, arriverait même à constater ce fait curieux : c'est que la plus grande défaillance dans cet ordre d'idées se remarque, au Mexique, sur les points les plus élevés du plateau. Nous avons eu l'occasion, en effet, de dire dans une étude antérieure — et cela ne saurait être contesté — que presque toutes les révolutions qui prennent leur initiative vers les niveaux inférieurs de ce pays, arrivent à leurs fins sans que la capitale en puisse éteindre les progrès. La triste histoire du Mexique a démontré, de tout temps, cette vérité.

Les choses se passent absolument de même dans l'Ancien Monde. L'Abyssinie s'y présente la première à notre attention. L'altitude la plus ordinaire du plateau ne dépasse guère 2000 mètres et n'atteint même pas ce niveau modéré pour des centres d'habitation qui offrent un très-grand intérêt. Nous ne devons, donc, pas nous attendre à y voir avec une réelle et claire évidence les effets les plus habituels que les grandes hauteurs peuvent exercer sur les hommes. Il n'en est pas moins digne de remarque que ce magnifique pays, victime incessante de guerres intestines, périt dans le désordre et l'anarchie, quoique la race qui l'a peuplé ne soit nullement à confondre avec les types dégradés qui habitent un grand nombre de points du centre et des côtes orientales de l'Afrique. Les proportions du crâne et le développement remarquable de la face indiquent chez le peuple Abyssin les aptitudes intellectuelles les meilleures de l'espèce. Il a eu, d'ailleurs, dès les premiers siècles du christianisme, l'avantage d'être élevé aux sages préceptes d'une philosophie éminemment civilisatrice. Cependant, il ne nous présente qu'une réunion d'hommes qui, ayant possédé les meilleurs éléments pour civiliser, en les subjuguant, les barbares dont ils sont entourés, n'ont su que se détruire eux-mêmes, tandis qu'ils ne peuvent se défendre des Gallas et d'autres hordes qui les harcèlent de tous côtés. Les habitants de ce superbe et malheureux pays, considérés dans la grande majorité, sont doux, paisibles et désireux de tranquillité. Mais, victimes de l'humeur remuante et querelleuse des princes qui abusent de leur faiblesse, victimes aussi des aventuriers qui les pillent et les obligent à faire campagne, ils nous présentent, comme en Amérique, le tableau trompeur d'hommes qui se remuent et s'agitent, lorsque le repos serait plus dans leur goût et dans leur caractère.

Si de l'Abyssinie nous passons aux régions de la haute Asie, le Tibet nous offrira un spectacle bien digne de notre étude. A la vérité, les habitants nous en sont peu connus. Nous savons, néanmoins, qu'ils appartiennent aux types humains qui peuplent le centre de l'Asie, et c'est cette connaissance qui nous permet d'admirer les contrastes que les Tibétains offrent avec leurs voisins dans les mœurs et les caractères. Tandis que les Affghans sont guerriers, turbulents et redoutables; tandis que les Khans de Tartarie trouvent l'occasion facile de satisfaire leur humeur belliqueuse au moyen des instincts aventuriers d'une classe nombreuse de leurs sujets, les habitants du Tibet se livrent en paix à des pratiques commerciales faciles. La force et l'énergie n'y existent exceptionnellement dans aucune classe de la société de façon à troubler l'humeur tranquille des autres. Pendant que des monts impraticables leur forment les remparts les plus faciles à défendre, ils laissent la domination chinoise humilier et torturer leurs foyers. Du reste, obéissant à des coutumes douces et humanitaires, sous la direction théocratique des prêtres de Bouddha, les Tibétains coulent leur existence dans les douceurs d'une apathie contemplative et dévote. Une partie notable de la population de ce pays, en effet, appartient au ministère du culte de Bouddha; elle trafique des prières sur la voie publique et passe nonchalamment la vie dans les monastères, sous la paternelle tutelle du Dalaï-Lama. Je n'ai pas certainement la pensée de présenter les conditions de ce pays comme un modèle d'ordre et de paix intérieure; mais il serait contraire à la vérité d'y vouloir constater la turbulence civile au même degré que chez les peuples dont nous venons de nous entretenir. Il n'est donc pas sans intérêt de faire remarquer que le plateau le moins profondément ondulé par ces variations de niveaux, qui troublent ailleurs si radicalement les influences hygiéniques, est aussi le moins remuant, le moins tourmenté et le plus uniformément apathique, dans les mœurs de ses habitants. Nous l'avons déjà noté dans une autre partie de ce livre, et il est de notre devoir d'y ramener l'attention pour y puiser un nouvel argument exigé par le développement de notre sujet.

Je prévois une objection. La domination anglaise de l'Inde se trouve au revers de cette même chaîne qui forme, au nord, la vallée tibétaine. Ces intrépides représentants de la civilisation puissante de l'Occident ont, bien souvent, l'occasion de se plaindre des influences des bas-fonds de l'Hindoustan. Lorsque leur santé en a reçu de sérieuses atteintes, ils vont demander aux hauteurs de Simla (2150 mètres) les forces que les bords du Gange leur avaient ravies. Mais on aurait tort de puiser dans ce résultat des arguments en faveur d'une action essentiellement corroborante de cette station élevée. Ce qu'il est uniquement permis d'y voir, c'est une influence favorable, réellement thérapeutique, contre les maladies souvent bien graves que la chaleur des bas niveaux a la coutume de produire. Ce n'est pas ici le lieu d'apprécier cette action réellement salutaire. Elle ne saurait nous aveugler, d'ailleurs, sur les mérites plus essentiellement unis à l'hygiène des altitudes. Malgré les effets bienfaisants que nous y constatons sur les maladies acquises dans les bas-fonds, nous ne pourrions jamais croire que ces mêmes Anglais qui y guérissent y pussent jamais puiser, dans leur meilleur état de santé, les éléments

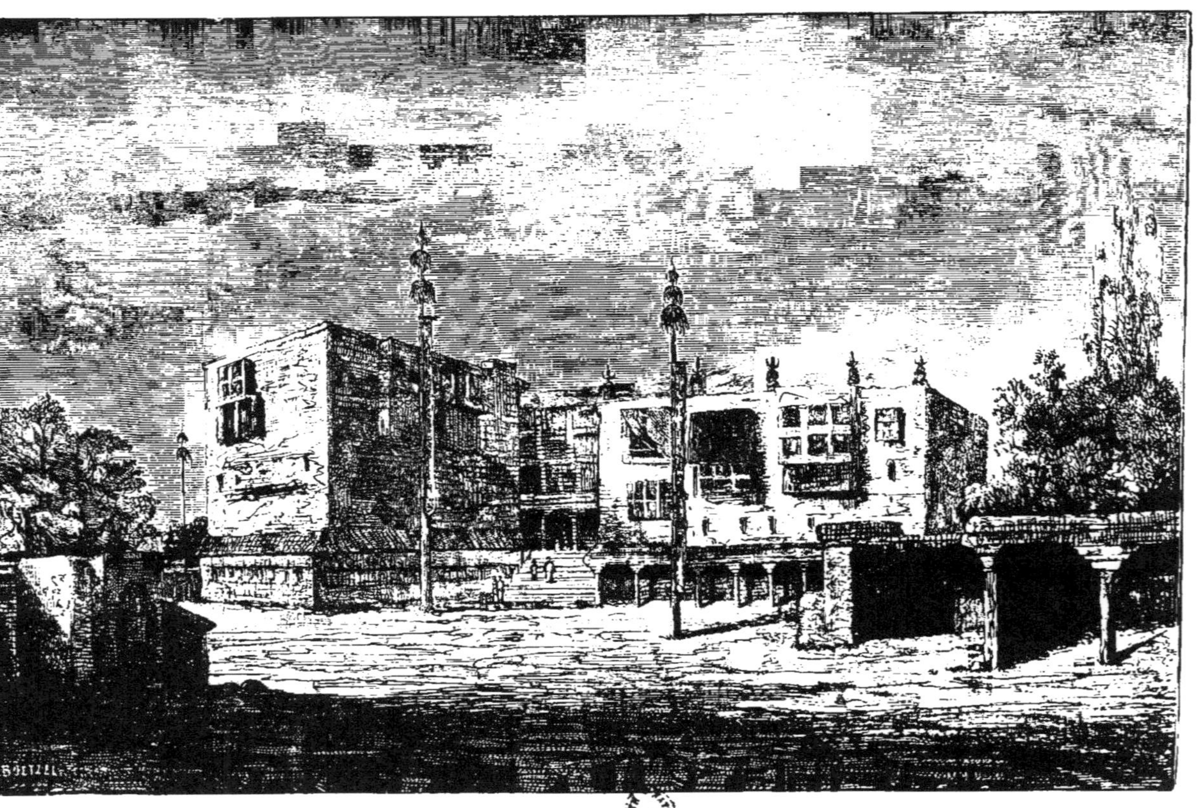

MONASTÈRE BOUDDHIQUE, PRÈS DE LEH (LADAK, TIBET OCCIDENTAL). — 3746 MÈTRES D'ATLITUDE

D'après MM. de Schlagintweit.

de cette puissante énergie qui leur a valu la domination des mers. Cette race vigoureuse a trop d'instincts qui la rattachent à l'empire des océans, pour qu'elle ne perdît pas la plus belle part de ses qualités natives en s'en écartant d'une manière trop radicale. Simla les guérit quand ils sont malades; mais, à coup sûr, si leur capitale du pays de l'Inde se transportait à ces hauteurs, l'énergie du commandement s'y trouverait indubitablement compromise et l'héritage de la Compagnie ne tarderait pas à tomber aux mains de ceux que la force intelligente a domptés.

Terminons ce déjà bien long exposé en mettant à profit notre histoire contemporaine pour constater que l'énergie puissante des peuples se trouve, de nos jours, au niveau de la mer. On me dira que la présence des eaux est par elle-même un élément de progrès et de puissance pour les nations maritimes. Cela est incontestable comme moyen d'action; mais l'impulsion est ailleurs. On opposera peut-être à ma croyance l'exemple de tant de peuples qui occupent un rang très-secondaire dans la civilisation, malgré la situation géographique qui leur garantit la pression atmosphérique la plus complète en même temps que de grandes étendues de côtes favorables à la navigation. Mais, outre que l'humanité, dans sa longue histoire, présente souvent des défaillances inexpliquées, il ressort clairement de l'élan prodigieux des nations qui sont à la tête des progrès contemporains que la totalité du poids de l'air n'est pas du moins un obstacle au développement et à l'usage des plus fructueuses facultés des hommes qui le respirent. Il serait ainsi permis de poser comme principe certain que la pression de 76 centimètres barométriques, si elle n'est pas la meilleure, ou l'unique qui soit profitable, est une de celles qui secondent le mieux le développement de l'humanité sur la terre.

Le moment est venu de terminer ce point important de notre étude et de porter, en finissant, notre attention sur la pensée qui l'a dominé. J'ai voulu mettre en évidence la situation originale des habitants d'un pays hautement ondulé, vivant tour à tour sous des froids de glace et au milieu des ardeurs d'un climat torride, tantôt stimulés par la chaleur d'une atmosphère fortement comprimée, tantôt énervés par l'insuffisance d'un air plus ou moins appauvri, puisant sur le même sol national l'élan ou le calme d'une âme ici tranquille, là puissamment agitée, formant dans ces conditions étranges une nation compacte avec des éléments si propres à les désunir. Indiquer alors, sans les décrire longuement, les difficultés d'une semblable situation pour l'organisation administrative et sociale des peuples qui s'y trouvent placés, tel a été le but de cette partie de mon étude. Je ne crois pas avoir méconnu la vérité fondamentale qui s'y rattache en disant que rien de pareil ne s'observe au niveau de la mer, à moins d'y prendre à certains égards pour base de ses méditations les peuples qui embrassent une grande étendue dans la direction du nord au sud, de façon à réunir sous la même loi les extrêmes opposés de chaleur et de froid produits par les latitudes. J'ai cru pouvoir affirmer que, dans ces conditions, les dangers administratifs menaçaient la bonne harmonie et formaient de sérieux obstacles à l'union durable. Confirmons cette pensée par le spectacle le plus ordinaire du mouvement des peuples qui veulent étendre leur domaine. L'instinct qui veille à leur conservation et à leurs progrès les guide communément vers des régions qui ne s'écartent qu'avec mesure des latitudes originaires. Mais lorsque, partis de contrées tempérées ou froides, ils oublient les sages inspirations de la nature, en gagnant des régions qui s'approchent démesurément de la ligne équatoriale, le châtiment de cette témérité ne leur est presque jamais épargné. J'éclaircirai ma pensée par un frappant exemple, si j'affirme que la conquête de la Californie offre à la race anglo-saxonne des avantages que le Texas ne pourra jamais égaler. Peut-être même pourrais-je ajouter que la Sicile, ce bijou précieux de la nouvelle Italie, sera souvent un embarras pour l'administration de ce grand royaume. Parmi des hommes très-distants en latitude, je ne saurais, en effet, comprendre l'ordre paisible et l'union tranquille que par l'intervention de la conquête avec la durée des mesures dominatrices qui en sont la conséquence ordinaire, ou par l'établissement de ces régimes coloniaux qui mettent à la place des volontés individuelles la force des métropoles avec des inspirations dictatoriales tenant lieu de légalité.

Ainsi donc : danger réel d'une trop grande variété de climats pour l'organisation sociale ; danger plus grand encore, lorsque cette diversité d'influences climatériques emprunte sa raison d'être à la multiplicité de niveaux très-différents dans des pays équatoriaux ; tel a été le but des démonstrations de cette partie de mon livre. Le résultat que j'ambitionnerais le plus, ce serait d'avoir pénétré mon lecteur de tout l'intérêt que mérite d'inspirer le pays d'Amérique qui a servi de base principale à cette étude et à nos méditations.

FIN DU PREMIER VOLUME.

TABLE ANALYTIQUE

DES MATIÈRES

PREMIÈRE PARTIE

ÉTUDES BAROMÉTRIQUES PRÉLIMINAIRES

CHAPITRE PREMIER

APPRÉCIATIONS HISTORIQUES

CHAPITRE II

DE LA MÉTÉOROLOGIE DANS SES RAPPORTS AVEC LA PRESSION DE L'AIR

CHAPITRE III

LES RÉVOLUTIONS DE L'ATMOSPHÈRE ET LES ÂGES BAROMÉTRIQUES

DEUXIÈME PARTIE

CLIMATS DES ALTITUDES

CHAPITRE PREMIER

CONSIDÉRATIONS GÉOGRAPHIQUES PRÉLIMINAIRES

CHAPITRE II

ALTITUDES DE L'ASIE CENTRALE

CHAPITRE III

ALTITUDES DE L'AMÉRIQUE MÉRIDIONALE

ARTICLE PREMIER.

CHILI. BOLIVIE. PÉROU.

ARTICLE II.

LA RÉPUBLIQUE DE L'ÉQUATEUR. VALLÉE DE QUITO.

CHAPITRE IV

MEXIQUE

CHAPITRE V

INTRODUCTION A LA PHYSIOLOGIE RELATIVE AUX ALTITUDES

CHAPITRE VI

EXPOSÉ DES EXPÉRIENCES DE M. LE PROFESSEUR P. BERT SUR LES EFFETS DES VARIATIONS DANS LA PRESSION BAROMÉTRIQUE

LEUR ORIGINE ET LEUR IMPORTANCE

CHAPITRE VII

ASCENSIONS. — MAL DE MONTAGNES

CHAPITRE VIII

ÉTAT PHYSIOLOGIQUE DE L'HABITANT DES ALTITUDES

CHAPITRE IX

INFLUENCE DES HAUTS NIVEAUX JUGÉE PAR LA STATISTIQUE DU MEXIQUE

CONSIDÉRATIONS PRÉLIMINAIRES

CHAPITRE X

LES MÉTIS SONT LES VRAIS HABITANTS DES PAYS HISPANO-AMÉRICAINS

INFLUENCE DE LA VARIÉTÉ DES NIVEAUX SUR LEUR ÉTAT SOCIAL

FIN DE LA TABLE ANALYTIQUE DU PREMIER VOLUME.

15365. — Typographie Lahure, rue de Fleurus, 9, à Paris.

INDICATION ET COLLOCATION DES GRAVURES

CHROMOLITHOGRAPHIES

CARTES GÉOGRAPHIQUES EN COULEUR

ERRATA LES PLUS IMPORTANTS DU TOME PREMIER

Pages	Lignes	Au lieu de	Lisez
45	1	La pureté de l'air, peut	La pureté de l'air peut
149	32	le départ de nos calculs	le point de départ de
236	17	se scompagnons	ses compagnons
237	31	Corougue	Corogne
253	32	Lavarrière	Laverrière
279	note	dest racés	des tracés
289	8	, ont fait usage	sans virgule
306	13	à fourni	a fourni
308	23	moité	moitié
327	37	l'homme puise son souffle	épuise son souffle
383	2e colonne	soustraits aux effets de	soustraits aux effets de
	l. antépénultième	l'altitude par l'élévation	la latitude par l'élévation
—	—	nivélation	nivellement

15 365. — Typographie Lahure, rue de Fleurus, 9, à Paris.

www.ingramcontent.com/pod-product-compliance
Lightning Source LLC
LaVergne TN
LVHW010125230826
846091LV00001BA/146

* 9 7 8 2 3 2 9 3 3 8 2 8 6 *